Schattauer

Die digitalen Zusatzmaterialien haben wir zum Download auf www.klett-cotta.de bereitgestellt. Geben Sie im Suchfeld auf unserer Homepage den folgenden Such-Code ein:
OM40181

Dieter Adler

The Missing Manual

Das Handbuch der besonderen, aber weniger bekannten psychotherapeutischen Interventionen

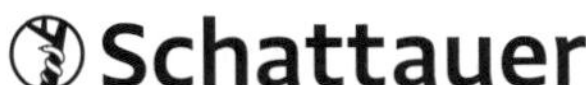

Dieter Adler
Heckenweg 22
53229 Bonn
post@praxis-adler.de

Schattauer
www.schattauer.de

Gestaltungskonzept: Farnschläder & Mahlstedt, Hamburg
Cover: Jutta Herden, Stuttgart
unter Verwendung einer Abbildung von © iStock/Bluberries
Gesetzt von Eberl & Koesel Studio, Kempten
Gedruckt und gebunden von Friedrich Pustet GmbH & Co. KG, Regensburg
Lektorat: Karla Seedorf
Projektmanagement: Dr. Nadja Urbani
ISBN 978-3-608-40181-3
E-Book ISBN 978-3-608-12280-0
PDF-E-Book ISBN 978-3-608-20668-5

Bibliografische Information der Deutschen Nationalbibliothek
Die Deutsche Nationalbibliothek verzeichnet diese Publikation in der Deutschen Nationalbibliografie; detaillierte bibliografische Daten sind im Internet über http://dnb.d-nb.de abrufbar.

Für Eike, Leah und Fiete, ein weiterer Missing Link in meinem Leben

Vorwort

Dieses Buch ist kein »Lehrbuch« oder Handbuch im eigentlichen Sinn. Kein Buch, das auf wissenschaftlichen Untersuchungen fußt. Auch keins, das verschiedene Möglichkeiten aufzeigt und diskutiert. Dieses Buch fußt auf über 30 Jahren Berufserfahrung als Psychotherapeut. Auf Beobachtungen, Interventionen, die anderen geholfen haben, auf Überlegungen, Philosophien, die ich mir zunutze gemacht habe. Dieses Buch soll Ihnen helfen, Sie in Ihrer Arbeit unterstützen, Sie zum Denken anregen. Und Ihnen in Ihrer therapeutischen Entwicklung oder bei der Bildung Ihrer therapeutischen Identität helfen.

Um dies zu erreichen, werde ich mich vielen Problemfeldern der Psychotherapie sowie deren Erklärungs- und Lösungsansätzen essayistisch nähern. Es ist also eher ein Lesebuch.

Das Buch ist sowohl für Anfänger, also Ausbildungskandidaten – zum Lernen – geeignet als auch für »alte Hasen«, die in manchen Bereichen gerne noch etwas dazulernen möchten.

Außerdem erhebt das Buch keinen Anspruch auf Vollständigkeit oder Ausschließlichkeit. Es soll vielmehr zum Nachdenken anregen.

Es richtet sich nicht ausschließlich an Psychotherapeuten, die interaktionsorientiert oder psychodynamisch arbeiten. Auch für Verhaltenstherapeuten oder »Systemiker« soll es eine Fundgrube sein, die Ideen und Ansätze zur täglichen Arbeit liefert. Die Ansätze und Ideen sind nicht in Stein gemeißelt – ich freue mich über Anregungen von Kolleginnen und Kollegen.

Das vorliegende Buch enthält viele Gedanken und Erfahrungen, die ich in mehrjähriger Arbeit erworben habe. Es entstand aus jahrelanger Tätigkeit als Dozent, Lehrtherapeut und Supervisor an Ausbildungsinstituten für psychodynamische Psychotherapeuten. Es beinhaltet meinen jahrzehntelangen Erfahrungsschatz, den ich in meiner Praxis gewonnen habe. Ich halte das Buch bewusst praxisorientiert und behandle Fragen, die Ausbildungskandidaten sich stellen. Sie wollen weniger theoretische Konstrukte, die sie auch leicht in Büchern nachlesen können, vermittelt bekommen, als vielmehr praktische Hilfen für den Arbeitsalltag eines Psychotherapeuten: Fragen nach dem Umgang mit bestimmten Situationen sind mit die häufigsten, die sowohl in den Ausbildungsseminaren als auch von Kandidaten in den Supervisionen gestellt werden.

Irgendwann forderten mich Kandidaten auf, meine Erfahrungen doch einmal in einem Buch niederzuschreiben. Das habe ich hiermit getan. Das Buch soll eine Lücke schließen, die herkömmliche Lehrbücher, die sich vorwiegend an der Theorie orientieren und diese erklären, bisher nicht gefüllt haben. Es erhebt wie gesagt keinen Anspruch auf Vollständigkeit und wird sicherlich bei weiteren Auflagen ergänzt werden. Großen Wert habe ich auf das Finden der psychotherapeutischen Identität gelegt. Dies ist mir auch in den Ausbildungsseminaren besonders wichtig: Kandidaten sollen ihren Standpunkt, ihre »Position« als Psychotherapeut finden. Sie sollen sich nicht verstellen müssen oder bestimmten Handlungsanweisungen folgen, sondern es geht darum, eine innere Haltung zu gewinnen, die üblicherweise erst im Laufe von vielen Berufsjahren entsteht.

Das Buch wurde aufgrund der neuesten Entwicklung um wichtige Kapitel zum Umgang mit der Coronapandemie und mit der Transgender-Thematik erweitert.

Danksagung

Zunächst möchte ich gerne einigen Menschen danken:

Meinen Patienten, die ich nicht namentlich nennen darf und will.

Meinen Lehrern: Roswitha Georgii, Tilo Grüttner, Hermann-Josef Fisseni, Rudolf Bensch, Eva Poluda-Korte, Werner Dinkelbach, Irvin Yalom sowie einem weiteren Supervisor, der nicht namentlich genannt werden möchte.

Besonderer Dank gilt Frau Christine Schneider für das fachliche Vorablektorat und viele entscheidende Hinweise, die sie mir gegeben hat.

Dank auch an Frau Michaela Kranzl und Frau Stefanie Wagner-Tilch für das geduldige Abschreiben vieler Texte.

Ein besonderer Dank gebührt Freunden, die mir sehr geholfen haben: Sudhir Kakar, der mich ermutigt hat, bei der Stange zu bleiben; Marion Griffiths-Karger und Achim Karger, die mir geduldig in der Abgeschiedenheit ihres Hauses die Abschlussarbeiten ermöglicht haben. Danke auch an Marion Langer für die Unterstützung bei der Endkorrektur und Druckvorbereitung.

Einen ganz besonderen Dank möchte ich dem Kollegen Bernd Kuck für die konstruktive Kritik und die Durchsicht des Manuskriptes aussprechen.

Und meiner Tochter Leah, die für dieses Buch viel Geduld mit mir haben und auf einiges verzichten musste.

Genderhinweis

Wenn ich im Folgenden die männliche Form verwende, so tue ich dies zur Vereinfachung beim Lesen. Gemeint sind immer alle Geschlechter.

Inhalt

TEIL 1 AUSWAHL GEEIGNETER PATIENTEN UND THERAPIEVERFAHREN

TEIL 2 THEORETISCHE UND PRAKTISCHE ÜBERLEGUNGEN

Teil 1

Auswahl geeigneter Patienten und Therapieverfahren

»Wer liebt, was er tut, wird nie wieder arbeiten müssen.«
Konfuzius

1 Vorbemerkungen: Gibt es Gemeinsamkeiten der unterschiedlichen Schulen? Was »vereint« alle Psychotherapien?

Während meines Psychologiestudiums gab es noch heftige Auseinandersetzungen zwischen den Anhängern der Psychoanalyse und denen, die eher von der Verhaltenstherapie überzeugt waren. Diese Auseinandersetzungen fand ich persönlich hilfreich, wenn sie sachlich geführt wurden. Sie trugen zu meiner Identitätsbildung als Psychotherapeut bei. Im Laufe meines Berufslebens hat sich diese Identität stets weiterentwickelt, also verändert. Nach und neben meinen psychoanalytischen und tiefenpsychologischen Ausbildungen habe ich diverse Zusatzausbildungen beziehungsweise -qualifikationen erworben, z. B. in systemischer Familientherapie, in katathym imaginativer Psychotherapie oder in intensiver psychodynamischer Kurzzeittherapie nach Davanloo, um nur einige zu nennen. Verhaltenstherapeutisch war ich an der Uni »geschult« worden.

Ich habe quasi einen Einblick in die wichtigsten Richtungen und ihre »Denkweise« bekommen. Heute weiß ich, dass die Unterschiede zwischen den einzelnen Therapierichtungen nicht so groß sind, wie es mir einmal vorkam. Zentraler Bestandteil, Fundament sozusagen, ist in allen Therapien die Beziehung zwischen Patient und Therapeut. Und zentraler Wirkfaktor ist die Interaktion zwischen beiden. Wenn diese beiden Grundvoraussetzungen stimmen, ist es in meinen Augen sekundär, welche Therapiemethode man anwendet. Selbstverständlich meine ich damit vor allem die anerkannten, also weniger die esoterischen Methoden, wobei meine Überzeugung letztes Jahr schwer erschüttert wurde. Eine sehr geschätzte Kollegin, Professorin für Psychologie, hat von einem Tag auf den anderen das Rauchen, ein Laster vieler Psychotherapeuten, die damit die Spannung zwischen den Stunden abbauen wollen, aufgegeben. Ich wollte wissen, wie sie das geschafft hat und war völlig baff, als sie mir sagte: »Mit Hypnose.«

Eine Sitzung habe sie gemacht plus eine Sitzung Akupunktur und seither raucht sie nicht mehr. Eigentlich schien sie gegen alle nicht schulmäßigen Methoden und Ideen immun. Aber es hat gewirkt. Gut, dachte ich mir, das probiere ich auch. Und tatsächlich, obwohl ich den Kollegen von meiner Skepsis vor der Sitzung informiert hatte – ich habe auch aufgehört. Seit der Akupunktur verspüre ich keinen Drang mehr nach einer Zigarette. Eine andere hochgeschätzte Kollegin, die methodenübergreifend arbeitet, sagte einmal zu mir: »Es ist wichtig, dass die seelischen Selbstheilungskräfte beim Patienten aktiviert werden. Es ist egal, wie sie aktiviert werden, Hauptsache, sie werden aktiviert.«

Mir war schon früh klar geworden, dass es auch unser Glaube an den Erfolg des Patienten ist, der ihm die Zuversicht verleiht, die er braucht, um den nicht leichten Weg gehen zu können. Denn ohne diese Kraft, die ihm dieser Glaube verleiht, wird er vorzeitig aufgeben.

Auch meine Erfahrung mit Irvin Yalom hat mich sehr geprägt, weshalb ich heute davon ausgehe, dass wir »interaktionell« arbeiten – egal, mit welcher Methode wir die Probleme des Patienten angehen.[1]

Und angesichts der Schwierigkeiten, die in der Psychotherapie (immer) auftreten, ist es letztlich auch egal, mit welcher Methode ein Therapeut arbeitet. Insofern ist dieses Buch an alle Therapeuten gerichtet, die in Interaktion mit Patienten treten.

1 Ich werde in der Zukunft noch ein Handbuch der interaktionellen Psychotherapie veröffentlichen.

2 Begriffsdefinitionen

Versuchen wir nun, das Verbindende der unterschiedlichen Therapieschulen herauszuarbeiten. Wie gesagt, ich will keine Wertungen analytisch orientierter Verfahren, von Verhaltenstherapie beziehungsweise kognitiv emotional orientierten Verfahren, humanistischen Verfahren oder systemischer Psychotherapie vornehmen. Stimmt die Beziehung zwischen Patient und Psychotherapeut, ist das angewandte Verfahren sekundär. Das haben uns viele Untersuchungen immer wieder vor Augen geführt beziehungsweise bestätigt. Und es gibt auch längst keinen »Grabenkrieg« der einzelnen Schulen untereinander. Sie haben sich nicht nur einander angenähert, sondern verwenden auch die Erkenntnisse der anderen Therapieschulen und arbeiten sie in neue Konzepte, wie die Schematherapie, ein.

2.1 Über-Ich, Es, Umwelt, Beziehung, Verstärkung, System und Entwicklung

Dass das sogenannte »Ich« zentraler Faktor unserer Persönlichkeit und auch der »Zugriffspunkt« unserer therapeutischen Bemühungen ist, braucht wohl nicht extra erwähnt zu werden. Dass dieses Ich im Widerstreit zwischen drei anderen Instanzen ist, dürfte auch schulübergreifender Konsens sein. Das Über-Ich, das auch als Gewissen bezeichnet werden kann, bedarf meiner Ansicht nach noch in einer Unterteilung zwischen einem nicht integrierten Über-Ich, das Normen und Werte von außen ungeprüft übernimmt beziehungsweise aus Angst vor negativen Folgen mit eigenen Regeln versieht. Andererseits würde ich noch eine Unterscheidung zu einem reiferen, integrierten Gewissen machen, das ich als Ich-Ideal bezeichnen möchte. Hierunter wollen wir die vom Menschen selbst entwickelten eigenen Wertvorstellungen verstehen. Diese müssen nicht immer mit den äußeren Gesetzen identisch sein – im Gegenteil: Die eigenen Normen und Werte können und müssen manchmal auch den Gesetzen widersprechen. Ein reifes Ich-Ideal sichert den Bestand und die Stabilität unserer Persönlichkeit. Vereinfacht ausgedrückt: Es sorgt dafür, dass wir morgens in den Spiegel schauen können.

Dass wir über ein »Es« verfügen, ist auch unbestritten. Dieses besteht im Wesentlichen aus unseren unbewussten Motiven – das Wort Triebe erscheint mir etwas antiquiert –, aber auch aus unreifen, infantilen, egoistischen Anteilen, die häufig zu Konflikten mit einer weiteren Instanz, der Umwelt, führen. Doch bevor ich auf dieses Thema zu sprechen komme, sollte einiges nicht vergessen werden. Zum einen haben wir ein Es, das auch stark biologischen Antrieben unterworfen ist, zum anderen verfügen wir über ein Lern-Reaktionssystem, das sich durch Lernprozesse entwickelt und verändert, die sich wiederum aus Verstärkung, Bestrafung und Belohnung und anderen Mechanismen ergeben. Kein noch so konservativ eingestellter Psychoanalytiker wird heute an den »aufrechterhaltenden Bedingungen« vorbeikommen, die er etwa im Wiederholungszwang oder im sekundären Krankheitsgewinn finden kann.

Da wir soziale Wesen sind und ohne Interaktion mit der Umwelt, das heißt, mit anderen Menschen, nicht existieren können, sind Beziehungen für uns das wichtigste Lebenselixier. Auch wenn Freud davon ausging, dass die Sexualität der stärkste Trieb ist und an zweiter Stelle die Ich-Triebe und die Aggression stehen, so lässt sich heute doch feststellen, dass dies biologisch bedingte Antriebe sind, die biologisch gesehen richtigerweise oberste Priorität haben. Psychologisch gesehen stehen jedoch die Beziehungs- und Bindungsbedürfnisse wohl unbestritten an erster Stelle. Kaum ein Paar tut sich zusammen, nur »weil es mit dem Sex so gut klappt«, sondern aufgrund der Beziehung, des Umgangs miteinander, der gemeinsamen Interessen, der Identifizierungen mit dem anderen usw. Wobei wir gleich auch die Themen der humanistischen Psychologie betrachtet haben und nahtlos dazu übergehen können, uns den Begriff »System« anzusehen.

Dass wir alle nicht nur aus singulären Systemen entstammen, sei es die eigene Familie, der frühe Freundeskreis, der Kindergarten, die Schule und so weiter oder seien es die Systeme, in denen wir heute stecken, steht wohl außer Frage. Und auch, dass diese Systeme zwar virtueller Natur sind, aber trotzdem einen großen Einfluss auf uns hatten und immer noch haben, sodass wir uns ihnen schwer oder gar nicht entziehen können, wobei der Einfluss auf uns oft so subtil ist, dass wir ihn gar nicht bemerken. Dennoch hat er enorme Wirkung auf uns Menschen. Veränderungen am Arbeitsplatz, im Gesundheitssystem, im Familiensystem und so weiter haben unmittelbare Auswirkungen auf das Individuum. Nicht immer sind diese negativ, es bleiben aber Beeinflussungen, denen wir uns nicht entziehen können. Kommen wir zum Schluss zur Entwicklungspsychologie des Menschen. Wenngleich sie ursprünglich von der Psychoanalyse betont wurde, so wird heute kaum ein Verhaltenstherapeut daran zweifeln, dass wir in verschiedenen Lebensphasen mit verschiedenen Entwicklungsaufgaben konfrontiert sind und daher auch unterschiedliche Verstärkungen wirksam sind. Denn im Laufe unserer Entwicklung verändern sich auch unsere Motive und Bedürfnisse.

Ich will damit nur darauf hinweisen, dass sowohl die psychodynamischen Ansätze und Betrachtungsweisen als auch die lerntheoretisch orientierte sowie die Psychotherapie, die systemischen Herangehensweisen ebenso wie die humanistische Psychotherapie letztlich im gleichen Wirkungskreis arbeiten und heute auch nicht mehr eine Schule die theoretischen Grundlagen der anderen ablehnt oder verleugnet. In diesem Sinne wünsche ich viel Freude beim Lesen und Nachdenken.

3 Ursachen psychischer Erkrankungen

Freud hat einmal gesagt, dass die Ursache aller Neurosen die Hemmung ist, der Verzicht auf etwas Begehrtes wegen eines inneren Konflikts. Die Erfahrung hat uns gelehrt, dass weitere Ursachen dazukommen: die Deprivation und das Trauma beziehungsweise traumatische Erfahrungen.

Was sind die Ursachen psychischen Leidens?

- innere Konflikte, Hemmungen
- traumatische, traumatisierende oder deprivierende Erfahrungen

Innere Konflikte dürften aus der allgemeinen Neurosenlehre bekannt sein. »Zwei Seelen wohnen, ach! in meiner Brust«, hat Goethe schon seinen Doktor Faust sagen lassen. Die Zerreißprobe zwischen dem Guten und dem Bösen war dem Faust schon bewusst, sodass er sie auch bewusst »bearbeiten« konnte. Wäre es ihm nicht bewusst gewesen, so wie es unseren Patienten oft nicht bewusst ist, wäre er neurotisch oder psychosomatisch erkrankt. So was will aber niemand auf der Bühne sehen – viele auch nicht in Kliniken oder Praxen.

Oft ist man sich über den Kernkonflikt schon bewusst, so wie hier im »Faust«, über die dahinterstehenden und sich widerstrebenden Konflikte, die sich in Hemmungen zeigen, jedoch nicht unbedingt. Unsere Aufgabe bei inneren Konflikten stelle ich im nächsten Kapitel dar.

Gegen traumatische Erfahrungen kann man sich meist nicht wehren oder sich darauf vorbereiten. Man sieht zu, wie jemand überfahren wird. Der Schock überlastet unser psychisches Verarbeitungssystem in dem Moment. Je nach Vulnerabilität, also Verletzbarkeit oder Resilienz, führt das Trauma in der Verarbeitung wieder zu normaler Gesundheit, also einer Gesundheit, wie sie vor dem Unglück bestanden hat. Oder zum Ausbruch einer psychischen Erkrankung beziehungsweise der Verschlechterung einer bereits existierenden psychischen Erkrankung.

Unter traumatisierenden Erfahrungen verstehe ich eine permanent wirksame oder regelmäßig auftretende Traumatisierung, die im Lauf der Zeit kumulativ wirken und seelische Erkrankungen auslösen kann, beispielsweise der permanente sexuelle, seelische oder narzisstische Missbrauch eines Kindes oder permanente Entwertungen, Demütigungen, Sadismen usw.

Ebenso wirken auch permanent oder häufige deprivierende Erfahrungen auf unsere seelische Entwicklung.

Darunter verstehen wir bewusste, »zielgerichtete« oder krankheitsimmanente Vernachlässigungen eines Kindes, insbesondere seelische Vernachlässigungen. Häufig sind diese Deprivationen mit traumatisierenden Demütigungen verbunden, was doppelt so schädigend wirken kann.

3.1 »Brennpunkte« der Konflikte

Die Brennpunkte der Konflikte sind eigentlich nur drei Bereiche, in denen Patienten über Schwierigkeiten klagen:

- Partnerschaft/Familie
- Beruf
- Freundeskreis

Und das verwundert auch nicht. Die Bereiche Partnerschaft/Familie und Beruf sind zentral für unsere psychische Gesundheit und unser Wohlbefinden. Der Freundeskreis ist die »Erweiterung« der Familie, einzelne übernehmen auch wichtige Aufgaben für unser seelisches Gleichgewicht, wie der beste Freund, der uns spiegelt, uns unterstützt oder bremst, wenn es notwendig ist, oder uns ergänzt beziehungsweise unser Alter Ego ist.

4 Psychotherapeutische Wirkfaktoren

4.1 Allgemeine Wirkfaktoren

Auch wenn wir häufig die Erfahrung machen, dass Therapien nicht in dem von uns erwarteten Umfang Erfolg bringen, so können wir doch zwei Dinge erreichen und diese dem Patienten mit auf den Weg geben:

- Zum einen lernt der Patient »sprechen«: Er erlernt es, seine Befindlichkeiten, Gefühle, Aversionen, seine Abwehr sowie seinen Ärger und sonstige entweder ihm unbekannte oder schwer aushaltbare Dinge zu erspüren, in Worte zu fassen, sie dem Anderen mitzuteilen und mit ihm zu besprechen. Dabei lernt der Patient insbesondere, sich selbst und ebenso den Anderen als jeweils abgetrennte Einheit zu sehen und dies auch gegebenenfalls auszuhalten. Er lernt, die Effekte bei sich zu identifizieren und sie als Effekte sowohl des eigenen Innenlebens als auch der Reaktion auf die Handlungen des Anderen oder der Reaktion auf den Anderen an sich zu erkennen. Modernerweise nennen wir diesen Vorgang schlechthin »mentalisieren«.
- In diesem Zusammenhang lernt der Patient auch, in Beziehungen zu leben, sich anzunähern oder Nähe und Distanz zu regulieren. Er erfährt dabei, wie es ist, im Kontakt mit dem Anderen sich selbst zu spüren, ohne mit dem Anderen zu verschmelzen oder sich real trennen zu müssen, wenn trennende Effekte (Dissonanzen) auftauchen.

Diese zwei Effekte treten nach meiner Erfahrung in jeder Psychotherapie auf, wenn sie eine gewisse Dauer hatte. Sie sind unabhängig vom Ziel, das wir oder der Patient sich selbst zu Beginn der Therapie gesetzt haben. Dennoch haben sie insgesamt mehr Wucht als »messbare« Erfolge, weil der Patient fortan in der Lage ist, zwischen sich und dem Anderen zu differenzieren und gleichzeitig seine Wünsche, aber auch seinen Ärger, seine Aversionen und so weiter äußern zu können. Ein wichtiger Punkt ist hier, über den Ärger reden zu können, weshalb es so wichtig ist, die sogenannte »negative Übertragung« gründlich durchzuarbeiten. Ziel ist es, trennende Aspekte und besonders auch vernichtende Impulse und Affekte kanalisieren zu lernen und gleichzeitig in Worte zu fassen, ohne dass sie in ihrem tieferen Ärger oder in ihrer tieferen Enttäuschung verbessert werden, gleichzeitig aber auch den vernichtenden Aspekt zu vermeiden – sodass zwei Menschen sowohl körperlich als auch seelisch und in ihrer Beziehung unbeschadet aus einer Auseinandersetzung herausgehen.

Weitere Wirkfaktoren, die ich einmal mit einer Kollegin entwickelt habe, sind:

- Wir nehmen den Patienten so, wie er ist. (Vielleicht sogar als Erste im Laufe seines Lebens.) Andere Menschen reagieren in unterschiedlicher Form auf seine Symptome: entweder ablehnend – oder sie unterstützen ihn in seiner Haltung.
- Wir glauben an seine Entwicklungsmöglichkeiten und strahlen dies aus.
- Wir zeigen, dass wir bereit sind, mit ihm den langen, beschwerlichen Weg zu gehen.

Ein Kollege hat einmal folgende Faktoren genannt, die im Idealfall nach einer Therapiesitzung auftreten sollten:

1. Der Patient fühlt sich nach der Stunde deutlich besser und entspannt.
2. Der Patient fühlt sich aufgeräumter, hat größere Klarheit.

Insgesamt glaube ich heute, nach vielen Jahren enthusiastischen Befürwortens der psychoanalytischen Technik des Aufdeckens und Durcharbeitens, dass die Arbeit in der Vergangenheit nicht direkt entscheidende Veränderungen bringt; wohl aber entscheidende Erkenntnisse, die wiederum zu Veränderungen führen können. Das bleibt unbestritten – sowohl für den Patienten als auch für den Psychoanalytiker: Ohne diese Arbeit hätten wir niemals so viel über die psychischen Mechanismen in unserem Inneren erfahren können. Ich denke aber, dass unsere Erfahrungsmöglichkeiten heute doch genügend und ausreichend sind. Nach meiner Erfahrung gibt es in jeder Therapie zwei Hauptphasen:

1. die Ursachensuche – meist in der Vergangenheit,
2. die Umsetzungsphase im Hier und Jetzt.

Während nahezu alle aufdeckenden Therapien die Ursprünge des fehlangepassten Verhaltens, Erlebens oder Verarbeitens in der ersten Phase entdecken, entlarven, enttarnen, erklären können, scheitert ein meiner Ansicht nach nicht unbeträchtlicher Teil der Therapien in der zweiten Phase. In der ersten werden die Mechanismen aufgedeckt; in der zweiten sollten sie aufgegeben und durch gesündere und realitätsnähere ersetzt werden. Früher wurde diese Phase als »Phase des Durcharbeitens« bezeichnet; allerdings zumeist in der Sichtweise, dass die neurotischen oder infantilen Mechanismen zu mächtig sind und sich nicht »kampflos ergeben« beziehungsweise eliminieren lassen.

Nach meiner Erfahrung ist es jedoch weniger die Macht der neurotischen oder infantilen Beharrlichkeit, die sich tief im Unbewussten gegen Veränderung wehrt beziehungsweise diese verweigert: Meist ist es die Angst des Patienten vor dem Neuen und Ungewissen. Deshalb ist mein Blick eher auf die Blockaden im Hier und Jetzt, also auf die Ängste in der jetzigen Zeit gerichtet – und auf die Vergangenheit nur da, wo sich keine Blockaden im Hier und Jetzt finden lassen oder wo diese mir zu schwach für eine derartige Reaktion erscheinen beziehungsweise wo ich andere, eben ältere Blockaden entdecken kann. Dennoch bleibt mein Blick auf das Hier und Jetzt geschärft. Die zentrale Frage, die ich zunächst mir und später dem Patienten stelle, ist: Wenn es Mechanismen aus der Vergangenheit sind, die damals notwendig waren oder gar das Überleben gesichert haben: Warum sind sie heute noch vorhanden?

Häufig beruhen diese Ängste nicht oder zumindest nicht ausschließlich auf mangelnder Erfahrung des Patienten mit gesunden Erfahrungen oder Umgebungen, sondern oft auch (zusätzlich) auf dem Fehlen von Eigenschaften und Fähigkeiten, die aufgrund der neurotischen Verzerrung nicht erlernt werden konnten oder durften. Hier freuen sich die Verhaltenstherapeuten, die damit ja nicht unrecht haben. Aus diesem Grund wende ich in Phase 2 oft Elemente aus der Verhaltenstherapie an, um den Patienten zu den angstbesetzten Erfahrungen zu ermutigen oder zu »verführen« beziehungsweise zu verleiten, mit der Zusicherung, dass er während der noch laufenden Therapie alle Misserfolge, alle Pein, Scham, Enttäuschung, Zurückweisung und Entmutigung mit mir besprechen kann.

Ein Beispiel: Ein unsicherer und gehemmter junger Mann hatte große Schuldgefühle sowohl seiner kranken Mutter als auch seinem Vater gegenüber, dem er viel zu verdanken hatte und den er dann mit dieser alleinlassen würde. Diese Konstellation machte nicht nur die Ablösung von diesen Mustern und die Positionierung den Eltern gegenüber extrem schwierig (zunächst sogar unmöglich), sondern verhinderte zudem, dass der junge Mann die altersentsprechenden Erfahrungen mit dem weiblichen Geschlecht machen konnte. Seine tief sitzenden Befürchtungen, er könnte »zielsicher« eine Frau suchen, die wie die eigene Mutter »gestrickt« war, und damit in die unbewusste Falle tappen, die schon seinem Vater zum Verhängnis geworden war, waren ihm bewusst. Und sie waren ja auch nicht unrealistisch. – Übrigens wurden sie ihm bewusst ohne mein Zutun.

Ich intervenierte aber anders, als dies weiter »durchzuarbeiten«, weil ich eine andere Hemmung erahnte und zu sehen begann: Er hatte keinerlei Erfahrung damit, wie er Kontakt zu Frauen aufnehmen konnte. Und er wusste nicht, wie er mit Misserfolgen in diesem Lebensbereich – also mit »Körben« – umgehen konnte. Ich deutete ihm an, dass seine Angst vermutlich nicht unberechtigt ist, aber dass wir bisher noch gar nichts über seine (unbewussten) Präferenzen wissen, sodass wir hier im Dunkeln tappen. Ich gab ihm folgende Aufgabe, die er leicht erfüllen können würde, weil er mittlerweile (weit genug weg von der Mutter) studierte: Er sollte bis zur nächsten Stunde vier Kommilitoninnen in der Cafeteria ansprechen und sie zu einer Verabredung auf einen Kaffee einladen. Und ich bestand auf vier Erfahrungen – egal, wie die ersten ausgehen würden. Er ließ sich darauf ein, machte mich sozusagen zum Hilfs-Ich und steuernden Objekt, weil ich somit die »Verantwortung hierfür trug«. (Bei Patienten, die damit humorvoll umgehen können, sage ich zur Ermutigung zusätzlich auch manchmal schmunzelnd: »Mehr als sterben können Sie nicht.«)[2] Das Durchbrechen dieser Angst schien schon für Freud unabdingbar; nur tat dieser meines Wissens nicht das, was ich dem jungen Mann empfohlen hatte, sondern entließ die Patienten mit dieser Aufgabe, welcher sie sich dann selbst stellen mussten.

2 Man muss natürlich genau abwägen, welchem Patienten man dies sagt. Auch wenn es sich augenscheinlich für einen suizidgefährdeten Patienten auf den ersten Blick ausschließt, kann es für manche gerade heilsam wirken, weil sie sofort den paradoxen Inhalt der Intervention bemerken oder zumindest erahnen.

Der junge Mann machte folgende Erfahrungen: Die erste Kommilitonin lächelte, sagte aber, dass das nicht gehen würde, da sie einen Freund habe. Die zweite war in Eile, bedankte sich jedoch für das Angebot. Die dritte lehnte ohne Begründung, aber auch ohne Abwertung ab. Die vierte sagte zu seiner großen Überraschung zu! Er bekam von ihr die Telefonnummer, verlegte den Zettel aber, womit wir bei der eigentlichen Angst waren: *Es war nicht die Angst vor Misserfolg, sondern die Angst vor Erfolg!* (»Ich weiß nicht, was ich dann mit ihr hätte reden sollen …«) Damit war klar, was wir als Nächstes zu bearbeiten hätten und vor allem, welche Aufgabe ihm jetzt »blühte«. – Kurz zusammengefasst: Nach meiner Erfahrung ist die *Arbeit mit diesen Ängsten im Hier und Jetzt*, die häufig deshalb bestehen, weil sie in der dafür vorgesehenen Entwicklungsstufe nicht bewältigt werden konnten (hier in der Pubertät), das Kernstück unserer Arbeit, wenn wir unsere Patienten nicht bloß »schlauer« (»Es liegt bei mir an der Kindheit.«) entlassen wollen, sondern zufriedener, selbstbewusster, kompetenter, sozial potenter usw. Die Verhaltenstherapeuten denken nun vermutlich sofort an Seligmans Konzept der »erlernten Hilflosigkeit«. Interessanterweise hat er das von Bibring übernommen, einem Psychoanalytiker.[3]

An dieser Stelle möchte ich eines betonen: Jeder Patient hat bei mir das Recht, so zu bleiben, wie er ist (und die meisten behalten auch zumindest einen Teil ihres neurotischen oder infantilen Systems, vgl. das Kapitel 31.3). Ich kann weder Symptome ändern noch Menschen heilen. Ich kann nur helfen, den Weg frei zu machen, beziehungsweise es zumindest versuchen. Dieser Unterstützung kann sich jeder Patient bei mir gewiss sein. Gehen muss er selbst. Und ich werde ihn nicht bedrängen oder nötigen – nur vielleicht ein bisschen »deuen[4]« (statt deuten!).

Die therapeutischen Wirkfaktoren hierbei: zunächst die Tatsache, dass wir den Patienten so nehmen, wie er ist, mit all seinen Schwierigkeiten, Ängsten, Verschrobenheiten und maladaptiven Kontaktproblemen. Der zweite Faktor ist, dass wir Zutrauen haben in seine Fähigkeiten, sich zu entwickeln und die neurotische Störung zu überwinden. Drittens: unsere Bereitschaft, mit ihm diesen Weg zu gehen und durchzustehen; ihn nicht voreilig aufzugeben, sondern ihm die Perspektive aufzuzeigen, dass wir es ehrlich meinen und ihn dabei begleiten werden – so er es denn will.

In der Therapie macht der Patient eine völlig neue Beziehungserfahrung. Gleichzeitig lernen viele, sich das erste Mal selbst zu fühlen, ihre Gefühle zu differenzieren, zu benennen und darüber sprechen zu können – kurz: Sie »lernen reden«. Später lernen sie, Konflikte zu erkennen, zu spüren, auszuhalten, zu benennen, dafür einzutreten und unterschiedliche Positionen zu »ertragen« und letztlich zu verstehen – diese eventuell sogar für sich nutzen zu können. Sie lernen, ihren Ärger zu spüren, ihn in der Schwebe zu halten und zu neutralisieren, anstatt ihn gegen sich selbst zu richten oder archaisch gegen andere; ihn zu benennen, ohne dass der Affektgehalt verloren geht.

3 Bibring 1952, S. 81–101.
4 »Deuen« = kölnisch für »sanftes« Drängen, Anschieben.

4.2 Weitere Wirkmechanismen »aus der eigenen Werkstatt«

- die emotional korrigierende Bindungserfahrung (und Interaktionserfahrung)
- die verändernde interaktionale Erfahrung im Hier und Jetzt (als Konterkarierung der früheren Interaktionserfahrungen, Herauslösen aus den ohnmächtigen Mustern und »emotionales Verstehen« der Unsinnigkeit und Überflüssigkeit alter Muster)
- das Ausprobieren neuer Muster im direkten Kontakt – besonders in Therapiegruppen (Erfahrung, dass befürchtete Reaktion ausbleibt oder das Gegenteil eintritt, »Entwickeln beziehungsweise Entfalten« neuer Ängste, die realitäts- und situationsadäquater überwunden werden müssen, Erfahrung der eigenen Wirksamkeit im sozialen Kontext)
- das Auflösen falscher Vorstellungen vom eigenen Selbst und der Wirkung auf andere sowie das Auflösen der falschen Vorstellungen, die andere über den Patienten haben könnten
- die Erfahrung von Nähe im interaktionalen Kontakt – besonders in der Gruppe
- das Erfahren und/oder Wiederentdecken und Wiederbeleben von Selbstwirksamkeit – besonders in der Gruppe

4.3 Die authentische Beziehung als Grundvoraussetzung – und wesentlicher Heilfaktor

Das hört sich zunächst banal und selbstverständlich an. Dennoch, jeder füllt in seinem Beruf auch eine Rolle aus. Diese Rolle ist zum einen von beruflichen Anforderungen geprägt. Von einem Psychotherapeuten wird erwartet, dass er seine Aufmerksamkeit während der Arbeit ganz dem Patienten und seinen Schwierigkeiten widmet, eigene Befindlichkeiten, Interessen und Motive unterdrückt, wegpackt, und sich nur für den Patienten interessiert. Umso mehr verwundert es Außenstehende, dass Psychotherapeuten in ihrer Freizeit wieder zu »ganz normalen« Menschen werden, die im Tischtennisverein spielen, ins Kino gehen, im Biergarten ein Bier trinken und eine Bockwurst essen, halt alles machen, was andere auch tun – und sich dabei nicht dafür interessieren, ob jemand am Nachbartisch gerade akut Hilfe braucht.[5] Vielleicht meiden sie sogar solche Situationen.

Meine Freunde haben sich anfangs gewundert, dass ich mich weigere, nach Feierabend in Kinofilme zu gehen, in denen eine tiefere menschliche Problematik das

5 So wie auch ein Zahnarzt das Haus verlässt, ohne einen geladenen Akkubohrer in der Tasche zu haben.

Thema ist. Ich schaue lieber absurde Filme, zum Beispiel Wes-Anderson- oder Science-Fiction-Filme, an. Psychohygiene nennt man das, sage ich dann. Manchmal muss man auch das Licht ausmachen, um die anderen zu überzeugen, dass man kein Heiliger ist.

Psychohygiene bedeutet auch, dass ich offen meinen Freunden sagen kann: »Nee, auf die Probleme anderer hab' ich heut' wirklich keinen Bock mehr.«

Das dürfen wir keinem Patienten sagen.

»Haben Sie montags auch immer so Schwierigkeiten, in die Gänge zu kommen?« wäre ehrlich und authentisch, aber grenzüberschreitend.

Was ist dann eine authentische therapeutische Beziehung? Authentisch meint im therapeutischen Setting, dass wir zwar persönliche Aspekte unseres Erlebens aus dem Kontakt heraushalten, aber ehrlich zum Patienten selbst sind. Nervt uns ein Patient oder langweilt er uns zu Tode, ist das keine gute Voraussetzung für eine hilfreiche therapeutische Beziehung. Dies merkt man sehr schnell. Ausbildungskandidaten realisieren das manchmal nicht oder ignorieren es, weil sie Angst haben, keine neuen Patienten zu finden. Oder weil die Angst vor der Behandlung selbst verhindert, dass sie dies klar wahrnehmen können. Dabei ist das keine Kunst. Wir können doch alle im Alltag recht rasch sagen, ob die »Chemie stimmt«, ob jemand, den wir zum Beispiel im Urlaub kennenlernen, unsere Zeit stehlen wird oder eine Bereicherung ist. Oder ob er so langweilig ist, dass wir lieber der Farbe beim Trocknen zuschauen würden.

Antipathien nicht zu unterdrücken, ist die erste Voraussetzung für eine authentische Beziehung.

Halten wir fest, dass authentisch in erster Linie bedeutet, dass wir dem Patienten nicht vorgaukeln, dass wir ihn mögen, ihn nicht ablehnen, ihn ernst nehmen, gerne mit ihm arbeiten. Ist das nicht der Fall, müssen wir den Patienten weiterschicken.

4.4 Über Objektfunktionen

Im folgenden Kapitel möchte ich mich mit den Funktionen, die Objekte für uns Menschen haben – hier insbesondere die Objektfunktionen, die der Patient beim Therapeuten sucht –, beschäftigen.

Eine Funktion, die der Patient von uns »einfordert« – beziehungsweise, man müsste sagen: »uns auferlegt« –, ist die des idealisierten Objekts *(Idealobjekt)*. In seiner Wunschvorstellung übernehmen wir die Rolle eines allseits potenten, allseits zugewandten und wenig fordernden Objekts, das nicht nur grenzenlos geben kann, sondern auch möglichst keine eigenen Bedürfnisse hat – außer, dem Patienten zur Seite zu stehen oder ihn zufriedenzustellen. Die »Entzauberung« aus dieser Rolle ist ein Teil des psychotherapeutischen Prozesses, der dem Patienten die Bereitschaft, viele Enttäuschungen zu ertragen, abverlangt, um zu einer inneren Reife, aber auch zu einer Objektbeziehungsreife zu gelangen. Eine andere Funktion ist die des Stabilisierungsobjektes. Das *Stabilisierungsobjekt* sorgt dafür, dass das psychische Gleichgewicht des Patienten hergestellt beziehungsweise aufrechterhalten wird – oder verhindert, dass es ins Ungleichgewicht gerät.

Der Therapeut ist auch das *beobachtende Objekt*, das wohlwollend die Entwicklung des Patienten im Blick hat und begleitet – eine Rolle, die uns sicherlich entgegenkommt und uns nicht unangenehm ist. Als *Spiegelobjekt* übernehmen wir die Funktion, dem Patienten seine Wahrnehmung oder seine Reaktionen und Handlungsweisen oder -muster vor Augen zu führen, und helfen dabei, diese in der Realität (in der dyadischen Beziehung) zu überprüfen, zu verändern oder zu verbessern. Als *Zwillingsobjekt* dienen wir insbesondere unsicheren Patienten in einer speziellen Form zur Spiegelung. Diese Funktion stammt aus einer sehr frühen Phase, in der zumeist das mütterliche Objekt die Handlungen des Säuglings wiederholt, um ihm so zu zeigen, dass sein Verhalten richtig ist. Das Kind selbst wendet dieses Verhalten in der Funktion des Modelllernens an, wenn es zum Beispiel die Sprache erlernt, indem es die entsprechenden Laute und Wörter ebenso wiederholt.

Der unsichere Patient wird diese Funktion häufig verlangen, um sein eigenes Verhalten als »richtig« anzusehen, was für ihn dann gegeben ist, wenn der Therapeut »genauso denkt« wie er. Allerdings darf hier zunächst keine Differenzierung stattfinden, da der Patient dann verunsichert ist. Dieser unsichere Patient wird sich auch im Laufe der Therapie immer wieder gegen Differenzierungen verwehren. Entweder wird er versuchen, den Therapeuten dazu zu bringen, seine Haltung oder Meinung zu ändern, oder er wird sich dem Therapeuten anpassen (assimilieren im Sinne Piagets). Hier ist eine Nachreifung in der Objektbeziehung notwendig.

Eine weitere Funktion ist die des *aufnehmenden Transformationsobjektes*: Im Sinne des »bionianischen Containments«[6] nimmt der Therapeut die Reaktionen des Patienten auf und wandelt sie in eine ichgerechte oder ichgerechtere Form um: Bizarre Äußerungen des Patienten, unklare Affektreaktionen, widersprüchliche Reaktionen usw. versucht der Therapeut zunächst auszuhalten (aufzunehmen), diese in ihrem Sinn zu entschlüsseln und das Ergebnis dann dem Patienten in Form einer Konfrontation oder Deutung wiederzugeben (Transformation).

Grundsätzlich lassen sich die Objekte der Außenwelt, bezogen auf unsere Bedürfnisse, in vier Kategorien einteilen: *Selbstobjekte, Triebbefriedigungsobjekte, Missbrauchsobjekte und Entwicklungsobjekte.*

Am einfachsten erklärt ist der Begriff »Triebbefriedigungsobjekt«, den ich in Anlehnung an Freuds Triebtheorie gebildet habe: Gemeint ist hiermit ein Objekt, das der Befriedigung eines bestimmten Bedürfnisses beziehungsweise Triebes dienlich erscheint.

Der Begriff des *Selbstobjektes* wurde von Heinz Kohut geprägt, der von »Selbstobjektfunktionen« sprach, wenn die Person im Anderen ein Objekt findet, das passa-

6 Containment ist eine therapeutische Funktion, die von Wilfred Bion entwickelt wurde. Der Therapeut sammelt die negativen Affekte bzw. Projektionen des Patienten, reagiert nicht sofort darauf. Er »containt« sie, entgiftet sie und gibt sie dem Patienten als »verträgliche« Gefühlsäußerungen zurück (z. B. »Sie sind offenbar stinksauer auf mich«).

ger eine bestimmte wichtige Funktion erfüllt, die derjenige noch nicht oder derzeit nicht selbst erfüllen kann – zum Beispiel ihn in seiner Angst stabilisiert, ihm in seiner Verwirrung hilft und ihm damit zum Hilfs-Ich wird usw.

Unter *Missbrauchsobjekt* verstehe ich alle Objekte, die vom Subjekt nicht in ihrem Recht auf Selbstbestimmung ernst genommen werden, sondern vom Subjekt zur Triebbefriedigung gezwungen werden. Dem Missbrauchsobjekt wird somit jede eigene Existenzberechtigung als individuelle Persönlichkeit abgesprochen, und es wird für den Zweck der jeweiligen Befriedigung des Subjekts gebraucht, ja, degradiert. Wenn wir von Missbrauchsobjekten sprechen, so denken wir in erster Linie an den kindlichen sexuellen Missbrauch. Ich möchte dies jedoch nicht so einschränken, weder auf eine Altersgruppe noch auf eine Art der Triebbefriedigung: Missbrauchsobjekte können Menschen jeden Alters sein oder werden. Missbrauchsziele sind unterschiedlicher Art. Der sexuelle Missbrauch ist hier zwar der bekannteste, aber nicht der einzige. Wie stark schädigend ein Missbrauch ist, hängt nicht von der Art des Missbrauchs ab, sondern von der Intensität und Dauer sowie der Beschaffenheit und der Abwehr der missbrauchten Person und von der psychischen Struktur des Missbrauchenden und seinen Abwehrmechanismen.

Ich unterscheide zwischen sexuellen Missbrauchsobjekten, narzisstischen Missbrauchsobjekten und Machtmissbrauchsobjekten.

Der Begriff sexuelle Missbrauchsobjekte erklärt sich von selbst.

Von narzisstischen Missbrauchsobjekten spreche ich dann, wenn eine Person entweder zur Stabilisierung des eigenen Narzissmus oder zur Aufwertung der eigenen Person missbraucht wird.

Beim *Machtmissbrauch* oder pekuniären Missbrauch geht es darum, anderen Menschen seinen Willen aufzuzwingen, ohne deren Bedürfnisse und persönliche Wünsche beziehungsweise innere oder äußere Umstände zu beachten. Beim pekuniären Missbrauch werden Menschen ausgebeutet, um den eigenen Besitz zu vermehren. Der pekuniäre Missbrauch ist meines Erachtens langfristig gesehen die schädlichste aller Formen. Pekuniärer Missbrauch, Machtmissbrauch und narzisstischer Missbrauch kommen häufig zusammen vor, sodass das Opfer dann in dreifacher Weise missbraucht wird. Ebenso treten sexueller Missbrauch und Machtmissbrauch gemeinsam auf.

Unter *Entwicklungsobjekt* verstehe ich eine reifere Beziehungsform, bei der ähnlich wie bei einem Selbstobjekt Funktionen des anderen Objekts abgefragt werden. Das Entwicklungsobjekt gestattet dem »nutzenden Objekt«, sich über den Austausch mit ihm weiterentwickeln zu können. In einer reziproken, also einer wechselseitigen, Entwicklungsobjektbeziehung können sich beide weiterentwickeln. So sollte meiner Ansicht nach die therapeutische Beziehung idealerweise sein. Der Patient löst sich aus alten Mustern, wir machen neue Erfahrungen, vervollständigen unser Bild vom Menschen oder vom Menschlichen, verbessern unsere therapeutischen Fähigkeiten.

4.5 Folgen der korrigierenden emotionalen (Bindungs-)Erfahrung

Eine korrigierende emotionale Erfahrung in der direkten Begegnung führt in der Regel zu einem Überdenken und Verändern der inneren Verarbeitungs-, Erlebens- und Reaktionsmuster des Patienten. Häufig beobachten wir allerdings eine äußerst paradoxe Reaktion: Der Patient zeigt zwar »glaubwürdige Einsicht« in die heutige Unsinnigkeit seines Verhaltens und die Notwendigkeit, dieses zu modifizieren, kann dies aber in seinem realen Umfeld nicht umsetzen. Der Therapeut ist verwundert, und schnell sind wir geneigt, die sekundären Ängste (→Kapitel 11.9) als alleinige Ursache hierfür zu sehen.

Dies trifft sicherlich auch zu, aber ich möchte hier einen weiteren Aspekt anführen, den ich in diesem Zusammenhang für äußerst bedeutsam halte: Dem Patienten fehlt die Erfahrung auf dem neuen Gebiet, man könnte auch sagen, »mit dem neuen Umfeld« (im Levin'schen Sinne). Ich sage Patienten dann häufig, dass sie sich vielleicht im Moment so verhalten wie jemand, der plötzlich aus einer schrecklichen, unwirklichen Stadt in eine neue, schöne oder schönere versetzt worden ist. Er hat aber nur den Stadtplan der alten Stadt und versucht, sich mit diesem in der neuen Stadt zurechtzufinden, was sehr schwierig oder gar unmöglich ist, weil Stadt und Plan nicht mehr übereinstimmen.

Er braucht also einen neuen Stadtplan und eine neue Ortserfahrung. Die alten Regeln gelten nicht mehr, alte »Lösungsmuster« funktionieren nicht mehr, kranke Beziehungen werden als bizarr und fremd erlebt. Kurz: »Die alten Mühlen klappern nicht mehr.« Jetzt gilt es, den Patienten dabei zu unterstützen, das neue Terrain kennenzulernen und ihm vielleicht ein Stück weit auch einen »Stadtplan« zur Verfügung zu stellen oder, besser noch, diesen mit ihm gemeinsam zu erarbeiten, damit er sich leichter und schneller zurechtfindet und nicht aus der Verwirrung aufgrund des noch als fremd erlebten Umfeldes sich wieder zurück in das alte, vertraute Leben begibt. Das ist zwar schlechter, aber er hat den »richtigen Stadtplan« hierfür. Anders ausgedrückt: Viele Patienten neigen dann dazu, nach dem Motto zu handeln: »Besser ein bekanntes Unglück als ein unbekanntes Glück.«

4.5.1 Wie viel von sich zeigen?

Der wichtigste und stärkste Wirkfaktor der Therapie ist das persönliche Verhältnis des Patienten zum Therapeuten: Je besser und je stärker dieses Verhältnis und je tiefer das Vertrauen des Patienten in den kompetenten und erfahrenen Therapeuten ist, desto besser und nachhaltiger werden die Ergebnisse der Therapie sein. Darüber besteht kaum ein Zweifel und erfahrene Therapeuten sowie Patienten bestätigen dies. Die zentralen Wirkfaktoren sind dabei nicht nur die Authentizität und Ehrlichkeit der Beziehung sowie die Kontinuität, sondern auch ein gewisses Maß an Offenheit und Selbstoffenbarung des Therapeuten.

Dies richtig hinzubekommen, ist ein schwieriges Unterfangen – eine Gratwanderung: Zeigt der Therapeut offen und ungefragt alles von sich selbst, wird er womöglich die Therapiemotivation des Patienten untergraben und den Prozess zum Erlahmen bringen oder gar nicht erst in Gang kommen lassen. Zeigt er gar nichts von sich selbst, kann der Patient sich alleingelassen, hilflos und klein fühlen. In stützungsarmen Therapiesettings wie dem klassischen analytischen Setting ist diese Haltung durchaus angebracht und »richtig«: Der Patient wird hier gezwungen, dieses außerhalb der Therapie zu suchen und nur die Erforschung der eigenen Persönlichkeit zum Gegenstand der Behandlung zu machen.

In den mehr stützenden Verfahren hingegen werden wir interaktionaler arbeiten. Insofern kann man zu Recht von der Menge der Interaktionsqualität der Therapie sprechen. Eigene Schwächen offen einzugestehen, hat sowohl Risiken als auch Benefits. Wenn der Patient den Therapeuten als unvollkommen oder gar schwach erlebt, kann es sein, dass er sich mit dessen Fehlern identifiziert und seine Therapiemotivation abnimmt; gegebenenfalls auch die Motivation, sich mit einem bestimmten Thema auseinanderzusetzen. Wenn der Therapeut selbst nicht sehr gewissenhaft ist oder Schwierigkeiten hat, Sachen zu Ende zu bringen: Warum sollte der Patient, der vielleicht die gleichen Schwierigkeiten hat, ein Interesse daran haben, dies zu tun? Bestenfalls gerät er mit dem Behandler in eine Rivalität und strebt danach, auf diesem Gebiet »besser« als der Therapeut zu werden.

Identifiziert er sich mit ihm und übernimmt die Haltung des Therapeuten als Ideal, hat der Therapeut keine Chance mehr, hieran etwas zu verändern – es sei denn, er korrigiert es später bei sich selbst, sodass der Patient dann auch diesem Ideal folgen und es ebenfalls korrigieren kann. Die Stärke der Selbstoffenbarung im positiven Sinne liegt in einem höheren Maß an Nähe, welche dann auftritt. Hier kann sich der Patient mit der Toleranz des Therapeuten in Bezug auf die Unfertigkeit der eigenen Persönlichkeit identifizieren und infolgedessen selbst milder mit sich umgehen.

Patienten erleben den Therapeuten so authentischer, was die therapeutische Allianz stärkt. Oder er lernt einen anderen Umgang seinen Mitmenschen und sich selbst gegenüber, wenn er einen Fehler gemacht hat: Statt mit Schuldgefühlen oder Schuldabweisung zu reagieren, lernt er, mit der Verantwortung sich selbst und anderen gegenüber umzugehen.

Neben all diesen Vor- und Nachteilen möchte ich noch andere Gründe anführen, weshalb Offenheit ein sehr günstiges Mittel in der Therapie ist: Neben der schon erwähnten Nähe, die durch Offenheit und Selbstoffenbarungen geschaffen wird, stärkt es das therapeutische Arbeitsbündnis und die Bindung des Patienten an uns, weil der Patient spürt, dass wir es ehrlich mit ihm meinen. Dadurch wächst auch die Fehlertoleranz des Patienten – also seine Bereitschaft, uns oder die Therapie nicht infrage zu stellen, sondern Fehler oder Fehleinschätzungen, Fehldeutungen usw. als ein Bestandteil der Therapie zu sehen, da nun einmal Fehler ein Bestandteil des normalen Lebens sind.

Ich kann aus eigener Erfahrung sagen, dass es die Arbeit mit dem Patienten ungemein erleichtert. Auch wenn es sich leicht anhört und so mancher sich vorstellt, dass er nur »lockerlassen« muss, stellt es doch zunächst eine höhere Anforderung an die therapeutische Verantwortung und ist eine mentale Belastung. Zum einen sollte es wohlüberlegt sein, wem und wann wir welche Offenheit oder Selbstoffenbarung zeigen. Und natürlich sollten wir es auch immer wieder reflektieren. Denn es geht ja nicht darum, eine Freundschaft zu pflegen oder herzustellen, sondern den therapeutischen Prozess, den Rapport aufrechtzuerhalten oder gar zu verbessern. Gleichzeitig birgt dies eine Gefahr der Nähe, denn viele Therapeuten haben Angst vor echter Nähe[7] und menschlicher Begegnung. Hierzu mehr in Kapitel 17.4.

Zu beachten ist jedoch auch der eigene Raum, den wir als Therapeuten benötigen. Also: Wir müssen, trotz allen Bemühens, einerseits unsere Ängste vor Nähe und Übergriffigkeit des Patienten überwinden, aber andererseits selbstverständlich auch den Schutz, den wir brauchen, beachten. Besonders früh gestörte, kontaktgehemmte Patienten könnten mehr Offenheit als Aufforderung, Einladung oder Genehmigung zum Grenzüberschreiten sehen. Doch auch diesem kann mit Offenheit begegnet werden, indem wir dem Patienten freundlich, aber klar und, ohne ihn zu verletzen, seine Grenzüberschreitungen aufzeigen und ihm gemäß den Regeln der gewaltfreien Kommunikation nach Marshall B. Rosenberg verdeutlichen, wie wir uns als Gegenüber damit fühlen. Denn das werden andere Menschen in seinem Umfeld sicherlich ähnlich empfinden. So können wir ihn zu mehr Empathie anleiten und ihm somit zu besseren und dauerhafteren sozialen Kontakten verhelfen.

4.6 Rahmenbedingungen

Rahmenbedingungen sind das tragende – man könnte auch sagen, »väterliche« – Element der Therapie. Der Rahmen muss klar, fest und unverrückbar sein und zu Beginn der Therapie festgelegt werden. Wir sollten uns Zeit nehmen, dies dem Patienten vor Beginn der eigentlichen Therapie genau darzulegen – nicht zu diskutieren, denn die Rahmenbedingungen sind nicht verhandelbar. Es ist jedoch wichtig, dass der Patient diese genau verstanden hat.[8]

Wenn der Patient erst in der Übertragung ist, können Rahmenbedingungen nicht mehr verhandelt werden. Das heißt aber nicht, dass der Patient nicht daran rütteln wird. Denn im Zustand der Regression, den der Patient nicht nur in der analytischen beziehungsweise psychodynamischen Psychotherapie, sondern auch in der Verhal-

---

7 Mit »echter« Nähe meine ich natürlich nicht das, was landläufig darunter verstanden wird – also zum Beispiel ein wechselseitiges großes Wissen über die andere Person, sondern ein Mitschwingen und Mitfühlen mit dem anderen.

8 Also sich dabei auch nicht verführen zu lassen, die Rahmenbedingungen vom Patienten so durchwinken zu lassen, wie es zum Beispiel oft beim Anklicken des Kästchens: »Ich habe die AGB gelesen und akzeptiert« im Internet geschieht.

tens- und der systemischen Therapie und anderen erfährt, wird er in infantile Positionen (die Fixierungen) geraten und den Therapeuten unter Druck setzen, die Bedingungen zu verändern, um letztlich das alte, gute Versorgungssystem, das er entweder verlassen musste oder nie gehabt hat, herzustellen. Es geht schließlich nicht um das Ausagieren der Wünsche oder früher Konfliktsituationen, sondern um das Bewusstmachen und damit Betrauern und Verlassen des Ganzen, damit eine Nachreifung möglich wird.

Nur innerhalb eines festen und damit gesicherten Rahmens ist es dem Patienten wie dem Therapeuten möglich, sich »spielerisch« zu bewegen. Damit ist nicht nur ein Raum für die schwierigen Dinge, die der Patient nicht gerne äußern möchte, geschaffen, sondern auch für seine infantilen Seiten, denen wir eine Möglichkeit zur Entfaltung geben, um sie mit ihm gemeinsam zu verändern. Man könnte den Rahmen der Therapie auch als das erwachsene Element betrachten, das das Realitätsprinzip verkörpert, während das Therapiegeschehen innerhalb des Rahmens zunächst amorph, durcheinander, infantil oder neurotisch sein wird und erst später mehr und mehr dem Realitätsprinzip und der Nachreifung zugeführt wird. Ähnlich wie ein umzäunter Spielplatz, der sowohl das Kind als auch die Erwachsenen vor unbedachten Reaktionen, infantilem Größenwahn und anderen Dingen bewahrt, während innerhalb der Umzäunung des Spielplatzes nahezu alles erlaubt ist.

4.6.1 Die Bedeutung von Rahmenbedingungen in der Psychotherapie

Schon Freud betonte in seinem Aufsatz »Ratschläge für den Arzt bei der psychoanalytischen Behandlung«[9] die Wichtigkeit von Rahmenbedingungen und legte schon damals zentrale Eckpunkte für die Behandlung fest, die heute noch gültig sind. Daher werde ich mich viel auf ihn, aber auch auf unsere heutige Zeit beziehen und vor allem auf die praktische Umsetzung der Rahmenbedingungen Wert legen. Als Vorbemerkung sei gesagt, dass es bei den Rahmenbedingungen für eine Psychotherapie auch, aber nicht im Wesentlichen um den rechtlichen Aspekt der gegenseitigen Absicherung geht, sondern primär um deren psychodynamische Bedeutung für die Therapie und den Behandlungsablauf und -fortschritt. Die Rahmenbedingungen sind, wie gesagt, das »väterliche Element« – man könnte auch sagen, das männliche Element – in der Psychotherapie; wohingegen das Verstehen, Tragen und das Containen eher mütterliche oder weibliche Elemente sind. Dabei sollten wir ihm nicht die Rolle des väterlich Strengen vorspielen, sondern die Sicherheit einer klaren, festen Beziehung, die keiner Willkür oder einem archaischen Chaos in den Bedingungen unterworfen ist, geben. In der Binnenstrukur, in den Einfällen und Inhalten der Stunde, der Verwirrung und

9 Freud 1912, S. 375–387.

Orientierungslosigkeit des Patienten ist jedoch natürlich schon ein chaotisches Element enthalten.

Dies ist auch so geplant und gewollt, denn es geht ja darum, das im Inneren des Patienten vorhandene Chaos und seine Orientierungslosigkeit, die er nach außen zu vertuschen und zu kompensieren versucht, im Außenkontakt in die Übertragung zu bringen, damit es bearbeitbar und damit veränderbar wird. Dazu bedarf es aber eben eines klaren, stabilen Rahmens. Den therapeutischen Rahmen kann man ähnlich sehen wie die Bretter einer Theaterbühne, die stabil und tragfähig sein müssen; dann kann auch auf der »Bühne« die noch so wildeste und wirrste »Inszenierung« stattfinden. Aber es muss auch »Notausgänge« und eine »Sitzordnung« usw. geben, sonst wird das Theater an sich zum Theater und der Zuschauer zum Mitspieler und kann nicht mehr folgen. Analog hierzu sind die gesunden Anteile des Ichs des Patienten hier der Zuschauer und – eher unbewusst – der Regisseur und Akteur zugleich.

Die Rahmenbedingungen geben nicht nur Sicherheit für den Therapeuten, sondern auch für den Patienten. Für viele früh gestörte oder traumatisierte beziehungsweise missbrauchte Patienten wäre eine Behandlung ohne »Grenzen« gar nicht möglich. Die Grenzenlosigkeit würde die Patienten verunsichern, weil es ja schon andere Menschen in ihrem Leben gab, die ihre Grenzen nicht respektiert haben. Diesen Menschen stiften die Grenzen die Sicherheit, dass es ein klares Umfeld gibt, in dem sich sowohl der Patient als auch der Therapeut bewegen wird und welches beide nicht verlassen werden. Für andere Patienten bedeutet der Rahmen natürlich auch Frustration: zum Beispiel die unersättlichen, gierigen, moralstrukturierten Narzissten, die eigentlich der Meinung sind, dass ein Rahmen oder eine Grenze ihren »Bedürfnissen« widerspricht; sie brauchen diese jedoch mehr als andere. Auch hier wird schon das eigentliche Problem deutlich: der Wunsch nach Grenzenlosigkeit des Anderen, vielleicht aber auch der Unwillen, etwas dafür geben zu müssen. Zwanghaften Patienten wird der Rahmen zunächst sehr entgegenkommen, weil sie vermuten, der Therapeut denke ähnlich wie sie. Allerdings missverstehen sie den Rahmen als ein um seiner selbst willen exekutierendes Gesetz, das die zwanghaft abgewehrte Triebhaftigkeit im Zaum halten soll.

Wir werden dann schnell mit der Absurdität des Ganzen und dem Missverständnis des Zwanghaften konfrontiert, wenn diese den Beginn oder das Ende der Stunden »sekundengenau« erzwingen wollen oder um 23:59 Uhr auf den Anrufbeantworter sprechen, damit die Absageregelung ganz exakt eingehalten wird. Ängstliche Menschen würden durch beides verunsichert: Die Grenzenlosigkeit nährt die eigene Orientierungslosigkeit, die die Quelle ihrer Angst ist; die Grenzen nähren ihre Angst, etwas falsch machen zu können, als Chaot und Unbrauchbarer entlarvt und damit weggeschickt zu werden. Egal, wie die Psychodynamik ausgeht: Die Grenzen und die Rahmenbedingungen sind notwendig. Sie sind der erste beziehungsstiftende Anteil in der Behandlung. Das schafft Beziehungsklarheit und ermöglicht so das Arbeiten und das Regredieren unter klaren Vorgaben.

4.6.2 Welche Rahmenbedingungen sind wichtig und hilfreich?

Formulieren Sie die Rahmenbedingungen zu Beginn der Behandlung, jedoch nicht in der ersten Sitzung. Zunächst sollte es wirklich darum gehen, einen Raum zu schaffen, in dem der Patient sich und seine Neurose oder seine Struktur erst einmal vollkommen entfalten kann und darf. Trotzdem ist auch hierfür ein Rahmen notwendig, den wir setzen müssen. Ich persönlich mache dies im ersten Telefonkontakt, indem ich die Patienten darauf hinweise, wie meine Ausfallregelung ist und dass die Stunden pünktlich anfangen und enden. (Ich habe kein richtiges Wartezimmer, sondern nur einen Wartebereich und möchte aus psychohygienischen Gründen auch nicht, dass in meinen Pausen dort Menschen sitzen, die mit mir die Behandlung in der Teeküche oder in der Toilette beginnen, auch wenn sie dort nicht anwesend sind.)

Spätestens dann, wenn beide Seiten zur Überzeugung gekommen sind, dass eine Behandlung notwendig und sinnvoll ist und man sich über das Setting, die Stunden und den Beginn geeinigt hat, können die Rahmenbedingungen noch einmal im Einzelnen besprochen werden. Dazu gehören:

1. die Absagefristen für Stunden,
2. Praxispausen,
3. das Beenden der Therapie sowie
4. Rahmenbedingungen unter besonderen Umständen.

1. Die Absagefristen für Stunden

Dies handhaben Kollegen sehr unterschiedlich. Einige haben eine 24-Stunden-Absagefrist, andere zwei Tage oder mehr. Deutsche Gerichte billigen uns eine Sechs-Tage-Frist zu. Viele – und manchmal habe ich die Vermutung, es ist die Mehrzahl der Therapeuten – scheren sich nicht um die Ausfallregelung: Die Patienten kommen nicht oder sagen verspätet ab und erhalten in der Folge keine Ausfallrechnung. Manche rechnen die Stunde einfach mit der Kasse ab, obwohl sie dies nicht dürfen. Die Ausfallregelung ist in erster Linie weder eine primäre wirtschaftliche Absicherung für den Therapeuten – auch wenn sie das tatsächlich ist – noch ein Straf- oder Kontrollinstrument, sondern ein initiativ wichtiger Bestandteil der Einführung, Installation oder Aufrechterhaltung des Realitätsprinzips.

Ich meine hiermit nicht das, was viele darunter in diesem Zusammenhang verstehen, nämlich: Der Patient werde damit konfrontiert, dass er mit dem Therapeuten keine Alltagsbeziehungen oder freundschaftliche Beziehung hat, sondern eine Geschäftsbeziehung. Dies ist zwar richtig; aber weitaus evidenter ist die Tatsache, dass sich mit den Ausfallrechnungen die neurotischen Strukturen brechen.

Das bedeutet, hier findet eine neurotische Frustration statt (Carl Klüwer)[10], bei der neurotische oder infantile Wünsche und Ansprüche an den Behandler enttäuscht wer-

10 Persönliche Mitteilung in einer Supervision.

den: Der Patient, der eigentlich bedingungslose Zuwendung und Liebe fordert, wird ebenso mit dem Versagen konfrontiert wie der oral Bedürftige, der bedingungslose Versorgung verlangt, oder der Narzisst, der eine bedingungslose Unterwerfung unter die Wichtigkeit seiner Person erwartet. Wichtig ist hier – wie bei allen Auseinandersetzungen und »Streits« in den Therapien –, diese nicht am »manifesten Schopf« zu packen, sondern den unbewussten psychodynamisch wirksamen Anteil zu erfassen – ihn quasi zu »erwischen« – und dann den gesunden oder den reiferen Anteil des Ichs des Patienten zu deuten. Also weder ein juristisch anankastisches Bestehen auf das Bezahlen eines Honorars noch ein Nachgeben sind hier gefragt, sondern eine Standhaftigkeit, bei welcher der Therapeut dem Widerstand des Patienten die Stirn bietet. Das ist nichts Schlimmes; der Therapeut muss immer nur seine Arbeit machen, nämlich: dem Patienten verdeutlichen und helfen zu verstehen, weshalb er so ist, und ihn damit konfrontieren, wie unangemessen diese Verhaltensweise im Hier und Jetzt ist.

Ich persönlich habe folgende Ausfallregelung: Wenn es gelingt, innerhalb der Woche, in der die Stunde ausfallen soll, einen anderen Termin zu finden, muss der Patient nichts bezahlen. Allerdings kommen dafür nur die tatsächlich freien Stunden infrage, keine Zusatztermine. Dies ist ein erweiterter Teil des therapeutischen Rahmens und der von mir gesetzten Grenzen. Wenn ich um 18:00 Uhr die Praxis schließe, dann ist sie zu. Ausgenommen hiervon sind natürlich (echte!) Notfälle. Damit sichere ich gleichzeitig den Patienten gegen seine unbewusste Tendenz ab, meine Grenzen ausloten und erweitern zu wollen. Die Erfahrung hat gezeigt, dass dann auch ein für den Patienten zunächst ungünstig erscheinender Termin – etwa am frühen Vormittag – genommen wird. Meine Erfahrung: Wenn's ums Geld geht, geht es auf einmal. Die Höhe des Ausfallhonorars entspricht dem tatsächlich entstandenen Ausfall. Ich weiß, dass es andere Meinungen darüber gibt wie zum Beispiel, nur die »tatsächlich« entstandenen Kosten wie Licht, Strom, Miete usw. in Rechnung zu stellen. Ich halte dies für ausgemachten Blödsinn und eine Selbstentwertung der eigenen Arbeit.

Bei Absagen für Therapien, die ich einmal in der Woche durchführe, gelten bei mir vier Arbeitstage (also Tage, in denen ich mich in der Praxis aufhalte). So viel Puffer benötige ich, um die Stunde von Neuem vergeben zu können.[11]

Eine von manchen Patienten halb scherzhaft, halb ernst gestellte Frage ist, ob auch ich als Therapeut ein Ausfallhonorar an die Patienten zahle, wenn ich mal eine Stunde absagen muss. Natürlich geht es hier nicht um juristische Spitzfindigkeiten, sondern um den psychodynamisch evidenten Fakt, dass sich Patient und Therapeut zwar menschlich gesehen auf Augenhöhe begegnen, aber im Verhältnis zueinander nicht. Wir sitzen nicht »im selben Boot« – zumindest befinden wir uns auf unterschiedlichen

11 Ich sage bewusst nicht »vier Tage«, weil ich vier meiner Arbeitstage als Sicherheit benötige, um einen Ersatz zu finden, was am Samstag und Sonntag nicht möglich ist. Mit »Werktage« meine ich Montag bis Freitag, erkläre ich meinen Patienten, und dass Feiertage und meine Ferienzeiten nicht dazuzählen, sondern nur die Zeiten, in denen ich wirklich aktiv und physisch in der Praxis anwesend bin: An den anderen Tagen habe ich ja keine Möglichkeit, die Stunden zu vergeben.

Decks. Hier gehen die Patienten »leer« aus. Manchmal werde ich dann auch zum Beispiel von Freiberuflern oder Selbstständigen böse attackiert, die wegen der Behandlung partiell auf eigenen Verdienst verzichten. Hier stelle ich klar, dass die Patienten etwas von mir wollen – und nicht umgekehrt. Auch wenn es nach außen häufig so dargestellt wird: Unser Patienten-Therapeuten-Verhältnis ist keine Dienstleistung. Auch nicht, juristisch gesehen, »der höheren Art«. Es ist eine besondere Art zwischenmenschlicher Beziehung, die nur schwer mit dem üblichen Dienstleistungsvokabular beschrieben werden kann. »Verkauft« wird nur der »Raum«. Und unter »Raum« verstehen wir nicht unseren Praxisraum oder die Zeit, die jeder Patient gegen Bezahlung darin verbringen darf, sondern auch die Möglichkeit, die wir ihm aufzeigen, einen inneren Raum zu eröffnen, in dem er Altes wiederentdecken oder nicht Vorhandenes entwickeln kann, Unklares klarmachen kann usw. Das ist der eigentliche Wert unserer Arbeit.

Ein wichtiger Aspekt ist auch immer die »Schuldhaftigkeit« eines Stundenausfalls. Patienten sind hier sehr erfindungsreich. Und viele gehen davon aus, dass sie bei Krankheit – da sie diese ja selbst nicht verschuldet haben – diesen nicht bezahlen müssen. Manche kommen sofort mit einem ärztlichen Attest. Auch bei übermäßigem Schneefall, einer Autopanne oder wenn sie keinen Parkplatz gefunden haben, wollen manche Patienten kein Ausfallhonorar zahlen, weil sie »nicht daran schuld« seien. Hier antworte ich in der Regel lapidar: »Ich aber auch nicht.« und mit den Worten Freuds: »Es geht nicht anders.«[12]

Manchmal weise ich darauf hin, dass das eben ein bitterer Bestandteil unserer Realität ist. Man kann zu bedenken geben, dass Deutschland ein »Schlaraffenland« des Gesundheitswesens und im Besonderen der Psychotherapie ist: In keinem Land der Welt wird derart großzügig die Therapie bezahlt – sowohl in der Qualität als auch in der Quantität. Und die Stunden werden immer zu 100 Prozent bezahlt – außer eben nicht wahrgenommene Stunden. Früher habe ich Patienten gesagt, dass eine Therapie ohne Ausfallhonorar nicht leistbar sei und dass er sich darauf einstellen solle, er dies aber letztlich selbst in der Hand habe. Und tatsächlich habe ich kaum Ausfallstunden. Ich finde es nach den Stunden, die ausgefallen sind, auch viel wichtiger, über die Dynamik zwischen dem Patienten und mir zu sprechen, als über das Honorar zu diskutieren: Wenn er es nicht bezahlen möchte, könnte dieses auch etwas mit unserem Verhältnis zu tun haben. Er könnte meinen, meine Arbeit sei es eben nicht wert; aber er kann auch unverschämt sein.

Eine besondere Regelung habe ich für Gruppentherapien: Diese kann man nicht absagen, denn ich habe auch nicht die Möglichkeit, für eine oder fünf Sitzungen einen anderen Patienten in die Gruppe zu setzen. Das leuchtet den meisten ein, nur ein Patient hat mir allen Ernstes angeboten, einen »Ersatz« zu schicken.

Abgesehen davon finde ich das Ausfallhonorar gerade in Gruppentherapien auch unter dem Aspekt der Selbstdisziplinierung wichtig. Würde es keines geben, wären

12 Freud 1913, S. 459.

viele Sitzungen sehr spärlich besucht, was sich auch auf die Motivation der zuverlässigen Mitglieder und die Gruppendynamik negativ auswirkt.

2. Praxispausen

Ich spreche bewusst nicht von »Urlaub«, weil dies verzerrend wäre. Ich selbst habe die Praxis ungefähr 40 Wochen im Jahr geöffnet, was so manchen Patienten offen neidisch werden lässt, weil er vermutet, ich mache zwölf Wochen Urlaub. Tatsächlich bin ich der Meinung, dass die Arbeit in der Psychotherapie auch immer wieder größere psychohygienische Pausen braucht, um unsere Gesundheit zu erhalten. Andererseits verbringe ich – und ich denke, das geht nicht nur mir so – viele Wochen meines vermeintlichen »Urlaubs« am Schreibtisch, um die Berge an Bockmist, mit denen uns Kassen, Ämter, Rentenversicherungsträger usw. bombardieren, boykottieren und blockieren, in den Orkus zu arbeiten. Zu Beginn einer Behandlung erhält jeder Patient die Pläne mit den festen Therapiepausen. Ich empfehle ihm, seinen Urlaub während meiner Praxispausen zu nehmen, damit er nicht für ausgefallene Stunden bezahlen muss. Bei bereits gebuchten Urlauben übernehme ich den Ausfall. Tragen Sie es am besten gleich in Ihren Kalender und in Ihre Akten ein, an welchen Stunden der Patient nicht teilnehmen kann wegen Urlaubs und dass kein Ausfallhonorar berechnet wird.

Manche Patienten wollen mir unbewusst »eins auswischen«, indem sie nach der Pause Urlaub nehmen, vielleicht um mir zu zeigen, wie sie sich gefühlt haben. In dem Fall ist es wichtig, über ihren Ärger und die Wut zu sprechen. Führen Sie ihnen vor Augen, dass durch Praxispausenzeiten Lücken entstehen, die den therapeutischen Prozess unterbrechen. Werden diese Lücken durch einen dreiwöchigen Urlaub des Patienten verlängert, unterbricht dies den Behandlungsprozess. Eventuell werden sie dadurch in ihrer Therapie zurückgeworfen – egal, ob sie die ausgefallenen Stunden bezahlen oder nicht.

3. Beenden der Therapie

Viele Therapeuten meinen intuitiv, man wisse ja, wann die Therapie zu Ende sei. Was aber, wenn ein Patient abbricht? Manchmal ist der Therapeut ganz froh darüber – das sind oft Fälle, in denen etwas gründlich schiefgelaufen ist. Ich finde es zu Beginn einer Behandlung wichtig, das Ende genau und bewusst zu fokussieren – also deutlich zu machen, dass es ein Ende geben wird. Damit wird die Behandlung zum Abbild unseres Lebens: Es wird ein »Fact of life«.[13]

Das heißt nicht, dass wir zwanghaft von Beginn an »zielorientiert« arbeiten sollen, sondern nur, dass wir das Therapieende im Auge haben und auch im Fall einer Therapieverlängerung nicht einfach dem Patienten kurz vor Ende des Kontingents das Formular unter die Nase halten sollten, nach dem Motto: »Wir haben noch zehn Stun-

13 Money-Kyrle 1961.

den. – Was sollen wir tun?« Dies ist für den Patienten ein wichtiger Entscheidungsprozess: ob er die Therapie weiterführen will.

Ich spreche natürlich auch darüber, wie man die Therapie beenden kann. Denn häufig fragen Patienten: Wer entscheidet eigentlich, wann die Therapie zu Ende ist? Manchmal kommt diese Frage nicht gleich zu Beginn, sondern mitten in der Therapie, wenn die Patienten von mir eine »Einschätzung« oder eine »Zwischenbilanz« haben wollen – zu der ich sie dann natürlich immer selbst auffordere. Darauf antworte ich, dass wir beide im Laufe des Therapieprozesses unsere Einschätzungen entwickeln und das letztlich miteinander besprechen werden. Die schlussendliche Entscheidung behalte ich mir natürlich vor. Natürlich kann ich nichts daran ändern, wenn der Patient trotz meiner Empfehlung die Behandlung nicht weiterführt; aber es ist meine Aufgabe, es ihm zu sagen.

Ich will an dieser Stelle noch einen anderen wichtigen Punkt ansprechen: den Beendigungswunsch des Patienten beziehungsweise den Abbruch der Therapie. Häufig äußern Patienten die Einschätzung, dass sie jetzt die Behandlung beenden könnten, und denken, dies sei die letzte Stunde. Andere ärgern sich vielleicht über eine Konfrontation oder Deutung von uns Therapeuten und brechen die Behandlung wütend mit einer Nachricht auf dem Anrufbeantworter ab. Bei Borderline-Patienten ist zudem der Fall denkbar, dass ihnen die Beziehung zu eng geworden ist und sie krankheitsgemäß flüchten müssen.

Hier vereinbare ich mit den Patienten eine Karenzzeit. Ich erkläre ihnen, dass man das Gefühl haben kann, man beherrsche etwas: Man fühlt sich stark und neigt in seiner Euphorie dazu, sich zu überschätzen. Andererseits kann auch Ärger zu voreiligen Handlungen führen und dazu, das Erreichte infrage zu stellen. Wenn Patienten beschließen, die Behandlung zu beenden, empfehle ich daher, wenigstens noch drei Stunden (besser finde ich vier Sitzungen) gemeinsam zu machen.

Wenn der Patient sich gesund fühlt und den Eindruck hat, er brauche keine weitere therapeutische Unterstützung, können wir prüfen, ob dies wirklich der Fall ist und ob die erreichten Erfolge von Dauer sind. Manchmal verkürze ich diese Phase, aber das sage ich nicht gleich zu Beginn der Therapie. Bei höherfrequenten wie zum Beispiel analytischen Behandlungen empfehle ich eine längere Beendungsphase. Hier ist einfach die Übertragung zu dicht und die Dynamik zu groß, um die Therapie so kurzfristig zu beenden.

Bei Beziehungsschwierigkeiten sollte man immer zunächst versuchen, diese gemeinsam zu lösen. Ich weise dann darauf hin, dass ich auch aus wirtschaftlichen Erwägungen den Platz vergeben müsse, wenn ein Patient aufgehört habe, und dass ich ihn nicht einfach wieder aufnehmen könne, wenn er nach einigen Wochen wieder in die Behandlung kommen wolle: Dann müsse er sich am Ende der Warteliste einreihen – sofern diese nicht bereits voll sei.

4. Rahmenbedingungen unter besonderen Umständen

Für spezielle Störungsbilder oder Risiken sollten spezielle Rahmenbedingungen gelten. Dies betrifft meist strukturell schwerer gestörte Patienten, die zum Beispiel zu selbstverletzendem Verhalten neigen (darunter fallen auch anorektische und bulimische Symptomatiken), aber auch Patienten, die suizidgefährdet sind, usw. – also alle Patienten, die ein großes Außer-Praxis-Risiko mit sich bringen. Hier ist es wichtig, die Rahmenbedingungen zu erweitern, indem man zum Beispiel einen Suizidpakt einführt, bei dem der Patient dem Therapeuten fest verspricht, bis zum nächsten Besuch keinen Suizid zu begehen.

Dazu gehört eventuell auch der Zusatz, dass bei Zuwiderhandlung eine stationäre Behandlung erforderlich sei. Ähnlich verhält es sich bei anorektischen Patienten, mit denen eine klare Vereinbarung getroffen werden muss wie zum Beispiel ein Klinikaufenthalt bei Unterschreitung eines gewissen BMI (dafür ist natürlich von Beginn an die regelmäßige Berechnung des BMI erforderlich) oder dass man von der Schweigepflicht gegenüber dem behandelnden Hausarzt entbunden ist in Bezug auf das somatische Krankheitsbild. Hier kann man keine allgemeingültigen Regeln festlegen, sondern muss eine jeweils auf den Einzelfall zugeschnittene Erweiterung der Rahmenbedingungen entwickeln.

4.7 Weitere Rahmenvereinbarungen der Behandlung

4.7.1 Schweigepflicht

Über Schweigepflicht muss man eigentlich nicht viele Worte verlieren. Selbst wenn es keine Gesetze gäbe, welche uns streng daran binden, würden vermutlich nahezu alle Therapeuten freiwillig dieser Pflicht nachkommen.

Grundsätzlich dürfen wir nichts an andere weiterleiten. Der Gesetzgeber lässt jedoch folgende Ausnahmen zu:

1. die Schweigepflichtentbindung, die vom Patienten ausgeht,
2. der Austausch mit anderen Ärzten, insbesondere Fachärzten und überweisenden Ärzten,
3. das Recht auf Schweigepflichtüberschreitungen bei Selbstgefährdung des Patienten und
4. das Recht auf Schweigepflichtüberschreitungen bei Gefährdung anderer.

Nun wären diese Punkte in meinen Augen besonders zu diskutieren. Grundsätzlich habe ich eine andere Form psychotherapeutischer Ethik als die, die der Gesetzgeber vorschreibt. Bei mir gilt »absolute Schweigepflicht«. Damit meine ich, dass ich grundsätzlich nicht mit Dritten über die Behandlung spreche und auch die Unterlagen niemandem zugänglich mache. Selbstverständlich muss ich bestimmte Daten an die Krankenkasse weiterleiten (die Behandlungsdaten, die Diagnosen) sowie bei Bedarf auch den Bericht an den Gutachter. Hierfür brauchen wir das Einverständnis des Patienten. Wenn dieser nicht will, dass irgendetwas an die Krankenkasse übermittelt wird, muss er die Behandlung selbst bezahlen. Diese Fälle hatte ich früher häufiger, als die Beihilfeanträge noch »offen« waren (das heißt: mit Namen des Patienten an den Gutachter gingen) oder die Beihilfestelle genau darauf achtete: Manche Patienten fürchteten um ihren Ruf oder ihre Karriere, falls bekannt würde, dass sie in Behandlung waren.

Nun könnte man dies zwar gleich psychodynamisch bearbeiten; ich finde diese Thematik jedoch gerade zu Beginn einer Therapie, wenn der Patient nur »einen Fuß in der Türe hat«, etwas schwierig, denn in dieser Phase könnte er eher geneigt sein, unbequeme Bedingungen anzunehmen, um den Platz zu bekommen. Es muss jedoch dem Patienten überlassen bleiben, wie er entscheidet. Natürlich dränge ich niemanden dazu, die Therapie selbst zu bezahlen (und verstärke schon gar nicht diese Haltung, um womöglich dem Antragsbericht zu entgehen). Ich schreibe gern Antragsberichte, obwohl sie mir – wie vermutlich den meisten Kollegen – niemals gelegen kommen. Wichtig ist auch hier die Aufklärung des Patienten darüber, was herausgegeben wird und was nicht.

Entbindet mich der Patient von der Schweigepflicht, so prüfe ich genau, was der Hintergrund dafür ist, etwa die Gewährung öffentlicher Leistungen wie Unterstützung oder Rentenzahlungen oder Krankengeldzahlungen. Der Patient hat das Recht, zu erfahren, was in meinem Bericht an das Arbeitsamt, die Krankenkasse oder die Rentenversicherung steht. Wenn er Einwände hat, besprechen wir diese und finden gemeinsam eine Lösung. In jedem Fall bekommt er von mir eine Kopie des Berichts.

Den Bericht an den Gutachter jedoch gebe ich grundsätzlich nicht heraus. Dies hat nichts mit »Geheimniskrämerei« zu tun. Ich weise den Patienten darauf hin, dass dieser Bericht Hypothesen enthält, die ich mit ihm gemeinsam erarbeiten möchte: »Wenn ich Ihnen diese jetzt nenne, werden Sie zwar schlauer, was die eigene Person und psychische Mechanismen angeht; aber darum geht es in einer analytischen Therapie nicht: Es geht darum, eine vertiefte *emotionale* Kenntnis zu bekommen. Denn nur dadurch sind wir Menschen in der Lage, auch etwas an uns zu verändern. Nur wenn wir innerlich überzeugt sind – also keine Gefühle dagegensprechen –, machen wir eine Sache von ganzem Herzen. Andererseits besteht die Gefahr, dass ich mit manchen Hypothesen falschliege; dann würden wir die Zeit damit verbringen, darüber zu diskutieren, warum sie falsch sind, anstatt gemeinsam die wirklichen Hintergründe Ihrer Problematik zu erarbeiten und sie gemeinsam zu verstehen.

Der Bericht für den Gutachter ist ausschließlich für den Gutachter – damit er Ihre Therapie bewilligen kann. Der Gutachter wird meine Ausführungen als Hypothesen sehen und sich nur fragen, ob die Behandlung ›angemessen und wirtschaftlich‹ ist.« Ein solcher Fall ist allerdings in meiner Praxiszeit in 32 Jahren nur ein einziges Mal vorgekommen.

Meine erweiterte Schweigepflicht gilt auch Ärzten und Fachärzten gegenüber – wie gesagt mit Ausnahme der Fälle, in denen der Patient gefährdet ist beziehungsweise sein könnte (zum Beispiel bei Anorexie). Ich sage dem Patienten deutlich, dass ich mit dem Arzt nicht über seine Behandlung in meiner Praxis sprechen möchte. Und die Ärzte, mit denen ich zusammenarbeite, verstehen dies. Abgesehen davon, dass der Bericht beispielsweise von Arzthelferinnen gelesen werden könnte, geht es um Folgendes: Der psychotherapeutische Prozess ist ein exklusiver »therapeutischer Raum«, der allein dem Patienten gehört. Ich betone dies auch zu Beginn einer Behandlung, um ihm die Chance zu geben, auch über schwierige Dinge zu sprechen. Manche Patienten versichern eingangs sofort: »Ich habe nichts zu verbergen. Sie können ruhig mit meinem Hausarzt, meiner Frau oder meinem Arbeitgeber reden.« Wir müssen hier auf der Hut sein, denn dies kann eine Verbrüderung mit der eigenen Abwehr sein, womit der Patient sich eine eigene Grenzsetzung schafft, weil er ja die Erlaubnis gegeben hat, Inhalte an die genannten Personen weiterzugeben. Meine Praxis, meine Stunden, mein Gehör, meine Unterlagen und mein Gedächtnis sind wie ein Bankschließfach in der Schweiz, zu dem niemand Zugriff hat als der Patient selbst. Ich sehe mich nur als den vorübergehenden »Verwalter« dieses »Schließfaches«.

4.8 Wer trägt die Verantwortung für den Erfolg oder Misserfolg einer Therapie?

Stellen wir den Patienten diese Frage, so werden Sie feststellen, wie erstaunlich gut sie von den meisten verstanden wird. Denn wir tragen nicht die Verantwortung für den Erfolg der Therapie, sondern nur für die Rahmenbedingungen und die ordnungsgemäße Durchführung. Ob eine Therapie erfolgreich ist oder nicht, hängt von vielen Faktoren ab, über die ich im Einzelnen hier nicht diskutieren will. Die obige Frage zielt hauptsächlich auf die Eigenverantwortung des Patienten ab. Im Endeffekt ist jeder Patient in der Lage, eine Psychotherapie zum Scheitern zu bringen, wenn er dies will. Sicherlich sind auch die Widerstände des Patienten, seine sekundären Gründe und seine sekundären Ängste daran beteiligt. Diese Frage zielt vor allem darauf ab, dem Patienten diesen Punkt vor Augen zu führen und auf die Begrenztheit unserer Möglichkeiten hinzuweisen. Wir sind keine Wunderheiler, sondern Psychotherapieprofis. Über der Charité steht übersetzt: Der Arzt reinigt die Wunden – Gott heilt.

4.9 Entwicklungsaufgaben in der Psychotherapie

In jeder Psychotherapie steckt auch eine Entwicklungsaufgabe für den Psychotherapeuten. Häufig bleibt uns dieser Aspekt aus dem Konflikt- oder Hemmungspotenzial des Patienten, der auch von uns bearbeitet werden könnte oder sollte, verborgen. Dennoch sollten wir uns immer vor Augen führen, dass es ihn gibt und dass dies sogar notwendig ist. Ein Patient, in dem selbst unser Unbewusstes keine Entwicklungsaufgabe entdeckt, bleibt für uns langweilig und uninteressant. Für diejenigen, die noch Zweifel haben, ein kurzes Beispiel. Wer Kinder hat, kennt dieses Phänomen: Kinder sind neugierig und fragen nach Dingen, die sie nicht wissen oder verstehen. Stellen Sie sich nun also vor, dass Ihr Vorschulkind nach einem bestimmten Begriff fragt, welchen Sie auch nicht kennen, sodass Sie das Lexikon oder Internet bemühen müssen. Interessiert das Thema Sie nicht, ist es eine Pflichtaufgabe, die Sie nur mit minimaler Motivation erfüllen. Wenn Sie das Thema allerdings spannend finden ... – Ich brauche wohl nicht weiter ausführen, um wie viel Ihre Motivation automatisch steigen wird.

4.10 Wer Hunger hat, braucht eine Angel

»Wenn jemand Hunger hat, gib ihm einen Fisch, und er wird satt. Gibst du ihm aber eine Angel, wird er für sich selber sorgen können.«[14] Dieser Spruch verdeutlicht eine Grundüberzeugung der Psychotherapie: Wir trösten die Patienten nicht oder geben ihnen das, was sie vermisst haben oder was ihnen im Leben bisher versagt geblieben ist, sondern unterstützen sie dabei, dies außerhalb der Therapie aus eigener Kraft zu erreichen.

4.11 Einige Anmerkungen zur Frustrationstoleranz

Frustrationstoleranz ist eine in unserer Kultur erwünschte Fähigkeit, die zur normalen Entwicklung eines Menschen dazugehört. Sie wird von Kindern erwartet und von den Eltern, Lehrern und anderen Beziehungspersonen initiiert. Aber was ist überhaupt Frustrationstoleranz? Es ist die Fähigkeit zum Aufschub der Frustrationsaggression, die entsteht, wenn wir an der Ausübung einer bestimmten Tätigkeit beziehungsweise der Befriedigung eines Triebes gehindert werden.

Zu diesem Verzicht sollen wir uns selber zwingen und die automatisch im Unbewussten bestehende Frustrationsaggression aushalten lernen. Dabei darf nicht übersehen werden, dass diese Frustrationsaggression sich leicht und gar nicht so selten gegen das eigene Selbst wendet. Dies bringt meiner Ansicht nach die Gefahr mit sich, dass als Abwehr eine masochistische Verarbeitungshaltung entwickelt wird.

---

14 Nach einem Konfuzius zugesprochenen Sinnspruch: »Gib einem Mann einen Fisch und du ernährst ihn für einen Tag. Lehre einen Mann zu fischen und du ernährst ihn für sein Leben.«

Wird diese masochistische Grundhaltung, die einen Großteil unseres christlichen, selbsthemmenden Entwicklungspotenzials ausmacht, zu einer »Überzeugung«, macht das die Mitglieder einer Gesellschaft leistungsfähiger. Allerdings geht dies auf Kosten der Selbstachtung und Selbstwertschätzung. Die Frustrationsaggression ist damit aber nicht neutralisiert oder unschädlich gemacht. Sie bleibt weiterhin erhalten und richtet sich nicht selten gegen andere in Form von sadistischer, nachträglicher Aggression vor der aufgestellten Frustrationsaggression.

4.12 Patienten finden und auswählen

Im Folgenden möchte ich die Wichtigkeit eines gründlichen Umgangs mit dem Aufnahmeverfahren eines neuen Patienten beschreiben und diskutieren. Es geht mir nicht darum, ein »Standardverfahren«, das dem Qualitätssicherungsgedanken der kassenärztlichen Vereinigung entspricht, zu entwickeln, sondern ein Verfahren, das sowohl die Notwendigkeiten des Therapeuten wie auch des Patienten und die Praxisrealität berücksichtigt. Wenn wir einen Therapieplatz haben, dürfen wir nicht so, wie es in den meisten Wirtschaftszweigen möglich ist, agieren. Ziel darf es nicht sein, »Kunden zu gewinnen«, wie es vielleicht eine Massagepraxis oder ein Fitnessstudio tun würde.

Vielmehr ist das Auswählen der Patienten immens wichtig, aber auch die richtige Therapievorbereitung. Es geht hier nicht nur um den Schutz der Beitragszahler des Kassensystems, sondern um den Schutz des Therapeuten sowie des Patienten.

Ein Therapeut, der keine Lust hat, mit einem Patienten zu arbeiten, oder dem der Patient dermaßen unsympathisch ist, dass er ihn am liebsten »wegschicken« möchte (worum es in einem der folgenden Kapitel geht), wird wenig hilfreich sein. Auf der anderen Seite haben manche Patienten auch falsche Vorstellungen, Erwartungen oder gar Forderungen an eine Therapie, sind wenig motiviert oder nicht therapierbar. Und: Wir brauchen eine gewisse Auswahl an »einfachen« Patienten, mit denen es sich gut arbeiten lässt, die gute Fortschritte machen und mit denen wir gern arbeiten, sonst wäre die Arbeit kaum auszuhalten. Stellen Sie sich vor, Sie hätten nur Borderline-Patienten oder »Jammerdepressive«. Dann werden Sie entweder selbst gespalten oder depressiv und resignativ oder zum Helfer, Retter oder Zyniker.

Aus eigener Erfahrung kann ich sagen: Die richtige Auswahl von Patienten ist immens wichtig für unsere Psychohygiene in der Praxis. Für die Patientenauswahl gibt es jedoch keine allgemeingültigen Regeln, das hängt stark von den individuellen (therapeutischen) Stärken und Schwächen ab. Grundsätzlich ist man gut beraten, wenn man darauf achtet, welche Patienten einen besonders »anspringen« und welche »einfacher« sind. Man sollte nicht nur die Patienten, sondern auch den Zeitpunkt und die Reihenfolge sorgfältig und mit Bedacht auswählen. Ein Borderline-Patient am Montagmorgen kann einem die ganze Woche vermiesen, zwei hintereinander sind eine besondere Herausforderung. Ein schwer Depressiver lässt einen mit seiner Aggression erst gar nicht in die Woche kommen. Was wäre ein guter »letzter Patient« der Woche? Man sollte darauf achten, nicht zu viele schwer gestörte Patienten zu nehmen und diese gut über die Woche verteilen.

4.12.1 Kriterien bei der Auswahl der Patienten

Bei der Auswahl der Patienten stellen sich grundsätzlich drei Fragen:

1. Ist der Patient für eine *ambulante Psychotherapie* geeignet?
2. Ist der Patient für eine der *Therapiemethoden*, die wir anbieten, geeignet?
3. Können wir uns vorstellen, mit diesem Patienten zu arbeiten?

Ein wichtiges Kriterium ist meiner Erfahrung nach auch der »Grad der Infantilisierung«: Viele Patienten sind nicht nur psychisch krank, sondern auch in vielen Teilen ihrer Persönlichkeit unreif. Ist ein Patient sehr infantilisiert, erschwert dies oft die Therapie – oder macht sie sogar unmöglich. Leider können wir dies manchmal nicht am Telefon, sondern erst in den Erstgesprächen feststellen.

4.13 Der »Abwehrauftrag« des Patienten

Jeder »Therapieauftrag« hat eine offizielle (manifeste) und eine inoffizielle (latente) Seite. Der offizielle Auftrag an uns lautet, den Patienten von seinen neurotischen Symptomen und seinem neurotischen System zu befreien. Der latente Auftrag ist jedoch ein anderer: Dieser zielt darauf ab, das neurotische System des Patienten beizubehalten und die Abwehrkonstellation in dem vor der Behandlung vorhandenen Abwehrsystem zu belassen beziehungsweise dieses noch zu verfeinern oder zu verstärken. Ich nenne es daher den »Abwehrauftrag« des Patienten.

Jeder Patient, der neu zu uns kommt, möchte einerseits seine neurotischen Symptome lösen, sie andererseits aber auch behalten. Viele Patienten möchten nur, dass wir ihr Kompromiss- beziehungsweise Abwehrsystem verstärken, stabilisieren. Ich nenne dies den »unbewussten Abwehrauftrag« des Patienten. In diesen Abwehrauftrag rutschen wir zu Beginn jeder Therapie quasi automatisch hinein, wenn wir davon aufgesogen werden, und agieren oft mit dem Patienten mit. Erst wenn wir in der Hand haben, in welchem Dilemma wir uns befinden, können wir dieses auch benennen und bearbeiten.

4.13.1 Die Rolle der Partner in der Psychotherapie

In psychotherapeutischen Behandlungen ist es mir immer wichtig, zu wissen, welche Einstellung der Partner des Patienten zur Therapie hat. In den meisten Fällen können wir davon ausgehen, dass der Partner zur Therapie positiv eingestellt ist und den Therapiewunsch des Anderen unterstützt. Das bedeutet aber nicht, dass dieser wirklich weiß, was auf ihn zukommen kann. Partner, die selbst eine Therapie hinter sich haben, kennen die damit einhergehenden Stimmungsschwankungen, die Reserviertheit oder das Bedürfnis nach Rückzug nach einer Therapiestunde aus eigener Erfahrung.

Unerfahrene haben häufig die Vorstellung, dass in den therapeutischen Sitzungen »Probleme besprochen werden«. Sie verwechseln Therapie mit Beratung. Aus diesem Grund fragen sie häufig ganz naiv und unbedarft nach dem Inhalt der Sitzungen. Hier ist Aufklärungsarbeit notwendig, so wie wir den Patienten darüber aufklären, dass eine Therapie harte Arbeit ist und schnelle Erfolge eher selten sind; dass erzielte Erfolge im Laufe der Behandlung plötzlich und scheinbar aus heiterem Himmel wieder zunichtegemacht werden und so weiter. Und dass die anfänglich vermutete Problematik oft nur die »Spitze des Eisbergs« war und neue Schwierigkeiten und Probleme, mit denen man anfangs nicht gerechnet hat, hinzukommen können. So muss auch der Partner Geduld aufbringen und häufig die Schwierigkeiten des Prozesses mit(er)tragen.

Ein weiteres Risiko in Partnerschaften besteht darin, dass ein Part sich weiterentwickelt, während der Andere den Status quo aufrechterhalten will. Partnerschaften basieren nicht selten auf neurotischen Motiven wie Stützungs- oder Ergänzungsmotiven. Wenn die Gründe hierfür sich erübrigen, weil die zugrunde liegende Ursache beseitigt wurde, kann eine Partnerschaft schwierig bis unmöglich werden. In beiden Fällen ist es wichtig – sowohl für den Patienten als auch für seinen Partner – zu wissen, dass es hier zu Diskrepanzen kommen kann.

Der Partner sollte dafür sensibilisiert sein und sich gegebenenfalls selbst Hilfe organisieren, wenn er merkt, dass er mit der Entwicklung des Anderen nicht zurechtkommt. Entfallen neurotische Beweggründe für die Partnerschaft, heißt dies nicht, dass die Partnerschaft damit beendet werden muss. Was jedoch aufgelöst werden muss, ist das alte Rollenmuster, das beide zusammengeführt und vielleicht zusammengehalten hat. Der Partner muss aus seiner Rolle »entzaubert« werden und er muss zulassen, dass auch der Patient über die Therapie »seinen Rollenauftrag aufgekündigt« hat. Gegebenenfalls kann hier eine Paarberatung oder Paartherapie hilfreich sein.

Eine häufige Störung ergibt sich oft auch bei völliger Unterstützung des Anderen. Ich spreche hier von der Befürchtung vieler Partner, in der Therapie könnte festgestellt werden, dass die Partnerschaft nicht mehr gut sei oder nicht funktioniere und »darauf hingearbeitet« werde, dass der Patient sich von seinem Partner trennen solle. Manchmal wird sogar unterstellt, der Therapeut arbeite gezielt darauf hin, dass der Andere dies erkenne. – Natürlich tun wir dies nicht. Aber es ist wichtig, den Patienten hierüber zu informieren. Ich biete meinen Patienten immer an, dass es die Möglichkeit gibt, ein Gespräch zu dritt zu führen, wenn die Situation außer Kontrolle zu geraten droht.

Meist reicht ein gemeinsames Gespräch, um dem Anderen seine vorurteilsbehafteten Ängste zu nehmen.

Wir müssen außerdem mit Fällen rechnen, in denen die Befürwortung der Therapie sowie die Unterstützung nicht vollständig gegeben ist oder gänzlich abgelehnt wird. Deshalb ist es wichtig, im Vorfeld abzufragen, wie der Partner »zur Therapie steht«. Wird sie argwöhnisch betrachtet oder gar abgelehnt, haben wir häufig kaum Möglichkeiten, den Folgen prophylaktisch entgegenzuwirken. Dennoch ist es wichtig, den Patienten dafür zu sensibilisieren, dass dies den Therapieerfolg behindern kann.

Natürlich frage ich in solchen Fällen auch, wie der Patient selbst dazu steht und welche Befürchtungen er in Bezug auf den Partner beziehungsweise die Partnerschaft hat. Auch wenn wir nichts Wesentliches an der Tatsache verändern können, so ist es doch sowohl für den Patienten als auch für uns wichtig zu wissen, in welchem Gefüge er sich außerhalb unserer Stunden befindet und mit welchen Widerständen von außen wir zu rechnen haben.

Bei partiellem Argwohn oder völliger Ablehnung der Therapie müssen wir damit rechnen, dass der Andere die Therapie boykottiert, sich darüber lustig macht oder diese schlechtmacht; dass er Erfolge, die der Patient erzielt (wenn er beispielsweise selbstbewusster wird und sich besser durchsetzen kann), dem »blöden Therapeuten« oder dem »Psychogeschwafel« zuschreibt. Und wir müssen wissen, dass sich eine zunächst positive und wohlwollende oder unterstützende Haltung auch ins Gegenteil verkehren kann. Anfangs hat die »lärmende« Symptomatik die Compliance des Partners getragen. Entwickelt der Andere in seinen Augen eine »neue Symptomatik«, die ihm nicht in den Kram passt, ist es Schluss mit lustig, zum Beispiel, wenn der Partner selbstbewusster wird oder beginnt, sich für Dinge zu interessieren, in die der Andere nicht einbezogen wird. Auf jeden Fall verlangt eine Therapie auch von einem gesunden Partnerschaftsgefüge, mit der Möglichkeit umgehen zu müssen, dass die Beziehung zumindest zeitweise ins Wanken gerät oder infrage gestellt wird.

Eine nicht zu unterschätzende rasche Verunsicherung tritt regelmäßig ein, wenn der in Therapie befindliche Partner plötzlich weniger – insbesondere über sich und seine Schwierigkeiten – redet. Für viele Partner fühlt es sich so an, als würden sie ausgeschlossen. Und wenn wir ehrlich sind: Sie sind es auch, denn das therapeutische Arrangement besteht zu einem Großteil darin, dass in der Therapie Dinge besprochen werden, die nur dort einen Platz haben und nicht nach draußen dringen sollen oder dürfen. Gerade das Gefühl des Ausgeschlossenseins führt häufig dazu, dass der »ausgeschlossene« Partner die Angst entwickelt, der Andere entferne sich immer weiter von ihm und werde sich schließlich von ihm trennen. Ich finde auch hier die Aufklärung darüber sehr wichtig, denn dies kann dazu führen, dass der Partner die Behandlung abzulehnen oder zu boykottieren beginnt oder selbst mit dem Gedanken an Trennung spielt, was wiederum den Patienten destabilisieren kann.

Wichtig wäre es, ein Klima zu schaffen, in dem der Patient von seinem Partner (am besten von der ganzen Familie) unterstützt wird. Häufig fragen Patienten auch, wie sie ihren Kindern erklären sollen, was mit ihnen los sei und warum sie in Therapie sind. Ein wichtiger Hinweis an die Kinder scheint mir zu sein, ihnen zu vermitteln, dass dies niemanden außerhalb der Familie etwas angeht, dass dies aber nichts Schlimmes sei. Hier werden Eltern sicherlich Beispiele aus der Lebenswelt der Kinder finden, die diesen helfen, das besser zu verstehen und sich daran zu halten. Für Kinder gibt es sicherlich kaum etwas Schlimmeres, als in der Schule damit aufgezogen zu werden, dass ein Elternteil »bekloppt« oder in Therapie sei. In der Regel wird dann auch gleich auf die Kinder geschlossen. Den Kindern sollte der Therapiegrund möglichst undramatisch erklärt werden, sodass die Krankheit sie nicht verunsichert oder verängstigt.

Prinzipiell sollte der Gang zum Therapeuten in unserer Gesellschaft genauso wenig scham- oder schuldbehaftet sein wie der Gang zu jedem anderen Facharzt. *Ganz im Gegenteil zeugt es von persönlicher Stärke und einem verantwortungsbewussten Umgang mit sich und Anderen, sich Hilfe zu suchen, wenn man es allein nicht schafft.* Damit die Kinder entlastet werden, sollte die Symptomatik nicht zu dramatisch beschrieben werden (sofern sie nicht selbst schon Zeuge der Dramatik gewisser Symptome geworden sind): »Der Papa kann manchmal nicht schlafen und geht deshalb zu jemandem, der ihm hilft, besser schlafen zu können.« Oder: »Du weißt doch, dass die Mama manchmal traurig ist, und keiner von uns weiß so recht, warum. Deshalb geht sie zu einem Fachmann, der sich mit Traurigkeit auskennt und der ihr dabei hilft, wieder fröhlicher zu werden.«

Dies entlastet Kinder ungemein und hilft auch, ihre Unterstützung für die Therapie eines Elternteils zu gewinnen. Warum sage ich das? Meiner Erfahrung nach können Kinder, die wissen, wie wichtig die Therapie für die Mutter oder den Vater ist, schnell und leicht ihre Egoismen vergessen und sind bereit, auf bisherige Privilegien oder Termine zu verzichten. Denn sie wissen: »Es wird Mama bald besser gehen, und je mehr ich sie dabei unterstütze, desto besser hilft die Therapie – und desto eher bekomme ich die ›alte Mama‹ wieder zurück.« Gerade Mütter machen sich in Therapien häufig Sorgen um ihre Kinder, die in dieser Zeit fremdbetreut werden müssen. Sie bekommen Schuldgefühle und fragen sich, ob sie überhaupt ein Recht darauf haben, etwas Gutes für sich zu tun, denn sie befürchten, damit andere mehr zu schädigen, als sie selbst zu leiden glauben. Hier kommen wir bereits zu einem weiteren Thema, das man auch immer »auf dem Schirm« haben sollte: die Unterstützung der Großeltern. Häufig übernehmen diese die Kinderbetreuung während der Therapiestunden, weil der Ehepartner noch arbeitet. Mir ist immer wichtig, die Einstellung der Großeltern hierzu zu erfahren. Dies frage ich in der Regel nicht am Anfang der Behandlung, sondern dann, wenn es zum Thema wird. Glücklicherweise müssen wir uns nur noch wenig bis gar keine Sorgen mehr machen über die Einstellung dieser Generation zur Psychotherapie. Denn die heutigen Großeltern gehören oft der 68er-Generation an, haben meist selbst eigene Therapieerfahrungen und stellen die Wichtigkeit nicht infrage. Manchmal bekommen sie natürlich Schuldgefühle, etwas in der Kindheit der Patienten falsch gemacht zu haben. – Das ist aber ein anderes Thema und soll deshalb hier nicht behandelt werden.

4.13.2 »Berühmte Patienten«

Welcher Psychotherapeut hat nicht schon mal davon geträumt, einen berühmten oder wichtigen Patienten behandeln zu »dürfen«, vielleicht einen, der beide Eigenschaften in Personalunion verbindet. Einen bekannten Politiker, einen erfolgreichen Musiker, einen Fernsehstar, Buchautor und so weiter. Würde nicht hier auch ein bisschen vom Glanz des Patienten in unserer Praxisstube hängen bleiben? Und würden wir nicht manchmal die Kollegen gern neidisch machen, wer alles zu uns kommt? Dass unser Ruf uns vorauseilt, dass wir so gut sind, mit den ganz Großen dieser Gesellschaft auf Augenhöhe zu sein ... – Ein zugegebenermaßen verführerischer Gedanke. Und damit sind wir auch schon mitten in der Konfliktdynamik dieses Themas: die Verführung! »Verführung« ist nicht weit von Bestechung entfernt. – Und wenn ich hier in diesem Buch von Bestechung spreche, meine ich natürlich nicht, dass ein Patient einen Umschlag mit einem größeren Geldbetrag diskret auf dem Sessel oder auf der Couch deponiert, sondern jede andere Form von Zuwendung, die es uns vielleicht nicht mehr möglich machen würde, neutral zu bleiben und vielleicht etwas Kritisches zum Patienten zu sagen.

Ich erinnere an zwei berühmte Kollegen, die auch berühmte Patienten hatten:

1. Sigmund Freud, den 1925 Marie Bonaparte, Prinzessin von Griechenland und Dänemark, aufsuchte. Bereits am Telefon gab er ihr zu verstehen, dass es keinen »Prominentenbonus« geben würde. So blieb Freud unbestechlich, egal wen er analysierte oder wer ihm wie viel bezahlte.
2. Ralph Greenson, der als Psychoanalytiker in Los Angeles gern von den Filmstudios in Anspruch genommen wurde, um die »Filmstars« zu behandeln. Ralph Greenson hat keinen Hehl daraus gemacht, wen er da behandelt. Berühmt waren auch die Partys in seinem Haus am Malibu Beach, an denen auch seine Patienten teilnahmen.[15] Sein berühmtester und zugleich traurigster Fall war die Behandlung von Marilyn Monroe. Als ihm dieser aus der Hand zu gleiten drohte, hat er Marilyn sogar bei sich wohnen lassen. Bis heute steht er in verschiedenen Kreisen in Verdacht, Marilyn umgebracht zu haben. Den Gesprächsprotokollen lässt sich entnehmen, dass er massive Behandlungsfehler gemacht und letztlich Marilyn tatsächlich in gewisser Weise in den Tod getrieben hat – aber das nur nebenbei.

Zusammengefasst kann gesagt werden, dass prominente Patienten die therapeutische Unabhängigkeit gefährden können – egal aus welcher therapeutischen Richtung man kommt. *Die Bedienung des Narzissmus des Therapeuten ist immer eine große Gefahr für das Behandlungsziel.* Bei prominenten Patienten fühlt sich der Behandler schnell aufgewertet und übersieht oft auch die wahre Not des Patienten. Ich selbst »vergesse« zum

15 Unübertroffen bleibt natürlich sein Lehrbuch: Technik der Psychoanalyse, Band 1 (Band 2 ist nie erschienen).

Glück meist schon nach wenigen Minuten, wer da sitzt oder liegt, und behandle Patienten getreu Freuds Motto: »Patient ist Patient!«

4.13.3 Zu viele Therapien

In unserer Arbeit werden wir häufiger mit Patienten zu tun haben, die schon mehrere Therapien hinter sich haben. Bei schwer traumatisierten oder deprivierten Patienten, aber auch Patienten mit schweren strukturellen Defiziten kommt das häufig vor. Von dieser Kategorie möchte ich auch in diesem Kapitel nicht sprechen, sondern vielmehr von den Patienten, die immer wieder aus anderen Motiven eine Therapie aufsuchen. Um es vorwegzunehmen: Ich möchte mich hier nicht zum Krankenkassen-Kalfaktor machen, sondern nur ein Augenmerk darauf werfen, welche psychodynamischen Aspekte manchmal dahinterstehen. Nicht selten weiten sich serielle Therapien zu einer Dauerversorgung durch Psychotherapie aus. Das »beste Beispiel« einer Dauertherapie ist der Schauspieler Woody Allen. Der soll seit 45 Jahren zur selben »Analytikerin« in New York gehen und mit dieser alles durchsprechen, was für sein Leben wichtig ist. Offenbar leidet er unter großen Entscheidungsunsicherheiten.

Wir wissen nicht, ob dies stimmt. Aber selbst, wenn es solche »Therapien« gibt, wäre es therapeutischer, die Behandlung zu begrenzen und dem Patienten keine weiteren Stunden zu geben, statt die Therapie ewig fortzusetzen, denn damit verstärken wir die Unsicherheit und Abhängigkeit des Patienten. Vielmehr sollte es in der Behandlung darum gehen, die Angst des Patienten vor der Beendigung der Therapie zu bearbeiten. Also die Frage zu stellen, warum er glaubt, dass er das in der Therapie »Erlernte« nicht mit in die Welt hinausnehmen kann oder will.

Eine weitere Gruppe – die sicherlich oft mit der erstgenannten übereinstimmt – sind abhängige Persönlichkeiten. Ich spreche bewusst hier nicht von der abhängigen Persönlichkeitsstörung, sondern möchte den Begriff weiter fassen: Abhängigkeitswünsche haben im Grunde alle Menschen. Die Frage ist jedoch, wie sich das auf den Menschen beziehungsweise seine Umwelt und damit auf die Reaktion der Umwelt auf ihn auswirkt. Auch hier besteht die Gefahr, bestehende Abhängigkeitswünsche zu unterstützen, sie aufrechtzuerhalten oder gar zu verstärken, wenn wir dem Druck des Patienten nachgeben und ihn »weiterversorgen«.

Es gibt noch eine dritte Gruppe, die mit den beiden anderen wenig gemein hat – außer der Tatsache, dass auch sie viele Therapien hinter sich haben. Diese Patienten sind aber nicht wie die anderen beiden Gruppen »übertherapiert«, sondern »therapiestrapaziert«. Sie haben mehrere mehr oder weniger erfolgreiche oder erfolglose Therapien hinter sich und wagen bei uns nochmals einen neuen Anlauf. Die Idee, einen neuen Anlauf zu wagen, speist sich aus der Hoffnung, es noch einmal zu versuchen – es kann aber auch die schiere Verzweiflung sein, die den Patienten zu uns treibt. Hier muss man vorsichtig vorgehen.

Über therapeutische Fehler, die andere in unseren Augen gemacht haben, sollten wir wohlwollend hinwegsehen. Manche Patienten laden uns quasi ein, auf dem Kollegen herumzuhacken, indem sie über deren Behandlung klagen. Und so mancher Kollege lässt sich dazu hinreißen, dem Patienten recht zu geben. Bedenken Sie jedoch, dass Sie nicht wissen, ob dies die ganze Wahrheit ist, ob es überhaupt die Wahrheit ist. Am besten, wir konstatieren lediglich, dass die vorige Behandlung oder die vorigen Behandlungen »schwierig« für den Patienten waren. Wenn wir Fehler des Kollegen entdecken, die der Patient noch nicht wahrgenommen oder nicht als solche identifiziert hat, ist es für den Patienten und für unsere Beziehung zu ihm förderlicher, wenn wir diskret die Zähne zusammenbeißen und die Augen erst nach der Stunde verdrehen.

Zum einen gilt natürlich auch das oben Gesagte über die Wahrnehmungsverzerrung des Patienten, zum anderen sollten wir nicht die »Erfolge« des Kollegen – selbst wenn sie noch so minimal sind – infrage stellen. Damit schaden wir dem Patienten, der dann das Gefühl bekommt, dass die ganze, vielleicht Jahre andauernde vorherige Therapie »umsonst« gewesen wäre. Wir sollten lieber betonen, dass wir an den bisherigen Therapieergebnissen anknüpfen, um dem Patienten so Hoffnung zu machen, denn sonst haben auch unsere Bemühungen wenig Aussicht auf Erfolg. Statt die Fehler oder Mängel der vorigen Therapie herauszustellen, sollten wir lieber betonen, dass jede Therapie ihre Grenzen hat und man in einer Therapie häufig nicht alles erreichen kann.

Dass auch das Verhältnis Patient – Therapeut sich ändern und vielleicht in eine Schieflage geraten kann, erscheint mir besonders wichtig, da der Patient sich ja am Anfang mit dem Therapeuten »gut verstanden« haben muss, sonst wäre er wohl nicht geblieben. Wir sollten – wenn überhaupt – auch nur die Enttäuschungen des Patienten bearbeiten, statt in Schuldzuschreibungen zu verfallen. Und wir dürfen nicht vergessen, dass wir vielleicht auch ein weiterer Kollege in der »Reihe der Erfolglosen« sein könnten, wenn die Therapie nicht nach den Vorstellungen des Patienten verläuft. Denken Sie an die »Koryphäenkiller«, die in der Lage sind, einen Therapeuten nach dem anderen »zu verschleißen«, um am Ende den narzisstischen Triumph davonzutragen. (Wohin sie ihn tragen, habe ich nie erfahren.) Beachten sollten wir auch Spaltungstendenzen bei früh gestörten Patienten, damit wir nicht in eine »Idealisierungs-Entwertungs-Falle« geraten.

Die erstgenannten Gruppen muss der Therapeut nicht sofort als Patienten ablehnen. Hier kann ein Verfahrenswechsel oder ein Setting-Wechsel sehr hilfreich sein. Aber bitte nehmen Sie das nicht als »Notlösung«, weil es Ihnen schwerfällt oder peinlich ist, den Patienten mit Ihrer Diagnose »übertherapiert« zu konfrontieren. Ein Patient, der schon mehrere Einzeltherapien hinter sich hat und jetzt über seine sozialen Ängste »sprechen« möchte, weil er sich nie richtig mitteilen oder durchsetzen kann, kann von einer Gruppentherapie enorm profitieren, während eine weitere Einzeltherapie sein Symptom gegebenenfalls verfestigen würde.

Wie sagen wir es dem Patienten, wenn wir zu dem Schluss kommen, dass eine weitere Therapie für ihn nicht zweckmäßig oder sinnvoll ist? Natürlich gehen wir hier sehr vorsichtig vor, um den Patienten nicht zu brüskieren: »Ich habe den Eindruck, dass Sie schon sehr viel in Ihren bisherigen Therapien erreicht haben, sich aber nicht sicher sind, ob das bisher Erreichte für Ihr Leben tragfähig ist. Ich habe Zweifel, ob eine weitere Therapie Ihnen da helfen wird. Vielleicht sollten wir nur heute (und gegebenenfalls in einigen weiteren Sitzungen) klären, warum Sie das nicht annehmen können und Ihre eigenen Stärken besetzen können.«

4.14 Zur Unterscheidung zwischen Krise, Depression und Leid

In diesem Kapitel möchte ich auf die Unterschiede zwischen Krise und Depression hinweisen. Dies wird in unserer heutigen Zeit gerne miteinander vermischt. Nicht selten rufen Patienten schon kurz nach einem Beziehungs-Aus bei uns in der Praxis an und klagen über Depressionen. Dies hat zum einen damit zu tun, dass wir in unserer Kultur das normale menschliche Leiden fast gänzlich abgeschafft haben. Viele Krankheiten, die in früheren Zeiten und heute noch in Entwicklungsländern lebensbedrohlich oder lebensbelastend sind, sind mittlerweile ausgerottet. Wir sind nicht mehr unmittelbar von Tod, Seuchen, Krieg, Hungersnot, Kälte oder Obdachlosigkeit bedroht. Mindestens zwei Generationen von Menschen, die es ihren Kindern leichter machen wollten (»Du sollst es einmal besser haben als wir«), haben ihren Beitrag dazu geleistet, dass die Schwelle für Leiden extrem gesenkt wurde. Heute »leiden« Menschen, wenn ihre Internetverbindung nicht mehr schnell genug ist, sie keinen Handyempfang haben oder auf die Bestellung aus dem Internet eine Woche statt der üblichen zwei Tage warten müssen. Ich will hier die Aufzählung nicht weiter fortführen und auch keine Diskussion über ethische oder moralische Fragen aufwerfen, sondern nur das Phänomen aufzeigen.

Die Verschiebung der Leidensgrenze nach unten hat dazu geführt, dass das echte Leiden heute als viel schlimmer und beeinträchtigender erlebt wird. Verstärkt wird dies durch die Tatsache, dass aufgrund des geringeren Leidens weniger Verarbeitung notwendig war und wir Menschen somit weniger darin geübt sind, Bewältigungsmechanismen (Coping-Mechanismen) zu entwickeln oder zu stärken. Wir distanzieren uns zudem immer mehr vom Leid anderer Länder (nur sechs Prozent der Weltbevölkerung geht es materiell so gut wie uns!), indem wir Betroffenheit heucheln oder uns von unseren Schuldgefühlen beziehungsweise unserer Verantwortung durch eine 100-Euro-Spende freikaufen, meist zu Weihnachten an eine Hungerhilfeorganisation, denn mit gutem Gewissen lässt es sich besser schlemmen. Es ist schon fragwürdig, wenn das Sechsfache der Summe, die für Entwicklungshilfe ausgegeben wird, in das Bekämpfen unseres Übergewichts und der Folgeerkrankungen gesteckt wird. Doch davon will kaum jemand etwas wissen.

Zum anderen ist der Begriff »Krise« in Verruf geraten. »Ich kriege die Krise!« bedeutet in der Regel, dass ein unerträglicher Zustand erreicht ist – vielleicht, weil der 40-Euro-Flug nach Rom gecancelt wurde –, also ein Zustand, der nach Meinung unserer Psyche schnellstmöglich beseitigt werden muss. Wir sind es nicht mehr gewohnt, schwierige Dinge zu ertragen, Spannungen auszuhalten und so weiter. Vielleicht hängt dieses Phänomen der Ungeduld auch mit der Zunahme an ADHS-Symptomen oder der ärztlichen Feststellung der Behandlungsbedürftigkeit und Ruhigstellung zusammen.

Dabei kommt das Wort Krise vom griechischen Wort »krisis« und heißt so viel wie »Meinung, Beurteilung, Entscheidung«, ist also ein Zustand, in dem ein altes System instabil geworden ist und ein neuer Zustand herbeigeführt werden muss, für den es mehrere Optionen oder Ausgänge gibt. Auf jeden Fall wird eine Entscheidung notwendig sein oder von allein fallen. So gesehen – und das versuche ich meinen Patienten auch immer zu vermitteln – ist eine Krise ein begrüßenswerter Zustand. Eine Krise zeigt an, dass ein altes System nicht mehr funktioniert, dass es verändert oder durch ein anderes ersetzt werden muss. Und sie zeigt an, dass ein Entscheidungsprozess notwendig ist, der so viel Zeit bekommen muss, wie er braucht. Eine Entscheidung mit weitreichenden Folgen sollte gründlich überlegt werden; ebenso eine Entscheidung mit vielen möglichen Alternativen. Es gibt keine Regel dafür – auch wenn viele Menschen diese gerne hätten, denn sie wollen die damit verbundene Spannung vermeiden, die durch die Unsicherheit erzeugt wird. Im Grunde ist der Mensch manchmal wie jemand, der sich verlaufen hat und der gut beraten wäre, das Kartenmaterial genau zu studieren und zu überprüfen, ob das Ziel noch stimmt, und gegebenenfalls den Weg dorthin neu festzulegen. Mit anderen Worten: Er muss den Status quo erst einmal erkennen und ertragen. Wir haben das Wort »warten« jedoch beinahe aus unserem Wortschatz gestrichen. Dies liegt nicht nur an der Vermeidung des unangenehmen Zustandes, sondern auch an der Überfrachtung unserer Lebensinhalte und unserer Lebenszeit. In unserer Gesellschaft haben viele Menschen kaum noch freie Ressourcen, um unvorhersehbaren Dingen begegnen zu können und diese zu puffern.

Die Abfahrt zum wichtigen Vorstellungsgespräch ist so eng getaktet, dass kein Stau dazwischenkommen oder der Zug keine Verspätung haben darf. Doch wer klug ist, reist mindestens einen Tag vorher an, schaut sich schon einmal die Stadt an, in der er vielleicht leben wird, und das Unternehmen beziehungsweise den Weg dorthin und nutzt die Zeit, um die letzten Geschäftsberichte zu studieren und sich mit den aktuellen Pressemeldungen über dieses Unternehmen zu befassen. Geht er dann am nächsten Morgen ganz entspannt und rechtzeitig los, kommt er ebenso entspannt zu dem Termin.

Wer jedoch mit allem unvorhersehbaren Vorhersehbaren nicht mehr rechnet, schiebt die Schuld auf andere: die Deutsche Bahn, die idiotische Baustellenplanung auf der Autobahn, die dämlichen Lkw-Fahrer ... und so weiter.

Damit will ich sagen: Wir müssen uns Zeit und Muße für Krisen nehmen. Halten wir die Spannung aus, haben wir mehr Muße und Ruhe, um eine wohlüberlegte Entscheidung zu treffen. Mit Sprichwörtern wie »Abwarten und Tee trinken« (bedeutet: sich erst mal beruhigen und einen klaren Kopf bekommen) oder »Kommt Zeit, kommt Rat, kommt Tat.« können junge Menschen nichts anfangen, weil sie es gewohnt sind, binnen Minuten die perfekte Blitzlösung im Internet zu finden, während die Generation ihrer Großeltern häufig noch keinen Zugang zu diesem Medium haben.

Worauf ich hinweisen möchte, ist, dass auch unsere Patienten häufig nicht mehr bereit sind, Leid zu ertragen oder eine Krise zu akzeptieren. Der Patient, dessen Frau sich vor einer Woche von ihm getrennt hat, kann auch darunter fallen. Natürlich kann es sein, dass er ahnt, dass er ernsthaft erkrankt ist, also tatsächlich eine schwere Depression oder Arbeitsstörung entwickelt hat, die es ihm unmöglich macht, so weiterzuleben. Auch eine suizidale Krise kann vorkommen und ist natürlich behandlungsbedürftig. Aber eben nicht jede Störung des Lebens, jede Schwierigkeit und so weiter. Hier gilt es, genau abzuwägen und im Hinterkopf zu haben, dass Krisen einen positiven Sinn und Nutzen haben, aber auch, dass uns ein gewisses Maß an Leid abverlangt wird – egal, ob wir dieses Leid bereits gewohnt sind oder nicht. Wenn wir über seine Behandlungsbedürftigkeit nachdenken, spielt es keine Rolle, wie schwer derjenige darunter leidet, sondern ob es pathologisch ist. Fast jeder leidet unter dem Verlust eines Partners, aber nicht jeder ist deswegen sofort behandlungsbedürftig.

4.15 Wenn andere einen Termin ausmachen

Häufig kommt es vor, dass Anrufer einen Termin für einen anderen Patienten ausmachen wollen. Bei Kindertherapien und »jungen Jugendlichen« ist dies selbstverständlich, ab dem 16. Lebensjahr finde ich das allerdings äußerst kritisch. Bei Erwachsenen – also ab der Volljährigkeit mit 18 Jahren – ist es meiner Ansicht nach inakzeptabel.

Bei Jugendlichen zwischen 16 und 18 Jahren werden oft Termine ausgemacht, die dann aber nicht eingehalten oder kurzfristig abgesagt werden. Die Absage erfolgt in manchen Fällen sogar »wenige Minuten« vor dem Beginn der Stunde mit der verzweifelten Begründung: »Ich kriege ihn einfach nicht zu Ihnen geschleppt.« Grundsätzlich frage ich – auch bei Erwachsenen – zwei Dinge nach. Erstens: »Haben Sie ein Mandat dafür, das heißt, weiß der designierte Patient davon, dass Sie ihn anmelden? Will er das?« Und zweitens: »Warum kann er sich nicht selbst melden?« Sind es keine tatsächlichen, nachvollziehbaren zeitlichen Probleme, die sich nicht anders lösen lassen (zum Beispiel: »Er muss heute Überstunden machen.«), mache ich es zur Bedingung, dass derjenige den Termin persönlich bestätigt. Bei Jugendlichen weise ich die erziehungsberechtigte Person darauf hin, dass sie für die Zuverlässigkeit des Jugendlichen haftet und somit ein Ausfallhonorar zahlen muss, wenn dieser aus Gründen, die sie nicht zu verschulden hat, nicht erscheint.

Natürlich sollte das Ziel sein, dass der Patient selbst anruft. Darauf sollten Sie immer hinarbeiten und die oben genannten Lösungen gelten nur in begründeten Ausnahmefällen. Nicht selten werden Patienten unwissentlich durch einen anderen Menschen angemeldet. In einigen dieser Fälle haben wir es mit einer zweifelhaften Motivation zu tun, wir brauchen jedoch, um vernünftig und wirkungsvoll arbeiten zu können, ein hohes Maß an Motivation und Leidensdruck beim Patienten.

4.16 Werden Sie einer von uns: Wie man als Therapeut zum Komplizen des kranken, vermeidenden Systems werden kann

»Offiziell« kommt der Patient zu uns, damit es ihm besser geht. Anfänglich ist er bereit, nahezu alles zu tun, um das Ziel zu erreichen. Er will nicht nur uns davon überzeugen – er glaubt es auch selbst. Aber das darunterliegende »System« beziehungsweise Abwehrsystem des Patienten hat Einwände. Nicht nur, dass nach Gesundwerden äußerlich entlastende oder gewinnbringende Privilegien aufgegeben werden müssen, sondern auch, weil Therapie keine angenehme Beschäftigung ist. Psychotherapie ist die anstrengende Auseinandersetzung mit der eigenen Lebens- oder Lerngeschichte. Und auch wir Therapeuten haben ein solches »komplementäres System« in uns. Will sagen: Die Arbeit mit Patienten, besonders mit den Widerständen des Patienten, ist anstrengend, oft extrem anstrengend. Und – Hand aufs Herz, wer von uns hat nicht schon mal in der einen oder anderen Sitzung gedacht: »Och, heute hab' ich irgendwie keine Lust auf dieses zähe Ringen.« Und dann »lädt« uns das komplementäre System des Patienten geradezu ein, über »Belangloses« zu sprechen. Damit werden wir zu Vermeidungs-Gehilfen des Patienten. Der Patient kann sein neurotisches System verfestigen und am Ende uns oder der Therapie die Schuld für das Versagen in die Schuhe schieben.

Wie kommen wir aus dieser Falle heraus? Nun, wenn wir es rechtzeitig merken, können wir es ansprechen.

»Mir fällt auf, dass wir heute über Unverfängliches sprechen. Ist das in Ihrem Sinn?«

»Mir fällt heute gar nichts ein.«

»Interessant. In den letzten Stunden haben wir viel über Ihre Wut gegen Ihren jähzornigen Vater gesprochen. Ist die mittlerweile verraucht? Hat Ihr Vater sie Ihnen untersagt? Oder haben Sie vielleicht sogar Wut auf mich?«

Was aber, wenn es uns erst auffällt, wenn der Patient die Praxis verlassen hat und über alle Berge ist? Dann können wir es in der nächsten Stunde ansprechen. Natürlich nicht, wenn der Patient mit einem »brennenden Thema« kommt. Am besten, wenn er wieder »über das Wetter« oder unsere Geranien sprechen will. Dann haben wir ihn buchstäblich am Wickel. Aber auch, wenn er ein »brennendes Thema« liefert, können wir am Ende der Stunde etwas sagen:

»Irgendwie war die Stunde heute anders als die letzten Sitzungen. Ist Ihnen das auch aufgefallen?«

»Ja, aber heute ist auch XY passiert.«

»So, so, ich hatte mir nach der letzten Sitzung noch einmal Gedanken gemacht und mir ist aufgefallen, dass wir vorher ein sehr schwieriges Thema – die Wut auf Ihren Vater – besprochen hatten, und dann kamen keine ernsten Themen.«

Selbst wenn jetzt am Ende der Sitzung keine Zeit mehr ist, das weiter zu bearbeiten, haben es der Patient und vor allem sein Abwehrsystem gehört. Und er wird darüber nachdenken.

4.16.1 Exkurs: Wie Sie als Patient ganz schnell und zielsicher einen Therapieplatz bekommen

1. Rufen Sie nicht zu den Telefonsprechstunden des Therapeuten an. Zeigen Sie ihm, dass nicht Sie ihn, sondern er Sie braucht. Verlangen Sie einen Rückruf, am besten auf einer (teuren) Mobilfunknummer – oder besser noch: auf einer 0900er-Nummer (2 Euro pro Minute). (Tipp: einrichten lassen!)
   Schließlich will er Ihre (wertvolle) Zeit, nicht Sie seine, und darf sich exklusiv die Probleme und Schwierigkeiten eines so interessanten und bedeutsamen Menschen, wie Sie es sind, anhören. Dafür wird er auch noch fürstlich entlohnt (100 Euro!). (Eigentlich müsste er Sie bezahlen, aber versuchen Sie das mal bei der sturen Therapeutenlobby durchzusetzen.)
2. Fragen Sie den Therapeuten nach seiner Fachkompetenz. Dass er ein Psychologie- oder Medizinstudium und eine anschließende fünfjährige Therapieausbildung mit einem (schlecht beziehungsweise unbezahlten) praktischen Jahr absolviert hat, reicht in Ihrem Fall nicht aus. Sie brauchen einen Experten, der Ihnen das Wasser reichen kann.
3. Zeigen Sie dem Therapeuten, dass Ihre Zeit wertvoll ist. Sagen Sie gleich, dass Sie nur abends können – außer dienstags und freitags: Da wollen Sie schließlich auch mal was anderes machen, als den Therapeuten zu unterhalten, nämlich Yoga-Tango, Unterwasser-Malen, Nackttöpfern, Eunastik, Esomanik oder einen Was-man-sonst-noch-an-Unsinn-für-rausgeschmissenes-Geld-bekommt-Kurs.

Ich will Ihnen ein Geheimnis verraten: Wir Therapeuten haben große Schwierigkeiten, Sitzungen nach 17.00 Uhr zu vergeben. Keiner will sie haben. Warum, kann ich Ihnen nicht sagen. Die meisten – insbesondere Berufstätige – kommen lieber um 11.00 oder um 14.00 Uhr. Manchmal findet man mit großem Glück einen Studenten oder einen Arbeitslosen, der bereit ist, die unbeliebten Stunden nach 17.00 Uhr zu nehmen.

Fragen Sie also nicht den Therapeuten, wann er Zeit hat, sondern sagen Sie, wann es bei Ihnen geht: »Ich kann nächste Woche Dienstag um 19.00 oder Donnerstag um 18.00 Uhr.« Das ist mehr als fair: Sie bieten sogar eine Alternative an; der Therapeut hat also die Auswahl! Wenn er keinen der beiden Termine frei hat, ist das sein Problem – nicht Ihres. Sie können nichts dafür, wenn er seinen Laden nicht richtig organisiert hat. Machen Sie ihn, falls nötig, dezent, aber bestimmt darauf aufmerksam, dass er den anderen Termin einfach umlegen[16] soll.

---

16 In Ihrem Terminkalender oder in Ihrem Treppenhaus (Schalldämpfer benutzen!).

4.17 »Wegschicken« – Darf man das? Man muss!

Darf man Patienten wegschicken? – Und wenn ja: Wie macht man das am besten? Im folgenden Kapitel geht es um die Beantwortung von zwei Fragen:

1. Wie gehen wir vor, wenn wir innerhalb der Probesitzungen feststellen, dass wir nicht mit dem Patienten zusammenarbeiten wollen?
2. Wie beendet man eine Therapie, wenn man feststellt, dass die Methode nicht anschlägt und man selber keine passende anbieten kann?

4.17.1 »Wegschicken« zu Beginn

Es fällt nahezu allen Therapeuten schwer, einen Patienten »wegzuschicken« (so nennen es die meisten Therapeuten), wenn man innerhalb der Probesitzungen feststellt, dass man mit diesem Patienten nicht arbeiten möchte oder kann. Am leichtesten fällt es, wenn wir merken, dass die von uns angebotene Methode oder das Setting (Einzel- oder Gruppentherapie) nicht für den Patienten geeignet ist. Hier können wir ihn leichten Herzens an einen Kollegen weitervermitteln. Wenn der Patient unangemessene oder von uns nicht erfüllbare Ansprüche oder Erwartungen hat, fällt das Ganze schon wesentlich schwerer. Denn wen, so fragen sich viele Therapeuten, soll ich ihm weiterempfehlen? Ebenso ist es nicht einfach, wenn wir merken, dass der Patient mit unserer Methode nicht richtig arbeiten kann. Dies kann der Fall sein, wenn die kognitiven Fähigkeiten nicht ausreichen oder die Widerstände des Patienten zu groß sind. Zum Beispiel, wenn der Patient für sein Unglück stets die Außenwelt verantwortlich macht. Am schwersten fällt es, wenn wir jemanden massiv unsympathisch finden. Häufig begehen Therapeuten den Fehler (so sehe ich das), diese Patienten weiterzubehandeln.

Manche haben sogar die Idee – auch wenn sie es offiziell nicht zugeben würden –, bei einem Umwandlungs- oder Fortführungsantrag den Patienten »nach Hause zu schicken«. Ich habe auch schon Therapeuten erlebt, die den Antrag extra besonders schlecht und ungünstig geschrieben haben, damit der Gutachter »den Antrag ablehnt«. Andere wiederum erdulden den Patienten bis zum Ende der Behandlung und rechtfertigen dies damit, dass der Patient nichts für seine Art kann, er schließlich krank sei und das Ziel sein muss, genau diese Eigenschaften zu ändern, die ihn so unsympathisch machen, indem wir die Ursachen dafür aufarbeiten.

Noch schwerer fällt es Therapeuten, eine negative Prognose zu stellen und dies offen anzusprechen. Auch hier hörte ich bereits von Kollegen: »Dann muss ich eben an der Motivation des Patienten arbeiten.« Wer nimmt schon gern einen Patienten, der sagt, »Dr. Sowieso schickt mich, ich soll Therapie machen.« und auf die Frage, was er selbst möchte, antwortet, »Na ja, schaden kann es nicht.«?

Um sowohl mir als auch dem Patienten sowie der Krankenkasse unnötigen Frust und Kosten zu ersparen und keine Zeit zu vergeuden, versuche ich bereits beim telefonischen Erstkontakt, herauszufinden, ob meine Methoden für ihn geeignet sind – und ob der Patient für mich geeignet ist.

Ein kleiner Exkurs: Haben wir moralisch oder ethisch das Recht, Menschen, denen es schlecht geht, wegzuschicken? Ich möchte diese Frage nicht auf der Basis der Menschen- beziehungsweise Nächstenliebe beantworten, sondern halte mich an das psychohygienische Gebot der Selbstfürsorge. Dementsprechend kann ich die Frage nicht nur mit einem klaren »Ja!« beantworten, sondern behaupte, dass wir nicht nur das Recht, sondern sogar die Pflicht haben, Patienten »wegzuschicken«. Weil wir einen psychisch sehr belastenden Beruf haben, ist eine größere Sorgfalt bezüglich unserer Psychohygiene notwendig, um gesund zu bleiben. Keiner kann von uns verlangen, dass wir uns mit Patienten herumquälen müssen.

Noch einige Beispiele, welche Patienten ich »wegschicke«: Wenn jemand vom Handy aus der Straßenbahn anruft, im Hintergrund laute Musik laufen hat oder sich nebenher mit den Kindern oder dem Hund beschäftigt, sind dies Hinweise für eine äußerst fragwürdige Motivation und ein grobes Missverständnis für den Sinn von Psychotherapie.

Wie gehen wir damit um, wenn wir die Therapie nach den Probesitzungen beenden wollen? Therapeuten sind häufig hin- und hergerissen zwischen Ablehnung und der Angst vor Schuldgefühlen. Dennoch kann ich nur dringend davon abraten, Patienten anzunehmen, die wir »eigentlich« (ein Wort, das wir dem Patienten eigentlich immer abgewöhnen wollen) nicht nehmen wollen. Hierbei können wir uns der Harvard-Methode bedienen. Wir stehen zunächst zu unserem eigenen Bedürfnis, den Patienten nicht »aushalten« oder gar ertragen zu müssen. Dann sagen wir dem Patienten, dass wir ihn nicht nehmen wollen, ohne ihn zu brüskieren, indem wir ihn trotzdem respektieren. Dazu gehört auch, dass wir ihn nicht an einen »besser geeigneten« Kollegen (»Spezialist«) weiterschicken, sondern ehrlich sagen, dass von unserer Seite aus »die Chemie nicht stimmt«. Dies können wir wie folgt machen: »Ich habe über unsere Stunden nachgedacht und bin zu dem Entschluss gekommen: Ich glaube, dass ich Ihnen nicht helfen kann.« Fragt der Patient weiter nach, würde ich ihm antworten: »Ach, wissen Sie: Das ist so ein Bauchgefühl; das kann ich nicht näher begründen.« Einer meiner Supervisoren hat dies einmal die »Ohnmachtsmethode« genannt: Wir zeigen uns unfähig, diesen Patienten zu behandeln. Dann gibt es dazu keine weitere Diskussion mehr. Wichtig ist nur, dass wir uns nicht »weichklopfen« lassen.

4.18 Ohne Identifizierung läuft nichts

Stellen Sie sich folgende Situation vor: Sie wollen in Ihrem Haus oder Ihrer Wohnung ein neues Bad einbauen lassen und haben dazu Angebote von zwei Handwerkern vorliegen. Der eine läuft mit verschränkten Armen durch die Räume und äußert sich zu Ihren Umgestaltungsideen sehr skeptisch und kritisch, wäre aber bereit, den Auftrag anzunehmen. Der andere fühlt sich in Ihrem Haus respektive Ihrer Wohnung sichtlich wohl. Ihre Vorschläge gefallen ihm nicht nur, er bringt auch neue, eigene Ideen ein, läuft mit dem Zollstock herum, macht eifrig Notizen und scheint richtig Lust zu haben, den Auftrag auszuführen.

Ich glaube, es erübrigt sich zu fragen, wen Sie auswählen würden. Es sei denn, Sie hätten Lust, sich selbst zu quälen und Ihr Geld zum Fenster rauszuwerfen.

Was ist das tiefere Geheimnis daran? Der eine identifiziert sich mit dem Auftrag, der andere nicht. Wer sich damit identifiziert, dem können wir die Arbeit getrost überlassen, den müssen wir nicht dauernd kontrollieren. Der andere hingegen wird die Arbeiten mit Unlust verrichten und wird nicht loyal sein.

In der Psychotherapie sind Sie der »Handwerker«. Wie gut können Sie einem Patienten helfen, mit dem Sie sich nicht identifizieren können?

Würden Sie sich als Patient bei einem Therapeuten wohlfühlen, der nicht mit Ihnen identifiziert ist?

4.19 Das Gutmenschenherz und das angeborene schlechte Gewissen von Therapeuten

»Egal, wie unfreundlich und unsympathisch mir der Patient ist – wenn er mit sich selbst nicht zufrieden ist und deshalb auch nichts schön finden kann, muss ich ihm doch helfen!«

Dahinter könnte man Größenideen von Therapeuten vermuten, meist ist es jedoch das »schlechte Gewissen«, das vielen Therapeuten angeboren zu sein scheint. Was tue ich dem Patienten an, wenn ich ihn wegschicke? Ist der Therapeut ein »unüberlegter Epimetheus« (vgl. Kapitel 23.2.3), wird er die pandoranische Büchse des Patienten öffnen. Und dann? Kann er dem Patienten wirklich helfen, wenn er nicht mit ihm identifiziert ist? Ich würde sagen, die Antwort ist ganz klar Nein. Denn bei jeder Schwierigkeit wird der Therapeut sich fragen: Warum habe ich diesen Patienten überhaupt genommen? Im schlimmsten Fall wird er sich wie ein Schneekönig freuen, wenn der Patient eine Stunde absagt – keine optimalen Voraussetzungen für eine gute Behandlung.

Und glauben Sie wirklich, der Patient merkt nicht, dass Sie eigentlich keine Lust auf ihn haben? Okay, Sie können versuchen, dies durch bewusste oder unbewusste »erhöhte« Anstrengung zu kaschieren. Das wäre Verkehrung ins Gegenteil oder Reaktionsbildung – etwas, was wir dem Patienten doch »abgewöhnen« wollen. Aber ich versichere Ihnen, der Patient wird Ihre Ablehnung latent oder unbewusst bemerken. Ist das sein Wiederholungswunsch, wird er sich bei Ihnen »pudelwohl« im Unglück fühlen. »Aber vielleicht ist ja ein Teil seines Problems, dass er von allen abgelehnt wird! Vielleicht hat er das schon früh erfahren und jetzt wiederholen wir das, indem wir ihn wegschicken!«, könnte man einwenden.

Wenn Sie dieses Gefühl haben, dann konfrontieren Sie den Patienten doch damit. Darüber kann man geteilter Meinung sein, aber ich finde es besser, das »schnell aufs Tapet« zu bringen. Sagen Sie dem Patienten, dass Sie ihn nicht leiden können – natürlich in »verträglicher Form«:

Therapeut: »Darf ich Ihnen offen etwas darüber sagen, wie ich Sie wahrnehme?« – Patient: »Ja, was denn?« – Therapeut: »Ich habe große Schwierigkeiten, einen Zugang zu Ihnen zu finden. Kommt Ihnen das bekannt vor? Kennen Sie das?«

Jetzt werden Sie »Material« bekommen, mit dem Sie weiterarbeiten können. Vielleicht wird sich Ihre Wahrnehmung des Patienten verändern. Vielleicht auch nicht. Nehmen wir Letzteres an.

Therapeut: »Ich finde trotz aller unserer Bemühungen keinen rechten ›Pack-an‹. Möglicherweise liegt es an mir. Oder an der Chemie. Auf jeden Fall bin ich zu der Überzeugung gelangt, dass ich hier nicht weiterhelfen kann.«

So einfach ist es nicht, werden viele von Ihnen einwenden, der Patient wird »Gründe« wissen wollen, wird Beweise und Belege haben wollen, damit er sie widerlegen und uns umstimmen kann. Ich antworte final darauf, dass es ein »Bauchgefühl« von mir ist.

4.19.1 Exkurs: Blind Date mit einem Unbekannten

Stellen Sie sich vor, Sie haben jemanden im Internet »kennengelernt« und treffen sich zum ersten Mal real. Es ist ein netter, sympathischer, gebildeter Mensch. Aber irgendwas stimmt nicht. Sie können nicht sagen, was. Am Ende lehnen Sie aus diesem Grund ein erneutes Treffen ab. Der/die Andere will wissen, warum. »Liegt es an meiner Frisur? Ich kann gerne zum Friseur gehen und mir die Haare schneiden oder färben lassen. Oder an meinen Schuhen? Ich habe noch andere im Schrank.«

Ich beschreibe es bewusst absurd, weil es keine Lösung gibt. Es passt einfach nicht zwischen Ihnen. Im Grunde genommen hätten Sie nach fünf Minuten gehen können. Sie nicken?

Oder sollten Sie sich doch besser mit ihm/ihr weitertreffen? Vielleicht eine Beziehung eingehen? Mit ihm/ihr eine Familie gründen? Das wäre auf jeden Fall eine gute Vorbereitung für die Hölle.

4.20 Die Wut des »Abgewiesenen«

Ein weiterer Faktor, warum Therapeuten Patienten so ungern »wegschicken«, ist die Angst vor der Wut des Patienten. Vielleicht ist das sogar der Hauptgrund. Die Angst der Therapeuten vor der Aggression ist alt. Neu ist, dass diese Angst immer mehr Menschen in unserer Gesellschaft befällt, zum Beispiel im »Erziehungsdilemma« oder, besser, Erziehungsbankrott. Manche Eltern würden lieber mit einem Krokodil Gassi gehen, als einem Jugendlichen einen Partybesuch zu verbieten – am Abend vor der entscheidenden Klausur. Andere können die Wut ihrer Vierjährigen, die sich türknallend im Zimmer verbarrikadiert, kaum aushalten und stehen kratzend vor der Tür.

Warum dieser Exkurs? Weil ich darauf hinweisen will, dass beim therapeutischen »Wegschick-Dilemma« das Realitätsprinzip ausgehebelt beziehungsweise dem Menschen vorgegaukelt wird, dass es keine durch die Realität gesetzten Grenzen gibt. Und beim »Wegschicken« sind es Beziehungs- oder Bindungsrealitäten.

Diese Wut kennen Psychologen unter dem Begriff »Frustrationsaggression«, weil sie immer bei Frustrationen auftritt. Man könnte sie auch als Enttäuschungsangst bezeichnen. Auch eine Realität, der man nicht entkommt. Zugegeben, sie ist nicht angenehm. Aber einknicken, weil man Angst davor hat? Dann kehren sich gleich zu Beginn die Verhältnisse um. Der Patient (das Kind) bekommt mit diesem Druck- oder Erpressungsinstrument ungemein viel Macht zugestanden.

4.21 Die Rache des Patienten – Anzeige bei der Kammer, Kasse oder der KV

Manche Therapeuten fürchten sich vor der Rache der Patienten. Es kommt zwar selten vor, aber wenn, dann scheint es viel Ärger nach sich zu ziehen. Patienten beschweren sich bei der Ärzte- oder Psychotherapeutenkammer, bei ihrer Krankenkasse oder der Kassenärztlichen Vereinigung.

Aus eigener Erfahrung kann ich sagen: Negative Folgen hatte das bei mir nie. Kammern, Krankenkassen und K Ven wissen, dass der Anteil psychisch Kranker in unseren Praxen ungewöhnlich hoch ist. Meist sind es schwer persönlichkeitsgestörte Patienten, Narzissten oder Borderline-Patienten, die ihre Wutkübel durch scheinbar mächtige Vollstrecker, die sie zu ihren Bütteln machen, über uns ausschütten wollen. Ein Hinweis auf das Störungsbild und ggf. unsere Pflicht zu erhöhten psychohygienischen Vorsichtsmaßnahmen reicht aus.

4.22 Wann darf man Patienten wegschicken und wie macht man das?

Diese beiden Fragen werden mir als Berater oder Supervisor oft gestellt. Dahinter verbirgt sich das schlechte Gewissen, das wiederum die wirklichen Motive verschleiern soll: Wir können den Patienten nicht leiden, er ist uns unsympathisch, er nervt uns, er ist unverschämt oder schlicht und ergreifend dumm. Müssen wir ihn dann annehmen? Müssen wir diesen Menschen (ich hätte fast »ertragen« gesagt, aber das würde der »psychotherapeutical correctness[17] widersprechen) »behandeln«?

Oder sollten wir uns nicht professioneller fragen: *Dürfen* wir einen solchen Menschen überhaupt behandeln? Ist es ethisch vertretbar, jemandem helfen zu wollen, der uns auf die Nerven geht? Ist das überhaupt möglich? Ein Supervisor, der nicht genannt werden will, hat es auf den Punkt gebracht: *»Je wohler wir uns mit einem Patienten fühlen, desto besser können wir ihm helfen. Deshalb sollten wir vorrangig solche Patienten nehmen, mit denen wir uns am wohlsten fühlten.«* Natürlich höre ich schon die Einwände: »Dann finden ja bestimmte Patienten nie einen Therapeuten!« Hierzu einige Kommentare:

1. Ja.
2. Wenn ich jemanden unsympathisch finde, heißt das nicht, dass jeder Therapeut diesen Menschen so erlebt.
3. Sind Sie Jesus?
4. Sind Sie omnipotent?
5. Sind Sie bekennender Masochist oder Gutmensch?
6. Haben Sie den Verstand verloren?

4.23 Weitere gute Gründe, einen Patienten nicht anzunehmen

Solche Patienten nicht anzunehmen, lässt sich mit der Notwendigkeit erhöhter Psychohygiene und des in unserem Beruf notwendigen größeren Selbstschutzes und mit Selbstfürsorge begründen.

Es gibt weitere wichtige Gründe, Patienten, die uns von vornherein nicht »koscher« sind, nicht anzunehmen.

Zum einen spüren Patienten (vorbewusst) deutlich, dass man sie (latent) ablehnt. Das kann zu Rachegedanken führen – besonders, wenn es sich bei dem maladaptiven Patient-Therapeut-Bindungsmuster um eine Wiederholung handelt. Zudem machen solche Patienten häufig jede Menge überflüssigen Ärger: Sie fordern zum Beispiel die Aufzeichnungen an, die man aufwendig schwärzen muss. Noch schlimmer: Sie suchen sich einen neuen Therapeuten, der Sie auffordert, einen »ausführlichen« Verlaufsbericht zu schreiben. Dabei werden die Finger schwarz und der Therapeut ärgert sich schwarz. Letzteres ist möglicherweise auch das Ziel, das solche Patienten erreichen

17 Was ich denke, ist *meine* Sache und nennt sich auch *Gegenübertragung*. Und warum sind Verschleierungsworte eigentlich immer in englischer Sprache?

wollen. Aggressiv gehemmte beziehungsweise unterwürfige Patienten können den Therapeuten passiv-aggressiv quälen.

Fazit: Im richtigen Moment daran denken und sich fragen, ob Sie bei diesem Patienten Derartiges befürchten. – Wenn ja, dann Finger weg!

Manche suchen keine Therapie, sondern »psychologische Einzelbetreuung« (O-Ton mancher Patienten): Sie wünschen sich ein oral-versorgendes, altruistisches, mütterlich-gewährendes Gut-Ich, das keine Auseinandersetzung mit sich selbst und die Verantwortungsübernahme für das eigene Leben fordern soll beziehungsweise darf.

Andere Patienten suchen nur »Vis-à-vis-Telefonseelsorge« oder Kontakt, weil sie einsam sind. Manche benötigen ein Gegenüber, das ihnen bei Entscheidungen hilft – und der die Verantwortung dafür übernimmt. Und so mancher vermeintlich »omnipotente« Depp fällt darauf rein. Andere verlangen nach einem »Psychotankwart« mit »Psychowaschanlage«. Bekannt sind diese Patienten unter der inoffiziellen Diagnose »Jammerdepressive«. Natürlich darf ich wegen der »psychotherapeutical correctness« nicht sagen, dass mir solche Patienten ziemlich auf die Nerven gehen – nicht einmal denken darf ich das! Im Übrigen:

- Niemand kann uns zwingen, jeden Patienten zu nehmen. Aufgrund der hohen psychischen Belastung, die unser Beruf mit sich bringt, ist eine Vorauswahl notwendig und legitim.
- Andere Behandler (wie zum Beispiel ein HNO-Arzt, der mal kurz in den Gehörgang schaut) gehen keine Übertragung ein. Die Behandler, bei denen die Übertragung wirksam wird (zum Beispiel bei Dauerpatienten vom Hausarzt), ignorieren diese, agieren mit oder schicken den Patienten irgendwann ... – na, zu wem wohl?

Unsere Bereitschaft, sich auf die Übertragung mit dem Patienten einzulassen, ist eine zwischenmenschliche Höchstleistung. Das »Schwierige« am Anderen auszuhalten und zu bearbeiten, statt es zu ignorieren oder zu korrigieren, ist eine Bereitschaft, für die uns die Patienten, die Krankenkassen, die Gesellschaft dankbar sein müssten. Und da wir keine Prostituierten sind, die für Geld Dinge tun, die sie ohne dieses wahrscheinlich so nie machen würden, haben wir das Recht, uns die Menschen, bei denen wir das zulassen, auszusuchen!

Wir »schicken« den Patienten nicht »weg«; wir nehmen ihn nur nicht an. »Wegschicken« kann man nur jemanden, den man vorher angenommen hat. Es ist daher wichtig, beim (telefonischen) Erstkontakt die Patienten möglichst schon zu filtern und deutlich zu machen, dass es für beide Seiten unverbindliche Vorgespräche beziehungsweise diagnostische Gespräche sind und noch nicht die »eigentliche« Therapie. Die Vorgespräche dienen dazu, dass sich beide Seiten unabhängig voneinander für oder gegen eine Therapie entscheiden können.

4.24 Ich überlege es mir – und Sie es sich auch!

Eine weitere Variante, die in der Praxis oft angewendet wird, ist es, sich Bedenkzeit zu erbitten und diese auch dem Patienten zu geben.

»Ich muss diese Stunde erst einmal sacken lassen und darüber nachdenken. Das sollten/dürfen Sie auch tun. Ich gebe Ihnen dann Bescheid. / Ich melde mich dann bei Ihnen.«

Selbstverständlich wird der Patient wissen wollen, wie lange wir brauchen – oft auch, um uns etwas unter Druck zu setzen. Wir sollten uns aber ausreichend Zeit lassen. Mit etwas Erfahrung reicht eine Woche oder gar nur ein paar Tage.

Und wie soll ich absagen, wenn ich mich gegen eine Therapie entschieden habe? Hier ergeben sich drei Wege:

- persönlich
- schriftlich
- telefonisch

Der schriftliche Weg ist der einfachste für den Therapeuten. Er kann dem Patienten schreiben, dass er sich gegen eine Behandlung entschieden hat, und ihm raten, sich einen anderen Therapeuten über die Liste seiner Krankenkasse zu suchen.

Telefonisch fällt es vielen schon schwerer, abzusagen. Die Absage auf die Mailbox zu sprechen, halte ich persönlich für keine glückliche Idee. Beim Schreiben eines Briefes kann man sich genau überlegen, was man schreibt, und es ggf. korrigieren, bevor man ihn abschickt. Im persönlichen Gespräch – ob per Telefon oder vis à vis – kann man Missverständnisse noch klären. Was einmal auf der Mailbox ist, ist drauf! Und das kann auch fehlinterpretiert werden.

Der Vorteil des persönlichen Gesprächs ist, dass man dem Patienten nicht nur seine Gründe mitteilen kann, sondern auch dessen Reaktion erfährt. Wird er vielleicht suizidal reagieren? Das können wir bei einem Telefonat nur schwer, mit einem Brief gar nicht erfahren.

Mit einem persönlichen Gespräch zeigen wir dem Patienten, dass wir ihn respektieren und ihn nicht »wegschicken« wollen, sondern nur nicht annehmen können. Ja, können, denn es hat wenig mit Wollen zu tun.

Klären Sie den Patienten ruhig auf, dass Sie zu dem Schluss gekommen sind, ihn nicht zu behandeln. Behalten Sie im Hinterkopf, dass eine gute »Patient-Therapeut-Passung« eine Grundvoraussetzung für den Behandlungserfolg ist.

Und denken Sie an Ihre Psychohygiene. Wir müssen keinen Patienten »aushalten«. Natürlich werden alle Patienten irgendwann »schwierig«. Ich meine damit nicht, sich nur »MIZ-Patienten«[18] oder »Yavis-Patienten«[19] zu suchen, sondern, Patienten zu ver-

18 Motiviert, intelligent, zahlungsfähig.
19 Young, attractive, verbal intelligent, successfull.

meiden, mit denen wir von Anfang an Schwierigkeiten haben und nicht zusammenarbeiten wollen.

Eine Absage per Brief bietet sich an bei offensichtlich emotional stabilen, gefestigten Patienten oder bei Patienten, die schnell wütend, ausfallend oder beleidigend werden, was sich schon im Erstkontakt gezeigt hat. Dann mache ich das aus psychohygienischem Eigenschutz. Frustrationswut müssen wir zwar aushalten, aber beschimpfen lassen müssen wir uns nicht.

4.25 Mit dem Latein am Ende – Patienten »wegschicken«, wenn die Therapie nicht fruchtet

Ein schwieriges, fast schon ein Tabuthema: Wir kommen nicht weiter in der Therapie. Selbstverständlich geben wir nicht gleich auf, sondern hinterfragen, was den Stillstand bewirkt hat. Sind wir auf einen Themenbereich gestoßen, den der Patient wie ein Wespennest meidet? Hat sich irgendetwas in der Beziehung, der Übertragung verändert? Sind wir dem Patienten »auf den Schlips getreten«? Sind seine Widerstände zu groß geworden, weil er den Verlust seiner sekundären Privilegien fürchtet? Oder weil er seine sekundären Ängste bemerkt, weil es »Zeit zum Handeln« ist?

Haben wir etwas Entscheidendes übersehen? Oft kann die Supervision oder die Intervisionsgruppe neue Impulse geben. Aber es gibt auch eine – zugegebenermaßen kleine – Gruppe von therapieresistenten Patienten. Doch wann und wie kann man entscheiden, ob jemand nur eine schwere Phase mit massiven Widerständen durchmacht oder ob die Therapie nicht mehr weiterhilft? Eine schwierige Frage. Im beratenden »Gewerbe« gibt es den Begriff der »Beratungsresistenz«. Der ist klar umgrenzt: Befolgt der Klient die Expertenratschläge beharrlich nicht und hält an seinen Überzeugungen fest, dass ihm nichts helfen kann, wird der Berater das Handtuch werfen und sagen: »Ich kann Ihnen nicht weiterhelfen.« In die Akte wird er »beratungsresistent« schreiben – wenn er nicht gar einen Stempel dafür hat.

Ganz so klar ist es bei uns nicht. Und ganz so schnell sollten wir auch nicht aufgeben. Was ist zu tun? Zunächst sollten wir, wenn wir die Ursachen im Vorfeld, also in der Selbstreflexion, der Supervision oder Intervision, nicht finden konnten, den Patienten zur gemeinsamen Aufklärung einladen. Dazu ein Beispiel.

Therapeut: »Heute habe ich einmal eine ungewöhnliche Frage an Sie, die Ihre Therapie betrifft. Haben Sie Lust dazu?«

Dann können wir dem Patienten unsere Wahrnehmung mitteilen.

Therapeut: »Helfen Sie mir. Ich habe irgendwie den Eindruck, dass wir hier auf der Stelle treten. Wie sehen Sie das?« – Patient: »Das empfinde ich auch so.« – Therapeut: »Da sind wir offenbar einer Meinung. Dann könnte und sollte es unsere Aufgabe jetzt sein, herauszufinden, wo es hakt. Wie sehen Sie das?«

Und was, wenn der Patient es nicht so empfindet?

Therapeut: »Helfen Sie mir. Ich habe irgendwie den Eindruck, dass wir hier auf der Stelle treten. Wie sehen Sie das?« – Patient: »Finde ich gar nicht, ich bin ganz zufrieden.« – Therapeut: »Aha, das ist ja spannend. Haben Sie eine Idee, woran das liegen könnte?«

So findet man nach meiner Erfahrung entweder einen Weg aus der Sackgasse oder beide stellen fest, dass entweder die Therapie beendet ist oder der Patient mit uns oder unserer Methode nicht weiterkommt.

Jetzt den geeigneten Schritt zu tun, hilft dem Patienten mehr, als sich und den Patienten »bis zum Ende des Kontingents« zu quälen.

4.26 »Ich bringe jeden Therapeuten zu Fall«: Der »Koryphäenkiller«

Der Begriff wurde vom Schweizer Arzt und Psychoanalytiker Dieter Beck geprägt. Er fand heraus, dass viele somatische Patienten von einem somatischen Arzt zum anderen rennen, um ihre psychosomatischen Leiden behandeln zu lassen. Findet der Arzt die somatischen Ursachen nicht heraus, eilt der Patient zum nächsten, so lange, bis er an einen Spezialisten, eine »Koryphäe«, gerät. Der findet dann auch nichts. Enttäuscht zieht der Patient zur nächsten – »noch größeren« – Koryphäe weiter, bis er alle »gekillt« hat. Dann resigniert er und wird chronisch psychosomatisch krank.

Interessant ist am Rande, dass für Beck psychosomatische Erkrankungen oft einen Versuch darstellen, eine seelische Verletzung auszugleichen, einen inneren Verlust zu bewältigen oder einen unbewussten Konflikt zu lösen. Nur am Rande: Der Psychoanalytiker Gerd Overbeck hat dazu einen lesenswerten Roman (»Der Koryphäenkiller«) geschrieben.

Auch bei unseren Patienten gibt es Koryphäenkiller, nur sind deren Motive anders gelagert. Während der psychosomatisch Erkrankte die Ärzte zum Scheitern bringen muss, weil die somatische Krankheit sein »Trost« ist und die »Eintrittskarte« für eine Wiedergutmachung sein soll, liegen beim psychischen Koryphäenkiller andere Motive vor. Nimmt man dem somatischen Koryphäenkiller die Krankheit weg, steht er »nackt da« und bekommt »als Ersatz« eine psychische Krankheit – er könnte also »verrückt« sein oder ein »Simulant« – nach seinem Erleben. Vereinfacht ausgedrückt in der Konsequenz aus seiner Sicht: keine Eintrittskarte, Klapsmühle.

Der psychische Koryphäenkiller kommt in die Therapie, um zu beweisen, dass »ihm nicht zu helfen« ist. Ein unbewusstes Motiv ist häufig das Aufrechterhalten der neurotischen Konstellation, um sich die eigenen Anteile am persönlichen Leid nicht einzugestehen, sondern die Schuldattribution bei den anderen zu belassen, die sekundären Gewinne nicht aufgeben und sich den sekundären Aufgaben nicht stellen zu müssen.

»Nur die Besten dürfen mich behandeln, nur die Besten töte ich« – Häufig spielt auch eine narzisstische Komponente eine große Rolle. Der Koryphäenkiller hält sich für so wichtig, dass nur eine erlauchte Expertenminderheit ihn behandeln kann. Anders als beim »einfachen Narzissten« wird das besondere Alleinstellungsmerkmal über die »Schwere der Krankheit« hergestellt. »Eine derartig komplizierte/schwere/neuartige Krankheit kann nur der absolute Oberexperte behandeln.« Diese »Oberexperten« sind leider oft auch »Obernarzissten« und fühlen sich herausgefordert. Selbstverständlich wird der »Oberexperte« diesen Fall, der für alle anderen eine »harte, unknackbare Nuss« war, lösen können. Das wäre ja gelacht. Und schon sieht er seinen (selbst gebauten) Sockel um einen Meter wachsen.

Was er dabei verleugnet, ist, dass jeder Patient den besten Therapeuten zum Scheitern bringen kann. Das ist keine große Leistung, sondern etwa so bemerkenswert, wie in einer Klausur durchzufallen.

Am Ende hat der Patient einen beachtlichen narzisstischen Gewinn: die Erhöhung des Größenselbsts, einen bedeutenden Therapeuten durch eine derart schwere/unbekannte Krankheit in die Knie gezwungen zu haben, und die Bestätigung, dass man der leidendste, unverstandenste Mensch auf Erden ist mit dem Anrecht auf den größten Behindertenausweis. Und dass der Rest der Welt nur aus Idioten besteht – was zum Teil stimmt.

Koryphäenkiller sollte man möglichst frühzeitig als solche erkennen, weil man bei ihnen in der Regel nur verlieren kann, am besten schon am Telefon, wie das folgende Beispiel exemplarisch zeigen soll:

Patient: »Ich war schon bei sechs Therapeuten, bisher konnte mir keiner helfen. Vielleicht können Sie mir helfen.« – Therapeut: »Ich glaube, dann kann ich Ihnen auch nicht helfen. Es mag sein, dass es unter Therapeuten auch schwarze Schafe gibt, aber ich kann mir beim besten Willen nicht vorstellen, dass all meine Vorgänger Blindgänger waren. Dass nicht wenigstens einer dabei war, der Ihnen hätte helfen können.«

Ein Patient hat es mir erst in den Probesitzungen offenbart: 52 Therapeuten sind schon »an ihm gescheitert«. Als ich mich nicht herausgefordert gefühlt habe, »zu beweisen«, dass ich es schaffen werde, sondern mich eher skeptisch zeigte und den Fokus im Gespräch darauf gelegt habe, wie das denn kommen konnte, war der Patient enttäuscht. »Ich glaube, Sie können mir auch nicht helfen«, sagte er. Ich verabschiedete ihn nur mit dem Wort: »53.«

5 Auswahl des Verfahrens

Ein Patient hat Anspruch auf die für ihn optimale Behandlung – auch wenn diese häufig aktuell nicht zur Verfügung steht. Dennoch darf ein beispielsweise für eine psychoanalytische Behandlung ungeeigneter Patient oder jemand, der diese Methode völlig ablehnt oder zu große Angst davor hat, nicht in solch ein Verfahren hineingezwungen werden; hier sind andere Verfahren hilfreicher. Um es gleich vorwegzunehmen: Der Wunsch des Patienten ist mir *nicht* Befehl! Ich überprüfe genau, welches Verfahren und welches Therapiesetting für ihn aus meiner therapeutischen Sicht und Verantwortung das sinnvollste ist. Viele Patienten übernehme ich in die Gruppentherapie, wenn sie zum Beispiel Abgrenzungsschwierigkeiten, soziale Ängste oder Selbstwertprobleme haben und sich dies immer wieder aus dem Kontakt ergibt oder auf den Kontakt mit anderen auswirkt.

Im folgenden Kapitel geht es um den Unterschied zwischen Gruppentherapie und Einzeltherapie und die verschiedenen Verfahrensarten, die die Richtlinienpsychotherapie zulässt.

5.1 Einzel- oder Gruppentherapie?

5.1.1 Die Gruppe: Stiefmütterliches Angebot oder wirkungsvolle Methode?

Die Gruppentherapie führt ein stiefmütterliches Dasein bei der Berücksichtigung wirksamer therapeutischer Interventionen. Häufig herrscht bei Therapeuten und Patienten gleichermaßen die Überzeugung, Gruppentherapie sei eine Notlösung, eine »Therapie zweiter Wahl«, wenn der Therapeut nicht genügend Einzeltherapieplätze zur Verfügung habe. Als weiteres Missverständnis kommt hinzu, dass viele denken, Gruppentherapie sei nur in besonderen Fällen wirklich indiziert. Im Sinne eines falsch verstandenen Selbstbestimmungsrechts des Patienten (→Kapitel 6.6) glauben viele Therapeuten, man müsse allein dem Patienten die Entscheidung überlassen, ob er in eine Gruppe wolle.

Allein die Tatsache, dass der Patient die Gruppe ablehnt, ist für die meisten Therapeuten Grund genug, ihm eine Einzeltherapie anzubieten. Dabei kann ja gerade die Ablehnung die Notwendigkeit begründen: Wenn jemand beispielsweise Angst hat vor

Kontakt, Nähe, Auseinandersetzungen, Feedback oder Infragestellen seiner Persönlichkeit oder schlichtweg vor dem Ausprobieren neuer Verhaltensweisen, ist Gruppentherapie ein sehr wirksames Instrument.

Viele Untersuchungen belegen zudem, dass sie bei nahezu allen Störungsbildern sehr wirksam ist. Gruppentherapie kann einer wachsenden Vereinsamung unter den Filtern der »Individualisierung« entgegensteuern, indem sie Menschen zusammenbringt. Patienten können sich im direkten Kontakt mit anderen erfahren, statt nur darüber zu reden. Konflikte können ausgetragen und es kann erlebt werden, dass die eigene Aggression nicht unbedingt zerstörerisch wirkt und man selbst niemals »nur im schlechten Licht« dasteht.

Auch wenn die meisten Therapeuten keine Zulassung für Gruppenausbildung oder Gruppentherapie haben, lohnt es sich, darüber nachzudenken, ob eine Gruppe nicht sinnvoll sein könnte. Neben den genannten Vorzügen, die ich in einer weiteren Diskussion über die Vor- und Nachteile von Einzel- und Gruppentherapie noch ausführen möchte, hat die Gruppentherapie den Vorteil, dass die Wartezeiten hier oft geringer sind. Gruppentherapien halte ich dann für besonders sinnvoll, wenn Patienten unter Sozial- oder Kontaktschwierigkeiten leiden. Mangelndes Abgrenzungsvermögen, Kontaktängste, Konfliktscheu, Angst vor Aggressionen, ein mangelndes Selbstwertgefühl usw. sind gute Indikationen für eine Gruppenbehandlung. Auch wenn Sie selbst keine Gruppenbehandlung anbieten, weil Sie dies nicht gelernt haben oder keine Zulassung haben, sollten Sie diese bei jedem neuen Patienten – aber auch in laufenden Behandlungen – im Hinterkopf haben. Denn dass etwas nicht zur Verfügung steht, ist noch lange kein Argument für eine Gegen- beziehungsweise Kontraindikation.

Ich möchte hier alle Therapeuten ermutigen, sich in der eigenen Praxis sowie bei den Patienten für Gruppentherapie einzusetzen. Ein häufig sehr wirksames Mittel ist eine Kombination aus Einzel- und anschließender Gruppentherapie: In der Einzeltherapie kann der Patient die Ursachen der Hemmungen für bestimmte soziale Interaktionen bearbeiten und in der Gruppentherapie anschließend sozial aktiv werden. Gleichzeitig sehen wir als Therapeuten, wie sehr unsere Einzeltherapie gefruchtet hat. Hat der Patient nur auf der kognitiven Ebene die Ursachen verstanden und bearbeitet – oder ist er auch in der Lage, dies für sich wirksam und nachhaltig umzusetzen? Die Gruppentherapie kann für große Nachhaltigkeit in den Behandlungsergebnissen sorgen.

Schwierigkeiten der Gruppentherapie

Ich will nicht verschweigen, dass Gruppentherapie auch viele Schwierigkeiten mit sich bringt. Zwar bringt die Gruppe – ökonomisch gesehen – den Vorteil, dass zwei hintereinander liegende, freie Therapiestunden mit neun Patienten belegt werden können. Gleichzeitig ist dies aber auch eine der Hauptschwierigkeiten einer Gruppentherapie: Dafür müssen wir neun geeignete Patienten finden, bei denen eine Gruppentherapie zum einen indiziert sowie prognostisch günstig ist. Nicht nur die Teilnehmerzahl, auch die richtige Konstellation spielt eine Rolle: Hier geht es zum einen um das Beachten des Geschlechterverhältnisses. Eine Gruppe mit sieben Männern und zwei Frauen wäre ebenso ungünstig wie umgekehrt.

Die Besetzung sollte also möglichst paritätisch sein. Das wird natürlich nicht immer gelingen. Zudem sollten die Patienten von ihren Störungsbildern her nicht völlig homogen sein, aber auch nicht zu weit auseinander liegen. Das Gleiche gilt für ihre Persönlichkeitsstrukturen. Können wir uns vorstellen, dass Patient X in die Gruppe hineinpasst und eine für ihn und die anderen fruchtbare und entwicklungsförderliche Gruppenarbeit möglich ist – oder würde der Patient diese stören oder selber durch die Gruppe beeinträchtigt werden? So darf es uns nicht wundern, dass wir am Anfang mehr als neun Patienten brauchen, um eine Gruppe zusammenzustellen. Haben wir die neun Patienten von dem Sinn der Gruppe überzeugt und vielleicht sogar eine Leidenschaft und Lust darauf geweckt, kommt schon das nächste Problem:

Erwachsene Menschen sind heute dermaßen terminlich überstrapaziert, dass es häufig schwer wird, einen gemeinsamen Termin zu finden. Dies darf der Therapeut nicht den Patienten überlassen, sondern er muss einen Termin festlegen. Die wirklich Überzeugten richten ihr Leben dann auch danach ein. Allerdings wird der Eine oder die Andere dann doch noch abspringen, sodass wir Reservekandidaten brauchen. Dies wird manchen Therapeuten an die Anfangszeit in seiner Praxis erinnern, als er noch viele Einzeltherapieplätze zu vergeben hatte und viele Erstgespräche führen und Anamnesen machen, Anträge schreiben musste und so weiter. Vermutlich wird er, um eine Gruppe zusammenstellen zu können, doppelt so viele Patienten ansehen müssen, wie Plätze in der Gruppe sind.

Dies bedeutet auch eine sehr große Anzahl von Erstgesprächen und Anamneseerhebungen in kurzer Zeit – von den vielen Anträgen, die geschrieben werden müssen, ganz zu schweigen. Neben der Tatsache, dass dies eine zeitlich große Belastung darstellt und der Therapeut viele zusätzliche Einzelstunden in seinen Terminplan »einbauen« muss, stellt es eine mentale sowie auch psychisch große Belastung dar: Bei so vielen Patienten auf einmal wird er nach kurzer Zeit äußerst irritiert sein, die einzelnen Personen kaum noch auseinanderhalten können oder nicht mehr genau wissen, aus welchen Lebensumständen jeder Einzelne kommt, wie die Familienkonstellation war und so weiter. Manchmal werden ihm sogar die Symptome einzelner Patienten wieder entfallen.

Es gibt noch einen weiteren Belastungsfaktor: Jeder einzelne Patient in der Gruppe ist auch ein Einzelpatient für den Therapeuten: Selbst wenn er keine Einzelgespräche mit ihm neben der Gruppe führt, haben manche Gruppenteilnehmer von Zeit zu Zeit Wünsche, Fragen, Ansprüche oder Krisen, die sie nicht in der Gruppe besprechen wollen, oder wollen nicht mehr an den Gruppensitzungen teilnehmen – und wenden sich mit persönlichem Gesprächsbedarf an den Therapeuten.

Abgesehen davon ist es natürlich auch ein höherer Verwaltungsaufwand, auf den ich jetzt nicht näher eingehen werde.

5.1.2 Die Facettenvielfalt der Gruppe

Ein weiterer Vorteil der Gruppe – neben dem multiplen, latenten Lernen von vielen Personen – ist die Facettenvielfalt der Persönlichkeiten in der Gruppe: Durch die Tatsache, dass jede Einzelperson sieben bis acht (wenn man den Therapeuten miteinrechnet: acht bis neun) verschiedenen Persönlichkeiten begegnet, erfährt derjenige mögliche Persönlichkeitsausprägungen in einer äußerst großen Facettenvielfalt. Über die latente (also unbewusste) Identifizierung kann er neue Persönlichkeitsanteile verinnerlichen und damit seine Persönlichkeit verändern oder bereichern, und dies in vielfältigerer Form, als es in der Einzeltherapie der Fall ist.

Was kann Gruppentherapie nicht leisten?

Wir haben im vorigen Abschnitt skizziert, welche Vorzüge eine Gruppenbehandlung für den Patienten hat. Natürlich ist es angesichts der heutigen narzisstisch-verwöhnten Haltung vieler Menschen eher erwünscht, »Einzelbetreuung« (wie es viele Patienten nennen), zu bekommen. Abgesehen davon fällt es vielen leichter, ihre Schwierigkeiten mit einem einzelnen Menschen zu besprechen, als sie vor mehreren auszubreiten. Einzeltherapie hat besondere Vorzüge, wenn es um strukturelle Störungen, ichstrukturelle Defizite, schwere Traumatisierungen oder lange kumulierend wirkende Deprivationserfahrungen geht. Die Indikation für eine höherfrequente (also analytische) Langzeitbehandlung liegt bekanntlich vor, wenn der Störung eine komplexe Konflikt- beziehungsweise Neurosenstruktur zugrunde liegt. Auch hier hat die Einzelbehandlung deutliche Vorteile, weil der Patient in der Gruppe stärkere Abwehrmechanismen entwickeln kann, die in der analytischen Einzelbehandlung naturgemäß rascher und effizienter aufgelöst werden.

Dennoch kann auf jede Einzelbehandlung auch eine Gruppenphase erfolgen. Dies hat sich in meiner Praxis bei vielen analytischen Langzeitbehandlungen als äußerst sinnvoll und fruchtbar erwiesen. Die Einzeltherapie kann sich zudem besser auf die Bindungsstörung fokussieren, insbesondere die frühen Bindungsstörungen und die Möglichkeiten korrigierender Erfahrungen in der Dyade. Eine Gefahr besteht allerdings in einem Rückzug auf eine schizoide »cocoonisierende« Zweierbeziehung, bei der die Therapie schlimmstenfalls in einem »Einzelgängertum zu zweit« endet.

5.2 Auswahl des Therapieverfahrens

5.2.1 Psychodynamische Psychotherapien

Wichtig bei der Auswahl zwischen kognitiv und psychodynamisch orientierten Therapieverfahren erscheint mir der wesentliche Unterschied, dass bei den psychodynamischen Verfahren die Beziehung zwischen Patient und Therapeut (nicht umgekehrt!) im Mittelpunkt der Behandlung steht und als Mittel zur Veränderung genommen wird. Dabei sind gerade die für den Patienten relevanten, aber auch die störungsrelevanten Beziehungsaspekte immens wichtig. Störungen innerhalb der Beziehung des Patienten zum Therapeuten, aber auch Verzerrungen im Beziehungserleben und -gestalten sowie auch im Selbstwertgefühl des Patienten sind zwar hinderlich, sollen aber nicht verhindert, sondern bei ihrem Auftreten in der Therapie eher noch gefördert werden.

Denn nur wenn sie in der therapeutischen Situation zutage treten, können sie mithilfe des Therapeuten auch bearbeitet werden. Dabei geht es nicht darum, dass der Patient ein bestimmtes Verhalten »verlernt« – also ein Verhalten durch ein anderes ersetzt, indem er etwas Neues ausprobiert –, sondern darum, dass er vielmehr emotional-affektiv erkennt, wie unangemessen und unsinnig sein Verhalten heute ist – auch wenn es früher vielleicht einmal sinnvoll oder gar notwendig war. Der klassische Verhaltenstherapeut würde von ähnlichen Zielen ausgehen, nur dass er versuchen würde, das eine Verhalten durch Löschen »abzuschalten« und das andere durch Verstärkung »anzuschalten«.

In der Theorie vom Menschen- oder Persönlichkeitsbild der Verhaltenstherapie und der psychodynamischen Psychotherapie gibt es eine weitere Gemeinsamkeit, die meiner Ansicht nach zugleich der größte Unterschied ist: Letztlich gehen beide Theorien davon aus, dass bestimmte Verhaltensweisen, Verhaltensmuster, Beziehungsmuster, Verarbeitungsmuster, innere Abbilder, Reaktionsweisen und so weiter erlernt sind. Der Mensch macht bestimmte Erfahrungen in der Wechselwirkung zwischen sich und der Umwelt. Die Umwelt reagiert auf ihn in bestimmter Weise, was ihn dazu bringt, ebenfalls in einer bestimmten Weise auf die Umwelt zu reagieren – woraufhin diese wieder auf ihn reagiert und so weiter. Durch diese permanente wechselseitige Beeinflussung ändert sich die Persönlichkeit des Menschen permanent. Diese zunächst aversiv klingende Definition meint nichts anderes als Lernerfahrungen. In diesem Punkt, so glaube ich, sind sich die beiden Theoriegebäude einig.

Der Unterschied besteht meiner Ansicht nach in dem Umstand, dass die Verhaltenstherapie von universell gültigen Lernprinzipien ausgeht, während in der psychodynamischen Theorie die Entwicklungsphase, in der jemand etwas lernt, ebenso bedeutsam ist wie das Beziehungsmuster, das er für die Lernerfahrung mitbringt. Zwar könnten Verhaltenstherapeuten argumentieren, dass die Variable »Organismus« als das »O« im SORCK-Modell auch viele dieser Bedingungen repräsentiert. Dennoch ist diese O-Variable ein wenig schwammig. Wenn sich die Verhaltenstherapie hier der Psychoanalyse annähern könnte, wäre vielleicht eine gemeinsame Theorie möglich.

Was bedeutet dies nun für die Auswahl der Therapieverfahren, vor allem für uns in der Praxissituation, wenn wir entscheiden sollen, wofür ein Patient eher geeignet ist? Der Psychotherapierichtlinie zufolge ist bei monokausalen Phobien (wie Spinnenphobie, Fahrstuhlangst und so weiter) eher eine Verhaltenstherapie indiziert. Das allein ist aber für unsere Entscheidung noch nicht wirklich hilfreich.

Bedeutsam erscheint mir, dass die Beziehung zwischen Patient und Therapeut in der psychodynamischen Psychotherapie das tragende Element ist. Lassen wir einmal die persönlichen Entscheidungen, die ich bereits in Kapiteln zu den *Auswahlkriterien von Patienten* beschrieben habe, außen vor – denn jetzt geht es nicht um die Patientenauswahl, sondern um die Wahl des geeigneten Verfahrens. Verlangt der Patient ausdrücklich eine Verhaltenstherapie – und das tun viele bereits am Telefon –, könnte man ihn einfach an einen Kollegen verweisen. Aber so einfach dürfen wir es uns nicht machen. Grundsätzlich sollten wir in solchen Fällen nicht in Konkurrenz mit Verhaltenstherapeuten treten und »beweisen« wollen, dass unsere Therapie die »bessere« ist.

Vielmehr sollten wir den Wunsch des Patienten respektieren und ihn fragen, was er unter Verhaltenstherapie versteht beziehungsweise wer ihm das empfohlen hat oder was er sich davon verspricht. Denn häufig wissen Patienten nicht viel über die Unterschiede in den Therapieschulen. »Mit meinem Verhalten stimmt irgendetwas nicht, deswegen gehe ich am besten zum Verhaltenstherapeuten!« »Meine Probleme gehen mehr in die Tiefe, dann ist wohl tiefenpsychologische Psychotherapie die bessere Methode.« Manchmal hat auch nur der Hausarzt von Verhaltenstherapie gesprochen und der Patient dies ungeprüft übernommen. Unsere Pflicht ist es, den Patienten über die Unterschiede aufzuklären und ihm die Wahlfreiheit zu lassen, »zur Konkurrenz« zu gehen.

Im Folgenden beschäftigen wir uns mit einem Patienten, der offen für alle Verfahren ist. Und wir verstehen uns als Therapeut, der für den Patienten das optimale Verfahren aussuchen will. Kommen wir zurück zu der Annahme, dass die Beziehung sowie die Therapie der Beziehung im Mittelpunkt aller psychodynamischen Verfahren steht. Aus diesem Grund sehe ich für die Indikation einer Verhaltenstherapie (fernab von der Psychotherapierichtlinie) nur folgende Indikationsstellungen:

Der Patient ist extrem kontakt- oder bindungsgestört, hat vielleicht sogar eine schizoide Persönlichkeit oder eine schizoide Persönlichkeitsstörung. Erfahrungsgemäß können sich diese Menschen nur schwer auf eine nähere Bindung einlassen, also die Bedeutsamkeit der Bindung zu einem anderen Menschen anerkennen und alle damit verbundenen Schwierigkeiten aushalten und durchleben. Ich habe viele schizoide Patienten psychoanalytisch behandelt und dabei festgestellt, dass die Behandlungsdauer das »übliche Maß« deutlich, manchmal um das Doppelte, übersteigt. Und die Ergebnisse sind nicht immer so zufriedenstellend, wie ich es mir erwünscht hätte. In der Verhaltenstherapie haben solche Patienten die Chance, neue Verhaltensweisen zu erlernen und auszuprobieren, ohne sich auf eine tiefenbedeutsame Beziehung einzulassen. Dennoch muss auch in der Verhaltenstherapie ein vertrauensvolles Verhältnis zwischen Patient und Therapeut vorhanden sein.

Allerdings ist eine tiefenpsychologisch fundierte oder analytische Gruppentherapie gerade für diese Patienten häufig heilsamer als eine Einzeltherapie. Aber – so muss ich vorwegnehmen: Auch die Gruppentherapien dauern bei diesen Patienten deutlich länger. Es ist jedoch schon ein Unterschied, ob mit einem schizoiden Patienten 500 oder 600 Einzelsitzungen analytischer Psychotherapie oder 200 Gruppensitzungen mit dem gleichen Ergebnis gemacht werden.

Patienten, die partout schnelle Ergebnisse haben wollen und sich »nicht so einlassen« wollen, können in der Verhaltenstherapie schnellere Erfolge erzielen. Ob diese jedoch von Dauer sind, wage ich zu bezweifeln. Jedenfalls sprechen viele Untersuchungen hierzu eher dagegen.

Haben wir uns für eine psychodynamische Psychotherapie entschieden, so gilt noch die Frage zu klären, ob wir tiefenpsychologisch oder psychoanalytisch arbeiten.

5.2.2 Tiefenpsychologisch oder psychoanalytisch?

Was sind eigentlich die Unterschiede zwischen tiefenpsychologisch fundierter Psychotherapie und Psychoanalyse? Das werde ich oft gefragt, und im Rahmen meiner Dozententätigkeit an Ausbildungsinstituten werden die Unterschiede in Seminaren ausführlich besprochen. Theoretisch kann ich viel dazu sagen. Aber dies ist ein Buch für die Praxis; deswegen fällt meine Antwort ganz anders aus: Zunächst ist für mich Psychoanalyse oder psychodynamische Psychotherapie eine Sichtweise des Menschen – eine hermeneutische Herangehensweise, die Verhaltens- und Erlebensweisen als Ausdruck eines unbewussten Verarbeitungsprozesses versteht, dessen Hauptteile sowohl der Außenwelt als auch dem Patienten selbst verborgen bleiben. Und sie ist eine Methode, in einer bestimmten Weise diesen Konflikten im direkten Kontakt mit dem Patienten zu begegnen: sie zunächst zuzulassen und auszuhalten (nicht zu »ertragen«), sie innerlich zu verstehen und dann entweder auf der interpersonellen Ebene (Konfrontation) oder auf der kognitiven Ebene (Deutung) zu intervenieren.

Insofern gibt es für mich keine Unterschiede zwischen einem psychoanalytischen Psychotherapeuten, der mehrstündig arbeitet, und einem tiefenpsychologisch fundierten Psychotherapeuten, der eine, maximal zwei Stunden pro Woche therapiert. Auch wenn in der Psychotherapierichtlinie und in den Theorien immer wieder gesagt wird, dass tiefenpsychologisch fundierte Psychotherapie »mehr an der Oberfläche« arbeitet als die Psychoanalyse, also weniger die tiefer verwurzelten oder im psychischen Gefüge vernetzten Konflikte oder Konfliktmuster bearbeitet, so möchte ich dies ein wenig korrigieren: Der tiefenpsychologisch fundierte Psychotherapeut grenzt zwar die Foki in seinem Bericht an den Gutachter ein – er wird aber nichts aktiv in der Therapie tun müssen, um die Themen zu begrenzen. Dies passiert quasi automatisch, weil das Feld, das der Therapeut aufbaut, nicht ausreicht, um die tieferen Muster entstehen zu lassen. Vor allem können sie sich auch nicht entfalten. In der psychoanalytischen Psychotherapie hingegen kommt es durch die dichter aufeinanderfolgenden Stunden und die große Bedeutung, die der Psychoanalytiker für den Patienten hat, rasch zu einer Reinszenierung alter Traumen, aber auch unerfüllter oder längst aufgegebener Wünsche.

Und diese haben auch Raum und Zeit, sich zu entfalten. Der analytische Psychotherapeut wird – tatsächlich und real – weniger verbal intervenieren, als dies ein tiefenpsychologisch fundierter Psychotherapeut täte. Und der analytische Psychotherapeut wird standardmäßig auch mehr auf die Aspekte in der direkten Beziehung zum Patienten eingehen, das heißt konkret: die Übertragung deuten. Ein weiterer Unterschied ist die Couch: Durch die Tatsache, dass der Patient den Analytiker nicht sieht, ist sein Unbewusstes quasi von den Reaktionen des Analytikers ebenso unabhängig, wie es von den realen »Fakten« über die Person des Analytikers unabhängig ist. Das heißt, das Unbewusste kann aus dem Analytiker machen, »was es will«. Der Analytiker bekommt plötzlich Rollen, Verhaltensweisen, Gedanken und so weiter zugeschrieben, die er real nie hätte. Das war die wesentliche Entdeckung Sigmund Freuds.[20]

So, wie wir mit der Verhaltenstherapie nicht in Konkurrenz treten sollten, so dürfen wir auch nicht Tiefenpsychologie und Psychoanalyse gegeneinander ausspielen. Vor dem Inkrafttreten des Psychotherapeutengesetzes gab es keine reine tiefenpsychologisch fundierte Psychotherapieausbildung: Hier musste man sowohl Psychoanalyse als auch Tiefenpsychologie machen, um mit den Kassen abrechnen zu können. Daher war es für die Therapeuten niemals eine Frage des Geschmacks oder – und darauf läuft es letztlich hinaus – der eigenen Möglichkeiten, denn: Wenn ich beide Sachen anbieten kann, ist die Art der Therapie nur eine Frage der Zeit, die ich dem Patienten widmen kann.

Hat der Therapeut nur eine Zulassung für tiefenpsychologisch fundierte Psychotherapie, kann er leicht in die Bredouille geraten. Ich empfehle hier, weder die Psychoanalyse schlechtzumachen noch zu versuchen, sich an ihr zu messen (»Das schaffe ich doch auch in 50 Stunden.«): Wir sollten und dürfen hier weder ökonomische noch Rivalitätsaspekte geltend machen. Vielmehr stehen die Not des Patienten sowie unsere Pflicht, für den Patienten das Optimale zu suchen, im Vordergrund. Ist für den Patienten eine analytische Behandlung das bessere Verfahren der Wahl, so sollten auch tiefenpsychologisch fundierte Psychotherapeuten nicht zögern, dem Patienten dies zu sagen. Dabei entsteht häufig eine Art »Komplex«, bedingt durch die (falsch verstandene) Identität, die viele tiefenpsychologisch fundierte Psychotherapeuten den analytischen Psychotherapeuten gegenüber einnehmen: Sie fühlen sich als »alleinere Therapeuten«.

Ich will jetzt hier nicht auf die Ursachen eingehen, denn ich denke, die sind oft sehr spezifischer, persönlicher Natur. Erlauben Sie mir nur den Hinweis, dass Sie im Ansehen der Patienten nicht sinken werden, wenn Sie ihn zu einem Psychoanalytiker

20 Viele glauben fälschlicherweise, dass Freud das Unbewusste entdeckt habe. Das Unbewusste galt im späten 19. Jahrhundert in der Psychologie und der Neurologie als ein gesichertes Konstrukt, dessen Existenz nicht angezweifelt wurde. Man beschäftigte sich jedoch nicht damit – dies galt als, man würde heute sagen, »esoterisch«, früher sagte man »unwissenschaftlich«.

schicken. Wenn Sie natürlich die Überzeugung haben, Sie »können nur« tiefenpsychologisch fundierte Psychotherapie und müssen ihn zum »großen Bruder« schicken, dann wird der Patient dies spüren und Sie tatsächlich für »weniger qualifiziert« halten. Wenn Sie den Patienten aber mit dem gleichen Selbstverständnis weiterschicken, wie es ein Facharzt tun würde, der seinen Patienten vielleicht sogar nicht nur zu einem Arzt in einer anderen Disziplin schickt, sondern sogar zu einem Experten seines eigenen Fachgebiets, der sich aber auf das Krankheitsbild des Patienten oder eine bestimmte Behandlungsmethode spezialisiert hat, dann könnten Sie in seinem Ansehen steigen, weil Sie genug Souveränität zeigen und ihn ernst nehmen.

Ich will dabei allerdings nicht zu euphorisch sein, denn die Erfahrung zeigt, dass Patienten nicht immer erfreut sind, wenn man ihnen eine Psychoanalyse empfiehlt. Manchmal stehen falsche Bilder oder Befürchtungen im Vordergrund, die im mildesten Fall in der Frage münden: »Psychoanalyse: Gibt es das überhaupt noch?« Hier geht es darum, den Patienten darüber aufzuklären, dass Sie als tiefenpsychologisch fundierter Psychotherapeut auch eine Art der Psychoanalyse anbieten; und die Art der Psychoanalyse, die Sie ihm empfehlen, macht eben ein Kollege. Sobald Patienten hören, dass sie mehrmals in der Woche kommen müssen, erschrecken viele. Manifest wird Zeitmangel vorgeschoben – ein in unserer Zeit grassierendes und immer weiter zunehmendes Problem.[21]

Häufiger stehen Beziehungsängste im Vordergrund. Manchmal ist die Symptomatik auch so lärmend, in anderen Fällen der Realitätsdruck so groß (»Sonst verliere ich meinen Arbeitsplatz!«) oder das Angstniveau so hoch, dass das erforderliche »ruhige Arbeiten«, das in der Psychoanalyse notwendig ist, um Erfolge zu erzielen, gar nicht beziehungsweise *noch nicht* möglich ist. Hier hat sich ein Kompromiss bewährt, den man auch in den Antragsbericht guten Gewissens hineinschreiben kann: Der Patient bekommt zunächst zur Linderung seiner Symptome und zur Bewältigung seiner aktuellen Krise oder zur Stabilisierung eine tiefenpsychologisch fundierte Psychotherapie – entweder als Kurzzeittherapie oder im Standardumfang von 50 Stunden (oder 80 oder 100). Im Anschluss daran geht der Patient zum Psychoanalytiker. Hier kann man getrost in den Antrag hineinschreiben, dass es ein Therapieziel ist, den Patienten auf die psychoanalytische Behandlung vorzubereiten und insbesondere die notwendigen Voraussetzungen zu schaffen im Hinblick auf seine Ängste und Vorbehalte sowie gegebenenfalls auch auf die notwendige Ich-Struktur und das erforderliche Maß an therapeutischer Ich-Spaltungsfähigkeit.

Am Rande bemerkt: Meiner Erfahrung nach hat sich auch eine Kombination aus Einzel- und Gruppentherapien durchaus bewährt. Es wäre an der Zeit, von schulspezifischem Dünkel beziehungsweise Denken wegzukommen und je nach Patient ggf. eine Kombination, die auch aus einem einzigen Verfahren bestehen kann, anzubieten – so,

21 Meines Wissens hat der Tag auf dem Planeten Erde seit Milliarden von Jahren 24 Stunden. Er soll sich sogar im Laufe der letzten Millionen Jahre um eine Sekunde pro Tag verlängert haben. – Aber dafür will ich meine Hand nicht ins Feuer legen, denn ich bin kein Physiker.

wie Ärzte auch eine spezielle Behandlung für dieses Störungsbild und genau diesen Patienten entwickeln.

Fazit: In der tiefenpsychologisch fundierten Psychotherapie lernt der Patient in erster Linie, über sich *nachzudenken;* in der Psychoanalyse lernt der Patient, auch noch besser über sich *sprechen* zu können.

5.2.3 Verhaltenstherapie

Wenn jetzt Verhaltenstherapeuten sauer sind, weil sie bisher nicht erwähnt wurden, kann ich das verstehen. Wobei: Gibt es Verhaltenstherapie überhaupt (noch)? Ist dieser Name nicht längst antiquiert, zumal neue therapeutische Techniken in die Methode VT assimiliert wurden? Es ist ein offenes Geheimnis, dass viele Verhaltenstherapeuten noch andere Verfahren in der »Werkzeugkiste« haben und die VT als Fundament ihres therapeutischen Hauses nutzen. Und es gibt eine deutliche Entwicklung, psychodynamische Elemente zu integrieren oder zu eigenen Verfahren zu »legieren« und im nächsten Schritt zu legitimieren. Schematherapie ist ein Paradebeispiel dafür. Es gibt auch eine andere Entwicklung: die Angleichung der früher verfeindeten Verfahren. Denn auch viele psychodynamisch ausgebildete Therapeuten lernen das Verfahren und wenden es an, etwa die intensive psychodynamische Psychotherapie nach Davanloo (IS-TPD), die »trotz« des Begriffs psychodynamisch auch von vielen Verhaltenstherapeuten erlernt und gewendet wird.

Viele ursprüngliche VT-Techniken haben sich als sehr wirksam erweisen. Wo manche psychodynamischen Psychotherapien an der sekundären Angst ins Stocken geraten oder sogar scheitern, setzt die Verhaltenstherapie konfrontativ an, übergeht den Widerstand des Patienten, indem sie ihn »deut«, sich den angstauslösenden Situationen oder anderen Vermeidungssituationen zu stellen, statt sie »geschickt verbal-rational« zu umgehen.

So kann eine Verhaltenstherapie schnell spürbare Ergebnisse und Veränderungen bei Patienten erwirken, die ihn rasch entlasten, und damit oft negative Selbstüberzeugungen ebenso wie miserable Bindungs- oder Konfliktlösungsmuster »durchbrechen«.

Im Gegensatz zu den psychodynamischen Verfahren »zeigt« die Verhaltenstherapie den Patienten oft einen konkreten Weg, mit sich, anderen oder inneren Konflikten umzugehen, während die psychodynamischen Verfahren standardmäßig eher darauf ausgerichtet sind, dass der Patient sich die fehlenden Fähigkeiten oder Eigenschaften selbst aneignet. Selbst aneignen soll. Oder muss.

Abgesehen davon spricht kaum ein Grund dagegen, beide Verfahren nacheinander zu kombinieren.

5.2.4 Systemische Psychotherapie

Ein ganz tolles und oft sehr effektives Verfahren. Das sage ich jetzt nicht, um mir den Groll der Systemiker zu ersparen. Schließlich habe ich selbst eine systemische Zusatzausbildung. »Dekonstruktion« ist das Grundprinzip dieser Therapierichtung. Gemeint ist die Dekonstruktion der (störungsspezifischen) Verarbeitung der eigenen Lebenswirklichkeit, allerdings unter lewinischem Verständnis: Der Patient ist Teil eines Systems (das ist sein »Feld«). Das System prägt ihn nicht nur, sondern hält ihn »gefangen« – auch wenn er es verlässt oder es sich mittlerweile aufgelöst hat. Angefangen hat alles mit der Erkenntnis des Psychiaters Murray Bowen, der in den 1960er-Jahren die systemische Bedeutung der Familie entdeckte und als Erster Familientherapie praktizierte. Er fand heraus, dass sich die Individuen unbewusst an das System Familie anpassten und damit ihre persönlichkeitsspezifische Differenzierung mehr und mehr aufgaben. Daraus entstanden sowohl interpsychische wie intrapsychische Konflikte. Im Lauf der Zeit kamen in der Familientherapie noch die neurotischen Dispositionen und die »systemischen Festlegungen«, also die Rollenzuschreibungen, hinzu. So ist der vorgestellte Patient nicht selten der »gesündeste« in einem noch krankeren System. Das Konzept des Indexpatienten war damit geboren.

Ohne das System zu verstehen und zu dekonstruieren, kann der Patient seine eigene Störung nicht erkennen und überwinden. Das System ist wie ein Theaterstück, das andere geschrieben haben und in dem der Patient eine Rolle bekommt, ohne gefragt zu werden, ob er in dem Stück überhaupt mitspielen oder ob er diese Rolle, die ihm zugeschustert wurde, einnehmen will. Verlässt der Patient das System, ohne das Manuskript zu ändern, ist es so, als würde ein Schauspieler ein Theater verlassen, um in einem anderen im gleichen Stück wieder dieselbe Rolle zu spielen.

Die systemische Therapie bedient sich cleverer Kniffe, wie der Symptomverschreibung oder der paradoxen Intervention. Letztere sollen dem Patienten die Absurdität seiner Rolle vor Augen führen, ihn aber nicht schlauer machen, sondern eher wütend, sodass er das System »auflöst«. Die Lehrbuchbeispiele klingen wie wahre Wunder und funktionieren natürlich immer. In der Realität durchschauen Patienten oft den »Kniff«, der dahintersteckt, und vermeiden reaktant den notwendigen Schritt.

»Sie lassen sich partout nicht aus der Hölle vertreiben. Gut, wenn es Ihnen da gefällt, mir soll es recht sein.«

»Wissen Sie, ich bekomme mein Geld von der Krankenkasse, egal, ob Sie etwas ändern. Ich kann es mir leisten, wenn Ihre Therapie scheitert. Sie es sich auch?«

Das sind Beispiele für (kleine) paradoxe Interventionen.

5.2.5 Davanloos raffinierter Kniff

Der iranische psychoanalytisch ausgebildete Habib Davanloo war und ist ein rastloser und neugieriger Geist. Wie viele Therapeuten auch. Aber was er machte und immer noch macht, steht der hartnäckigen Besessenheit eines Robert Koch oder des Ehepaars Curie in nichts nach. Er versuchte seine Therapiesitzungen stets zu verbessern, indem er sie auf Videobänder aufzeichnete und die Therapeut-Patient-Interaktionen minutiös in seinem Forscherkeller analysierte. Er wollte wissen, mit welchen Techniken das Unbewusste seiner Patienten am besten zu erreichen sei. Und entwickelte dabei sehr zielgenaue Techniken, die verdrängte Affekte und Emotionen schon in der ersten Therapiesitzung mobilisieren können.

Die Maxime der Psychoanalyse, den Widerstand gegen Erkenntnis und Veränderung zunächst einmal zuzulassen und mit der Zeit zu umgehen oder aufzuweichen, bevor das »Durcharbeiten« möglich wird, durchbrach er ebenso, wie er jede Form der Übertragungsneurose von vornherein unterband. Man könnte sagen: Er sah es als »Zeitverschwendung« und sogar als unethisch an, es zuzulassen, dass Patient und Therapeut durch eine Übertragungsneurose aus seiner Sicht zusätzlich Schaden nehmen. Stattdessen entdeckte er die konstruktive Bedeutung der »Unbewussten Therapeutischen Allianz«, in der der Wunsch des Patienten nach Gesundung und der Wille des Therapeuten, ihm für dieses Ziel zuzuarbeiten, sich verbünden.

Um die Unbewusste Therapeutische Allianz (UTA) zu fördern, die selbstschädigenden Kräfte hinter dem Widerstand zu schwächen und den Patienten zugleich darin zu unterstützen, diese zu überwinden, wendet er vor allem die Interventionen »Druck« und »Head-on Collision« an. Letztere beinhaltet zum Beispiel repetitive Fragen an das Unbewusste wie:

- »Warum dürfen Sie Ihr Leben denn nicht genießen?«,
- »Was haben Sie denn getan, dass Sie sich selber so im Wege stehen?«,
- »Was haben Sie getan, dass Sie sich selber schädigen – und sich schädigen lassen?« oder
- »Was haben Sie verbrochen, dass Sie sich keine Freiheit erlauben können?«

mit dem Ziel, einen inneren Aufstand gegen das unbarmherzige pathogene Selbstbestrafungssystem anzustoßen.

Diese Sitzungen führen in der Regel zu einem »Durchbruch«, einer Mischung von innerlich intensiv erlebten, bis dahin verdrängten Gefühlen: archaisch-kindliche Wutgefühle gegenüber dem Therapeuten und – nach dem Transfer zum ursprünglichen Objekt – Schuldgefühle, liebevolle Gefühle und Trauergefühle. Danach erst erfolgt die gemeinsame Analyse der Sitzung und der Patient selber verbindet seine in der Sitzung aktualisierten Gefühle mit als traumatisch erlebten Szenen aus seiner Vergangenheit. Eine Deutung durch den Therapeuten ist obsolet. Freie Assoziationen sind nicht Teil der Technik.

Ich wollte diese Methode als Beispiel anführen, was sich entwickeln kann, wenn man gewohnte Wege verlässt.

6 Therapieplanung

»Ich kann am besten nach …« – Halte ich es wirklich für notwendig, darüber zu sprechen oder darüber zu diskutieren? Beschäftigen wir Therapeuten uns nicht genug mit der Planung von Therapien – zum Beispiel in der Ausbildung oder in Interventionsgruppen? Das ist vollkommen richtig! Hier geht es aber um die Vorbereitung einer Therapie. Nun fragen sich sicher viele, weshalb dies speziell besprochen werden muss. Reicht es nicht aus, wenn wir mit dem Patienten unsere Rahmenbedingungen, die Wirkweise und die möglichen Nebenwirkungen und Risiken von Therapie und andere Formalien, die es mit der Krankenkasse zu klären gibt, besprechen? – Nein, dies reicht meiner Erfahrung nach nicht aus. Denn mit Planung und Vorbereitung meine ich nicht diese Äußerlichkeiten; vielmehr bezieht sich dies auf die wichtigen inhaltlichen Aspekte einer Psychotherapie. Diese sollte sich in zwei Schritten vollziehen.

1. Ihre Planung der Psychotherapie
   Ich finde es wichtig, für jeden Patienten eine individuelle Therapieplanung zu machen. Man könnte auch sagen: einen »Therapieplan«. Dies beinhaltet nicht nur die Punkte der Therapieplanung, die wir in den Bericht für den Gutachter geschrieben haben, sondern auch eine strategische Überlegung auf mehreren Ebenen. So kann es sinnvoll sein, dass ein Patient zunächst bei uns eine Einzeltherapie beginnt und sich daran eine Gruppentherapiephase anschließt. Flankierende Maßnahmen können ebenso hilfreich und unterstützend sein und gehören auch in die Planung der Behandlung.
   Dies müssen nicht unbedingt nur ärztliche Mitbehandlungen, sondern können auch andere Maßnahmen sein, die dem Patienten helfen, aus seiner Not / seinem Leiden schneller herauszukommen und seine gewünschten Ziele schneller zu erreichen. Zum Beispiel können zusätzliche Angebote wie die Teilnahme an Sportgruppen oder Selbsthilfegruppen sich sehr gut in das Therapieangebot eingliedern und den Fortschritt unterstützen. Ein kontaktscheuer und aggressiv gehemmter Junge kann zum Beispiel gut in einem Fußballverein aufgehoben sein; eine türkische Patientin, die sich aus der von ihrem Mann traditionell verstandenen Ehe befreien will, kann in einer türkischen oder deutsch-türkischen Frauengruppe Halt und Unterstützung nebst praktischen Hilfestellungen von anderen Frauen finden, die bereits ähnliche Erfahrungen hinter sich haben. (Ja, ich finde, wir müssen uns von dem Mythos und der Größenidee des »Alleinheilers« befreien und sollten für jeden Patienten eine spezielle, auf seine psychodynamischen Konflikte zugeschnittene Therapie entwickeln!)

2. Vorbereitung
   Hierzu gehört, den Patienten über unseren Therapieplan zu informieren. Häufig haben Therapeuten ein falsches Selbstverständnis, wenn sie dem Patienten das Therapieangebot unterbreiten: Sie legen es vor wie eine Speisekarte, aus der der Patient auswählen und dann vielleicht auch noch andere Dinge zusätzlich nehmen kann. Dies ist meiner Ansicht nach Auswirkung der objekt-, bindungstheoretischen Genuss-, selbstpsychologischen Genuss- sowie der humanistischen Läuterung der klassischen, sehr autoritätsbezogenen Psychotherapie. Ich bin weder ein Freund von autoritativen »Friss-oder-stirb«-Angeboten noch von einem gemeinsamen Auswählen der Therapiemethode, Ziele und Fokusse.
   Psychotherapie ist weder eine Wellnessveranstaltung noch ein »psychisches Büfett«. Viel eher ist es wie eine Mischung aus einem Zahnarztbesuch und dem Besuch eines Fitnessstudios. Jeder Zahnarzt würde vorher klar sagen, welche Behandlung erforderlich ist und wie groß der Aufwand dafür ist. Kein Fitnessstudio würde ein Fitnessprogramm ausarbeiten, bei dem der Kunde hinterher entspannt und erholt nach Hause geht. Und kein Arzt würde für seinen Patienten den Medikamentenschrank öffnen und ihm sagen: »Nehmen Sie, was Ihnen gefällt!« oder ihm eine Tablette verschreiben, die besser schmeckt als die mit dem passenden Wirkstoff. Die Scheu vieler Therapeuten, ihren Patienten klar und entschlossen einen bestimmten Behandlungsplan vorzulegen, rührt meiner Ansicht nach nicht nur aus einem falsch verstandenen humanistischen Ideal, sondern speist sich auch aus der Angst, zum Machtausübenden zu werden. Dies ist einer der häufigsten Vorwürfe, die ich höre – manchmal geht das sogar schon in Richtung des »Sadismusverdachts«. – Was ist aber an Macht so schlimm?
   Jeder Arzt hat Macht, jeder Rechtsanwalt hat Macht, jeder Ingenieur hat Macht, jeder Kapitän hat Macht – nur wir Psychotherapeuten müssen uns selbst den Nimbus des ewig Ohnmächtigen verleihen und uns selbst zu saft- und kraftlosen Leisetretern machen, statt unsere Potenz (Auch das ist ein anderes Wort für Macht!) für den Patienten gewinnbringend einzusetzen. »Macht« kommt von »machen«, und Wissen ist genauso Macht, wie Fähigkeiten es sind. Verwechselt wird »Macht« leider oft mit dem »Machtmissbrauch«. (Am Rande gesagt: Ich glaube, dass dies die Hauptschwierigkeit im heutigen Erziehungsdilemma ist: Die Eltern wollen keine Macht mehr über ihre Kinder ausüben – und lassen damit zu, dass die Kinder ihrerseits Macht ausüben und diese missbrauchen! Aber das ist ein anderes Thema.) Wir sollten unsere Macht natürlich nicht dazu nutzen, um uns selbst ein Größengefühl zu verleihen, indem wir einen anderen klein sehen, sondern indem wir ihm helfen, sich aus dem Dilemma-Teil, in dem er steckt, zu befreien – um sich entwickeln zu können, wachsen zu können und sein volles Potenzial zu erkennen und letztlich auszuleben. Schließlich erwarten die Patienten das auch von uns. Und keiner würde uns deswegen Machtmissbrauch oder Sadismus unterstellen.

Wie vermitteln wir dem Patienten unseren Therapieplan, wenn es weder demokratisch-kameradschaftlich auf Augenhöhe noch autoritär von oben herab gehen soll? Die

Antwort ist ganz einfach: indem wir auf zwei Ebenen gleichzeitig vorgehen. In unserer Position – was den Therapieplan angeht – bleiben wir klar und konsequent; was die Sorgen und Ängste des Patienten angeht, so können wir verständnisvoll auf ihn eingehen, ohne unseren Plan abzuändern. Wir sollten nicht erwarten, dass ein Patient mit unserem Plan sofort einverstanden ist. Lassen Sie ihm etwas Bedenkzeit, damit die widerstrebenden Kräfte in ihm Gelegenheit zum inneren Austausch haben. Oft sind es die infantilen Seiten oder auch die Seiten, die den sekundären Gewinn »schützen« wollen, die sich unseren Plänen entgegenstellen.

Sollten wir unser Vorgehen begründen? Dies ist eine sehr schwere Frage. Begründen wir dem Patienten alles haarklein, so besteht die Gefahr, dass er beginnt, mit uns zu diskutieren und zu verhandeln; beharren wir andererseits zu sehr auf unserer Autoritätsposition, machen wir den Patienten klein. Damit verbunden ist übrigens ein anderes Dilemma, das unvermeidlich scheint: die Dichotomie des Patienten zwischen Passivität und Aktivität. Überlassen wir ihm viel an Mitbestimmungsrecht, so konstituieren wir auch ein Recht zur Aktivität; bestimmen wir selbst alles, treiben wir ihn automatisch in die Passivität – oder auch in den Widerstand als »passive Aktivität« (passive Aggression). Erklären wir dem Patienten zu viel, beeinträchtigt dies womöglich die Wirkung der Therapie.

Allerdings ist auch ein Zuwenig an Aufklärung nicht sonderlich hilfreich. Es kommt auf das Wie an: Ich erkläre dem Patienten, dass zum Beispiel eine Einzeltherapie und eine anschließende Gruppentherapie ihm die Möglichkeit eröffnet, zunächst viele scham- und angstbesetzte Themen – »zum Beispiel ...« – zu bearbeiten und sich anschließend seinen Schwierigkeiten – etwa seiner Abgrenzungsproblematik anderen gegenüber – in direktem Kontakt mit anderen Gruppenteilnehmern zu stellen. Stellen Sie sich darauf ein, dass Patienten dann anfangen zu diskutieren. Führen wir uns immer vor Augen, dass der Patient in einer inneren Spaltung zwischen Leidensdruck und dem Wunsch, diesen loszuwerden (in der Regel nur »offiziell« als Veränderungswunsch geäußert), und den Widerständen gegen den Prozess der Veränderung, aber auch gegen den Verlust des sekundären Gewinns und der Abwehr der sekundären Angst zu uns kommt. Gleichzeitig müssen Sie damit rechnen, dass im Patienten der gleiche verleugnende Größenwahn psychologischen und psychotherapeutischen Fachwissens vorherrscht: Von Psychologie und Psychotherapie hat jeder eine Ahnung – vermutlich gibt es keinen anderen Fachbereich – nicht einmal die Pädagogik –, in dem das vermeintliche »Expertenwissen« so groß ist.

Es sind natürlich Ängste, die hier abgewehrt werden, wenn Psychotherapeuten zu reinen »Verbalprostituierten« degradiert werden. (Die realen Prostituierten verfügen ja auch zumeist nicht über Fachwissen, sondern wenden eher »natürliche Fähigkeiten« an.) Diskutieren Sie nicht mit dem Patienten darüber, dass Sie ein Studium und eine qualifizierte Ausbildung haben, sondern führen Sie sich vor Augen, dass Sie die Behandlung letztlich zu verantworten haben. Es ist also Ihre Pflicht, alle unwirksamen Vorschläge des Patienten ebenso wie therapieerfolgshemmende Vorschläge zu unterbinden. Würde der Patient uns duzen wollen wie seinen vorherigen Therapeuten, weil er das schöner findet, müssen wir dies ablehnen, ebenso wie Hausbesuche, persönliche

Einladungen und so weiter. Aber auch Vorschläge des Patienten zu den Therapiezielen oder -methoden, wenn sie nicht sinnvoll sind. Das heißt nicht, dass wir den Patienten »abkanzeln« müssen, sondern wir sollten in ihm das Vertrauen stärken, dass wir »einen Plan« haben, über den wir uns Gedanken gemacht haben und den wir vor allem individuell auf ihn und seine Schwierigkeiten, seine Lebensgeschichte und seine Zukunft zugeschnitten haben. Hier werden wir allerdings einer Schwierigkeit begegnen, die wir Therapeuten fast genauso gerne vermeiden wie die »Auseinandersetzung« um das Ausfallhonorar: Der Patient wird weitere Erklärungen fordern, wenn er mit unseren Vorschlägen nicht einverstanden ist. Er wird wissen wollen, warum dies hilfreich ist. Hier können wir uns immer wieder aus dem Dilemma »retten«, indem wir sagen: Weil es sich bewährt hat. Oder: Weil die Erfahrung gezeigt hat, dass es so oder nur so funktioniert. Hier geht es schon lange nicht mehr um ein zwischenmenschliches, gemeinsam zu erarbeitendes Projekt; vielmehr befinden wir uns hier schon mitten in der Übertragung, und zwar in der Phase des Aushandelns der Übertragungspositionen, also müssen wir schon therapeutisch arbeiten, statt über »AGBs« zu diskutieren.

Wichtig finde ich auch, den Patienten darüber aufzuklären, dass nicht jede Therapie erfolgreich ist und dass wir nicht sagen können, ob sie es in seinem Fall sein wird oder wie lange das dauern wird. Wir müssen den Patienten darauf aufmerksam machen, ...

- dass die Behandlung nicht linear verläuft, sondern eher einer »Zickzackkurve« gleicht,
- dass anfängliche Behandlungserfolge auch vorübergehend wieder ein Stück weit zunichtegemacht werden können, wenn wir zum Beispiel schwierigere Themen bearbeiten,
- dass sich Behandlungserfolge manchmal erst nach der Behandlung zeigen,
- dass es zu Phasen kommen kann und kommen wird, in denen sich der Patient nicht mehr so gut mit uns verstehen wird. Dass dies zu Krisen führen kann und er vielleicht den Eindruck hat, dass es die falsche Behandlungsmethode oder wir der falsche Behandler seien. Und dass er Zweifel haben werde, dass die Therapie weiter Erfolg haben werde, und er sicherlich dann an den Punkt komme, an dem er darüber nachdenken werde, die Behandlung zu beenden.
- dass andere neugierig fragen werden, was in der Therapie besprochen oder bearbeitet werde, und dass der Patient dann das Recht habe, dieses intime Wissen nur mit uns teilen zu wollen – kurz: dass es andere nichts angehe.
- dass neue Symptome hinzukommen können, wenn wir in der Behandlung Dinge entdecken, die bisher noch verborgen waren. Dass wir vielleicht heute nur die Spitze des Eisbergs sehen und die großen Schwierigkeiten vielleicht erst später deutlich werden.
- dass es zu Veränderungen in seinem sozialen Gefüge kommen werde. Dass andere seine Behandlungserfolge nicht immer schätzen werden. Das Beispiel vom Ehemann, dessen Frau im Laufe der Therapie zu Hause resolut auftritt und seine Patriarchenrolle gefährdet, ist keine Karikatur, sondern entspricht häufiger Erfahrung: wenn der wütende Ehemann bei uns aufkreuzt und uns klarmacht, er habe nur gewollt, dass seine Frau die Depression verliere ...

- dass es zu »Verschiebungen« und »Verunsicherungen« innerhalb der Partnerschaft kommen könne. Häufig haben Ehepartner – insbesondere Männer – Befürchtungen, die Therapie oder gar der Therapeut könnten darauf hinwirken, dass der Partner sich trenne oder gar trennen solle. Natürlich ist die Partnerschaft – insbesondere die Unzufriedenheit in der Partnerschaft – ein Hauptthema in unseren Behandlungen. Aber kein seriöser Therapeut wird jemanden dazu drängen, den Partner zu verlassen. Die Therapie entzieht sich zwar nicht unbedingt der Kontrolle des Anderen, aber dem Vertrautheitsbereich der beiden. Es ist auf einmal ein neues Intimverhältnis entstanden, über das der Partner gar nichts weiß. Manchmal ist es auch nur die Verunsicherung darüber, dass der andere plötzlich weniger spricht. Die unbewusste Angst, der andere habe längst etwas ausgeheckt und spreche nicht mehr mit einem, weil die Distanzierung fortgeschritten und die Trennung längst beschlossen sei, ist eine der häufigsten Befürchtungen und rationalen Argumenten selten zugänglich. Ich finde es wichtig, die Patienten hierüber aufzuklären. Ich frage auch, ob der Partner von der Therapie wisse. Das versetzt viele Patienten in Erstaunen, aber in manchen – wenn auch wenigen Fällen – erfolgt die Therapie »heimlich«. Dies ist nicht nur eine wichtige Information für mich, wenn ich den Patienten einmal zu Hause anrufen muss wegen eines Termins oder Ähnlichem, sondern auch ein Hinweis darauf, unter welcher Not der Patient hier leidet. Wenn es dem Partner bekannt ist, dass der Patient in Therapie ist, frage ich den Patienten als Nächstes, wie der Partner zu der Therapie stehe.

Vieles hat sich verändert, die Akzeptanz oder Befürwortung der Partner ist meist gegeben. Aber es ist wichtig zu erfahren, ob der Andere skeptisch oder ablehnend der Sache gegenübersteht. Und wir müssen darauf hinweisen, dass es tatsächlich zu Partnerschaftskrisen kommen kann. Nicht nur, weil vielleicht bisher Unbekanntes – zum Beispiel eine verdrängte Unzufriedenheit – deutlich wird, sondern auch, weil einer in der Beziehung zu sprechen lernt, sich selbst wahrzunehmen lernt, reflektieren kann und sozial kompetenter wird. Für diese Fälle biete ich an, in Krisensituationen ein gemeinsames oder mehrere gemeinsame Gespräche mit dem Partner zu führen. Allein dieses Angebot führt in der Regel auf der Seite des ängstlichen Partners zu einer deutlichen Entlastung. Manchmal genügt ein Gespräch mit dem Behandler, um ihn davon zu überzeugen, dass dies Hirngespinste waren, die ihn plagten, und wir hier seriöser Arbeit nachgehen.

Insgesamt sollten und müssen wir darauf hinarbeiten, das »Commitment« des Patienten zu bekommen, und ihn dazu bringen, sich auf den Prozess einzulassen – wenn auch mit Skepsis oder Vorbehalten –, bevor alles von vornherein abgelehnt wird. Wir sollten auch beschreiben, dass der Patient sich trauen sollte, über schwierige Dinge zu reden – oder über das, was ihm einfällt und was vielleicht peinlich, kindlich oder unsinnig erscheint.

Einen Großteil dieser Hinweise habe ich von einem meiner Supervisoren, Irvin Yalom, bekommen. Er hat mich davon überzeugt, wie wichtig und hilfreich es ist, eine Therapie gut vorzubereiten, statt einfach zu beginnen.

6.1 Besprechen der Vorbedingungen

Das Besprechen der Vorbedingungen beziehungsweise Rahmenbedingungen einer Therapie wird von vielen Therapeuten entweder »stiefmütterlich« behandelt oder gar ganz vermieden. Oft kommt mir das schnelle Abhandeln der Rahmenbedingungen vor wie das Abhaken von allgemeinen Geschäftsbedingungen bei Verträgen oder Onlinekäufen. Dabei ist dies eine der zentralen Fundamente der Psychotherapie. Hier wird das therapeutische Bündnis besiegelt, und die Grenzen zwischen Therapeut und Patient werden auf der Erwachsenenebene besprochen und festgelegt.

Zu einem späteren Zeitpunkt – wenn der Patient sich bereits in der Übertragung befindet – ist es nicht mehr so gut möglich, hierüber zu verhandeln. Natürlich kommt es immer wieder in der Therapie vor, dass ein Patient Teile der Rahmenbedingungen »vergessen« hat oder sie anders erinnert. Insofern halte ich es für wichtig, die Rahmenbedingungen vor Beginn der Therapie genau abzuklären und möglichst schriftlich festzulegen. Ich habe hierzu ein Merkblatt konzipiert, das Sie im Onlinematerial zu diesem Buch finden. Sie können es entsprechend Ihren Bedürfnissen und Anforderungen anpassen. Über dieses Merkblatt spreche ich mit den Patienten sehr genau, damit Klarheit besteht.

Das Besprechen der Rahmenbedingungen ist auch deshalb wichtig, weil es hier bereits um das Aushandeln von Übertragungspositionen geht – jedenfalls empfindet der Patient dies häufig so. Und: *Wir werden keine stets grenzenlos gewährende, mütterliche Position übernehmen – ebenso, wie wir keine rigorose Vaterposition übernehmen werden.* Aber vor dem Beginn der »Mütterlichkeit«, die in der Therapie durch das Zuhören und das Gewähren von infantilen oder neurotischen Anteilen des Patienten besteht, muss der Rahmen klar gesteckt sein. Ich möchte nicht das Bild eines Boxrings benutzen – auch wenn es mir manchmal so vorkommt. Dennoch: Auch in der Psychotherapie gibt es Regeln.

6.2 Therapiebedingungen, die nicht im »Lehrbuch« stehen

Bevor ich eine Behandlung beginne, schließe ich mit dem Patienten einen mündlichen Vertrag – eher eine mündliche Vereinbarung. Hierzu stelle ich folgende Fragen:

- »Was soll sich durch die Therapie verändern? Wie soll Ihr Leben aussehen, wenn die Therapie ein voller Erfolg war?«
- »Was haben Sie bisher versucht, um das selbst zu erreichen? Und warum sind Sie damit gescheitert?«
- »Wie wollen Sie das hier erreichen?«
- »Was ist meine Aufgabe dabei?«

Zum Schluss frage ich noch, wer die Verantwortung für den Erfolg beziehungsweise das Fortschreiten der Therapie hat: »Einmal angenommen, die Therapie hier scheitert und es geht Ihnen nachher genauso schlecht wie jetzt oder vielleicht sogar noch schlechter. Wer trägt daran die Schuld?«

Ich sage hier bewusst nicht »Verantwortung«, weil ich den Patienten erst darauf bringen will. Denn Patienten kommen zunächst mit kindlichen Schuldideen statt mit Verantwortungszuweisungen und -aufteilungen.

Ich kann dann sagen: »Ich bin dafür verantwortlich, dass ich zu den Stunden regelmäßig und zuverlässig komme und dass ich meine ganze Kraft und mein ganzes Wissen für Sie hier einbringen will.«

6.3 Schriftlicher Vertrag – ja oder nein? Einige Überlegungen

Ob man mit dem Patienten einen Behandlungsvertrag machen soll oder gar »muss«, darüber scheiden sich die Geister. Juristen würden einem unbedingt dazu raten, um Klarheit und Rechtssicherheit auf beiden Seiten zu schaffen. Das ist ein nicht zu unterschätzender Aspekt, und auch ich finde, dass klare Absprachen jede Art von Beziehung sichern und in ihrem Wachstum letztlich fördern. Aber betrachten wir das Ganze zunächst einmal vom psychodynamischen Standpunkt aus: Was ist ein Vertrag und wozu dient er?

Verkürzt kann man sagen: Ein Vertrag ist eine schriftliche Vereinbarung mit dem Zweck, infantile oder egoistische Motive eines Partners zum Nachteil des Anderen von vornherein auszuschließen. Wer Kinder hat, weiß, wie wichtig es sein kann, klare Vereinbarungen zu treffen, und wie sinnvoll es manchmal gewesen wäre, diese Vereinbarung schriftlich zu fixieren. Denn in endlosen Diskussionen wird dann der Inhalt der mündlich getroffenen Vereinbarung angezweifelt.

Vereinbare ich mit meiner Tochter, dass sie für das Laubzusammenrechen im Garten fünf Euro bekommt, brauche ich sicher keinen Vertrag. Allerdings »vergisst« sie gerne, dass ich ihr das Geld bereits bezahlt habe, und erinnert sich Wochen oder Monate später an eine vermeintlich noch von mir abzuleistende Schuld. Ich hätte mir besser eine Quittung von ihr geben lassen sollen. Das Beispiel illustriert einen der Kernpunkte der schriftlichen Vertragsfixierung zwischen Therapeut und Patient: In persönlichen Beziehungen operieren wir mit Begriffen wie »Vertrauen« und »Loyalität«.

Klare Absprachen sind natürlich immer hilfreich, insbesondere das Definieren von Dingen, die man erwartet oder zu geben bereit ist. Aber sollte dies auch schriftlich erfolgen? Die Schriftform soll Rechtssicherheit schaffen. (Genau die »Rechtssicherheit«, die Anwälte »zum Leben brauchen«, denn sie werden unter anderem dafür bezahlt, Verträge anzufechten). Schließe ich einen schriftlichen Vertrag mit jemandem ab, so gebe ich damit latent zu verstehen: Mein Vertrauen in ihn, dass er sich an zwischenmenschliche Gepflogenheiten in Beziehungen halten wird, ist nicht groß genug. Und ich habe gleich etwas »in der Hand gegen ihn«, was ich im Zweifelsfall vor Gericht gegen ihn geltend machen kann. Im Grunde genommen misstraue ich also dem Anderen und befürchte, dass er sich nicht ehrenhaft und ehrlich benehmen wird. Ein Zyniker würde sagen, Verträge sind etwas für Halunken, die sich von vornherein nicht an zwischenmenschliche Gegebenheiten halten wollen.

Aber lassen wir das Juristische einmal außen vor, denn letztlich glaube ich nicht, dass irgendein Therapeut Lust hat, sich jahrelang um eine »Handvoll Euro« zu streiten. Was bedeutet denn ein therapeutisches Arbeitsverhältnis? Ist es nicht ein Angebot von uns, dass ein Mensch, der im Leben schwer klarkommt und seine Schwierigkeiten nicht allein gelöst bekommt, sich bei uns öffnen kann? Bringt der Patient nicht bereits ein großes Maß an Vertrauen mit sich – welches wir dann mit einem Vertrag im Gegenzug als Erstes infrage stellen? Natürlich – so könnte man argumentieren – könnten die infantilen Seiten des Patienten während der Behandlung (und das werden sie auch) überhandnehmen und Dinge einfordern oder verweigern, von denen der Patient meint, dass sie ihm zustehen beziehungsweise er nicht verpflichtet ist, diese zu erbringen. Aber hilft es wirklich, wenn wir uns dies schriftlich versichern lassen? Lassen Sie mich aus meiner Erfahrung berichten: Auch ich habe einige Zeit lang schriftliche Verträge mit Unterschrift des Patienten ausprobiert. Am Anfang einer Therapie sind die Patienten bereit, alles zu unterschreiben, wie man selbst auch sein Kreuz unter die AGB setzt, nur um endlich diesen ganzen Vorgang abzuschließen. Ein Jurist, den ich mal behandelt habe, las dieses Papier durch und sagte mir wörtlich: »Sie wissen, dass dieser Vertrag in vielen Teilen keinen rechtlichen Bestand hat. Aber ich habe ihn unterschrieben, weil ich gut verstehen kann, warum Sie diese Vereinbarung treffen wollen.«

Da ist mir schlagartig deutlich geworden, dass es nicht um juristische Spitzfindigkeiten und das korrekte Ausformulieren und Absichern gegen juristische Angreifbarkeit geht, sondern darum, eine Beziehung zwischen zwei Menschen zu definieren. Der Patient hat die Vereinbarung unterschrieben und mir dies gesagt, um mir zu demonstrieren, dass er unsere Beziehung ernst nehmen und Rücksicht auf meine Bedürfnisse nehmen wird. Dass ihm die Beziehung so wichtig ist, dass er – »obwohl« er Jurist ist – auf seine Möglichkeiten, den Vertrag rechtlich auszuhebeln, vorab verzichtet. Denn er hätte dies auch als »Trumpfkarte« im Ärmel behalten können. Es geht darum, einen »gemeinsamen Nenner« zu finden – also eine Basis, auf der sich beide wohl- und sicher fühlen. Das ist auch notwendig – nicht nur wegen des erforderlichen Vertrauens und der Bindungssicherheit, die ein Patient braucht, sondern auch, damit weder die infantilen Anteile des Patienten noch seine egoistischen Schichten oder sein Abwehrsystem die Behandlung zum Scheitern bringen können – was möglich wäre, sofern es keine klaren Grundlagen gäbe.

Heute gehe ich wie folgt vor: Zum einen ist es mir am wichtigsten, dass ich mit den Patienten die Bedingungen genau bespreche. Ich mache es nicht ganz so wie Freud, der seinen Patienten gesagt hat: »Es geht nicht anders.« Aber begründen heißt für mich auch nicht diskutieren. Ich verdeutliche nur, dass der Patient sich in einem bestimmten Maß auf mich einlässt und festlegt – ich mich aber auch auf ihn. Und dafür ist von beiden Seiten Zuverlässigkeit und Vertrauen notwendig. Die Rahmenbedingungen genau zu besprechen, kann dem Patienten auch ermöglichen, die Behandlung bei mir gegebenenfalls abzulehnen. Das Merkblatt mit meinen Rahmenbedingungen spreche ich mit dem Patienten in der letzten Sitzung vor Beginn der eigentlichen Therapie genau durch. Erst wenn ich den Eindruck habe, dass er es wirklich verstanden hat und auch akzeptiert (er soll keine »Kröten schlucken«), sehe ich einen Zustand als erreicht, in dem wir beide beginnen können, miteinander zu arbeiten.

6.4 Die Vergabe von Terminen

»Ich kann am besten nach 17:00 Uhr.« Diesen Satz werden Sie am Telefon öfter hören, jedoch auch in Erstgesprächen – insbesondere, wenn es zu einer konkreten Terminvereinbarung kommt. Termine nach 17:00 Uhr sind meist schon vergeben. Manche Therapeuten neigen dann aber zu einer Form von »guter« oder »ausgleichender Mütterlichkeit«, um es dem Patienten »leichter« zu machen, die Therapie wahrzunehmen. Hinzu kommt die Sorge, der bisher geleistete Aufwand könnte umsonst gewesen sein, weil der Patient die Therapie womöglich beende, da er zu einem früheren Zeitpunkt nicht kommen könne.

Meine Empfehlung hierzu: Wir sollten keine Termine vergeben, mit denen wir gar nicht zufrieden sind. Die anfängliche »gute Mütterlichkeit« ist schnell aufgebraucht, und dann setzt der therapeutische Frust, die Wut auf den Patienten ein, die nichts anderes ist als eine verschobene Wut auf sich selbst. Hier gilt die Maxime, dass nicht der Patient bestimmt, wie unser Alltag auszusehen hat, sondern unser Wohlbefinden die oberste Priorität hat. Denn sonst können wir bald »rund um die Uhr« Therapien machen. Ich vergebe keine Stunden außerhalb des von mir gesteckten Rahmens. Die Erfahrung zeigt: Meistens können es die Patienten doch einrichten, früher zu kommen. Ich stelle auch in Aussicht, dass jemand, der zunächst einen für ihn ungünstigen Termin hat, bei der nächsten sich bietenden Gelegenheit einen passenderen bekommt.

6.5 Mitbestimmungsrecht: Wer bestimmt über wen?

Eine häufige Frage, die wir psychodynamisch unbedingt untersuchen müssen, ist, wie viel Mitbestimmungsrecht ein Patient in der Therapie hat. Dass wir unsere Rahmenbedingungen haben und diese ein wichtiger Bestandteil der Therapie sind, wurde bereits deutlich. Bestimmte Rahmenbedingungen werden wir nicht antasten; andere können wir je nach aktueller Lebenssituation des Patienten eventuell flexibler gestalten – zum

Beispiel, wenn jemand im Schichtdienst ist und eine stets gleichbleibende Terminvergabe schwierig ist. Wir werden sie aber nicht an die neurotische Struktur des Patienten und an seine »neurotischen Bedürfnisse« anpassen wollen. Und genau das berührt die eigentliche Thematik dieses Kapitels: Häufig haben Patienten das unbewusste »Bedürfnis«, mitzugestalten und dabei zu verleugnen, dass sie nicht mit uns auf Augenhöhe sind. Menschlich – wie gesagt – sind wir auf Augenhöhe. In der Funktion sind wir es nicht. Wir definieren den Therapieprozess so, dass zwei Menschen sich begegnen, von denen der eine die Spannungen, die der Andere noch nicht aushalten kann, auszuhalten gelernt hat. So werden wir die Versuche eines Patienten, über unsere berufliche und vielleicht sogar private Welt zu bestimmen, immer unter dem Gesichtspunkt der akut wirksamen Psychodynamik im Übertragungsgeschehen betrachten müssen.

Stets besteht die Gefahr, dem Übertragungsdruck des Patienten nachzugeben und bestimmte Forderungen zu erfüllen, statt »sich zu streiten oder auseinanderzusetzen«. Gerade das Nachgeben kommt dem Patienten jedoch nicht zugute. Denn damit perseverieren wir das alte maladaptive Bindungsmuster beziehungsweise die neurotische Struktur des Patienten. Es geht schließlich darum, dass er neue Erfahrungen macht. Aber ich will nicht verhehlen: Auch wir haben Schutzbedürfnisse, die wir nicht übergehen dürfen. Manche Patienten würden zum Beispiel am liebsten in unseren Terminkalender gucken, um zu sehen, ob es noch irgendwo Lücken gibt, die sie füllen können. Manche versuchen dies unmittelbar – besonders, wenn sie eine Frühstörung haben; andere versuchen es indirekt, indem sie uns ausfragen:

»Wie lange arbeiten Sie denn immer so?« Oder: »Ich weiß ja nicht, ob Sie auch nach acht Uhr noch arbeiten …« Lassen wir uns auf diese Frage ein, kann es passieren, dass der Patient mit uns zu ringen beginnt. Er wird uns vielleicht vorwerfen, dass wir mehr arbeiten müssten oder einen freien Nachmittag, den wir uns gönnen, unverschämt finden wird – wo es ihm doch gerade so schlecht geht. Es geht hier um die infantilen Erwartungen und die Rekonstruktion der alten Konfliktsituationen (also den Wiederholungszwang), um sie zu reparieren.

Auch hier können wir dem Patienten sehr menschlich begegnen, indem wir zum Beispiel sagen: »Ich kann verstehen, dass es Ihnen schlecht geht und dass Sie dringend eine neue Stunde zu einem anderen Termin brauchen. Ich kann es aber nicht anders einrichten.« Wir brauchen auch kein schlechtes Gewissen zu haben oder gar einen Ersatztermin anbieten, den wir vielleicht gar nicht wollen. Eine andere Möglichkeit ist es, mit Humor zu antworten: »Jetzt würden Sie am liebsten in meinem Kalender nachsehen, ob Sie nicht noch einen Termin finden, den ich vielleicht (Augenzwinkern) übersehen haben könnte …« Der Patient wird rasch verstehen und wahrscheinlich auch mit Humor reagieren.

6.6 »Rechte« des Patienten?

Üblicherweise gehen (vermutlich nur deutsche) Psychotherapeuten sehr patientenorientiert vor. Sie gehen dabei davon aus, dass der Patient ein freier Mensch ist, die Therapie aus eigenen Motiven aufgesucht hat und dabei auch ein gewisses Mitspracherecht hat. Dabei scheuen sich viele Therapeuten, bestimmte Angebote, die sie für notwendig halten, zu benennen und dann auch einzufordern. Ich denke hierbei zum Beispiel an die hochfrequente analytische Therapie oder an die Gruppentherapie, die oft stiefmütterlich behandelt wird und eine schlechte Reputation hat als »Therapie der Armen« (→Kapitel 5.1.1). Das ist meiner Ansicht nach fatal. Natürlich haben wir auch ein Mitspracherecht beim Arzt, wenn er uns ein bestimmtes Medikament verschreiben möchte. Manchmal haben wir auch selber eine Idee oder von einem Medikament gehört, das besonders gut helfen soll. Im Endeffekt wird der Arzt aber nur die Medikamente oder die Therapie verschreiben, die er für sinnvoll hält und verantworten kann.

Bedenken Sie auch Folgendes: Wir haben die Verantwortung und auch die Kompetenz, zu entscheiden, was für den Patienten gut und richtig ist. Er wird nicht entmündigt, wenn wir ihm klarmachen, warum wir uns dazu entschieden haben und warum wir glauben, dass unser Vorschlag ihm am besten helfen wird. Und wenn wir ihm die Möglichkeit einräumen, seine Fragen zu stellen und vor allem seine Bedenken und Ängste zu benennen. Manchmal müssen vorbereitende Gespräche zur Minderung der Ängste vorausgehen, wie ich es oft in Bezug auf die Gruppentherapie erlebe.

6.7 Zwangspause: Der Urlaub des Therapeuten

Jetzt geht es um unseren Urlaub – oder besser gesagt: die Praxispause. Denn oft müssen wir unseren »Urlaub« nutzen, um liegen gebliebene Sachen aufzuarbeiten oder Anträge zu schreiben.

Der Umgang mit dieser Auszeit ist für viele Therapeuten ein schwieriges Kapitel. Natürlich gibt es Patienten, die den Therapeuten wirklich brauchen. Viele unserer bedürftigen, schwachen oder strukturell gestörten Patienten bewegen sich in einer Grauzone, in der wir schwer einschätzen können, ob der Patient wirklich Hilfe während unserer Auszeit braucht oder ob er gerade jetzt Hilfe braucht. Therapeutisch ist die Entscheidung aus folgendem Grund eine Gratwanderung: Geben Sie dem Druck des Patienten ungerechtfertigterweise nach (was wir Psychologen als »Fehler zweiter Art« bezeichnen), machen Sie ihm einerseits deutlich, dass er zu schwach ist, für sich selbst zu sorgen oder seine Spannung und Enttäuschung selbst zu regulieren, und machen ihn gegebenenfalls kleiner, als er ist. Gleichzeitig verstärken Sie damit auch Abhängigkeitswünsche oder reale Abhängigkeitstendenzen.

Wie geht man nun damit um? Ich habe es mir zur Gewohnheit gemacht, dass ich im Zweifelsfall »für mich« entscheide. Das heißt: Wenn ich mir nicht sicher bin, ob ein

Patient therapeutische Unterstützung während meiner Urlaubszeit braucht, tue ich so, als bräuchte er sie, und zwar – zugegebenermaßen – primär aus Selbstschutz. Ich biete diesen Patienten – und denjenigen, bei denen ich mir sicher bin, dass sie Hilfe brauchen – an, sich bei Bedarf bei einem Kollegen zu melden. Meine »Urlaubsvertretungen« sind hierüber informiert und wissen damit umzugehen, sich nicht in Spaltungsvorgänge instrumentalisieren zu lassen oder sich anderweitig mit dem Patienten zu verwickeln oder sich von ihm einwickeln zu lassen.

Das Angebot ist eine Art »Bedarfsmedikation«, quasi wie eine einzelne Tavor-Tablette im Portemonnaie des Angstpatienten. Sie wird zum steuernden Objekt und nach meiner Erfahrung äußerst selten genutzt. Dadurch fühlt sich der Patient nicht allein- und im Stich gelassen und sieht, dass wir unsere Fürsorge für ihn und die Verantwortung, die wir für die Therapie (nicht für ihn!) haben, ernst nehmen. Mit etwas Erfahrung werden Sie schon in den »Urlaubsvorgesprächen« heraushören, worum es geht, und bei sorgenvollen Vorwürfen fragen, ob Sie ihm die Adresse eines Kollegen nennen sollen. Es kann und wird auch passieren, dass Patienten die Praxispause völlig verdrängen und in der Freitagsstunde völlig überrascht und schockiert darüber sind, dass wir ab Montag vorerst nicht mehr für ihn da sein werden.

Ich weise Patienten zudem in der letzten Stunde vor dem Urlaub darauf hin, dass wir uns jetzt einige Zeit nicht wiedersehen, und nenne den nächsten Termin, um dies noch einmal ins Bewusstsein zu führen. Manchmal Patienten geben in den letzten 15 Sekunden vor der Pause zu verstehen, dass sie allein nicht klarkommen. Sie haben in dem Moment keine Möglichkeit mehr, zu intervenieren. Natürlich: Wenn der Patient Anzeichen dafür zeigt, dass er von der Brücke springen wird, müssen Sie handeln – was in diesem Fall jedoch eine Einweisung in die Psychiatrie hieße. Aber für die Fälle, in denen der Patient dies entweder nicht mehr rechtzeitig verbalisieren konnte oder es ihm während der Pause schlecht geht, habe ich auf den Anrufbeantworter einen Hinweis gesprochen, an wen er sich in dringenden Fällen wenden kann. Manchmal üben Patienten auch »Rache« und richten »üble Dinge« während der Praxispause an.

Ein Patient hatte zum Beispiel einen verzweifelten, aggressiven Rückfall in seinen überwundenen Alkoholismus und wollte mich damit »bestrafen«, dass er den Führerschein verlor und damit auch gefährdete, die Stunden zuverlässig wahrzunehmen. Hier handelte es sich jedoch nicht um einen bedürftigen, sondern um einen anspruchsvollen Patienten, der es unverschämt fand, dass ich »Pause von ihm machte!« So sehen es viele Narzissten. Aber lieber wird das in die Reaktionsbildung des schlechten Therapeutengewissens gepackt. Jedenfalls: Ich fahre gerne in den Urlaub und bin froh, die Patienten eine Zeitlang nicht mehr zu sehen. Oft kann mir die Zeit gar nicht lang genug sein, in der ich ohne Patienten auskommen »muss«.[22]

Manche Patienten haben tatsächliche Dekompensationen, die hauptsächlich dann stattfinden, wenn vorher die Abhängigkeit vom Therapeuten vehement verleugnet

22 Partner haben auch ab und zu »die Nase voll voneinander« und sind froh, wenn der andere mal nicht da ist. Ich persönlich finde das ganz gesund. Denn sobald ein Mensch eine Persönlichkeit hat, wird er schwierig. Es ist also besser, keine Persönlichkeit zu haben.

wurde und der Patient durch die Pause ebenso vehement damit konfrontiert wird. Nach dem Urlaub beziehungsweise der Praxispause werden Sie häufig der Wut der Patienten ausgesetzt sein und sozusagen »Prügel kassieren«. Dies fällt automatisch weg, wenn der Patient eine innere Sicherheit entwickelt hat, dass die Beziehung auch über die Pause hinweg hält – also letztlich eine psychoemotionale Objektkonstanz.

Kommen wir nun zu weiteren Fragen: Soll ich Patienten meine Mobilfunknummer geben? Soll ich eine telefonische Sitzung oder eine Skype-Sitzung während des Urlaubs machen? Mehr dazu im Kapitel 22.4. Dies sollten Sie wirklich nur in begründeten Notfällen tun. Viel wichtiger ist es, darüber zu sprechen, weshalb der Patient meint, dies zu benötigen: Was verändert oder verbessert sich dadurch für ihn? Aber auch die Frage zu stellen, die sich viele Patienten latent stellen. Es geht hier um die Angst, die fast jeder Patient hat: dass der Therapeut ihn entweder nicht wirklich mag (»Sie machen das ja nur des Geldes wegen ...«) oder ihn mittlerweile aufgrund seiner schwierigen Persönlichkeit oder seines in den Augen des Patienten zähflüssigen Behandlungsverlaufes (den es durchaus mal geben kann) vehement ablehnt, aber sich nicht traut, dies zu äußern.

Dies kann ich bewusst machen und den Patienten zum Beispiel fragen, wie er darauf komme, dass ich ihn in Wirklichkeit ablehne. Ich kann ihn fragen, ob er den Eindruck habe, ich sei nicht aufrichtig zu ihm, oder ob er glaube, dass ich ein brillanter Schauspieler sei, der ihm eine Zuneigung und echtes Interesse nur vorheuchele. Hinter dieser Angst, vom Therapeuten abgelehnt zu werden, stecken häufig die Angst vor Abhängigkeit sowie archaische Verschmelzungswünsche, die sofort von Ängsten vor Autonomieverlust oder Individualitätsverlust niedergekämpft werden.

Eine Frage, mit der Sie wahrscheinlich häufig konfrontiert werden, ist: »Wohin fahren Sie?« Darauf könnten Sie zurückfragen, was er für Fantasien hat, und/oder zu eruieren versuchen, weshalb er dies wissen möchte beziehungsweise ob es darum geht, dass wir uns nicht nur räumlich, sondern auch innerlich vom Patienten entfernen möchten. Man kann dies in eine Deutung packen: »Vielleicht ist Ihnen wohler, wenn Sie wissen, wo ich bin, sodass Sie sich vielleicht vorstellen, wie es mir gerade geht, was ich mache, und so die Verbindung zu mir halten.« Den Urlaubsort verrate ich in den seltensten Fällen – allerdings nenne ich das Urlaubsland und frage dann auch direkt, was dies jetzt für den Patienten zu bedeuten hat.

Häufig wird das Nennen des Urlaubslandes unbewusst »benutzt«, um die therapeutische Beziehung zu verbessern und zu einer Alltagsbeziehung zu machen, nach dem Motto: »Ah, da war ich auch schon. Sie müssen unbedingt nach X fahren, in das Restaurant Y«. Dies ist ein weiterer Verleugnungsversuch der therapeutischen Beziehung, kann aber auch ein subversiver Guerilla-Widerstandsakt gegen die Therapieanstrengung sein. Ebenso werden Sie nach dem Urlaub häufig gefragt, wo Sie waren. Auch hier können Sie ähnlich vorgehen. Oder Sie wenden die »Spekulationsmethode« an, die ich von einem Supervisor gelernt habe: »Sie können ja mal spekulieren (wo ich war).« (→Kapitel 15.2.12).

Wesentlich häufiger ist die Frage, ob wir uns gut erholt haben oder ob der Urlaub schön war. Auch hier legt der Patient die gleichen Fallstricke aus wie bei der Frage mit dem Urlaubsort. Häufig ist es zudem ein Einstieg, um anschließend kräftig auf das Schuldgefühlkonto des Therapeuten einzuzahlen. Auf ein bedrücktes oder zynisches »Freut mich, dass es Ihnen so gut gegangen ist.« folgt dann die Aussage: »Mir ging es nicht so gut / richtig dreckig.« Natürlich müssen wir Letzteres sehr ernst nehmen und auch therapeutisch bearbeiten. Aber ein Schuldgefühlkonto können wir uns ohnehin nicht leisten, und dies ist nicht nur sinnlos, sondern auch therapiehinderlich. Auch hier gilt es wieder, die bittere Realität der Subjekt-Objekt-Differenzierung und der therapeutischen Beziehungsrealität zu verdeutlichen: Dem Patienten geht es nicht schlecht, weil es uns gut gegangen ist, sondern weil wir einfach nicht für ihn da waren. Er macht einen ähnlichen Prozess durch wie viele Kinder, wenn die Mutter auf einmal nicht mehr so verfügbar ist oder beginnt, stärker eigenen Interessen nachzugehen und die Interessen des Kindes an zweite Stelle zu setzen oder an dritte Stelle.

Gleiches gilt für Telefon- oder Skype-Sitzungen. Ich setze hier meine eigene Gegenübertragungsreaktion als Maßstab für die Entscheidung: Ärgert mich die Aufforderung des Patienten dermaßen und spüre ich einen heftigen Widerwillen hierzu, unterlasse ich es und spreche mit dem Patienten nur über seine Beweggründe hierzu. Gegebenenfalls deute ich es auch so, dass er die Kontrolle über mich behalten will.

Trotz all dieser »Schwarzmalerei« von mir halten sich die negativen Reaktionen bezüglich der Praxispausen im Rahmen.

6.8 Stunden vorbereiten?

Müssen wir in der psychodynamischen Psychotherapie Stunden vorbereiten? Hierüber kann man geteilter Meinung sein. Zum einen können wir uns auf den Standpunkt von Wilfred Bion stellen: »No memory, no desire, no understanding« und völlig »unvorbereitet« in die Stunde gehen. Die Rationalisierung, die hier mit Unterstützung von Bion getroffen wird, gerät häufig in den Verdacht, Begründung für therapeutische Bequemlichkeit oder Faulheit zu sein, zumal Therapeuten ohnehin als Menschen gelten, die mit dem Leid anderer »schnelles Geld« verdienen (»Fürs Zuhören 100 Euro pro Stunde zu bekommen: So gut hätte ich es auch gerne einmal …«).

Dies paart sich mit unserem permanenten schlechten Gewissen, nicht genug auf Patienten einzugehen und nicht genügend für sie zu tun. Gleichzeitig spielen wir unsere Professionalität beziehungsweise Kompetenz oft herunter und tragen durch diese Tiefstapelei zu der allgemeinen Überzeugung bei, dass Psychotherapie keine fundierte Arbeit mit einer fundierten Ausbildung in einem hochqualifizierten, psychologischen oder medizinischen Studium und einer ebenso hochqualifizierten, langen Zusatzausbildung sei.

Wir wollen offenbar »gute Menschen« sein, die die Mühen der Ausbildung »aus Interesse und Menschlichkeit« auf sich genommen haben. Gleichzeitig wird in der Bevölkerung die hohe Belastung, die unser Beruf mit sich bringt, verleugnet und verdrängt. Kaum jemand würde Sie ernst nehmen, wenn Sie behaupteten, ein Lehrer wolle nur »schnelles Geld verdienen«, weil er ja nur ein paar dummen Schülern irgendwas erzählt. Wir brauchen kein schlechtes Gewissen zu haben, wenn wir »nur« in den 50 Minuten anwesend sind und dem Patienten aufmerksam zuhören. Auch müssen wir keine Buße beim Antragsschreiben tun, um vermeintlich Versäumtes hier stellvertretend für den Patienten nachzuholen.

Fazit: Das Vorbereiten auf eine Stunde macht nur Sinn, wenn ich die Informationen unbedingt benötige. Zum Beispiel, wenn ich mich auf ein Elterngespräch innerhalb einer Kindertherapie vorbereite. Hier werde ich mir vorher Notizen machen, was ich mit den Eltern besprechen möchte, und vielleicht das eine oder andere aus der Kindertherapie vorbereiten (Zeichnungen, Fotos von Sandspielen und so weiter). Ansonsten ist es keine Faulheit, sondern eine gesunde und für den Patienten nützliche wie hilfreiche Haltung, »ohne Absicht, ohne Vorwissen und ohne etwas bereits verstanden zu haben, bevor die Stunde noch begonnen hat, in die Sitzung zu gehen«. Der Patient erhält so die Möglichkeit, wie ein »weißes Blatt« zu uns zu kommen, das in jeder Stunde neu beschrieben werden kann. Mit dieser Grundhaltung werden Sie immer wieder neue Aspekte oder vielleicht gar einen ganz neuen Patienten entdecken. Denn wir wissen ja: Was wir erwarten, das sehen wir auch.

6.9 Besondere Behandlungstechniken

6.9.1 Therapie mit Transsexuellen

Der Patient oder die Patientin möchte sein Geschlecht ändern lassen. Das scheint heute manchmal schon fast so normal zu sein, als würde jemand seine Frisur oder Haarfarbe ändern wollen.

Als Gutachter und Supervisor erlebe ich oft Kollegen, die diesen Patienten »schnell« helfen wollen. Grundsätzlich ist gegen schnelle Hilfe nichts einzuwenden. Auch nicht gegen konsequentes psychotherapeutisches Handeln. Dafür sind wir ja da: den Patienten zu helfen, wo sie es selbst nicht, nicht mehr oder noch nicht können.

Dabei wird gerade bei der Transgenderfrage oft ein Schritt übersprungen: der Schritt, sich mit den Gründen auseinanderzusetzen. Das ist kein Plädoyer dafür, alle Wandlungswilligen von diesem Plan abzubringen, so wie es noch vor 60 oder gar 50 Jahren »üblich« war, die Homosexualität in den Fokus und das Portefeuille der Veränderungsthemen ungefragt aufzunehmen.

Nein, ich will niemanden davon abbringen. Nur dazu bringen, sich damit auseinanderzusetzen. Otto Rank hat in den frühen Jahren der Psychoanalyse die Grundregel aufgestellt, dass Patienten nichts Bedeutendes in ihrem Leben während der Analyse verändern dürfen. Als bedeutsam galten zum Beispiel Heirat, Scheidung, Aufgeben des Berufs und Kinder zu zeugen. Das sind schwerwiegende Eingriffe in das Lebensumfeld, oder, wie Kurt Lewin vielleicht sagen würde: eine Veränderung des Feldes, in dem der Patient lebt. Ich muss Otto Rank recht geben. Viele dieser »Entscheidungen« wurden und werden oft noch »zu spontan« als Abwehrreaktion innerhalb der Therapie eingesetzt.

Ich habe heute eine ähnliche Regel, wie viele meiner Kollegen. Dabei verbiete ich es nicht – trotz Regression haben wir es mit erwachsenen Menschen zu tun. Ich rate jedoch dringend dazu, spontane Reaktionen, die weitreichende Folgen haben können, in der Therapie zu besprechen. Oft ist sind dies, so erkläre ich es den Patienten, Fluchtreaktionen. Oder emotional geprägte Entscheidungen. Es wird aus der Wut heraus gekündigt. Oder aus Angst der Nächstbeste geheiratet. Oder das Studium abgebrochen, um dem Therapeuten eins auszuwischen.

Ebenso sollten wir bei körperlichen Veränderungen vorsichtig sein. Ich glaube, jeder von uns würde es sofort hinterfragen, wenn ein Patient plant, sich zum Beispiel ein (gesundes) Bein amputieren zu lassen. Oder nur den Kopf kahl scheren zu lassen. Wir würden fragen, was der Patient damit erreichen möchte. Was sich für ihn verbessern würde, wenn er den Plan umsetzen würden. Immer im Konjunktiv.

Interessanterweise erscheint die »Toleranz« bei dem Wunsch, sein Geschlecht umwandeln zu lassen, größer zu sein. Manchmal staune ich nicht schlecht, wie Therapeuten darüber hinwegsehen, als wollte sich jemand ein Nasenpiercing machen lassen.

Bevor man mich jetzt in die moralische Mangel nimmt und das eigentliche Problem auf meine vermeintliche Intoleranz schiebt, erlauben Sie mir ein paar Worte.

Wenn sich im Laufe des Therapieverlaufs herausstellen sollte, dass diese Entscheidung eine reife und durchgearbeitete ist, habe ich kein Problem damit.

Ich möchte die Kollegen und die Patienten aber dringend auf die Irrtumswahrscheinlichkeit und deren Folgen hinweisen. Wir haben alle die Fehler erster Art und die Fehler zweiter Art im Studium gelernt.

Der russische Soldat Stanislaw Jewgrafowitsch Petrow hat 4,5 Milliarden Menschen das Leben gerettet, weil er genau diese Fehleranalyse durchgeführt und sich gegen die ganze Militärführung der Sowjetunion gestellt hat. Der Name sagt Ihnen nichts? Sollte er aber. Und Sie sollten ihm dankbar sein. Schließlich hat er Ihr Leben gerettet. Und zwar am 26. September 1983. Da waren Sie noch nicht geboren? Wären Sie ohne ihn auch nicht. Sein Computer in der Satellitenüberwachungsstation im russischen Serpurchow zeigte ihm einen amerikanischen Atomraketenangriff an. Befehl war gewesen, sofort einen Gegenangriff zu starten. »Kann nicht sein«, dachte Petrow, nichts deutet darauf hin, dass es Krieg geben könnte. Und er hat darauf verzichtet, auf den roten Knopf zu drücken. Petrows Analyse:

- Fehler der ersten Art: Ich schieße die Raketen ab, obwohl die Amerikaner keine Raketen abgeschossen haben. Dann machen sie einen Vergeltungsschlag. Wer zuerst schießt, stirbt als Zweiter. Ergebnis: Meine Familie und ich sind tot.
- Fehler der zweiten Art: Ich schieße die Raketen nicht ab, obwohl die Amerikaner ihre abgeschossen haben. Ergebnis: Meine Familie und ich sind tot.
- Kein Fehler: Ich schieße die Raketen nicht ab und die Amerikaner haben ihre Raketen auch nicht abgeschossen. Ergebnis: Meine Familie und ich leben. Ich werde vielleicht vor ein Kriegsgericht gestellt.

Mit der letzten Analyse hat Petrow recht behalten. Im schlimmsten Fall sind alle tot, im besten leben alle. Also wählte er die Entscheidung, bei der die Wahrscheinlichkeit groß war, dass alle überlebten.

Das kann man jedoch nicht ohne Weiteres auf unser Genderproblem übertragen. Denn wie Sie vermutlich erkannt haben, war dies ein statisches Problem, ein Problem mit einer schnellen Lösung. Die Entscheidung verändert das Problem sofort und wirkt auch nicht weiter auf das Problem ein.

Bei der Genderproblematik haben wir es mit einem dynamischen Problem zu tun. Die Lösung kann und wird das Problem langfristig beeinflussen – positiv oder negativ. Und wir können die Folgen nicht voraussehen. Was ist, wenn wir es bei einem jugendlichen Patienten mit einer Selbstwertproblematik zu tun haben und die Geschlechtsumwandlung dient latent dazu, Aufmerksamkeit zu erregen, endlich mal im Mittelpunkt zu stehen? Was ist, wenn das schiefgeht oder dieser Patient in 20 Jahren die Entscheidung bereut? Möchten Sie dafür die Verantwortung tragen?

»Nun trennen Sie sich doch endlich von diesem …« »Jetzt kündigen Sie doch endlich …« liegt jedem von uns mal auf den Lippen, wenn der Übertragungsdruck des Patienten so groß wird, dass wir seine perseverierenden Klagen nicht mehr ertragen können oder wollen. Aber das wäre ein Kunstfehler. Wir würden Handlungsverantwortung für das Leben des Patienten übernehmen. Auch nicht in Form »aktiver Beihilfe«: »Können Sie für mich das Kündigungsschreiben formulieren?« »Können Sie mir einen guten Anwalt nennen?«

Noch einmal zurück zur Fehlerwahrscheinlichkeit. Wie würden hier die Fehler aussehen?

- Fehler der ersten Art: Der Patient lässt sich umwandeln, stellt aber nach der Operation fest, dass die Entscheidung falsch war.
- Fehler der zweiten Art: Der Patient gibt den Plan der geschlechtlichen Umstrukturierung auf, lebt aber doch im »falschen Körper«.

Im ersten Fall schwer rückgängig zu machen – ich werde auch gleich aufzeigen, was dabei passiert. Im zweiten Fall kann er die Operation immer noch machen.

Allen, die das nicht so recht glauben wollen, empfehle ich, den Film »Downsizing« aus dem Jahr 2017 anzusehen.

Nun zu den Operationstechniken der Geschlechtsumwandlung.

Bei der Geschlechtsangleichung Frau zu Mann sind mehrere operative Eingriffe erforderlich. Diese sind deutlich aufwendiger als die Geschlechtsangleichung von Mann zu Frau.

In einem ersten Schritt werden die Gebärmutter und die Eierstöcke über der Scheide entfernt, die Scheidenhaut wird entfernt und die Scheide zugenäht. Die Klitoris wird gestreckt. Dann wird die Harnröhre bis zur Klitorisspitze verlängert. So entsteht ein »Neopenis« (Penoid). Dieser wird meist plastisch aus der Haut vom Oberschenkel oder dem Unterarm konstruiert. Die Eichel wird aus einem Hautlappen plastisch geformt und angenäht. Aus den großen Schamlippen bildet der Chirurg den Hodensack. Eine

Erektion ist nur über sogenannte Erektionsprothesen mit einem hydraulischen Pumpmechanismus möglich. Narbenkorrekturen vorzunehmen und das Justieren der Harnröhre gehören zur chirurgischen Nachsorge.

Die Kosten für die Geschlechtsumwandlung einer Frau zum Mann betragen 10 000 bis 20 000 Euro.

Kann die Umwandlung rückgängig gemacht werden? Nein. Durch die Entfernung der Eierstöcke und Gebärmutter ist die Person irreversibel zeugungsunfähig. Der körperliche Rückbau ist nur begrenzt möglich.

Bei der Umwandlung vom Mann zur Frau sind zur Geschlechtsangleichung in der Regel Operationen notwendig. Meist wird die sogenannte »Invaginationsmethode« angewendet. Dabei wird eine »Neovagina« durch »Einstülpen« der anatomischen Elemente des Penis gebildet. Aus diesen Teilen werden unter anderem die weiblichen Geschlechtsteile aufgebaut. Penisschwellkörper, Hoden und Samenstränge werden entfernt. Der Chirurg bildet die Neovagina zwischen Enddarm und Blase. Aus der eingeschlagenen Haut des Penisschafts und einem Teil des ehemaligen Hodensacks bildet er die Scheideninnenwände. Vorhaut und ein Teil der Eichel werden zu den kleinen Schamlippen und der Klitoris. Die Nerven der Eichel behalten ihre Funktion, damit die Neoklitoris empfindlich wird. Die Harnröhre wird entsprechend der weiblichen Anatomie angepasst. Ebenso wird der Schamhügel nachgeformt. Anpassungen der Labien sowie weitere Korrekturen sind meist notwendig. Auch hier werden mindestens zwei Operationen notwendig.

Die Kosten für die Geschlechtsumwandlung betragen 10 000 bis 20 000 Euro.

Kann die Umwandlung rückgängig gemacht werden? Nein. Die Entfernung der Hoden bedeutet irreversible Zeugungsunfähigkeit. Der körperliche Rückbau ist nur begrenzt möglich.

Bitte informieren Sie sich einmal darüber, wie eine solche Operation aussieht. Und machen Sie sich bewusst, dass es unmöglich ist, sie vollständig rückgängig zu machen. Eine Frau wird nie mehr Kinder bekommen können. Und ein Mann wird keinen Penis mehr haben. Brutale Wahrheiten.

Diejenigen, die die Umwandlung bereuen, sind zwar in der Minderzahl. Dennoch ist es unsere Aufgabe, auch diese Minderheit im Auge zu behalten.

»Die Rechtfertigung des Aufwandes« kennen sicherlich viele von Ihnen noch aus der Sozialpsychologie: Wir Menschen halten allzu gern an Plänen fest, in die wir viel investiert haben – Geld, Zeit, Kraft, Gehirnschmalz – selbst, wenn sie nicht mehr aussichtsreich sind. Statt sich von Wertpapieren zu trennen, die kurz vor der Vermüllung stehen, behält der Investor sie. Eine alte Kaufmannsregel lautet: »Der erste Verlust ist der billigste Verlust.« Sehr nüchtern betrachtet, aber auch sehr weise.

»Jetzt habe ich die ganzen Hormone genommen, ein Jahr im anderen Geschlecht gelebt. Und nun soll alles umsonst gewesen sein, nur weil ich in der Therapie festgestellt habe, dass ich doch eine Frau/ein Mann bin und auch sein will?«

Der anstehende Operationstermin darf kein Argument sein. Es geht hier um einen einschneidenden, nicht wieder rückgängig zu machenden Eingriff.

Deshalb sollte sich unsere »Hilfsbereitschaft« nicht darauf richten, den Patienten beim »Umsetzen des Plans« zu unterstützen. Ähnlich wie bei einem Wechsel des Arbeitsplatzes oder dem Verlassen des Partners ist es unsere Aufgabe,

- das ganze Spektrum durchzuarbeiten,
- den Patienten zu unterstützen, selbst eine Entscheidung zu treffen und die alleinige Verantwortung dafür zu übernehmen.

Und wir müssen Verantwortung für unsere Arbeit übernehmen. Deshalb sollte der Fokus vor allem auf dem Durcharbeiten der Geschlechtsidentität liegen und gegebenenfalls auf der ambivalenten Haltung des Patienten gegenüber dem eigenen Geschlecht.

6.10 Stunden- beziehungsweise Verlaufsprotokolle

Über das Schreiben von Protokollen gibt es unterschiedliche Auffassungen. Während die einen sich die Mühe machen, ein ausführliches Protokoll jeder Stunde anzufertigen, begnügen sich andere damit, kurze Stichpunkte über die jeweilige Sitzung zu machen. Was gehört nun in die Protokolle hinein? Und wann sollte man sie anfertigen? Viele Kollegen schreiben während der Stunde mit; andere verfassen die Protokolle nach den Sitzungen.

Lassen Sie mich zunächst auf den inhaltlichen Aspekt von Protokollen eingehen. Gesetzgeber und die gesetzlichen Krankenkassen schreiben vor, dass alle Fälle nachvollziehbar dokumentiert werden müssen. Hierzu gehört es, den eingehenden Eingangsbefund und die Therapieplanung zu dokumentieren sowie die jeweilige Intervention sowie die Reaktion des Patienten hierauf im Verlauf der Behandlung darzulegen. Streng genommen müsste dies nicht nach jeder Sitzung erfolgen. Dennoch schreiben die gesetzlichen Krankenkassen vor, dass jede Stunde schriftlich dokumentiert werden muss. Über die Länge der Protokolle sagen sie nichts aus. Dies ist die einzige Möglichkeit für die kassenärztlichen Vereinigungen, die »Ehrlichkeit« der Therapeuten mit geringem Aufwand überprüfen zu können. Hat der Therapeut bei einer Kassenprüfung kurze, stichpunktartige Aufzeichnungen über jede Sitzung, so hat er dieser Nachweispflicht Folge geleistet.

Der zeitliche und psychoökonomische Faktor ist ein zweiter Punkt. Für das Schreiben der Protokolle während der Stunde spricht, dass man sie am Ende der Stunde bereits erledigt hat und – so die Befürchtung vieler Kollegen – »nichts vergisst«. Für das Schreiben hinterher gibt es ebenfalls gute Beweggründe: Zum einen kann ich dem Verlauf der Stunde besser folgen und besser auf den Patienten eingehen. Ich kann die gleich schwebende Aufmerksamkeit als Gegenstück zu den freien Assoziationen des Patienten besser »fließen lassen« und mich dem Geschehen, das das Unbewusste des Patienten auslöst, besser hingeben. Gleichzeitig kann ich mich nach der Stunde – ohne dem Einfluss des Unbewussten, also auch der Abwehr und den drängenden Wünschen des Patienten, ausgeliefert zu sein – »objektiv« daranmachen, den Inhalt der Stunde zu verdichten und die wesentlichen Themen, um die es zunächst auf manifester Ebene geht, in die unbewussten Wünsche und Abwehrvorgänge des Patienten zu übersetzen.

Auch Freud hat in seinen Ratschlägen für den Arzt aus diesen Gründen davon abgeraten, während der Stunde mitzuschreiben.[23]

Aus meiner langjährigen Arbeit heraus empfehle ich Folgendes.

6.10.1 Inhalt und Länge der Protokolle

Wie lang meine Protokolle sind, kann ich nie sagen. Manche sind ganz kurz und beschränken sich auf ein paar Zeilen; andere sind zwei Seiten lang. Ich folge hierbei dem »Lust-und-Laune-Prinzip«. Damit meine ich natürlich nicht meine Fähigkeit, mich zu unangenehmen Arbeiten zu überwinden, sondern vielmehr geht es mir darum, die Lust, die ich an mancher Stunde hatte, sowie die Erkenntnisse, die ich daraus gewonnen habe, zu dokumentieren. Dies kann ich aber nur, wenn ich gerade nicht belastet bin. Erfolgt zum Beispiel zwischen den Stunden ein dringender Anruf, der mich davon abhält, mit den Notizen zu beginnen, so verblassen die Inhalte, die mir eben noch so wichtig waren, häufig, sodass ich später dann doch statt des beabsichtigten ausführlichen Protokolls ein ganz anderes schreibe. Ich selbst habe mir zur Aufgabe gemacht, zunächst die manifesten Inhalte der Stunde zu benennen und dann erst das, was ich daraus verstanden habe – also den latenten Inhalt. Und wie ich damit umgegangen bin: Habe ich den Patienten mit etwas konfrontiert? Habe ich eine Deutung gegeben? Für mich gehört außerdem dazu, am Ende des Protokolls eine kurze Zusammenfassung des latenten Inhaltes zu geben.

Was das Dokumentieren der Eingangsdiagnostik und Überlegungen zur Therapieplanung sowie prognostische Überlegungen angeht, so sind wir auf der sicheren Seite, wenn wir unseren Erst- oder Umwandlungsantrag der Akte beifügen – was wir ohnehin tun müssen. Behandlungsverläufe werden in verdichteter Form über die Fortführungsanträge dokumentiert. Ob wir am Ende einer Behandlung nochmals eine ausführliche Zusammenfassung (vergleichbar mit dem Entlassungsbericht aus einer Klinik, nur viel kürzer) verfassen müssen, ist unklar. Ich habe hier eine einfache Regel für mich gefunden: Da ich ohnehin die letzte Phase der Behandlung nutze, um mit dem Patienten das Erarbeitete Revue passieren zu lassen – also ein Resümee zu ziehen –, habe ich einer solchen (»imaginierten«) Pflicht bereits Genüge getan.

Es gibt allerdings Fälle, in denen wir genauer dokumentieren müssen:

- bei ernsteren Vorfällen wie suizidalen Krisen des Patienten, aber auch bei der Planung oder Durchführung strafbarer Handlungen, die wir anzuzeigen verpflichtet sind,

23 Freud 1912, S. 378.

- sowie (dies wird sicherlich nicht vom Gesetzgeber gefordert, aber ich finde es wichtig), wenn sich Angehörige oder Fremde an uns mit Anliegen, einen Patienten betreffend, wenden – also: wenn sie uns entweder bestimmte »Hinweise« geben wollen, die in ihren Augen »wichtig für die Behandlung« sein sollen; wenn sie etwas erfahren wollen oder einen eigenen, häufig »geheimen« Termin bei uns möchten.

6.10.2 Zum Zeitpunkt des Protokollschreibens

Ich will hier nicht noch einmal alle Vor- und Nachteile des Schreibens während oder nach einer Sitzung beschreiben, sondern nur meinen eigenen Standpunkt. Ich höre während der Stunden zu und schreibe nichts mit – auch keine Stichworte. Ich schreibe die Protokolle also nach der Sitzung. Manche Kollegen lassen sich Zeit und schreiben zum Beispiel abends die ganzen Protokolle en bloc. Ein Kollege begründet dies damit, dass bereits eine unbewusste Verarbeitung bei ihm stattgefunden hat, ähnlich wie bei der Bearbeitung und Deutung von Träumen.

Ich selbst schreibe die Protokolle, soweit es geht, direkt nach der Stunde. Dies lässt sich nicht nur ökonomisch, sondern auch psychohygienisch begründen. Sobald ich es niedergeschrieben habe, ist es aus meinem »Speicher«, dem »Container«, wie es Bion genannt hat, verschwunden. Ich kann mich voll auf den nächsten Patienten konzentrieren; und der hat auch ein Recht darauf. Manchmal schaffe ich es allerdings nicht, das Protokoll zu beenden, bevor der nächste Patient kommt. Meine Patienten wissen, dass ich mir dann ein paar Minuten ihrer Zeit »leihe«, die ich hinterher wieder »zurückzahle«. Dank der modernen Technik ist es mir möglich, einen sehr kreativen Weg des direkten Schreibens zu wählen. Dieser liegt zwischen freier Assoziation und konzentriertem, sekundärprozesshaften Eintippen am PC. Ich benutze ein sehr komfortables Diktiersystem, das allerdings noch einige Wörter lernten musste (wie zum Beispiel, dass bei einem Patienten die »ödipale« – und keine »digitale« – Problematik bearbeitet werden muss). Mittlerweile habe ich dieses Programm auf einem Tablet, das ich bequem neben meinem Arbeitsplatz liegen habe, sodass ich sofort mit dem Diktieren beginnen kann, wenn der Patient den Raum verlassen hat. Abends übertrage ich die Protokolle dann in meinen Praxis-PC.

Noch ein paar kleine Schlussworte – insbesondere zu der Angst vieler Therapeuten, »wichtige Inhalte« vergessen zu können, wenn nicht alles genau mitprotokolliert wird: Ich bin selbst häufig erstaunt, wie viel ich von einem Patienten noch weiß, der zum Beispiel Jahre nach Beendigung einer Behandlung nochmals in die Praxis kommt. Zugegeben: Wenn ich den Namen am Telefon höre, kann ich ihn häufig nicht zuordnen und brauche einige Unterstützung, um mich zu erinnern, wer dieser Patient ist. Sitzt er dann aber vor mir, ist es so, als würden sich ganze Datenfiles aus der Tiefe meiner unbewussten Archive öffnen, und ich habe wieder ein genaues Bild vom Patienten, von seiner Störung, seiner Familie, seinem Beruf, seinem Werdegang und so weiter. Dies ist sicherlich keine besondere Meisterleistung meines Gehirns, sondern eine Meisterleistung des Unbewussten, von dem im Grunde genommen jeder Therapeut zu berichten weiß. Wichtig, so denke ich, ist es, dass wir uns wirklich auf den Patienten einlassen – und dazu ist es natürlich günstig, wenn man während der Stunden keine Protokolle führt, sondern dem Patienten aufmerksam zuhört und sich auf das Geschehen einlässt.

Eine weitere kleine Anekdote: Während meines Studiums hat ein Dozent uns verboten, während der Vorlesungen mitzuschreiben. »Das können Sie alles in Büchern nachlesen; ich vermittle hier keine Geheimnisse! Hören Sie lieber aufmerksam zu, stellen Sie Fragen, diskutieren Sie hinterher darüber – aber schreiben Sie bitte nicht mit; sonst könnten Sie sich auch einen Sekretär hierher setzen, der Ihnen nachher die Abschriften übermittelt!« Meine Erfahrung hat dies bestätigt.

Teil 2

Theoretische und praktische Überlegungen

7 Übertragungsbasierte versus interaktionelle Therapie

In ihren Anfängen war die psychoanalytische Psychotherapie übertragungsbasiert. Die große Entdeckung des glorreichen Sigmund Freud war die Funktion der Übertragung, die er für die Therapie nutzbar machte. Dabei fand er heraus, dass die Übertragung verzerrt beziehungsweise der Heilungsprozess, der im Aufdecken der Schutzfunktionen und Abwehrfunktion der Übertragung lag, behindert werden kann. Jegliche Art der Triebbefriedigung mindert das Leid des Patienten automatisch, während Triebfrustration den Leidensdruck noch verstärkt und damit als Energie für die Therapie genutzt werden kann. Wer auf dem Weg zum Zahnarzt seine Zahnschmerzen verliert, wird vielleicht langsamer laufen oder gar umkehren. Insofern galt es, das Leiden des Patienten so lange wie möglich aufrechtzuerhalten. Die Psychoanalyse war darum bemüht, jede Art der Befriedigung des Patienten zu vermeiden oder zu verhindern. Mit Triebbefriedigung ist natürlich nicht primär die sexuelle Befriedigung oder das Sattwerden und Ähnliches gemeint, sondern auch die Befriedigung zwischenmenschlicher Bedürfnisse nach Anerkennung, nach Verstandenwerden usw.

Dadurch wirkt die klassische Psychoanalyse auch heute auf viele Menschen unnatürlich, bizarr oder gar menschenverachtend. Manchen erscheint es sogar so, dass die Psychoanalyse am Menschen exekutiert wird – wie es eine Kollegin einmal ausdrückte: »Die Psychoanalyse ist für den Menschen – und nicht der Mensch für die Psychoanalyse da.« Die Entwicklung ging zunächst in die Richtung einer Verschärfung dieser Bedingungen, die Freud sicherlich so nie gewollt hätte. In England ist es zum Teil üblich, die analytischen Behandlungszimmer vollkommen neutral zu halten, das heißt: Es kommen keine Bilder oder Dekorationsgegenstände darin vor. Das soll die kontemplative Wirkung und Rückbesinnung des Patienten auf sich verstärken, wie die karge Zelle eines Mönchs die religiöse Andacht fördern soll. Bei manchen Patienten verstärkt dies jedoch die Beklemmung, die das ohnehin eingesperrte Ich oder Selbst des Patienten noch tiefer einkerkert. Viele englische Analytiker geben auch nur beim Erstgespräch dem Patienten die Hand, weil alle weiteren Berührungen danach wie eine quasi »sexuelle« Befriedigung sein könnten. Ich würde dies nicht verteufeln; ich schätze die Idee, die dahintersteckt, sehr. Und für einige wenige Menschen, die zu mir in die Analyse gekommen sind, wäre dies womöglich auch ein guter Weg gewesen – wenn sich nicht alles in mir gegen eine solche ablehnende Haltung gewehrt hätte.

Die Psychoanalyse entdeckte dann die Bedeutung der zwischenmenschlichen Beziehungen für die psychische Gesundheit, die psychische Entwicklung und das psychische Gleichgewicht sowie später im Verlauf der Weiterentwicklung der Behandlungsmethoden auch Techniken, die mehr Nähe und »Menschlichkeit« zuließen. Dafür haben sich die Kollegen viel Kritik anhören müssen, und manche sind sicherlich auch zu weit gegangen – wie zum Beispiel, wenn sie Patienten zu einer Analyse auf dem eigenen Schoß sitzen lassen – wie mir eine Patientin glaubhaft versicherte – oder mit ihnen Wochenendseminare in Schwitzhütten machen oder Ähnliches.

In meinem eigenen Diskurs habe ich aus meiner »Spaltung« (die ich jedoch gar nicht als Spaltung, sondern als Bereicherung erlebe) zwischen Erwachsenentherapien und Kindertherapien (was mir häufig sehr ähnlich vorkommt) eine Methode entwickelt, die ich als »intensive interaktionelle Psychotherapie« bezeichnet habe. Mit Kindern kann man niemals »streng analytisch« arbeiten – es sei denn, man versucht, aus gehemmten Wesen noch gehemmtere zu machen. Kinder fordern die direkte Begegnung mit dem Therapeuten ein, und man kommt nicht umhin, mit ihnen stets in der Interaktion zu sein. Natürlich ziehen sie sich auch manchmal zurück und wollen einen gar nicht dabeihaben oder nur als stillen Beobachter oder auf Abruf. All das hat seine Berechtigung. Dennoch ist der Patient stets mit uns in Interaktion – und wir sind es mit ihm. Die interaktionelle Therapie ist eine direkte Begegnung zwischen Therapeut und Patient. Der Patient kann hier im direkten Kontakt zwischenmenschliche neue, korrigierende Erfahrungen machen – während er in den eher übertragungsbasierten Therapien mehr über die Sachen »nachdenkt«. Ich persönlich habe die Erfahrung gemacht, dass gerade diese Begegnungen zwischen Patient und Therapeut den Patienten mehr verändern als Hunderte von »klugen Einsichten«, die im Außenleben doch nicht umgesetzt werden können, weil den Patienten die sekundäre Angst daran hindert (→Kapitel 11.9). In der interaktionellen Begegnung mit dem Therapeuten kann der Patient dies gleich ausprobieren und umsetzen.

7.1 Versorgungsorientierte Psychotherapie

In ihren Anfängen war die Psychotherapie – zunächst stark vertreten durch die psychoanalytische Richtung – daran orientiert, die Wahrheit herauszufinden oder in der Verhaltenstherapie etwas zu verändern (auch hier geht es darum, zunächst die Wahrheit der verstärkenden und aufrechterhaltenden Bedingungen zu erkennen). Mit Auftreten der objektbeziehungstheoretischen Richtung der psychoanalytischen Therapie veränderte sich die Sichtweise auf den Menschen deutlich: Nachdem sie bei dem triebtheoretischen Modell den Menschen noch eher als Objekt seiner Begierden gesehen und das Verhältnis zwischen Therapeut und Patient bei sich so gestaltet hatte, dass der Analytiker versucht hatte, mit den »reiferen« Anteilen des Patienten seine unreifen Triebanteile zu kultivieren, achtete die Objektbeziehungstheorie nun mehr auf die Beziehung des Menschen zu sich selbst und zu anderen. Eine weitere Richtung, die Selbstpsychologie, rückt den Menschen und sein Selbst beziehungsweise seine Beziehung zu sich endgültig in den Mittelpunkt der Betrachtung. In der humanistischen Psychologie und Psychotherapie schließlich orientierte sich die Therapie immer mehr am Patienten und vernachlässigte immer stärker die früheren Aspekte und die Maxime der Aufdeckung der Wahrheit und der Idee, den Charakter des Menschen zu verändern. Zur nahezu alleinigen Wahrheit wurde, dass der Patient, bedingt durch äußere Schädigungen oder schlechte Einflüsse, nicht in der Lage war, das Leben zu führen, das er eigentlich will.

Also, dass er Opfer seiner Umstände beziehungsweise seines Milieus sei. Die eigene Beteiligung am konflikthaften Geschehen rückte immer weiter in den Hintergrund. Dem Patienten wurden seine Wahrheiten einfach geglaubt, und er wurde darin bestärkt, dass er »nichts dafürkonnte«. Vielen ist gar nicht bewusst, dass man somit einen Patienten letztlich um Handlungsmöglichkeiten beraubt, denn: Wenn es nur die äußeren Umstände oder die Anderen sind, die mein Leid verursachen – was kann ich dann dagegen tun? Welche Therapie kann sich der Realität widersetzen?

Die Psychotherapie erhielt außerdem Impulse aus der sozialpädagogischen sowie sozialpsychiatrischen »Ecke«, die den Versorgungsaspekt der Patienten immer mehr in den Vordergrund stellten. Das fiel bei vielen Patienten natürlich auf fruchtbaren Boden – besonders bei denjenigen, die gern »versorgt werden« wollten. Aber auch bei Psychotherapeuten kam die Veränderung »gut« an, denn nicht selten – vielleicht sogar häufig – sind Therapeuten eher wenig mutig (ich sage nicht, »feige«, obwohl das sicherlich häufig zutrifft) und vermeiden gern Konflikte. Dabei halte ich Auseinandersetzungen zwischen Menschen für enorm wichtig: Paare brauchen meiner Ansicht nach keine »Streitkultur« – wie sie häufig von Paartherapeuten gefordert wird –, sondern eine »Auseinandersetzungskultur«. Und die Auseinandersetzung des Therapeuten mit dem Patienten, die Auseinandersetzung des Patienten mit sich selbst, unsere Auseinandersetzung mit der Übertragung und dem Widerstand ebenso wie die Auseinandersetzung des Patienten mit seinen Wünschen – also seiner Übertragung – sind immens wichtig und ebenso konfliktbesetzt, aber nur diese Aspekte bringen letztlich die Therapie weiter.

All dies hat zur Folge, dass wir einerseits eine versorgungsorientierte Psychotherapie und weiterhin eine patientenorientierte Psychotherapie haben sowie eine Gruppe, die sich aus beiden Richtungen zusammensetzt. Auf der anderen Seite gibt es die störungsrelevante Therapie, die die Ursachen der Schwierigkeiten eines Patienten genau untersuchen und hinterfragen will, statt es dem Patienten einfach zu machen und das Hauptaugenmerk darauf zu legen, dass er sich wohlfühlt. Psychotherapie ist keine Wellnessveranstaltung, sondern eine für beide Seiten gleichermaßen anstrengende und schwierige Auseinandersetzung mit den Lebensrealitäten und der Vergangenheit des Patienten.

7.2 Entwicklungsfördernde Therapien

Eine Psychotherapie kann unter verschiedenen Gesichtspunkten und Zielsetzungen erfolgen. Die minimalste Zielsetzung wäre die Linderung von Symptomen – was vielen Patienten schon ausreichen würde: Dann müssten sie sich nicht mit den Ungereimtheiten, mit schrägen und vielleicht antisozialen, egoistischen, verbrecherischen und vielen weiteren unangenehmen Seiten an sich auseinandersetzen. Auch Krankenkassen oder Betriebsökonomen würde dies sicherlich ausreichen. Und in der Gesellschaft würde es ebenfalls als ausreichend angesehen werden. – Ich hoffe, dass es keinen Berufskollegen gibt, der Ähnliches denkt! Ich jedenfalls habe die feste ethische Grundüberzeugung, dass jeder Mensch ein Anrecht auf Entwicklung und Entfaltung seiner Persönlichkeit und auf ein berechtigtes Maß an Selbstverwirklichung hat. Was »berechtigt« im Einzelfall bedeutet, ist schwer zu sagen und sicherlich auch Teil der Therapie oder Analyse. *Die höchste Form einer Psychotherapie ist daher in meinen Augen eine entwicklungs- und persönlichkeitsfördernde.*

Der Patient soll so zu mehr Bewusstheit seiner eigenen Handlungen kommen. Aber dabei würde ich es nicht bewenden lassen: Ihm soll außerdem geholfen werden, die Handlungen Anderer besser zu durchschauen, um ihnen somit nicht mehr ausgeliefert zu sein. Und auch hierbei würde ich es nicht bewenden lassen: Als großer Verehrer und Anhänger des bedeutenden Psychoanalytikers Igor Caruso ist es mir wichtig, den Patienten zu helfen, gesellschaftliche, kulturelle, technologische und ökonomische Zusammenhänge besser zu verstehen und infrage zu stellen. Denn auch hier sind Menschen manipulierbar: Letztlich haben wir durch unsere kulturellen, sozialen, ökonomischen und technologischen Gegebenheiten alle eine sogenannte »Grundneurose«, die wir in »einfachen« Kulturen nicht vorfinden.

Natürlich ist es schwierig einzuschätzen, wohin wir uns auf dem Kontinuum zwischen einer besseren Lebensführung, vielleicht einer besseren Kompromissbildung im Leben des Patienten und einer stärkeren inneren und äußeren Befreiung und Selbstverwirklichung bewegen sollen. Dies hängt von zwei wesentlichen Faktoren ab: zum einen von den (wirklichen) Wünschen des Patienten (nicht seinen Abwehrideen) – also dem, was er erreichen möchte. Und zum Zweiten von den Möglichkeiten, die er dazu hat. Dies bedeutet nicht unbedingt, dass nur jemand, der hochbegabt oder hochintelligent ist, ein hohes Niveau der Transzendenz im Maslow'schen Sinne erreichen kann. Es müssen auch die anderen Voraussetzungen gegeben sein: Er muss eine gewisse psychische Grundstruktur schon erworben haben; das Abwehrsystem muss noch hinreichend entwickelbar und flexibel sein; und so weiter. Und letztlich kommt auch noch ein ökonomischer Faktor hinzu: *Persönlichkeitsentwicklung braucht immer länger als reine Symptombeseitigung.* Auch wenn eine gesunde Persönlichkeitsentwicklung den Patienten und damit auch die Solidargemeinschaft nachhaltiger vor weiteren psychischen Erkrankungen oder Störungen schützt, müssen wir die Grenzen, die uns die Krankenkassen vorgeben, beachten. Und nicht jeder Patient kann zum Zweck seiner eigenen Entwicklung die Therapie aus eigenen Mitteln bestreiten.

7.3 Erwartungen des Patienten

Patienten haben häufig die Erwartung, dass man als Psychotherapeut eine »Musterlösung« zur Beseitigung all ihrer Schwierigkeiten und Probleme habe. Ich kehre das Ganze dann einfach um, indem ich sage, dass es nicht um eine »Musterlösung« geht, sondern um ein »Lösen alter Muster«.

Ferner müssen wir die »Erwartungen« des Patienten auf zwei Ebenen betrachten: auf der manifesten und auf der latenten Ebene. Der Patient wird den Wunsch mitbringen, sich verändern zu wollen. Er sieht, vom Leidensdruck geplagt, die Notwendigkeit einer Änderung ein, weiß vielleicht sogar bewusst, dass es schwierig ist; oder aber: Er möchte es eigentlich nicht, »sieht es aber ein«. Nehmen wir hierzu ein einfaches Beispiel: Er möchte mit dem Rauchen aufhören. Seine Gesundheit ist bereits angeschlagen, und die gesunden Anteile seines Ichs kommen zu dem Schluss, dass sein Gesamtsystem nur überleben kann, wenn diese notwendige Änderung herbeigeführt wird. Die latenten Anteile – man könnte auch sagen: die infantilen Anteile – des Patienten möchten davon aber gar nicht Abschied nehmen. Denn »natürlich« macht Rauchen auch Spaß und entspannt. Der Patient kann sich »männlich« fühlen oder lässig; es vertreibt Zustände innerer Leere, spendet Trost usw.

Ein noch extremeres Beispiel: der Alkoholiker. Auch er will (anscheinend) mit dem Trinken aufhören. Jeder bereits mit Suchtkrankheiten erfahrene Therapeut weiß, dass er es nicht wirklich »will«: Seine infantilen Anteile hat der Stoff im Würgegriff – und die rebellieren klammheimlich während des Therapieprozesses. Das noch schwache, gesunde Ich des Patienten neigt zu einer Kompromisslösung, wie mein Kollege Werner Dinkelbach es einmal ausgedrückt hat: »Der Patient möchte seine Symptome loswerden, sein neurotisches System aber nur komplettieren!« Der Trinker möchte »kontrolliert« trinken. (Das entspricht natürlich nicht den Grundsätzen der Anonymen Alkoholiker, da es einem Suchtkranken häufig gar nicht möglich ist, wieder aufzuhören, wenn er einmal damit begonnen hat.) Der Sexsüchtige möchte seine Sexsucht nicht loswerden, sondern es nur »leichter« haben. Hätte er die Wahl zwischen einer Sexentzugstherapie auf La Gomera oder einem Umzug nach Gomorrha – ich bin mir sicher, was die meisten wählen würden ...

Wichtig erscheint mir, immer wieder darauf hinzuweisen, dass wir mit diesen beiden Anteilen des Patienten in der Therapie konfrontiert sind: Der Patient sagt mit dem Mund das Eine, während seine Hand etwas Anderes tut. Auch Verhaltenstherapeuten können hiervon ein Lied singen: Wenn der Patient eine Hausaufgabe nicht erfüllen will, wird er in der nächsten Stunde mit allerhand Ausreden, die ihm bereits in der Schulzeit »geholfen« haben, aufwarten. Und so müssen wir auch das, was der Patient sagt, immer auf zwei Ebenen untersuchen. Unsere Aufgabe in der Therapie ist es, den Patienten immer mehr an seine Doppelbödigkeit heranzuführen, um so die gesunden Anteile für ihn arbeiten zu lassen (nicht für uns, denn es geht ja nicht um unsere Entwicklung, sondern um seine!), damit diese in Verbindung mit unseren gesunden, reifen Ich-Anteilen die Nachreifung des Patienten befürworten und unterstützen. Das ist eines der Dilemmata in der Psychotherapie. Ein nicht patientenangemessenes, zum

Beispiel zu frühes oder zu heftiges Konfrontieren kann zu negativen Reaktionen führen – und das tut es in der Regel auch: Der ängstliche Patient kann eingeschüchtert sein und sein Verhalten ändern aus der Angst heraus, von uns abgelehnt zu werden; in der Persönlichkeit verändert sich aber nichts, weil nichts nachreift. Ein anderer Patient wird vielleicht aufsässig werden, die Therapie infrage stellen oder abbrechen. Oder der Patient versteht einfach nichts – so, als hätten wir die Konfrontation oder Deutung auf Chinesisch geäußert.

Das richtige, behutsame Vorgehen hat Wolfgang Loch mit folgenden Worten beschrieben: »Man muss den Patienten mit einer Hand von unten halten, während die andere Hand von oben deutet.« Ich denke, dies ist ein etwas drastisches Bild – vielleicht geprägt von den alten strengen Idealen der Psychoanalyse. Aber vom Grundsatz her finde ich es genau richtig und angemessen: Wir wollen den Patienten ja nicht »entlarven«, ihm eine »Gardinenpredigt« halten oder »die Leviten lesen«. (Auch wenn dies bei so manchem Patienten sicherlich notwendig wäre oder ich manchmal wirklich Lust dazu hätte.) – Anders ausgedrückt: Wir müssen die infantilen Seiten des Patienten »verletzen« und stehen in der ständigen Gefahr, diesen damit zu kränken.

Der Unterschied zwischen »verletzen« und »kränken« ist, dass sich bei einer Verletzung das Gegenüber nicht zurückzieht, sondern nur geschwächt und vielleicht enttäuscht zeigt, während eine Kränkung stets zu einem Gegenangriff einlädt. Ein anderer Kollege (leider habe ich vergessen, wer es war) hat einmal ein schönes Bild von einem Begriff gezeichnet (beziehungsweise könnte man auch sagen »uminterpretiert«): Wenn Patienten von der Überwindung des »inneren Schweinehundes« sprechen, so haben die meisten so etwas wie einen bösartigen Dobermann oder eine Dogge, die kurz davor ist, dem Wahnsinn zu verfallen, vor Augen. Wenn wir aber in unserer Vorstellung aus diesem »gefährlichen Biest« einen kleinen, nackten, schutzlosen Welpen machen, welcher nicht aggressiv knurrt und den Todesbiss ankündigt, sondern nur verzweifelt jammert und wimmert, dann verliert das Ganze nicht nur an Schärfe und Bedrohlichkeit, sondern die Ohnmacht schwindet – und die Fürsorge für diese Anteile ebenso. Denn es geht ja nicht darum, die kindlichen Anteile des Patienten zu vernichten oder sie zum Krüppel zu schlagen, sondern ihnen einen neuen, angemessenen Platz bei der Umstrukturierung der Psyche zu geben – beziehungsweise den infantilen Anteilen auch eine neue Rolle, neue Aufgaben und neue Bereiche, in denen sie sich »austoben« dürfen.

Das hört sich alles sehr einfach an. – Aber das ist genau die schwierige Kunst in der Psychotherapie.

7.4 Wirkmechanismen der Psychoanalyse

In der Psychoanalyse geht es darum, dass der Patient genügend Raum bekommt, um sich selbst erkunden und entdecken zu können. Deshalb ist auch eine höhere Stundenfrequenz notwendig. Findet die Analyse nur einmal pro Woche statt, so verdichtet sich der Prozess in der Regel auf Alltagsthemen oder einen bestimmten Fokus – zumeist den, mit dem der Patient gekommen ist, also zum Beispiel auf seine Beziehungslosigkeit oder bestimmte Ängste. Die Neigung zu »konkretistischem Arbeiten« ist beim einwöchigen Setting groß. Es ist auch nachvollziehbar, zumal der Patient ein Problem gelöst haben möchte. Hinzu kommt das Arbeiten im Sitzen und der direkte Augenkontakt zum Therapeuten. Beides begünstigt nicht nur das sekundär prozesshafte Denken, sondern verhindert auch ein Abtauchen in die Welt des Fühlens und des Unbewussten. Das Arbeiten im Liegen, ohne Sichtkontakt, bei einer mindestens dreistündigen Frequenz fördert diese regressiven Prozesse. Der Alltag kann in den Hintergrund treten, das entspannte Liegen fördert zugleich eine Minderung der α- und β-Wellen und ermöglicht so ein Hinabtauchen in das Fühlen und Erleben.

> »Im Liegen entfalten die Gehirnwellen einen theta-Rhythmus – Bion nannte ihn 1959 rêverie. Dementsprechend wies BION bei Müttern einen rezeptiven Alpha-Rhythmus der Gehirnströme nach, die als Rezeptoren optimal auf die theta-Wellen abgestimmt sind. In ähnlicher Weise sind Psychoanalytiker und Analysand auf die Tagträume des Patienten und ihren Empfang ausgerichtet (G. ROTSTEIN, S. 398). Der Analytiker spricht zum Analysanden durch dessen bewußtes Ich, führt also keine Ich-Du-Interaktion, sondern verhilft ihm zu einem kontrollierten Selbstgespräch.«[24]

Etwaige Ängste vor realen Begebenheiten, die im Alltag vorhanden waren, verschwinden. Andere Ängste – vor unbewussten Dingen – tauchen auf. Hier hat der Patient die Möglichkeit, sich selbst in Ruhe zu erkunden, ohne einem Veränderungsauftrag folgen zu müssen. (Dieser ist zwar auch beim sitzenden Setting einmal pro Woche nicht manifest vorhanden; dennoch übt er latent einen Druck aus dem Über-Ich des Patienten auf das Geschehen aus.) Der Patient soll dabei lernen, eigene Worte zu finden für das, was er erlebt und spürt, und dies anderen – in diesem Fall dem Therapeuten – mitteilen. Gleichzeitig kann er im analytischen Setting sich selbst auch in einer sehr nahen Beziehung zu einem Menschen erleben, der ihn ernst nimmt und für ihn immer größere Bedeutung gewinnt. Er kann viele Dinge, die er in seinem bisherigen Leben nicht entwickeln konnte, nachholen. Er lernt wieder, Vertrauen zu anderen Menschen zu haben; aber auch, Vertrauen zu sich selbst zu haben.

Ein wichtiger Aspekt, der in der Ein-Stunden-Therapie im Sitzen niemals stattfinden wird, ist das Schweigen, dem ich ein nächstes Kapitel widmen möchte.

---

24 Intelmann 2004.

7.4.1 Schweigen in der Psychoanalyse

Dass Schweigen nicht bedeutet, jemand habe nichts zu sagen, brauche ich hier, glaube ich, nicht zu erwähnen. Stunden, in denen der Patient zeitweise oder über einen längeren Zeitraum oder sogar während der ganzen Stunde schweigt, sind meist ebenso förderlich für den Entwicklungsprozess wie Stunden, in denen Gehaltvolles gesagt wird. Stunden des Schweigens verunsichern Therapeut und Patient gleichermaßen – wenn auch in unterschiedlicher Intensität und aus unterschiedlichen Motiven: Patienten sehen diese Stunden häufig als »verloren« an, weil nichts gesagt wurde. Diese Patienten kann man darüber aufklären, dass wir nicht nur mit der Sprache, sondern auch nonverbal kommunizieren. Menschen, die intensiven Umgang mit Kleinkindern haben oder hatten, können dies leicht nachvollziehen, weil sie wissen, wie innig und sinnlich die Erfahrung sein kann, auch wenn man mit dem Kind nicht in einem verbalen Kontakt ist – was in der ersten Zeit zumindest vonseiten des Kindes sowieso nicht möglich ist. Trotzdem ist die Verbindung da. Gleichzeitig kann man verdeutlichen, dass nicht die Menge der Worte den Inhalt ausmacht. Im Gegenteil: In so mancher »durchgeplapperten« Stunde sind viele Worte gefallen, aber im Grunde ist nur wenig oder gar nichts Wesentliches gesagt worden. Hier wurde die Sprache als Möglichkeit zur Abwehr benutzt; während das Schweigen nicht gleich eine Abwehr sein muss. Natürlich gibt es auch das sogenannte »Kampfschweigen«, wenn der Patient seine Wut auf uns oder seine sonstige Unbill nicht äußern möchte und uns vielleicht über das Schweigen strafen will.

Für den weniger erfahrenen Analytiker stellt es häufig eine große Verunsicherung dar, wenn er noch nicht erspüren kann, was der Patient ausdrücken möchte. Lange Erfahrung und die Bereitschaft, sich auf solche Vorgänge und Prozesse einzulassen, helfen, die Angst und das Misstrauen dem Schweigen gegenüber aufzulösen, und öffnen andere Wahrnehmungskanäle. Diese fallen keineswegs in den Bereich esoterischer Wissenschaft, sondern sind genuin psychoanalytische Arbeit. Der Psychoanalytiker muss nicht dem Atmen oder den Augenbewegungen des Patienten oder sonstigen Körperreaktionen zwanghaft folgen, sondern braucht sich nur der gleich schwebenden Aufmerksamkeit hingeben. Auch ohne verbale Signale, die auf sein Unbewusstes wirken, gibt es andere Signale, die jetzt wirksam werden und sich vielleicht nicht in Worte fassen lassen. Der Analytiker wird auf seine eigenen Gegenübertragungsgefühle reagieren und sollte daher nicht zwanghaft darüber nachdenken, »was los ist«, sondern sich seinem Innenerleben überlassen. Das ist keine Form von Gleichgültigkeit, sondern eine unmittelbare »Kommunikation von unbewusst zu unbewusst«, wie sie in einer anderen Reihenform nie da sein wird.

Also darf und sollte der Psychoanalytiker sich seinen Gedanken, aber auch Tagträumen, die häufig entstehen, überlassen. Es ist natürlich – und das macht einen Teil der Verunsicherung aus – schwieriger, jetzt Deutungen zu generieren, da auch im Psychoanalytiker der Primärprozess stark angeregt wird und der Sekundärprozess (zum Glück) abnimmt. Dennoch ist es nicht unmöglich. Eine meiner Patientinnen schwieg eine Stunde lang. Dies tat sie zum ersten Mal, nachdem sie zwei Jahre zu mir in die Analyse gekommen war. Ich hatte während der Sitzung einen sehr heftigen Tagtraum (ich bin nicht eingeschlafen, sondern es war ein Trancezustand), bei dem jemand im Kanalzugang unter einem Kanaldeckel auf der Straße gefangen war. Wassermassen von einem Regenguss drangen in den Kanal ein. Er musste immer größere Mengen an Wasser schlucken; er konnte diese gar nicht mehr bewältigen und auch nicht um Hilfe schreien. Verzweifelt versuchte er, das Kanalgitter nach oben zu drücken, schaffte es aber nicht. Die Wassermassen drohten, den Kanal zu überfluten und ihn zu ertrinken. An dieser Stelle unterbrach ich den Tagtraum und teilte ihn der Patientin mit. Die Patientin begann zu weinen und sagte mir, dass sie sich genauso gefangen gefühlt und nach Worten gerungen habe, um aus dieser Gefangenschaft herauszukommen, aber es war ihr nicht gelungen: Ihr Mund sei wie versperrt gewesen.

7.4.2 Der Unterschied: niederfrequent – hochfrequent

Ich werde häufig nach den Unterschieden zwischen tiefenpsychologisch fundierter und psychoanalytischer Therapie gefragt. Sogar ganze Seminare habe ich dazu abgehalten. Ich will hier nur kurz auf den wesentlichen Aspekt eingehen. Er beinhaltet eine der wesentlichsten Entdeckungen Sigmund Freuds. Sigmund Freud hat Entdeckungen im Bereich des Funktionierens der menschlichen Psyche und im Bereich der Psychotherapie gemacht. Er stellte fest, dass eine therapeutische Beziehung für den Patienten immer wichtiger und bedeutsamer wird, je häufiger sich beide getroffen haben. – Nun kennen wir dies auch aus der Alltagserfahrung in Beziehungen: Je häufiger wir jemanden sehen, desto bedeutender wird der Andere für uns. Und das selbst dann, wenn er keine reale oder psychische Funktion für uns hat. Er wird Teil unseres Umfeldes. Das Gleiche gilt im Übrigen auch für ungeliebte Objekte – weshalb Sigmund Freud irgendwann auch nicht mehr von Menschen und Objekten, sondern ausschließlich von Objekten sprach, woraus sich später die Beziehungstheorie entwickelte.

Die Objekte der äußeren Welt werden zu Objekten der inneren Welt, und das Zählen in der äußeren Welt führt auch zu einem Verlusterlebnis in der inneren Welt. Das ist übrigens bereits eine Kerndepression: Ein realer Verlust in der äußeren Welt – besonders von einer geliebten Person – führt zu einem verunsichernden Verlusterlebnis. Gelingt es nicht, im Laufe des Trauerprozesses zwischen Außen- und Innenwelt zu unterscheiden, verfällt man in eine Depression. In der Depression wird nicht (nur) die Außenwelt um ein Objekt ärmer, sondern (auch) die Innenwelt, also das Ich des Patienten. Eine »Zwischenlösung« – quasi ein Ersatzobjekt – sind Fotos, die wir an die Wand hängen, oder Erinnerungsstücke, die in der Vitrine oder im Regal stehen. Diese sollen – so wie ein Übergangsobjekt einem Kind den drohenden Verlust des mütterlichen Objekts erleichtert – uns helfen, unsere Innenwelt stabil zu halten. Oder – wie eine Kollegin es einmal ausdrückte: »Was man nicht im Herzen behalten kann, muss man an die Wand hängen!«

So gesehen gibt es für mich keine Unterschiede zwischen tiefenpsychologischer und psychoanalytischer Therapie.[25] Je stärker wir die Bindung des Patienten an uns fördern, desto mehr evozieren wir seine kindlichen Wünsche, Konflikte und ungelösten Dinge aus den entsprechenden Phasen. Dies müssen nicht immer nur neurotisch konflikthaft besetzte Themen sein – zum Beispiel, weil die Eltern nicht in angemessener oder notwendiger Weise zur Verfügung standen; es können auch »gesunde«, »normale« Reminiszenzen an frühere Wünsche und Bedürfnisse sein, die der Entwicklungsprozess aufzugeben verlangt, wie etwa den Wunsch, noch einmal wie ein Kind versorgt zu werden, die Verantwortung abgeben zu können und Ähnliches. Wir nennen dieses Phänomen kurz »Regression«. Vereinfacht ausgedrückt: Je größer die Bedeutung, die wir für den Patienten gewinnen, desto stärker wird die Regression.

Allerdings muss ich das Ganze in einem Punkt revidieren: Nach meiner Erfahrung hat sich gezeigt, dass dieses Phänomen auch bei niederfrequenten Therapien auftritt. Und zwar hier nicht über die Höhe der Frequenz, mit welcher ein Patient zu uns kommt, sondern mit der Dauer der Behandlung. Etwas vereinfacht ausgedrückt »cum grano salis«: Nach X Stunden hat der Patient die gleiche Regressionstiefe – egal, in welchen zeitlichen Abständen er zum Therapeuten kommt. In der hochfrequenten Behandlung verdichtet sich das Ganze nur viel rascher. Die Pausen zwischen den Sitzungen sind geringer, und die Abwehr hat »weniger Chancen«, das alte System wieder zu rekonstruieren beziehungsweise zu rekonstituieren. Die gesunden Ich-Anteile des Patienten werden immer stärker und größer, und dadurch wird der Heilungsprozess verbessert. (Ich sage bewusst nicht »beschleunigt«, weil es nicht um Schnelligkeit, sondern um Nachhaltigkeit geht – und das sind zwei offenbar äußerst wichtige Schlagworte unserer Zeit: Entschleunigung und Nachhaltigkeit!)

Warum es meiner Auffassung nach keinen Unterschied gibt – außer über Frequenz und Länge der Therapie – zwischen den beiden Ausprägungen? Ich denke, dass die Person des Analytikers beziehungsweise Psychotherapeuten im einen Fall über die Dichte hoch besetzt wird, für den Patienten unverzichtbar, und über die Dauer wird sie ebenso hoch besetzt und bedeutsam. Ich wage zu behaupten, dass eine therapeutische Arbeitsbeziehung auch über den Verlauf der Behandlung zu einer immer reiferen Beziehung wächst. Und dass dieses Wachstum in einer niederfrequenteren Therapie schneller vor sich geht, weil in einer hochfrequenten Behandlung die Regression und damit die infantilen Wünsche lange gefördert und aufrechterhalten werden.

Meiner Meinung nach gilt es daher, eine Frequenz zu wählen, die dem Patienten eine für seine Person maßgeschneiderte, optimale Entwicklung ermöglicht: eine Mischung aus Regressionsdichte, die die optimale Entfaltung der unbewältigten infantilen Entwicklungsschritte (Fixierungspunkte) ebenso ermöglicht wie die wichtige Unterstützung beim Heranreifen der Objektbeziehungsfähigkeit und dem Reifen der Objektbeziehungsmuster.

---

25 Erklären Sie mal einem Kollegen im Ausland, dass wir zwischen den beiden Verfahren unterscheiden. Sie werden stets auf die gleiche Reaktion stoßen: verwundertes Stirnrunzeln und Kopfschütteln. Fazit: Es ist nur ein Artefakt unserer Richtlinien-Psychotherapie.

7.4.3 Psychoanalytische Wirkfaktoren der Therapie

In diesem Kapitel wollen wir uns mit den Wirkfaktoren der Deutungen bei der psychoanalytischen Therapie beschäftigen. Die psychoanalytische Konfrontation wie auch die Deutung stellen alte Attributions- und Kausalitätsverbindungen in der Persönlichkeit des Patienten infrage und richten neue Verknüpfungen ein. Wie dies im Einzelnen funktioniert, können wir aus der Psychologie der Kreativität ersehen. Dazu ein Beispiel: Ein Werkstück soll mit einem anderen verbunden werden, was bisher nicht möglich war. Wenn wir überlegen, wie wir an die Lösung herankommen, so werden wir zunächst unsere inneren Lösungsheuristiken nach bekannten Mustern absuchen und uns fragen, ob diese hilfreich sind. Beim Durchforsten der Lösungsmöglichkeiten stellen wir fest, dass keine der uns bekannten Lösungsmöglichkeiten hilfreich ist. Wir fangen dann an, die Verbindungen innerhalb bekannter Heuristiken aufzulösen und die Elemente einzeln zu betrachten und neu zu verknüpfen.

Diese für den Patienten als unumstößlicher Fakt geltenden Verknüpfungen und Attributionsstrukturen werden uns in der Analyse präsentiert. Gehen wir darauf ein – was ja sinnvoll sein kann, wenn die Verbindungen angemessen sind –, stärken wir die »innere Rechtmäßigkeit« dieser Verbindungen. Halten wir sie für nicht angepasst oder gar völlig falsch oder zwar in einer Zeit, in der der Patient sich hiermit schützen musste, für angemessen, aber heute für überflüssig, so müssen wir die Verbindungen auflösen. Die Konfrontation löst die Verbindungen auf, und idealerweise würde der Patient durch Nachdenken und Reflektieren neue Verbindungen herstellen, die für ihn besser passen und ihm ein leichteres Leben ermöglichen. Die Deutung macht direkt nach der Auflösung ein Angebot für neue Attributionsverbindungen.

7.4.4 Über den Sinn der Couch

Häufig werden wir gefragt, welchen Sinn die Arbeit auf der Couch hat. Für Freud war es manifest zumindest offensichtlich, dass er nicht den ganzen Tag angestarrt werden wollte. Ähnliches können wir sicherlich auch zugeben. Aber es ist noch eine ganz andere, wichtige Qualität: In einem »normalen« zwischenmenschlichen Gespräch gleichen wir uns immer gegenseitig ab. Wir prüfen, welche Themen der Andere verträgt, welche ihm unangenehm sind, ja, sogar, welche Meinung der Andere haben könnte. Das versuchen wir aus subtilen Andeutungen, Zwischen-den-Zeilen-Lesen und Interpretieren seiner Körpersprache herauszufinden. Diese Vorgänge sind in der Regel unbewusst – auch wenn sie manchmal bewusst eingesetzt werden. Auf der Couch verschwinden diese Merkmale, diese Informationsquellen gänzlich. Nur die Stimme bleibt als letzte, aber unzuverlässige Quelle, um herausfinden zu können, wie der Andere über mich und über das, was ich sage, denkt oder denken könnte. Insofern ist die Couch äußerst hilfreich – auch wenn es einiger Gewöhnungszeit bedarf, wenn es um schambesetzte und schwierige Themen geht. Aber nicht nur das ist der Grund und

Sinn der Couch, sondern auch die Idee, dass der Analysand immer mehr sich selbst analysieren und weniger auf die Worte des Analytikers achten soll, bis er schließlich die analytische Arbeitsweise und -technik verinnerlicht hat und diesen somit nicht mehr braucht.

8 Wirkfaktoren der Behandlung

8.1 Therapieziele nach Yalom

1. Die Einzelnen müssen erkennen, was sie bei anderen auslösen.
2. Sie müssen die Wirkung dieses Verhaltens auf andere richtig einschätzen und beurteilen können, wie es die Meinung anderer von ihnen und infolgedessen ihre eigene Selbsteinschätzung beeinflusst.
3. Sie müssen sich entscheiden, ob sie mit den gewohnten Stilen im Umgang mit sich selbst und anderen zufrieden sind.
4. Sie müssen den Willen, sich zu verändern, trainieren.
5. Sie müssen Absichten in Entscheidungen und Entscheidungen in Handlungen umwandeln.
6. In neuen Erfahrungen muss sich die Veränderung verfestigen und von der Gruppensituation auf das gesamte Leben übertragen werden.

Yaloms Erfahrung: Je mehr Nutzen ein Patient von einer Gruppen- oder Einzeltherapie erwartet, desto besser wirkt sie.

8.2 »Alles ist nur schlecht« – Warum defizitorientiertes Arbeiten nicht hilft

Meiner Ansicht nach beschäftigen sich viele Therapeuten zu sehr mit den Defiziten und den Traumen der Patienten. Ich will hier natürlich nicht ins Gegenteil verfallen, ins sogenannte positive Denken, oder, so muss man ehrlicherweise sagen: ins falsch verstandene positive Denken, das das Leiden, die Traumen, den Schmerz, die Verzweiflung, Hoffnungslosigkeit und so weiter der Patienten verleugnet oder verharmlost. Ich meine hiermit ein ausgewogenes Beschäftigen mit dem Erlittenen und dem Schwierigen im Leben einerseits; andererseits aber auch die Fähigkeiten, die Ressourcen und insbesondere die Bewältigungsmechanismen (Coping-Mechanismen) mit in die Waagschale zu werfen. Wenn der Therapeut sich zu sehr auf die Defizite konzentriert, verstärkt dies die Überzeugung des Patienten, zu nichts in der Lage zu sein. Daraus wird dann eine kontinuierlich-stabile innere Haltung, die letztlich zu einer Chronifizierung und Verfestigung der Symptomatik führt.

Auch das Beschäftigen mit den Ressourcen kann sehr unangenehm sein, weil hier dem Patienten etwas abverlangt wird. Verdeutlichen wir dem Depressiven, dass seine aggressiven Energien, die er bisher gegen sich selber wendet, dafür eingesetzt werden könnten, Positives zu schaffen, wird er sofort damit konfrontiert, dass er selbst in der Lage ist, etwas zu ändern, und sich nicht mehr auf seine Krankheit und Schwächen (Defizite) zurückziehen kann. Das wird vielen nicht gerade angenehm sein. Meiner Ansicht nach kommen die meisten Patienten mit einer Haltung, die so ausgedrückt werden kann: »Ich möchte mein Symptom verlieren; aber das, was mir das Symptom Positives einbringt, möchte ich behalten!«

8.3 Wozu Traumen gut sein können: Konfrontation und posttraumatisches Wachstum

Posttraumatisches Wachstum ist in der Psychotherapie ein bisher wenig beachteter Effekt – auch wenn er nicht neu ist. Gemeint ist damit, dass auch traumatische Erfahrungen Entwicklungsanstöße auslösen können. Als ein solches Minitrauma sehe ich auch die Konfrontation in der Psychotherapie an: Der Patient wird mit etwas für ihn meist Unangenehmem konfrontiert. Sein Kompensationssystem, sein Abwehrsystem, vielleicht sogar sein Werte- und Selbstschutzsystem wird erschüttert – ähnlich, wie es bei einem tatsächlichen Trauma der Fall ist. Auch hier ist der Patient zunächst schockiert und muss nach Möglichkeiten suchen, sich wieder zu stabilisieren. Nicht zuletzt aufgrund der guten Anbindung an den Therapeuten wertet der Patient den scheinbaren »Angriff« nicht als destruktiven Versuch, ihn zu schädigen, sondern sieht (hoffentlich) die positive Intention des Behandlers hierin. Die Erschütterung des bisherigen Systems führt zu einer Veränderung des Systems, das damit realitäts- und ich-gerechter wird.

8.4 Über den Therapieverlauf psychodynamischer Psychotherapien

Zu Beginn der Behandlung baut der Patient uns zunächst zum Idealobjekt auf. Dieses Idealobjekt zerstört sich im Laufe der Behandlung (selbst), weil es nicht der gewünschten (also inneren Wunsch-)Realität des Patienten entspricht: Zunächst wird er wütend auf den Therapeuten, der ihn so »getäuscht« hat (tatsächlich haben wir Raum für solche Fantasien gelassen und diese nicht vorzeitig desillusioniert); dann auf sich selbst, weil er sich getäuscht hat – weil er nicht »aufgepasst« hat; um schließlich als Gesundungsschritt zu erkennen, dass es dieses Idealobjekt gar nicht gibt – weder in der Welt der anderen Menschen noch in der unbelebten Objektwelt –, sondern dass es ein Objekt war, das es einmal gab, das ihm aber jetzt nicht mehr auf diese Weise dienen kann – ein Objekt, das nur für kurze Zeit in seinem Leben vorhanden war und worauf er nur in jener Lebensphase ein Anrecht hatte; um es dann als Teil seines Menschenschicksals betrauern und »beerdigen« zu können.

8.5 Therapie versus Persönlichkeitsentwicklung

In der Psychotherapie behandeln wir psychische Störungen – das heißt: Hemmnisse, Ängste, Zwänge und andere Dinge, die den Patienten selbst oder seine soziale Interaktion behindern. Dabei findet bereits eine Entwicklung der Persönlichkeit des Patienten statt. Irgendwann werden wir aufgrund der Begrenztheit der Möglichkeiten und der Begrenztheit des Erlaubten in der Richtlinienpsychotherapie die Behandlung beenden müssen, weil die Symptome nachhaltig aufgelöst werden konnten und der Patient in der Lage ist, ein freieres, besseres Leben zu führen. Das bedeutet aber nicht, dass er in seiner Persönlichkeit seinen optimalen Reifungsstand erreicht hat. Häufig merkt der Patient selbst, dass er in vielen Dingen der Nachreifung bedarf und hierzu unsere Mitarbeit hilfreich wäre.

Nicht selten schließt sich an eine Psychotherapie eine Phase der Persönlichkeitsentwicklung an, die der Patient selbst bezahlen muss. Hier geht es nicht mehr darum, die Hemmungen und quälenden Symptome loszuwerden, sondern mehr Lebensqualität zu entwickeln. So kann eine sexuelle Hemmung durchaus im Sinne der Krankenkassen behandlungsbedürftig sein, wenn der Patient zum Beispiel aufgrund von Ängsten nicht in der Lage ist, eine »normale«, das heißt, gesunde Sexualität leben zu können. Will er den sexuellen Genuss steigern, nachdem er die Fähigkeit zur sexuellen Befriedigung in der Therapie entwickelt hat, würde dies unter den Bereich der Persönlichkeitsentwicklung fallen.

So gesehen gibt es ein Kontinuum der Therapieziele, bei dem auf der einen Seite die Behandlung der Störung und auf der anderen die Persönlichkeitsentwicklung steht.

8.6 »Gedeut« oder gedeutet – habe ich den Patienten manipuliert?

Es wird wohl kaum einen Psychotherapeuten geben, der sich nicht freut, wenn ein Patient Veränderungen in seinem Leben umsetzt. Damit es ihm besser geht, damit er in seiner Entwicklung fortschreiten kann. Manchmal beschleicht uns aber ein leichtes

Unbehagen. Haben wir den Patienten zu etwas gedrängt (»gedeut«)? Ist es wirklich seine Entscheidung gewesen oder haben wir ihm unsere Ideen übergestülpt?

Hier ist es zunächst wichtig, zwei Haltungen zu unterscheiden:

1. Der Therapeut als Hilfs-Ich oder »Entwicklungshelfer«
   Der Patient braucht für seine selbst getroffenen Entscheidungen einen realen Unterstützer, der ihm hilft, bestimmte Dinge weiterzuverfolgen, das Ziel nicht aus den Augen zu verlieren und etwaige Hürden und Ängste zu überwinden: So wird der Therapeut zum Hilfs-Ich des Patienten. Letztlich »deut« der Therapeut den Patienten dahin, wo dieser selbst gerne sein möchte. Dazu eine kurze Geschichte aus meiner Praxis:
   Eine Patientin kam wegen großer Selbstwertprobleme. Diese waren manifest darin begründet, dass sie keine abgeschlossene Berufsausbildung hatte, während ihr Mann einen guten Beruf hatte, der beiden ein gutes Auskommen gewährleistete. Ihre psychosomatischen Beschwerden und depressiven Phasen hingen unmittelbar damit zusammen. Was ich verstanden hatte, war, dass es nicht darum ging, »mehr oder genauso viel« Geld wie der Mann nach Hause zu bringen, sondern dass die abgeschlossene Berufsausbildung ein wichtiger Teil ihres Selbstkonzeptes war. Sie entschied sich, eine Ausbildung zu machen. Hierzu war es notwendig, Termine mit dem Arbeitsamt auszumachen, und davor drückte sich die Patientin. Mir war klar, dass die Schwierigkeiten, die Telefonnummer herauszufinden oder den richtigen Bus zu besteigen, nicht mit mangelndem Intellekt, sondern mit ihrer verschobenen Angst zu tun hatten, das Schneckenhaus zu verlassen und einen neuen Weg zu beschreiten. Alle Deutungsversuche landeten in einem Karussell der Abwehr. Immer mehr regredierte die Patienten und wollte mir weismachen, völlig unfähig zu sein. In einer Stunde forderte sie mich sogar auf, den richtigen Bus zum Arbeitsamt herauszusuchen, worauf mir der Kragen platzte: »Am Busbahnhof gibt es einen Auskunftsschalter. Da fragen Sie nach der Buslinie zum Arbeitsamt!«
   Ich war über mich selbst überrascht, da ich mich üblicherweise gut im Griff habe. Natürlich hätte ich auch der Patientin darlegen können, sie wünsche sich offenbar, dass ich für sie diese Verantwortung übernehme, sie an der Hand nehme und mit ihr zum Arbeitsamt gehe. Aber genau das war ja im Vorfeld gescheitert. Die Patientin brauchte den entscheidenden »Schubser«, ähnlich einem Kind, das auf dem Drei-Meter-Brett steht und das der Schwimmlehrer mit dem Zeigefinger antippt. Das Ganze ist »gut ausgegangen«: Die Patientin hat ihre Ausbildung mit der besten Note ihres Jahrgangs absolviert und war sehr stolz auf sich. Sie bestätigte mir, dass sie diesen kleinen Schubser gebraucht hatte, um den Schritt gehen zu können. Ich habe sie quasi »aus dem Karussell herausgeworfen«.

2. Der Behandler wird ungeduldig und drängt den Patienten in eine Richtung.
   Der Behandler begründet dies meist damit, es »nur gut« mit dem Patienten zu meinen. Meist steckt hier die Ungeduld des Behandlers dahinter und die hartnäckige Weigerung des Patienten, »sich aus der Hölle vertreiben zu lassen«. Das hat nichts

mit einer Ich-Schwäche beim Behandler zu tun, sondern mit der projektiv identifikatorischen Leistung des Patienten, die innere Spannung auszuhalten und den Konflikt mit sich selbst auszutragen. Er treibt den Behandler in die Externalisierungsfalle und drängt ihn dazu, eine Entscheidung für ihn zu treffen.
Ähnlich wie vielleicht ein Elternteil, das für ein unschlüssiges Kind die Entscheidung trifft, welche der beiden Hosen gekauft wird. Damit hat das Kind zwar in den nächsten Monaten ein Beinkleid, jedoch nicht gelernt, sich zu entscheiden. Und Entscheidungen müssen wir zeitlebens treffen: Welchen Beruf wähle ich? Welchen Partner wähle ich? Will ich Kinder haben?
Da ist es natürlich hilfreich und sinnvoll, wenn wir früh an für die Zukunft unbedeutenden Dingen gelernt haben, Entscheidungen zu treffen. Wenn wir als Behandler dem Patienten dies abnehmen, perpetuieren wir seine Unfähigkeit bis in alle Unendlichkeit.

Wie kommen wir aus dem Dilemma heraus?

Relativ einfach: Wir geben die Spannung an den Patienten zurück.

Therapeut: »Darf ich Ihnen eine Vermutung mitteilen? Ich habe den Eindruck, dass Sie unter großer innerer Spannung stehen und es für Sie kaum aushaltbar ist, weil Sie sich nicht entscheiden können. Vielleicht möchten Sie das jetzt gern an mich delegieren, die Entscheidung mir in die Schuhe schieben. Das kann ich verstehen, aber dann würde ich für Sie entscheiden. Dann würde ich das tun, was meiner Meinung nach für Sie richtig wäre. Mein Angebot wäre: Wir schauen uns diese beiden Seiten in Ihrer Brust an, die offenbar einen erbitterten Kampf gegeneinander führen und Sie in die Verzweiflung treiben.«

Häufig tun Patienten auch etwas, was nach Entwicklung und Fortschritt aussieht: Sie verlassen einen Partner, suchen eine neue Arbeit usw.

Dabei ist jedoch nicht die innere Erkenntnis und die Lösung des Konflikts, der sie daran gehindert hat, Motor des Ganzen. Sie tun es, weil sie das Gefühl haben, sie müssen es tun. Zum einen, weil sie dem Behandler einen Gefallen tun wollen, zum anderen, weil sie oft Angst haben, wenn sie nicht endlich einen Erfolg vorzuweisen haben, würde der Behandlung die Geduld verlieren und sie letztlich rauswerfen. Sie wollen ihn bei der Stange halten. Das ist natürlich schwer deutbar, weil sich dahinter frühe infantile archaische Ängste verbergen. Wie kommen wir aus diesem Dilemma heraus?

Therapeut: »Sie haben in letzter Zeit einige Entscheidungen getroffen oder Dinge umgesetzt. Ich habe Sie darin unterstützt, weil ich der Meinung war, dass Sie das weiterbringen würde und Sie endlich aus Ihrem Dilemma herauskommen würden. Jetzt beschleicht mich ein leichter Zweifel. Und das möchte ich Ihnen mitteilen, weil es wichtig ist. Ich weiß nicht, ob Sie diese Entscheidungen oder Veränderungen gemacht haben, weil Sie selbst davon überzeugt sind, oder ob Sie es ein wenig auch mir zuliebe oder zum Fortschritt der Behandlung getan haben. Ich wäre Ihnen deswegen gar nicht böse und bitte Sie deshalb jetzt: Helfen Sie mir und prüfen Sie es genau!«

9 Therapeutische Herausforderungen

9.1 Die Aufgaben des Therapeuten

Die Aufgabe des Therapeuten ist nicht, in das neurotische System des Patienten einzusteigen, sondern es zu durchbrechen. Ich meine damit aber nicht, dass wir den Patienten drängen, in eine bestimmte Richtung zu gehen, sondern das sollte geschehen, indem wir ihn »zwingen«, beide Seiten (oder Richtungen) anzusehen.

Zunächst scheint es mir in diesem Zusammenhang wichtig, zu klären, was nicht die Aufgaben des Therapeuten sind, also, was er nicht tun sollte.

Ein Patient kommt mit einem Leiden zu uns, erwartet, dass wir ihn davon »befreien«. Meist haben Patienten schon eine klare Vorstellung davon, was die Ursache ihres Leidens ist. Die Kollegen oder der Chef sind nicht nett, der Partner abgewandt, die eigenen Kinder frech. Hier erhofft der Patient unsere Zustimmung. Er würde gerne eine Schuldzuschreibung an die »Verursacher« entgegennehmen und einen verbalen »Entlastungsbrief« von uns bekommen, in dem wir versichern, dass sich nur die anderen oder die Umstände ändern müssen, dann wird es ihm gut gehen – er selbst muss nichts ändern. Höchstens, auch das wird meist erwartet, von uns Hilfestellungen bekommen, wie er sich besser »gegen die anderen wehren kann«. Er möchte, dass wir ihm einen »Waffenschein« ausstellen.

Insgesamt möchte er, dass wir sein »Anwalt« werden. Gern nehmen Patienten uns auch als reale Ratgeber, Nachschlagewerke, Briefverfasser, Lektoren usw. in Anspruch, sofern wir es zulassen.

Leider lassen sich viele Kolleginnen und Kollegen zu dem einen oder anderen »hinreißen«. Und »natürlich« bauen Patienten auch ordentlich Druck auf durch latente Aggression, der man schwerer etwas entgegensetzen kann, weil sie nicht so leicht zu erkennen ist, oder durch passive Aggression wie Jammern, Symptomverschlechterung, »Supervision« bei Freunden, die unser Verhalten unmöglich finden, usw.

Und meist ist es einfacher, einzuknicken und zum Beispiel eine Adresse zu nennen, als dem stetig wachsenden Druck standzuhalten. Dabei ist dies eine wichtige Aufgabe des Therapeuten.

Eltern kennen dieses Verhalten von ihren Kindern. Und heute geben Eltern auch immer schneller nach – was Kinder- und Jugendlichenpsychotherapeuten in den Wahnsinn treiben kann. Warum vergleiche ich Patienten mit Kindern? Weil sie in der Regression sind und deshalb ein kindliches oder pubertäres Verhalten an den Tag legen.

Standhalten ist übrigens auch eine Aufgabe von Eltern – das nur am Rande erwähnt.

Ein Therapeut darf nicht zum realen Helfer oder Agenten des Patienten werden. Natürlich gibt es Ausnahmen: zum Beispiel, wenn ein Patient sich oder andere gefährdet. Dann muss der Therapeut sogar handeln.

Was braucht also der Patient, was können wir ihm geben?

Wir müssen der »Anwalt« des Patienten sein, aber nicht, um ihn gegen andere oder die schlimme Umwelt zu verteidigen oder Peiniger anzuklagen. Er braucht uns als jemanden, der sich »seiner Sache« widmet. Und mit »Sache« ist nicht das Problem oder der Problemkreis gemeint, sondern etwas anderes. Die Probleme des Patienten interessieren uns zwar, aber wir lösen sie weder für ihn, noch helfen wir ihm, sie zu lösen. Wir unterstützen ihn vielmehr peripher, indirekt. Wir geben keine Tipps oder finden etwas für ihn heraus. Seine realen »Probleme« nehmen wir hin wie einen Defekt an seinem Auto: Das mag schlimm sein, aber es gibt Fachleute dafür, die dies beheben können.

Uns interessiert auch nicht, wie der Patient möglichst schnell, bequem und einfach aus seiner misslichen Lage wieder herauskommt. Das wünschen sich zwar die Patienten, doch das wäre so, als würden wir dem Hungernden einen Fisch statt eine Angel kaufen.

Vielmehr ist es in erster Linie interessant und wichtig, dem Patienten zu helfen, zu verstehen, warum er immer wieder in eine so missliche Lage kommt. Wofür muss er sich selbst bestrafen? Wovor hat er Angst? Warum hält er so wenig oder zu viel von sich selbst?

Und wenn das erkannt und durchgearbeitet ist, helfen wir dem Patienten immer noch nicht bei der »Lösung«. Vielmehr stellen wir ihm die Frage, wieso er glaubt, dass er das nicht selbst hinbekommt. Und schon hat er »eine Angel«.

Als Fazit kann festgehalten werden: Es ist eine wichtige Aufgabe von uns, mit dem Patienten **ein korrigiertes Selbst zu entwickeln**. Dabei kann eine Korrektur nach »oben« oder nach »unten« notwendig sein.

Gleichzeitig müssen oder sollten wir uns mit seinen moralischen Ansprüchen beschäftigen, damit er ein **ichgerechtes und sozial kompatibles Über-Ich formen kann**.

In diesem Zusammenhang ist auch eine Überprüfung und gegebenenfalls Neujustierung des ethischen Wertesystems, **des Ich-Ideals**, also der Erwartungen, die der Patient an sich hat, sinnvoll.

Während der gesamten Zeit der Behandlung stellen wir uns dem Patienten als **Hilfs-Ich** zur Verfügung. Diese Aufgabe dürfte bekannt sein und entspricht am ehesten den wachen Augen der Eltern, die mehr sehen als ihr Kind.

Und noch etwas ganz Wichtiges stellen wir dem Patienten zur Verfügung: **unseren Entgiftungs-Container**.

Nach Wilfred Bion übernimmt der Therapeut damit eine wichtige psychische Aufgabe, die sowohl stabilisierend also auch entwicklungsfördernd ist.

Er »containt« im ersten Schritt die negativen Affekte des Patienten, die Bion ß-Elemente genannt hat. Er reagiert nicht wie viele Menschen im Umfeld des Patienten, die vermutlich genauso antworten, wie der Patient ihnen begegnet ist. Sie greifen einen anderen an, beschimpfen ihn – und bekommen die ganze Packung ggf. mit »Nachschlag« zurück: Wie man in den Wald hineinruft, so schallt es heraus.

Containen heißt weder, die Schimpfkanonaden des Patienten »zu ertragen«, noch, »betroffen zu reagieren« (»Oje, oh, wie schlimm!« oder wie man sonst noch einen Patienten verarschen kann), noch werden die »Ohren auf Durchzug« gestellt.

Wir halten den »vergifteten Affekt«, wie Bion ihn auch einmal bezeichnet hat, in der »Schwebe«. Fühlen in uns, was der Affekt bei uns auslöst. Dann sind wir schon bei der Verarbeitung, der »Entgiftung«, dem zweiten Schritt des Containens. Auch hier »ertragen« wir den Affekt nicht masochistisch, sondern »betrachten« ihn, wie man vielleicht ein giftiges Gas oder ein gefährliches Tier durch eine sichere Panzerglaswand betrachtet. Denn wir wissen, der Affekt gilt nicht uns, sondern der »Rolle«, die wir im Innenleben des Patienten gerade einnehmen. Und wenn die Affekte »entgiftet« sind, können wir sie dem Patienten zurückgeben. Als sogenannte α-Elemente.

Ein Beispiel: Der Patient beschimpft uns. Wir containen und spüren seine Wut – und vielleicht im zweiten Schritt seine Verzweiflung.

Wir geben es zurück: »Sie sind ja stinkwütend auf mich. Und vielleicht auch verzweifelt, weil …«

Machen das nicht auch Mütter mit ihren Kindern so? Ganz genau, so lernen Kinder, ihre Affekte zu kontrollieren, zu nivellieren und zu kanalisieren.

Die Affekte werden »handelbar«. Das Kind lernt dadurch, sich selbst zu beruhigen und zu stabilisieren. Genau das ist der Effekt, den Bion vermutlich hier stiebitzt hat.

Der Psychoanalytiker Manfred Rust hat es einmal plastisch auf den Punkt gebracht: »Der Wolf an sich ist nicht gefährlich. Nur der ›Wolf pur‹.«

9.2 Das Unbewusste versteht nur einfache Worte

Das hat der Psychoanalytiker Habib Davanloo herausgefunden. Weil einer der »reifsten« Abwehrmechanismen, das Intellektualisieren, auch einer der gefährlichsten ist. Ich würde sogar so weit gehen und sagen, dass er der gefährlichste ist.

Warum? Weil man nahezu alle Affekte und Ängste wunderbar damit verkleiden kann. Aus wilden Wölfen werden sauber gewaschene Schafe. Intellektualisierung könnte man auch als Entaffektualisierung bezeichnen.

Statt einer intellektualisierenden Deutung (»Da hat Ihr Kollege aber einen großen Fehler gemacht, der Ihnen weitere Schwierigkeiten bringt. Ich kann gut nachvollziehen, dass Sie sich über ihn ärgern und vielleicht sogar wütend auf ihn sind.«) können wir auch einfache Worte wählen: »Da hat Ihr Kollege ja ziemlichen Bockmist gebaut und Sie noch weiter in die Scheiße geritten. Den möchten Sie am liebsten abmurksen.«

Lassen wir solche Affekte nicht zu, signalisieren wir dem Patienten, dass sie unerwünscht sind. Oder dass auch wir Angst vor ihnen haben. Eine Supervisorin hat einmal zu mir gesagt: »Adler, als Psychoanalytiker müssen Sie dem Teufel ins Gesicht sehen können. Ihm die Stirn bieten. Ins Weiße vom Auge des Feindes schauen.«

Sie sehen, einfach Worte sind klare Worte. Deshalb bleiben sie hängen!

Affekte sind immer an unsere kindlichen Anteile gebunden. Und Kinder verstehen einfache und klare Worte am besten.

9.3 Keine Angst vor Aggression

Bei der Intervention »Den möchten Sie am liebsten abmurksen.« habe ich ein bisschen gemogelt – weil ich im letzten Teil den Patienten gern frage, was er nun mit dem anderen am liebsten machen würde, wenn alles erlaubt wäre.

Das frage ich auch bezogen auf meine Person. Glauben Sie mir, in der Fantasie bin ich schon zigmal vermöbelt, verdroschen, erschlagen, zertrampelt und meine Praxis zu Staub und Asche zertrümmert worden. Ich selbst hatte einmal so eine Anwandlung in meiner ersten Analyse. Ich erschrak ob meiner Gedanken und habe mich gefragt, ob dieser »pure Wolf« einmal durchbrechen könnte. »Was würden Sie tun, wenn ich das wirklich machen würde?«, fragte ich meine Analytikerin. Ihre lapidare Antwort: »Nun, dann würde die Rechnung diesen Monat wohl etwas höher ausfallen.«

Und damit kommen wir zum eigentlichen Punkt, nämlich zu der Angst, die bei allen Patienten dahintersteckt: die Angst vor dem Beziehungsverlust, wenn ich meine ganze Wut zeige.

Meine Analytikerin hat mir signalisiert:

1. Du kannst meine Praxis zerstören, aber nicht mich.
2. Unsere Beziehung kannst du nicht zerstören.
3. Du musst nur den realen und messbaren Schaden bezahlen. Ich werde dich weder bestrafen noch Rache üben.[26]

26 In vielen Naturvölkern, die ich besucht habe, gibt es keine Rache bei Schadenersatzansprüchen, nur Wiedergutmachung. Der Dorfrat oder der Dorfälteste bestimmt das Maß. Und es gibt auch immer einen kleinen »Bonus«, um Rachegedanken zu besänftigen: Verspeist ein Stammesangehöriger das Huhn eines anderen, muss er dem Geschädigten ein Huhn zur Wiedergutmachung und eines zur Besänftigung geben. Ziel ist es immer, den Dorffrieden wiederherzustellen, es geht also um die Beziehungspflege.

9.4 Wie viel Aktivität darf ein Therapeut zeigen – wie viel muss er zeigen – wann wird es übergriffig oder grenzverletzend?

Üblicherweise sollte ein Therapeut, das hatte ich bereits erläutert, sich passiv verhalten, wenn es darum geht, aktiv etwas für den Patienten zu tun, was er auch selbst machen könnte. Trotzdem werde ich im Folgenden ein paar Beispielsituationen aufzeigen, in denen es sinnvoll oder sogar notwendig sein kann, aktiver zu werden. Vermutlich werden diese Aufzählungen nicht vollständig sein. Es geht auch hier nur darum, den Lesern ein Gefühl dafür zu vermitteln, wann das der Fall ist oder sein könnte, also, Sie dafür zu sensibilisieren.

9.4.1 Der Patient kommt nicht

Diese Situation kennen wir alle. Gut, hier könnten wir so verfahren, dass wir gar nicht reagieren, und ihm vielleicht in der nächsten Sitzung die Ausfallhonorarrechnung in die Hand drücken. Das wäre eine Möglichkeit. Die finde ich persönlich nicht besonders fair. Deshalb mache ich das wie folgt: Nach acht Minuten rufe ich den Patienten an. Fragen Sie mich nicht, warum es acht und nicht zehn Minuten sind. Ich kann nur sagen: Bauchgefühl.

Häufig ist der Patient ganz erschrocken: »Oh, Mist, stimmt. Soll ich denn noch kommen?« »Wann wären Sie dann hier?« »In zehn Minuten, reicht das noch?« »Ich bin bis zehn vor für Sie da. Ist doch besser, als die Stunde für nichts zu bezahlen.«

Manchmal lohnt es sich tatsächlich nicht mehr oder setzt den Patienten unter großen Stress, sodass er Geschwindigkeitsbegrenzungen nicht einhält etc. Das ist natürlich ziemlich gefährlicher Blödsinn. Dann sage ich: »Es ist besser, wenn Ihnen nichts passiert. Wir besprechen nächste Woche, was Sie heute davon abgehalten hat, zu kommen.«

Es gibt auf der Bindungsebene einen ganz wichtigen Aspekt, der unabhängig davon wirkt: Es ist die therapeutische Fürsorge. Wir signalisieren dem Patienten, dass wir mit ihm sprechen möchten. Rufen wir nicht an, könnte er denken, dass er uns egal ist. Oder wir uns sogar freuen, wenn er nicht kommt, weil er uns auf den Nerv geht, wie der Patient glaubt.

9.4.2 Helm ab zum Gebet – Patient kommt ohne Fahrradhelm

Diese Situation hatte ich neulich. Eine Patientin kommt mit dem Fahrrad, was ja schon einmal sehr gesund und umweltfreundlich ist. Aber ein Helm ist Pflicht – für mich. Soll ich es ansprechen? Geht es mich etwas an? Ich finde, ja. Kommt ein Patient ohne Regenschirm, ist das seine Verantwortung. Das geht mich tatsächlich nichts an. Hier, meine ich, haben wir kein »Mandat«, das anzusprechen. Beim Helm, finde ich, müssen wir aktiv werden. »Mir ist aufgefallen, dass Sie ohne Helm mit dem Fahrrad gekommen sind.« Dieser Satz reicht bereits, um in das Thema einzusteigen. Es geht nicht um Übergriffigkeit und Übernahme der Verantwortung, die der Patient eigentlich selbst tragen müsste. Es geht hier um Selbstfürsorge. Das ist ein sehr wichtiges Thema, da werden Sie mir sicher uneingeschränkt zustimmen. Aber es kann auch um das Thema Selbstdestruktivität gehen.

»Aber der Patient hat es doch nicht angesprochen, dürfen wir das dann?« Ja, dürfen wir. Und müssen wir. Abgesehen davon hat die Patientin zwar nicht wörtlich gesagt, »Ich trage beim Fahrradfahren übrigens keinen Helm«, sie hat es aber durch ihre Handlung gezeigt. Das reicht und zählt oft mehr als die verbale Äußerung.

9.4.3 Streit in der Gruppe

Plötzlich explodiert die Spannung, die sich im Lauf der Sitzung aufgebaut hat. Zwei Patienten geraten aneinander, einer springt auf, will offenbar den offenen Faustkampf suchen. Ich gehe körperlich dazwischen. Muss schließlich die Sitzung beenden. Und schicke den Angreifer früher nach Hause. Nach zehn Minuten auch den Angegriffenen. Dann den Rest der Gruppe. Nach etwa einer halben Stunde rufe ich alle an, um mit ihnen über den Vorfall zu sprechen. Die meisten hatten keinen Gesprächsbedarf, zwei schon – und das waren nicht die »Streithähne«, sondern zwei Patientinnen, die in ziemliche Panik geraten sind. Ich biete ihnen Einzelsitzungen an. Beide bedanken sich, nehmen das Angebot nicht an. Es hat sie schon beruhigt, dass ich mich um sie gekümmert und sie nicht alleingelassen habe.

9.4.4 Das Messer und der Fahrradreifen

Ein jugendlicher Patient ruft mich verzweifelt an. Ein Mitschüler hat seinen Fahrradreifen zerstochen. Der Patient ist außer sich vor Wut. Er habe auch ein Messer und werde jetzt losgehen, um »ihn abzustechen«. Die Drohung hört sich ernst an, ich bin in Sorge. Um das Opfer und um ihn. Soll ich hinfahren? Nein, es geht jetzt darum, ob ich ihm helfen kann, die unkontrollierbare Wut zu containen. »Könnten Sie das Ganze noch einmal um zehn Minuten verschieben? Und wir sprechen kurz darüber.« Der Patient ist einverstanden, kann sich beruhigen und ernsthaft Abstand von dem Plan nehmen. Dennoch bin ich nicht ganz zufrieden. Ich sage ihm: »Gut, dass Sie den Plan aufgegeben haben. Darf ich Ihnen eine Sorge von mir mitteilen? Ich denke, es ist besser für Sie, für mich und den Übeltäter, wenn wir noch etwas tun, auch, um Sie besser zu schützen. Sind Sie einverstanden?« Ich erkläre ihm, dass es besser ist, wenn er in nächster Zeit keinen Zugriff auf das Messer hat. Nachdem er sich bereit erklärt hat, es seiner

Mutter zu geben, bestehe ich darauf, dass er es ihr jetzt sofort aushändigt, während ich dabei bin.

Danach spreche ich noch eine halbe Stunde mit der Mutter, die ganz außer sich ist. Ich rate ihr, das Messer nicht in der Wohnung aufzubewahren, und erkläre ihr, warum der Patient jetzt keinen »Einlauf« bekommen sollte.

9.5 Die Leichen im Keller des Therapeuten – Fehler machen andere, ich doch nicht!

Ist Ihnen das schon einmal aufgefallen? Bücher mit Fallbeispielen sind gespickt mit gelungenen Fallverläufen, Kollegen brillieren damit, wie sie schwierige Verläufe »gedreht« haben, unzählige Saulusse in Paulusse verwandelt haben. Man könnte grün werden vor Neid: Die müssen die therapeutische Genialität in die Wiege gelegt bekommen haben.

Das stimmt natürlich hinten und vorne nicht. Auch die haben »misslungene« Behandlungen hinter sich, Fehler gemacht, sich dumm angestellt, Bockmist gebaut.

Ausbildungskandidaten, die zu mir in die Supervision kommen, sage ich immer: »Erzählen Sie mir bitte auch, wenn Sie ›Mist‹ gebaut haben. Ich verspreche Ihnen, ich werde es nicht weitergeben. Das ist sicherlich sehr peinlich und unangenehm. Aber Vertuschen ist für niemanden hilfreich. Es ist unsere Aufgabe, herauszufinden, was Sie da geritten hat.«

9.5.1 Hurra, der Patient hat abgesagt!

Sie erschrecken? Warum? Hand aufs Herz: Jeder von uns hat doch einen solchen Patienten schon mal gehabt. Oder eine Phase mit einem Patienten erlebt, in dem es ihm recht war, er gehofft hat, dass ein bestimmter Patient nicht kommt.

Ist uns natürlich unendlich peinlich. Warum eigentlich? Das Ganze zu überspielen, ist keine Lösung.

Wir sollten offen damit umgehen. Müssen wir sogar. Denn sonst nehmen wir den Patienten nicht ernst. Entweder stimmt etwas grundsätzlich in der Arbeitsbeziehung nicht. Oder es ist im Moment – aus welchen Gründen auch immer – schwierig geworden. Genau diese Gründe gilt es herauszufinden. Und durchzuarbeiten.

Wie man dies geschickt macht, dafür habe ich kein Patentrezept. Auf jeden Fall können wir den Patienten fragen, wie er eigentlich die Therapie erlebt oder wie er sie gerade erlebt. Häufig erfahren wir dabei etwas, was uns gute Ansatzpunkte für eine Intervention geben kann. Sie können ihn auch direkt fragen, wie er die Arbeit mit Ihnen erlebt. »Ist unsere Arbeit hilfreich für Sie? Gibt es etwas, womit Sie unzufrieden sind?«

9.5.2 Termin verschwitzt – oder doppelt belegt

Diese Situation haben wir vermutlich alle schon einmal (mindestens) erlebt:

Es klingelt, wir öffnen, der Patient nimmt im Wartezimmer Platz. Eine Minute später klingelt es wieder. Wir erschrecken. Hoffentlich ist es der Postbote. Ist es nicht, es ist ein zweiter Patient. Peinlich.

Ich gehe dann in den Wartebereich und sage: »Einer von uns dreien hat Mist gebaut. Lassen Sie uns herausfinden, wer es war.« Um die Schweigepflicht nicht zu brechen, bitte ich denjenigen, den ich nicht erwartet habe, der also nicht im Terminkalender steht, kurz ins Sprechzimmer. Dann prüfe ich. Häufig war es einer der beiden, der sich vertan hat. Aber auch ich bin nicht ganz selten für das Chaos verantwortlich.

In diesem Fall ist therapeutisches Geschick gefragt, die soziale Kompetenz des Therapeuten wird auf die Probe gestellt.

Auch hier gibt es kein Patentrezept. Oft kommen Patienten einem entgegen: »Ich kann auch eine Stunde später kommen. Ist hier zufällig ein Café / ein Supermarkt / eine amerikanische Hamburgerbraterei in der Nähe?«

In einem Fall habe ich die Sitzung halbiert. Das dürfen wir nach Kassenrichtlinie.

Auch wenn es peinlich ist, meist schafft es mehr Nähe des Patienten zu uns, weil wir menschlicher erscheinen.[27] Und wir können sofort fragen, ob dies dem Patienten auch schon einmal passiert ist. Und wie er damit umgegangen ist.

Das entbindet uns nicht von der Pflicht, zu prüfen, warum dies passiert ist. Bei mir ist es oft Überlastung, aus der dann »Überbuchung« entsteht. Mein Unbewusstes hat sehr clever gehandelt und zwei auf einmal gebucht. Manchmal ist der Grund auch, dass ich abgelenkt wurde: Wir wollen einen neuen Termin vereinbaren und finden auch einen im Kalender. »Ach, was ich Ihnen unbedingt erzählen muss ...«, platzt der Patient heraus. Schwierig, so zwischen Tür und Angel. Die Zeit wird knapp und knapper. Meine Blase meldet sich, sie ist auf 50 Minuten Wartezeit geeicht. Und schon klingelt es, der Nächste steht vor der Tür. Jetzt aber schnell. Auf dem Weg zur Toilette Fenster auf. »Kommen Sie herein.« – und weg ist der Termin für den vorigen Patienten. Ich weiß, was jetzt so mancher Supervisor zu mir sagen würde, aber ich bin kein Roboter. Sondern ein Mensch. Und das will ich auch bleiben.

---

27 Natürlich müssen wir weiterhin unsere Arbeit ernst nehmen. Auch wenn ich in diesem Buch oft einen lockeren Ton anschlage. Aber ich kann und will halt nicht so freudianisch-steif sprechen.

9.6 Wie nah darf ich Ihnen kommen? – Nähe und Distanz in der Behandlung

Die Frage klingt zunächst anzüglich – trotzdem stelle ich sie oft. Meine Patienten wissen natürlich, wie ich es meine: Es geht um innere Nähe. Um Vertrauen und um die Bereitschaft, sich zu öffnen. Ich habe ja quasi eine »Umschulung« bei Irvin Yalom gemacht. »Warum bist du so distanziert zu deinen Patienten?«, hat er mich gefragt. »Na ja, das habe ich so gelernt. Gibt es bei euch keine professionelle Distanz? Keine Abstinenzregel?« Dann hat Irv mir erklärt, was er damit meint. Zum Beispiel, den Patienten direkt anzusprechen, wenn ich etwas wahrnehme: »Sie machen heute ein strenges/missmutiges Gesicht – hat das etwas mit unserer Stunde heute zu tun oder mit der letzten? Oder ist Ihnen eine andere Laus oder gar ein ganzes Rudel über die Leber gelaufen?« Auch dieser Ton, den ich da oft salopp anschlage, schafft Nähe. Intellektualisieren hingegen schafft Distanz.

Wenn der Patient einen Konflikt aus einer anderen Beziehung anspricht, wenn er zum Beispiel kein Vertrauen zu einem Kollegen hat, frage ich ihn: »Wo wir gerade beim Thema sind: Wie sieht es denn hier mit dem Vertrauen aus?«

Es leuchtet ein, dass Partnerschaft oder Paarbeziehung ein wichtiges Thema in den Behandlungen ist. Häufig haben Menschen Angst vor Nähe. Sie verstecken sich hinter einer Fassade aus Korrektheit und dem Versuch, fehlerfrei zu bleiben – was quasi schon eine Garantie dafür ist, Fehler zu machen. Oder sie meinen, durch Distanzlosigkeit Nähe herstellen zu können. »Na, wie war der Urlaub, Herr Therapeut?« Peinlich, aufdringlich und daneben. Da macht man schnell dicht, zieht sich zumindest zurück.

Nähe lernen wir als Kinder, wenn wir sichere Bindungen haben, die auch Erschütterungen vertragen. Diese Bindungen müssen authentisch und offen sein. Wir brauchen ehrliche Bindungen, um uns öffnen zu können. Um uns zu trauen, selbst authentisch zu sein.

Genau das Authentische in der therapeutischen Arbeitsbeziehung ist das Heilsame. Meist haben wir Therapeuten selbst Angst davor, dass uns andere zu nahe kommen. Doch diese Befürchtung ist bei Patienten unbegründet. Patienten dürfen uns in ihren Wünschen nach Nähe offen begegnen. Was nicht heißt, dass wir auch Wünsche nach körperlicher Nähe oder Wünsche, uns außerhalb der Praxis treffen zu wollen, real erfüllen sollten. Aber die Wünsche haben ihre Berechtigung und dürfen ausgesprochen werden.

»Am liebsten würde ich Sie jetzt umarmen!«, sagt die Patientin. »Oh, womit habe ich das verdient?« Die Patientin erklärt es mir und schaut mich erwartungsvoll an, als wolle sie fragen: »Und, darf ich?« Klar darf sie, bei mir ist fast alles erlaubt, solange es nur virtuell, also verbal stattfindet. »Zeigen Sie mir, wie Sie mich umarmen würden.« Die Patientin führt es pantomimisch aus, drückt mich an sich. Das löst auch bei mir etwas aus. Wir müssen es auch aushalten können, wenn Patienten nett zu uns sind. Und dann frage ich: »Wie fühlt sich das an?« Oft frage ich auch: »Was wäre anders, wenn wir jetzt im Biergarten sitzen würden?« So kommen oft unerfüllte Wünsche des Patienten zum Vorschein. »Sie sind mir heute so nahe, am liebsten würde ich mit Ihnen schlafen«, offenbart mir eine andere Patientin. »Es scheint heute so viel Nähe zwischen uns zu sein, dass das für Sie vielleicht die Krönung wäre.« »Für Sie nicht?« Solche Antworten kommen dann häufig. »Ja, bestimmt, nur leider wäre dann unsere ganze Arbeit hier ziemlich im Eimer.«

9.6.1 Dann am besten gleich per du?

Nach allem, was ich gesagt habe, würde sich das vielleicht anbieten. Ist nicht das »Du« die höchste Form der Nähe? Ja, aber es ist immer wichtig, trotz der heilsamen Effekte der Nähe klare Grenzen zu ziehen. Die Regel ist einfach und kompliziert zugleich: Alles, was die Gefahr mit sich bringt, das therapeutische Verhältnis aufzulösen oder die Arbeit zu gefährden, muss vermieden werden.

»Warum können Ihre Patienten nicht durch Ihr Wohnzimmer die Praxis betreten? Das würde ihnen den Umweg über den Seiteneingang ersparen.« Ich versuche, dem Patienten den Sinn zu erklären, was sich als zwecklos erweist. Er kontert: »Also, bei meiner letzten Therapeutin musste ich durch ihr Schlafzimmer, um ins Behandlungszimmer zu kommen.«

Mir bleibt nur entsetztes Schweigen. Manchmal auch Irritation. »Wann sind denn die Wochenendworkshops bei Ihnen?«, will ein neuer Patient wissen. Weil er meine Verwirrung bemerkt, klärt er mich auf: »Bei meinem letzten Therapeuten mussten alle Patienten immer mit ihm einige Wochenenden in seinem Wochenendhaus verbringen.«

Da sind wir uns sicher einig, hier sind massiv Grenzen verletzt worden.

9.7 Dialektisches Arbeiten

Viele Kolleginnen und Kollegen wenden diese Technik nicht an. Sie sehen Dinge einseitig und unterstützen den Patienten in seiner eindimensionalen Sicht. Helfen ihm, nur in eine Richtung zu dekonstruieren. Und die andere Seite nicht zu sehen, für sie blind zu werden.

Was meine ich damit? Das will ich an einem Beispiel verdeutlichen:

Ein Patient ist von seiner Schriftstellerei nahezu besessen. Er hat immer neue Ideen, ist brillant auf seinem Gebiet. Hat Freunde, hat Erfolg. Auch bei den Frauen. Aber so recht bleibt keine »an ihm hängen«. Woran könnte es liegen? Er wird immer älter, irgendwann schließt sich das Zeitfenster, in dem es sinnvoll ist, eine Familie zu gründen. Auch wenn es bei einem Mann größer ist als bei einer Frau, kann er den psychisch sinnvollen Zeitraum verpassen, in dem er Freude an Kindern und ausreichend Kraft und Energie für sie hat.

Natürlich hat er hohe Ansprüche an eine Partnerin. Rilke, Ibsen, Bieri müssen ihr vertraut sein. Sie sollte Humor haben und seine Freude am Konstruieren und am Absurden teilen. Außerdem sollte sie seinen sexuellen Appetit haben, denn trotz aller intellektueller Interessen liebt er auch weibliche körperliche Vorzüge.

Nicht einfach, die Richtige zu finden. Jeder hat ein Recht auf Ansprüche. Die seinen sind nicht unerfüllbar, aber eben schwer erfüllbar. Oder zumindest schwerer erfüllbar als beim Durchschnitt seiner Geschlechtsgenossen. Er ist in keiner Weise elitär, hat auch Freude an leichter Unterhaltung, seine Freunde, die ihm viel bedeuten, kommen nicht aus dem Hochbegabtenmilieu.

Was ist es nun, das ihn in die selbst gewählte Emeritage treibt?

Wir finden heraus, er sehnt sich nach einer Partnerin. Hat er große Angst vor einer festen Bindung? Dann würde er sich wohl kaum auf eine lange Analyse einlassen. Ich jedenfalls merke nichts von Bindungsängsten oder einer Kontaktstörung.

Jetzt könnte eine Untersuchungs- und Deutungsrichtung darin bestehen, zu prüfen, ob er Angst vor einer Bindung an eine Frau hat und vielleicht seine intellektuellen Möglichkeiten zum Verstecken beziehungsweise zur Flucht nutzt.

Arbeiten wir dialektisch, müssen wir auch die andere Seite prüfen und die zweite Möglichkeit in Betracht ziehen: Er schützt sich aktiv vor fester Partnerschaft und Familie, weil er fürchtet, seine intellektuellen und schriftstellerischen Fähigkeiten dann nicht mehr in einem für ihn befriedenden Maß leben zu können.

Auch wenn dieser Ansatz nicht ganz im Hegelschen Sinn ist, benötigen wir eine Synthese. Denn meist erweisen sich beide Thesen als richtig, auch wenn sie einander (scheinbar) widersprechen.

Die Synthese ergibt hier zunächst, dass der Patient sich in einem Dilemma befindet. Ein Dilemma wirkt wie ein Konflikt – nur heftiger und schlimmer, weil es unlösbar ist. Jedenfalls auf dieser ersten Stufe. Aber wir bleiben hier nicht stehen, sondern erlauben eine Synthese, die so aussehen könnte:

»Sie brauchen eine Partnerin, mit der Sie intellektuell, menschlich und sexuell auf einer Wellenlänge sind. Sie möchten Familienmensch und Intellektueller sein. Und glauben, vielleicht aufgrund von Erfahrungen in Ihrer Ursprungsfamilie, dass dies nicht möglich ist.

Unsere Aufgabe ist es jetzt, einen Weg zu finden, wie wir die zwei Seelen in Ihrer Brust zusammenbringen können, damit sie Ihnen beistehen, so wie Zetes und Kalais für König Phineus die Harpyien vertrieben hat. Wie Sie also beides unter einen Hut bekommen.«

Dialektisches Arbeiten hilft dem Patienten, die andere, oft verdrängte Seite seines Elends sehen zu können.

Bei Partnerschaftskonflikten, über die unsere Patienten oft klagen, steht auf der anderen Seite der Dialektik nicht der Frust, die Enttäuschung und die Wut des Patienten, sondern seine Wünsche an den Partner.

Dialektik 1: »Sie sind ziemlich wütend auf Ihren Partner, weil er Sie vernachlässigt und sich lieber seinem Beruf widmet als Ihnen.«

Dialektik 2: »Sie wünschen sich, dass Ihr Partner Sie mehr begehrt.«

Synthese (1. Stufe): »Was könnten Sie tun, um ihm Ihre Wünsche nahezubringen, um sie ihm schmackhaft zu machen, ja, vielleicht sogar, um ihn zu verführen?«

In diesem Beispiel werden gleich zwei Fliegen mit einer Klappe geschlagen, um die Entwicklung des Patienten fördern.

Gehen wir nur auf die Vorwürfe des Patienten ein, unterstützen ihn in seiner Suche nach weiteren schlechten Seiten seines Partners, dann fixieren wir ihn nicht nur in seiner Opferrolle (das berühmte »Baden in Selbstmitleid«), sondern kleben ihn noch an den Fliegenfänger der aussichtslosen Passivität.

Würden wir nur der zweiten Richtung folgen und den Patienten zur Aktivität drängen, ihn »deuen«, statt zu deuten, könnte er sich die »Schuld« für das Unglück selbst zuschreiben und sich Selbstvorwürfe machen, weil er etwas falsch macht. Und vielleicht auf den Holzweg geraten, er müsse etwas »lernen«.

Die Synthese geht aber weiter. Denn der Patient in unserem Beispiel weiß mit Sicherheit, was er tun, anziehen oder ausziehen müsste, um die Aufmerksamkeit seines Partners zu erlangen. So etwas steht in jeder Wochenzeitschrift oder auch auf speziellen Seiten im Internet.

Die Synthese auf Stufe 2 ist die Frage: Warum tut er es dann nicht?

Und damit sind wir auf der richtigen Spur. Es sind Ängste, die ihn hemmen und hindern. Diese gilt es zu analysieren und zu bearbeiten.

Ich will hier nur auf die Vorzüge des dialektischen Arbeitens und die Risiken des »monolektischen« Arbeitens hinweisen.

Nur das Defizit deuten? Was dialektisches Arbeiten außerdem bedeutet

Der Patient erscheint nicht zum Termin. Das Ausfallhonorar wird fällig. Wie so oft folgt eine Diskussion und das Ringen des Patienten darum, es nicht bezahlen zu müssen. Dieses leidige Thema soll jetzt nicht grundsätzlich zur Debatte stehen. Wir gehen davon aus, dass wir darauf bestehen, weil »wir es so vereinbart haben«, ganz im Sinne des Realitätsprinzips und der Aufgabe des Patienten, zu reifen. Der Patient sieht es ein.

Man könnte es so stehen lassen. Wenn der Patient enttäuscht ist, ist das seine Sache. So könnte man es sehen.

Ich meine aber, zum dialektischen Arbeiten gehört auch noch, die »andere Seite«, die enttäuschte Seite, zu betrachten.

»Ich nehme an, Sie sind jetzt auch noch aus einem anderen Grund enttäuscht.« – Reaktion des Patienten abwarten – »Sie haben sich vielleicht auch etwas Fürsorgliches gewünscht, dass ich eine Ausnahme für Sie mache.«

Damit nimmt man auch die andere Seite der Enttäuschung beim Patienten ernst. Gibt ihm nicht zu verstehen, dass er böse war. Und auch wir sind nicht böse. Es ist die Realität. Und die ist nicht böse oder gut. Die ist eben, wie sie ist.

Man darf dann auf keinen Fall wieder in die Diskussion einsteigen. Damit würde man die andere Seite des Patienten kränken: die »reife« Seite.

Denn es geht letztlich darum, dem Patienten zu helfen, diesen inneren Konflikt zwischen dem Wunsch, »versorgt zu werden beziehungsweise unbeschwert zu leben«, und dem anderen Wunsch, »als erwachsener Mensch ernst genommen zu werden«, zu lösen. Und damit eine Ich-Struktur zu erwerben, die zwischen den beiden Seiten und der Realität vermitteln kann.

Ich habe, muss ich zugeben, dies einmal nicht beachtet. Eine Studentin hat ihre Sitzungen »verbaselt«. Das Ausfallhonorar war fällig. Die Studentin musste dafür, das wusste ich, zehn Stunden bei einer amerikanischen Hamburgerbraterei arbeiten. Ich habe ihr angeboten, das Honorar zu halbieren. Die Patientin ist richtig wütend geworden. Ob ich ihr das wohl nicht zutrauen würde? Diesen Einlauf habe ich wohl zu Recht bekommen.

9.8 Therapieaufgaben – Neurotische Frustrierung infantiler Einstellungen und Muster

Viele Therapeuten glauben, dass das Aufarbeiten neurotischer Konflikte und das Schaffen psychischer Strukturen bei strukturellen Defiziten oder Fehleinschätzungen über die eigene Person bei Selbstwertproblematiken ausreichen, um dem Patienten nachhaltig zu helfen. Dadurch wird der Patient stabiler, selbstbewusster und häufig konfliktfähiger. Dies bedeutet jedoch nicht, dass er seine infantilen Einstellungen, Ansprüche oder seine Egoismen damit automatisch verlöre. Mit dieser Aufgabenstellung wollen sich die meisten Therapeuten jedoch nicht oder ungern befassen, denn: Solange wir an quälenden Konflikten arbeiten, die Scham- oder Schuldgefühle auslösen oder den Patienten leiden lassen, weil er sich nicht zu wehren weiß, haben wir seine volle Unterstützung. Natürlich treten auch hier Widerstände gegen die Erkenntnis und Veränderung auf, aber der Patient ist während der ganzen Zeit mehr oder weniger »auf unserer Seite«.

Das Ganze kann sich sehr schnell ändern und nicht selten in eine negative therapeutische Reaktion münden, wenn wir beginnen, die infantilen Seiten und Egoismen des Patienten zu beleuchten und zu bearbeiten. Hier müssen wir mit den größten denkbaren Widerständen auf seiner Seite rechnen, denn solche Privilegien gibt keiner gerne auf. Aber es sind nicht nur die Privilegien, deren Fortbestand durch den Erkenntnisprozess gefährdet ist; vielmehr kommt das Idealbild, das der Patient von sich selbst hat, dadurch automatisch ins Wanken: Wenn er sich mit unserem Ziel einverstanden erklärt, muss er sich damit auseinandersetzen, dass das ideale Bild, das er von sich selbst hat, in vielen Teilen nicht der Realität entspricht, und er Charakterzüge hat, die er bei anderen ablehnen würde.

Was ist nun die »neurotische Frustrierung«? Die neurotische Frustrierung ist eine Vorstufe zur Erkenntnis des Musters, also letztlich zur Deutung des Ganzen. Manche Therapeuten, die sich entschlossen haben, sich der Aufgabe der Charakteranalyse zu stellen, neigen dazu, diesen Schritt zu überspringen. Dies tun sie, weil es unangenehm ist, sich den Reaktionen des Patienten stellen zu müssen. Ein klassisches Beispiel und geradezu der Prototyp oder das Paradigma der neurotischen Frustration ist das Ausfallhonorar. Hier wird der Patient automatisch in seiner Anspruchshaltung und seinem Wunsch, für den Therapeuten etwas Besonderes zu sein, frustriert. Andere Beispiele für neurotische Frustrierung: wenn der Patient in der Stunde beginnt, zu plaudern, und wir darauf nicht reagieren. Wenn der Patient partout etwas von uns wissen will und in seinen Bemühungen nicht lockerlässt, wir jedoch darauf nicht antworten. Wenn der Patient von uns verlangt, eine Stunde am Abend statt am Nachmittag zu bekommen, wir ihm aber keine geben. Es gäbe noch viele weitere Beispiele, aber ich glaube, Sie haben das Prinzip verstanden.

Warum ist diese Frustrierung notwendig? Ist es nicht für den Patienten auch eine Brüskierung und noch dazu sehr unangenehm? Hier kommt eine gesellschaftliche Veränderung zum Tragen, die ich in einem anderen Buch über Kindererziehung beschreiben werde: Wir werden immer vorsichtiger und befürchten manifest, wir könnten jemanden brüskieren, wenn wir ihn mit etwas konfrontieren. In Wirklichkeit wollen wir uns nicht der Enttäuschung stellen, die entsteht, wenn wir das Bedürfnis eines Anderen frustrieren. Denken Sie nur an die häufig grotesk wirkenden Situationen, von denen Patienten berichten, wenn sie jemanden über das Internet kennenlernen und beim ersten Date nach fünf Minuten feststellen, dass es »hinten und vorne nicht passt«, sie aber den ganzen Abend vor sich haben, und das vielleicht auch noch mit hungrigem Magen. Kaum einer traut sich, zu sagen: »Ich habe den Eindruck, dass es mit uns nicht funktionieren wird. Irgendwie spüre ich da nichts. Aber vielleicht können wir trotzdem einen netten Abend miteinander verbringen, denn unsympathisch bist du mir nicht.« Oder man denke an unsere eigene Scheu davor, einem Patienten mitzuteilen, dass wir nicht mit ihm arbeiten wollen.

Kommen wir zum Grund der neurotischen Frustrierung zurück: Die neurotische Frustrierung löst einen heftigen Affekt aus. Eine Deutung kann im Zustand des passenden Affektes leichter angenommen werden und von den gesunden und reiferen Ich-Anteilen des Patienten schneller geprüft und übernommen werden, wenn der entsprechende Affekt die (infantilen) Abwehrmechanismen des Patienten lähmt oder ausgeschaltet hat. Im Zustand der blinden Wut über uns, wenn wir auf dem Ausfallhonorar bestehen, kommen wir leichter an die Enttäuschung und die frustrierten Wünsche der Patienten heran, die sie auf uns beziehen, als wenn dies »sachlich« abgehandelt wird.[28]

Die neurotische Frustrierung stellt höchste Ansprüche an das Standing des Therapeuten. Er muss die heftigsten Affekte – häufig ungefiltert – aushalten und darf nicht einknicken oder ins Schwanken geraten. Wer selbst schon Kinder erzogen hat, weiß, wovon ich spreche!

---

28 Natürlich kann dieses Unterfangen durch eine sogenannte juristische Rationalisierung, also das Heranziehen von Gesetzen und Urteilen, völlig torpediert werden.

9.9 Der Therapeut als Spiegel- und Hilfs-Ich

Welche Aufgabe hat der Therapeut in der psychodynamischen Psychotherapie? Er muss dem Patienten nichts »beibringen«, ihn zu nichts bringen, wie es vielleicht in der Verhaltenstherapie üblich wäre, und ihm auch kein Modell sein, an dem der Patient Dinge, die er selbst nicht beherrscht, erlernen kann. Natürlich wird der Patient dies trotzdem tun: Geht der Therapeut auf ihn ein, behandelt er ihn gut, kann der Therapeut sich angemessen abgrenzen, ohne zu verletzen und so weiter, so kann der Patient dies als Modell mit nach Hause nehmen. Die eigentliche Aufgabe des Therapeuten ist es aber, sich mit den gesunden Ich-Anteilen zu verbünden und diese zu stärken, bis sie selbst stark genug sind, das Regiment allein zu übernehmen. Wir nennen diesen Vorgang *therapeutische Ich-Spaltung*: Der Patient spaltet einen Teil seines Ichs (und das sollte natürlich der gesunde Teil sein) vom restlichen, neurotischen oder infantilen Teil ab und verbündet sich mit dem Therapeuten, um das eigene Verhalten zu erleben, die Reaktionen und Muster zu erkunden – und zu analysieren! Gleichzeitig ist der Therapeut Spiegel für den Patienten.

Dies bedeutet nicht immer, dass der Patient nur seine negativen Seiten vorgehalten bekommt, sondern es kann auch bedeuten, dass der Patient (evtl. erstmals) seine eigenen Wahrnehmungsverzerrungen in anderem Licht sehen und auf Dauer korrigieren kann. Der therapeutische Spiegel zeigt auch die andere Seite – die Seite, die Narziss im Spiegel des Sees nicht sehen kann: seine Rückseite, also die dunkle Seite in uns – die Ungereimtheiten, unreifen Seiten, egoistischen, rücksichtslosen oder gar verbrecherischen Anteile, die wir alle nicht wahrhaben wollen. Er zeigt aber auch Wahrnehmungsverzerrungen in der anderen Richtung auf, wenn sich jemand zu groß sieht und sich damit entweder stets in Gefahr bringt oder bei anderen unbeliebt macht.

Dies mag sehr profan klingen, ist aber die enorme Stärke der psychodynamischen Psychotherapie. Insbesondere die Hilfs-Ich-Funktion ist etwas, das der Patient in der Regel in der Außenwelt nicht finden wird. Hier werden Menschen sein, die ihm Vorwürfe machen für sein Verhalten oder ihm »gute Ratschläge« erteilen, die in der Regel nicht hilfreich sind, weil sie die Konflikte nicht auflösen. Und das therapeutische Hilfs-Ich wird seine Geduld (jedenfalls so schnell) nicht verlieren, wie es Objekte in der Außenwelt häufig tun.

9.10 Missbrauch des Therapeuten

Jeder Patient, so wissen wir, hat ein »neurotisches System«. Dieses neurotische System definiert sich durch das Zusammenwirken verschiedener Abwehrmechanismen und der daraus resultierenden neurotischen Kompromisslösung. Wenn ein Patient zu uns kommt, so leidet er an einem Symptom – nicht an seinem neurotischen System, welches jedoch zweifelsfrei das neurotische Symptom evoziert. Manifester Wunsch des

Patienten ist es, sein Symptom zu verlieren, und ebenso manifest ist er zu nahezu allem bereit dafür – jedenfalls offiziell. Natürlich will er sich ändern und die damit verbundenen Schwierigkeiten in Kauf nehmen. Latent jedoch löst eine Auflösung des neurotischen Systems beim Patienten eine große Verunsicherung aus, die in der Regel auch in einer Erschütterung der gesamten stabilisierenden Mechanismen des Patienten endet. So gesehen werden wir recht schnell mit einer abwehrenden Haltung des Patienten konfrontiert, wenn wir uns daranmachen, dieses neurotische System zu verstehen. Das ist dem Patienten durchaus nicht bewusst. Es kann sogar sehr peinlich sein, dass sich nichts verändert oder dass er »nichts auf die Reihe bekommt«. Und so versucht uns der Patient auch schon bald in eine Aufgabe zu drängen, die wir Therapeuten nicht wahrnehmen wollen. Aber mehr und mehr wird der Patient versuchen, uns in diese Position zu bringen, in der wir ihm einerseits helfen sollen, seine Symptomatik loszuwerden, dabei jedoch andererseits auch zugleich sein neurotisches System aufrechtzuerhalten. Bestes Beispiel hierfür sind Alkoholiker, die offiziell (manifest) vom Alkohol loskommen wollen, latent jedoch »lernen wollen, damit umzugehen« (= kontrolliert trinken lernen).

Oder ängstliche Personen, die den Kontakt mit anderen meiden; die versuchen, uns zu überzeugen, dass sie doch völlig uninteressant seien für andere oder dass es immer zu Schwierigkeiten führen werde. Letztere wollen uns dazu verführen, ihnen recht zu geben, dass es sinnlos sei, dass sie sich im Außen bemühen; ja, dass vielleicht gar die ganze Welt so schlecht sei, dass es keinen Sinn habe, sich mit den Ängsten auseinanderzusetzen.

In diesen Fällen wird der Therapeut vom neurotischen System des Patienten missbraucht: Der Patient benutzt uns, um seinen Abwehrauftrag durchzusetzen. Nur wenn uns dies bewusst ist, können wir dem durch klares, konsequentes Auftreten entgegenwirken.

9.11 Über den Unsinn von Diagnosen

Ich habe Tage damit zugebracht, den kleinen Sven zu untersuchen, der mit Ängsten in die Beratungsstelle für Eltern, Kinder und Familien gekommen ist. Ich war dort Praktikant im Studium. Stolz darauf, endlich mein theoretisches Wissen in der Praxis anwenden zu können, und unter dem Leiter arbeiten zu dürfen, den ich für einen sehr fähigen Mann hielt. Was er auch ist. Fähig, aber nicht berühmt. Fähige Menschen werden oft nicht berühmt, weil Fähigkeit und Bescheidenheit oft Geschwister sind. Kommt noch Menschlichkeit hinzu, werden sie unzertrennlich und sind so glücklich und zufrieden miteinander, dass sie Berühmtsein gar nicht brauchen, weil es sie auseinanderbringt und von dem abhält, was ihnen wichtig ist. So ein Mann war der Leiter der Einrichtung. Er hat ein tolles Buch über Legasthenie geschrieben, das ich genial finde, das aber wenig gelesen wurde. Heute ist es, glaube ich, nur noch antiquarisch erhältlich. Das ist diesem Menschen vermutlich auch egal, ihm reicht es, so vermute ich, dass es einigen Kollegen geholfen hat, Legasthenikern zu helfen. Er war und ist mein Mentor und Vorbild. Und diesem Mann stellte ich nun voller Stolz die Ergebnisse meiner Untersuchungen vor. Zahlreiche Tests hatte ich mit Sven gemacht. Ganz nach meinem Vorbild, der ein Meister der Diagnostik ist. Er stellt die Tests perfekt zusammen und wertete sie genauso virtuos aus, entdeckte Dinge zwischen Zeilen, die den Testskalen verborgen bleiben, die aber wesentlich waren und oft mehr über die Not oder den Ursprung eines Leidens verrieten als ein paar simple Antworten auf Fragen auf einem Blatt Papier.

In meiner Begeisterung für seine diagnostischen Fähigkeiten hatte ich mich mächtig ins Zeug gelegt und tagelang Tests gemacht, mit den Eltern gesprochen und mit dem Rest der Familie. Hatte genaue Testprotokolle erstellt, die biometrische Testauswertung dreimal gemacht – mein Mentor hatte empfohlen, sie stets zweimal zu machen –, in Interpretationsbüchern gelesen, um die projektiven Tests annähernd exakt interpretieren zu können.

Und da stand ich vor versammelter Mannschaft mit der Auswertung vom HAWIK, dem FIT (Familie in Tieren), dem Foto vom Scenotest, den Transkripten der Elterngespräche. Ich trug alles vor und mein Mentor lauschte gebannt. Sein latentes Lächeln, das er gern zu verbergen versuchte, das meinem (auch durch ihn geschärften) Auge jedoch nicht entging, verriet mir, dass er nicht unzufrieden war und meine Bemühungen zumindest würdigte. Stolz und in der Hoffnung auf eine finale Adelung hob ich mir die Diagnose für das Ende auf wie das Finale in Beethovens 7. Sinfonie.

Und dann fasste ich die Ergebnisse zusammen und »kam zu dem Schluss, dass man hier von folgender Diagnose ausgehen kann:« Der Umstand, dass ich die Diagnose heute nicht mehr nennen kann, verrät Ihnen, dass etwas mächtig schiefgelaufen ist.

Aber seine Worte werde ich nie mehr vergessen: »Ja, und was haben Sie jetzt davon? Hilft Ihnen das bei der Behandlungsplanung?« Statt des erwarteten Beifalls nun dies! Kein Ritterschlag, sondern einer ins Gesicht, was sicher nicht seine Absicht war. Denn den hatte ich mir bereits selbst verpasst, weil ich erkannte: Er hatte recht. Natürlich kam mir der Gedanke, am Freitag unseren Diagnostikprofessor in der Uni ordentlich zu verprügeln. Das wäre fatal und wenig hilfreich gewesen. Aber Lust, diesen epistemischen Trottel zu vermöbeln, hatte ich schon, schließlich hatte er uns das ja eingebläut.

Die Diagnostik ist in der Psychotherapie immens wichtig, um eine Psychotherapie planen zu können. Deshalb macht man sie vor der Therapie, um Schaden zu vermeiden. Nach einer Therapie könnte man nur feststellen, welchen Schaden man angerichtet hat.

Kleinlaut musste ich zugeben, dass mir diese Diagnose nicht weiterhalf. Und ich schämte mich, weil mir bewusst wurde, dass ich mir nur die Krone der Eitelkeit aufgesetzt hatte.

Was hilft es uns Psychotherapeuten, wenn wir eine mittelgradige Depression oder eine Anorexie diagnostizieren, bei der Therapieplanung? Es hilft uns genauso viel, wie die Diagnose Magengeschwür einem Chirurgen für die Operationsplanung hilft. Er weiß damit lediglich, dass er am Bauch und nicht am Gehirn rumschnippeln muss.

In unserem Bereich hilft es bestenfalls dem Psychiater, seine wirkungslosen Antidepressiva richtig zu dosieren.[29]

Mein Mentor hat dies nicht ausgekostet, sondern mir etwas auf den Weg gegeben, was mir und hoffentlich auch meinen Patienten seit Jahrzehnten hilft: »Formulieren Sie statt einer Diagnose nur einen einzigen Satz, der die Paradoxie des Leidens (in der der Patient gefangen ist), erklärt.«

Dieser Satz hängt in unsichtbaren Lettern über meinem Schreibtisch.

Und es stimmt: Ein einziger Satz erklärt die Paradoxie des Patienten. Eine Diagnose hingegen nichts.

Er hat mir noch etwas mit auf den Weg gegeben, nicht wörtlich, sondern eher als Essenz seiner therapeutischen Weisheit: »Man ist nie gut genug. Aber das macht nichts. Man kann ja dazulernen.«

Und so ist es auch. Jeder Patient hat mir mindestens eine neue Erkenntnis gebracht. Und das wird so weitergehen, bis ich meine Praxis abgebe. Oder den Löffel.

Ein anderer Supervisor hat mal, als eine meiner Therapien ziemlich schiefgelaufen ist und ich ihn um Rat bat, zu mir gesagt: »Wir alle haben solche Leichen im Keller, für die wir uns schämen.«[30]

Ich arbeite sehr gewissenhaft, wie vermutlich und hoffentlich die Mehrheit meiner Kolleginnen und Kollegen. Und leide dann entsprechend mehr, hinterfrage mich mehr. Ich wollte keine Entlastung oder Absolution, sondern verstehen, was ich falsch gemacht habe, um es in Zukunft zu vermeiden. Hier mussten wir beide kapitulieren. Es gibt immer Patienten, die einen noch so erfahrenen oder bemühten Therapeuten zum Scheitern bringen. Das ist wie gesagt kein Kunststück und ebenso infantil und selbstdestruktiv wie das kleine Kind, das sich im Winter keine Handschuhe anzieht, um die Mutter zu bestrafen.

Er antwortete mit einem Satz aus dem Buddhismus (seinen Hang zum Buddhismus versuchte er geschickt zu verbergen,[31] ich habe ihn aber entlarvt):

»Wir können unsere Arbeit nur nach bestem Wissen und Gewissen machen. Und in Bescheidenheit und Demut.«

Patienten mit selbstdestruktivem Verhalten sage ich oft:

»Sie können Ihre Therapie zum Scheitern bringen. Das ist, am Rande bemerkt, auch keine große Kunst. Aber wenn Sie meinen, mich damit zu bestrafen oder mir zu scha-

---

29 Es ist ein seit mindestens 15 Jahren gut gehütetes und dennoch offenes Geheimnis, dass diese Pillen nicht wirken und deren Einnahme nur die Einnahmen der Pharmakonzerte verbessert.

30 Ich glaube, gerade die »berühmten« Therapeuten, die »Koryphäen«, deren Weg mit Wundern und Heldentaten gepflastert ist (jedenfalls nach eigenen Angaben), haben besonders viele Leichen im Keller. Vermutlich reicht der Platz im Keller nicht aus und sie haben ganze Friedhöfe weit außerhalb gemietet, damit der Verwesungsgeruch die Selbstbeweihräuchungspartys und Autointhronisationszeremonien nicht stört. Narzissten mögen so etwas gar nicht. Und mögen es erst recht nicht, als Narzisst bezeichnet zu werden.

31 In der orthodoxen Psychoanalyse muss man alles verbergen, was von der Norm abweicht: Buddhist sein, homosexuell/lesbisch sein, farbig sein. Allmachtsfantasien, ade.

den, muss ich Sie enttäuschen. Ich bekomme mein Geld von den Kassen, auch wenn Ihre Therapie nicht erfolgreich ist. Die bezahlen mich für meine Bemühungen. Damit Sie es nicht falsch verstehen: Es ist mir nicht egal, wenn es meinen Patienten schlecht geht. Im Gegenteil, es ist mir natürlich lieber, wenn ich mit meiner Arbeit Erfolg habe. Trotzdem muss ich Ihnen sagen: Ich kann es mir erlauben, dass Ihre Therapie scheitert. Können Sie sich das auch erlauben?«

Sie glauben gar nicht, welche Kräfte das in Patienten mobilisiert.

10 Interventionstechniken

Im Folgenden will ich mich mit einigen Interventionstechniken beziehungsweise den Voraussetzungen und Wirkungsmechanismen von Interventionen beschäftigen.

10.1 Die zwei Ebenen im psychotherapeutischen Prozess

In der Psychotherapie haben wir es mit zwei Ebenen zu tun, auf denen ein Patient etwas zum Ausdruck bringt: Der Patient hat ein manifestes »Problem« (das, was sich Laien unter Psychotherapie vorstellen). Ich nenne dies die *konkretistische Ebene*. Auf dieser Ebene wünscht der Patient sich einen entsprechenden Rat oder eine Lösung für dieses Problem. Dahinter versteckt sich die latente Botschaft oder der latente Konflikt. Ich nenne dies die *Konfliktebene*. Wenn wir im therapeutischen Gespräch dem Patienten zuhören, so hören wir ihm nicht – wie man landläufig glauben mag – auf der konkretistischen Ebene zu, sondern eher auf der Konfliktebene. Wir hören in gleich schwebender Aufmerksamkeit zu – oder, wie Theodor Reik es einmal in einem Buch beschrieben hat: »mit dem dritten Ohr«. Man kann sich dieses Hören so vorstellen, wie wenn wir in einem Zug sitzen und in der Reihe neben uns sich ein Pärchen unterhält.

Ob wir es wollen oder nicht: Wir hören dem Gespräch zu. Wir werden allerdings – aus Höflichkeit und guter Erziehung – natürlich nicht genau zuhören (wenn wir nicht gerade Spione sind), sondern kriegen das Gespräch »beiläufig« mit. Dabei entstehen gewisse Gedanken und Gefühle und Bilder in uns. Auch dies geschieht unwillkürlich: Wir können es nicht vermeiden. Mit einer ähnlichen Einstellung geht der Therapeut an das therapeutische Gespräch heran. Natürlich muss er dem Patienten auch auf der konkretistischen Ebene zuhören und ihm auf dieser Ebene antworten. Aber: nicht nur. Er muss verstehen und dem Patienten dabei helfen, zu verstehen, oder gemeinsam mit ihm erarbeiten, was sich latent unter dem »Problem« auf der Konfliktebene verbirgt. Dies kann ein direkter Wunsch an den Therapeuten sein, etwas für ihn zu lösen – also eine Verantwortung zu übernehmen, die der Patient allein nicht tragen möchte. Es können Versorgungswünsche sein, aber auch regressive Wünsche, bei denen der Patient zum Kind wird und mütterliche Unterstützung oder väterlichen Beistand oder Strenge wünscht. So können wir es dem Patienten verständlicherweise nicht verübeln, wenn er sich »wie ein kleines Kind« verhält. Es würde auch nichts helfen, wenn wir ihn ermahnen, dies zu unterlassen. Latent dürfen wir uns weder gefangen nehmen lassen noch den Wünschen nachgeben oder diese vehement zurückweisen. Es geht darum, zu verstehen, was dahintersteckt, und es dem Patienten in einer Art zu verdeutlichen, dass er sich nicht angegriffen/verletzt/gekränkt/erniedrigt fühlt oder das Gefühl hat, über ihn werde triumphiert, gerichtet oder er werde niedergemacht, bestraft und so weiter.

In der fokusorientierten psychodynamischen Psychotherapie (ehemals tiefenpsychologisch fundierte Psychotherapie) werden diese Prozesse nicht so sehr im Vordergrund stehen und nicht mit der gleichen Vehemenz wirken wie bei einer hochfrequenten analytischen Behandlung. Dennoch sind sie stets vorhanden – auch in niederfrequenten fokalen Behandlungen. Ein Beispiel: Ein Patient, Ende 20, schafft sein Examen nicht. Er kommt in seiner Not zum Therapeuten, weil er nicht versteht, warum er, obwohl er vorher keine Lernschwierigkeiten hatte, jetzt im Examen zu scheitern droht. Die nähere Exploration der Situation ergibt folgende Begleitumstände, die eine fokale Therapie rechtfertigten: Der Patient bekam von seinem Professor, den er sehr verehrt, das Angebot, nach seinem Abschluss bei ihm als wissenschaftlicher Angestellter und Doktorand arbeiten zu können. Dies erfüllte ihn mit großer Freude, erhöhte aber gleichzeitig eine latente Spannung, die der Patient zunächst den Anstrengungen der Examensarbeit zuschrieb. Als er einen Auszug seiner Abschlussarbeit dem Professor, der diese Arbeit auch betreute, vorlegte, kritisierte dieser einen Teil der Arbeit und ermunterte den Patienten, diesen noch einmal zu überarbeiten, denn »das können Sie doch besser!«. Der Patient bekam im Folgenden eine schwere Panikattacke, war in den nächsten Tagen wie gelähmt und konnte nicht daran weiterarbeiten. Es machte den Anschein, als wäre er jetzt paranoid geworden und würde alsbald einer Psychose anheimfallen, die all seine geistigen Fähigkeiten und all seine bisherige Arbeit zunichtemachen würden. Auf der konkretistischen Ebene wollte der Patient natürlich Hilfestellungen, psychologische »Kniffe und Tricks«, vielleicht eine Art autogenes Training oder Selbstberuhigungsmaßnahmen, ein Antiprüfungsangsttraining und so weiter.

Was er latent auf der Konfliktebene ausdrücken wollte, verstand der Therapeut noch nicht. Er fragte daher den Patienten, wie er den Professor in der Situation erlebt hat. Der Patient war der Meinung, dieser sei sehr sauer auf ihn gewesen. Aber dies sei nur »die Spitze des Eisbergs«, sein erster Fehler, den er rasch entlarvt hat – und dass weitere folgen würden und der Rauswurf aus der Uni nur noch eine Frage der Zeit sei. Für den Therapeuten klang es anders: Er erlebte den Professor zwar als ein wenig streng, aber eher im Sinne eines Vaters, der große Stücke auf seinen Sohn hielt und der Meinung war, er könne noch mehr aus sich herausholen. Im Laufe der Anamnese stellte sich heraus, dass der Patient einen frustrierten Vater hatte, der es – in seinen Augen – »nur« zum einfachen Arbeiter gebracht hatte. Ein Leben lang habe er den Patienten kleingemacht und ihm jeden Fehler, den dieser gemacht habe, »um die Ohren gehauen«. Dabei habe er ihm immer wieder deutlich gemacht, wie »dumm« er doch sei, und dass er eher auf die Sonderschule als auf das Gymnasium gehöre. Die Wut auf den Vater, aber auch die Hoffnung, eines Tages doch noch von ihm anerkannt zu werden, trieben den Patienten zu intellektuellen Höchstleistungen an. Dennoch hatte er stets große Angst, vom Vater wieder depotenziert zu werden. Dieser innere Konflikt zwischen der Angst, vom Vater vernichtet zu werden, und dem Wunsch, ihn selbst zu vernichten (»kleinmachen«), war in der Zeit der Universität kompensiert: Hier befand er sich in der »Schutzburg« oder im »Elfenbeinturm« des Intellekts und war »von einem anderen Vater adoptiert« worden, der offenbar große Stücke auf ihn hielt und bei dem der Patient niemals im Verdacht stand, dass er ihn – wie der Vater – erniedrigen würde. Unbewusst befand sich der Patient schon vor dem Ende der Examensarbeit in innerem Aufruhr. Aber der Konflikt war noch nicht ganz deutlich – wenngleich es für das Schreiben eines Antrags auf Psychotherapie ausgereicht hatte.

Richtig deutlich wurde der ganze Konflikt erst, nachdem der Patient das Examen (mit dem »dritten Vater«) bestanden hatte: Nach einiger Zeit legte er ein merkwürdiges Verhalten an den Tag, das sich seiner Kontrolle zu entziehen schien: Er begann, studentische Mitarbeiter herunterzumachen und verächtlich über sie zu reden, was ihm wiederum den Ärger der anderen Mitarbeiter und letztlich auch seines Vorgesetzten – des obigen Professors – einbrachte. – Wiederholte der Patient jetzt nur das, was der Vater mit ihm gemacht hatte? Der Therapeut fand (zu Recht), dass dem mitnichten so sei: Der Patient befand sich weithin im Konflikt mit dem »inneren Vater«, den er nach außen verlagerte. Er lebte in ständiger Angst, von anderen kleingemacht zu werden, und griff ihnen sozusagen vor, indem er sie angriff und damit genau das erzeugte, was er vermeiden wollte. Dies wurde dem Therapeuten in dem Moment deutlich, als er den Patienten damit konfrontierte, dass er ja jetzt das gleiche Verhalten an den Tag legen würde wie sein Vater. (Ohne dies zu kommentieren!) Daraufhin bekam der Patient schon in derselben Sitzung Angstzustände. In den folgenden Sitzungen berichtete er von gehemmtem Verhalten und seiner Sorge wegen den Kollegen, die er so schlecht behandelt hatte. Jetzt hatte er plötzlich umso größere Angst, den Arbeitsplatz zu verlieren, da man ihm ja etwas auf der »konkretistischen Ebene« vorwerfen konnte. Gleichzeitig befürchtete er, dass der Therapeut, der ihm schließlich »durchs Examen geholfen« hatte, nun die Geduld verlieren und ihn »zum Teufel jagen« würde. Ich will den Verlauf hier etwas verkürzen: Im zähen, langen Prozess des Durcharbeitens gelang es dem Patienten, die neurotischen Beziehungsanteile (also die neurotische Übertragung) zu verstehen und aufzugeben. Fortan sah er sich nicht mehr von der »Kastration« durch die anderen Menschen bedroht, die für ihn wie der Vater in anderer Gestalt waren, sondern wertete ihr ablehnendes Verhalten als »natürliche« (normale) Reaktion auf sein für die anderen bizarres Verhalten, das sie sich nicht erklären konnten. Ihm wurde deutlich, dass er immer wieder mit Gegnern zu rechnen habe, wenn er auf der Karriereleiter höher steige. Dies waren aber nicht nur die »Vertreter des Vaters«, sondern sie wurden vom Patienten als das verstanden, was sie wirklich waren: Rivalen, die auch »an die Fleischtöpfe« oder »auf die Sickerbank« wollten. Das hatte nichts mehr mit dem Patienten zu tun, sondern nur noch mit der Realität.

Ein anderes Dilemma ergibt sich hieraus: Der Patient musste jetzt lernen, angemessen zu rivalisieren. Also nicht mehr den Vater vernichten zu wollen oder Angst zu haben, vom anderen vernichtet zu werden – was einem Kampf auf Leben und Tod gleichkam, bei dem die vom Patienten gezeigten Angstzustände und Panikattacken verständlich gewesen wären.

Vergleichen wir es mit einem anderen Beispiel: Jemand möchte schwimmen lernen, hat aber eine ausgeprägte Wasserphobie. Seit 35 Jahren ist er nicht mehr im Wasser gewesen und begibt sich in therapeutische Behandlung. Die Behandlung ist erfolgreich, und der Patient verliert seine Ängste vor dem Wasser. – Aber nicht ganz! Denn es wäre Wahnsinn, wenn er jetzt kopfüber in den nächsten Fluss springen würde, ohne seine Schwimmkenntnisse noch einmal aufgefrischt und mit seinen Grenzen umzugehen gelernt zu haben, ohne seine Fähigkeiten zu kennen und ohne zu wissen, wo Gefahren lauern und wie er sich dann zu verhalten hat. Die jetzt entstehenden Ängste sind *reale Ängste*, die einer »realen Bewältigung« bedürfen. Hier befindet sich der Patient wieder auf der konkretistischen Ebene, auf der er lernen muss. Und dazu muss er die »realistischen Ängste« mit realistischen Mitteln überwinden lernen. Ich bezeichne diese Angst auch gerne als *sekundäre Angst* und sekundäre Anstrengung, die vom Patienten gefordert wird.

10.2 Konfrontation, Ich-Fokussierung und Aktivierung der Ich-Spaltung und der Aktivität beim Patienten

Wenn wir von tiefenpsychologisch fundierter beziehungsweise analytischer Psychotherapie (also letztlich von psychodynamischer Psychotherapie) sprechen, so müssen wir stets davon ausgehen, dass wir auch aufgrund der zeitlich kapazitären Beschränkung der kassenärztlichen Leistungen ein stark fokussiertes Vorgehen wählen müssen. Wir haben beziehungsweise der Patient hat nicht das gleiche Entwicklungspotenzial, welches er in einer zeitlich unbegrenzten, ziellosen Analyse hat (Standardverfahren: hochfrequentes Verfahren). Daher können wir ihm nicht so viel zeitlichen Raum für die Entwicklung lassen, müssen stärker verdichten und vor allem ich-stärkend arbeiten. Das Konfrontieren gilt als eine der stärksten therapeutischen Techniken, birgt jedoch auch viele Risiken, die nicht unterschätzt werden dürfen. Hier besteht die Gefahr, dass der Patient verletzt oder gekränkt wird oder sich die Konfrontation mit seinem eigenen Über-Ich »verbündet« und ihm noch mehr Schwierigkeiten macht. In einem masochistischen Verarbeitungsmodus ist die Gefahr dann noch größer, dass der Masochismus des Patienten zusätzlich genährt wird.

Wie gehen wir also vor? Sowohl Kernberg als auch Mentzos[32] empfehlen: Nicht den Patienten mit seiner Aggressivität konfrontieren (die kennt er selbst), sondern ihn nach der *Funktion* fragen. Dies halte ich ohnehin für eine der besten therapeutischen Techniken beziehungsweise »Erfindungen«, weil sich der Patient hier nicht »bloßge-

32 Mentzos 2009, S. 139.

stellt« beziehungsweise kritisiert fühlen muss und andererseits auch nicht in eine passive oder defensive Position gedrängt und sich dort festgehalten fühlt. Mit der Frage nach der Funktion legen wir die Funktion des Patienten beziehungsweise den Verarbeitungsmodus oder den Abwehrvorgang »auf den gemeinsamen Tisch« und betrachten ihn. Hierbei wird die therapeutische Ich-Spaltung des Patienten aktiviert, der mit uns überlegt, wozu er diesen Mechanismus gebraucht hat.

Hierdurch wird der Patient auch in eine aktive Position gebracht, statt in einer passiven »Deutungs- oder Konfrontationserwartungshaltung« zu verbleiben, bei der die Verantwortung für Veränderung oder Bewegung dem Therapeuten zugeschoben wird. Vermutlich wird der Patient nicht in der Vergangenheitsform sprechen, sondern davon ausgehen (weil er dies auch unbewusst glaubt), dass der Mechanismus auch heute noch in seinem Umfeld wirksam ist – und zwar genauso wie früher! Indem er dies alles so inszeniert, weil er die Reaktionen so erwartet und im Wiederholungszwang auch unbewusst »darauf drängt«, gibt auch sein reales Umfeld seinem neurotischen Feld »recht«. Allerdings sprechen wir ihn dann darauf an, ob dieser Mechanismus von früher heute wirklich noch gerechtfertigt ist – was gleichzeitig die Frage impliziert, warum der Patient nicht darauf verzichten kann. Dann sind wir im therapeutisch-zeitlichen Geschehen auch schon auf dem Weg zum nächsten Schritt – zur nächsten therapeutischen Dimension: Wir kommen aus dem Dort und Damals über das Hier und Jetzt (der Mechanismus besteht heute noch) in das Draußen und Später. Also zu der Frage: »Was würde passieren, wenn der Patient den Mechanismus aufgibt?« Denn es reicht nicht, dass ein Patient einen Mechanismus versteht und im zweiten Schritt dessen heutige Dysfunktionalität anerkennt, sondern er muss auch noch den nächsten Schritt gehen – und davor haben viele Angst, weil sie unbekanntes Terrain betreten, das sie oft mehrere Jahrzehnte lang nicht kannten, und den jetzt im Visier beziehungsweise Fokus stehenden Mechanismus auch dazu benutzt haben, um der Angst und der Auseinandersetzung mit dieser Frage auszuweichen. Hier ist ein weiteres Stück therapeutische Arbeit notwendig: die Phase, die Freud sowohl als Wiederholen als auch als Durcharbeiten bezeichnet hat.

Uns ist natürlich bewusst, dass wir mit dieser Technik sehr ich-stärkend arbeiten und weniger auf der Objektbeziehungsebene oder auf der Selbstobjektebene – wenn man davon absieht, dass wir das Selbst hier nicht unnötig belasten oder verletzen wollen.

11 Die vier Systeme der menschlichen Psyche

11.1 Unterscheidung zwischen neurotischem und infantilem System

Ein häufiger Fehler, der in Psychotherapien begangen wird, ist eine Fehleinschätzung: Zu leicht sehen wir in unseren Patienten die Opfer von Missverständnissen, Falschbehandlungen in der Kindheit, Enttäuschungen, Kränkungen, Deprivationen oder Traumatisierungen. Dass diese natürlich in den meisten Fällen für das Leid unserer Patienten verantwortlich sind, ist klar. Übersehen werden dabei aber zu leicht infantile Dispositionen – man könnte auch sagen: unreife Anteile des Patienten, die auch in dessen Leben hineinwirken und gegebenenfalls ein Teil dieses Leides ausmachen. Aber vor allem behindern die infantilen Dispositionen, die ich als *»infantiles System«* zusammenfassen möchte, den Patienten nicht nur selbst, sondern auch seinen Kontakt zu anderen. Infantile Haltungen werden zum Beispiel bei der Pflicht, das Ausfallhonorar zu bezahlen, deutlich.

Manifest werden hier »reale« Gründe angeführt; dahinter stecken jedoch immer infantile Wünsche nach grenzenloser und bedingungsloser Mütterlichkeit durch den Therapeuten.[33] Es erscheint mir sehr wichtig, beide Systeme zu kennen und beim Patienten genau identifizieren zu können. Denn: Sehen wir den Patienten nur in seiner Rolle als Opfer und missachten die infantilen, nicht gereiften – also unreifen – Anteile, halten wir den Patienten klein. Es mag sein, dass er mit einem »Opferausweis« glücklicher durchs Leben läuft; ob er dadurch mit sich selbst zufriedener ist, wage ich jedoch zu bezweifeln. Wenn wir den Patienten stets mit »zwei Augen« betrachten, kann uns dieses Missgeschick nicht so leicht passieren. Natürlich sind Therapeuten gerne auch auf dem »Auge«, das für infantile Angelegenheiten zuständig ist, kurzsichtig oder gar blind, denn hier geht es auch um eine Auseinandersetzung des Patienten mit seiner eigenen Persönlichkeit: mit dem, was Freud als »Charakteranalyse« bezeichnet hatte – ein heute stark vernachlässigtes Gebiet, weil es vielen Therapeuten so »unangenehm« ist: Es ist viel leichter und »schöner«, auf den elterlichen Objekten oder anderen wichtigen oder bösartigen Objekten der Kindheit herumzuhacken, als sich mit den Unge-

33 Wie an anderer Stelle dargestellt (→ Kapitel 11.7), hatte ich die größte Auseinandersetzung um ein Ausfallhonorar mit einem Bankdirektor, der es sich mit links hätte leisten können.

reimtheiten und Ungereiftheiten des Patienten auseinanderzusetzen. Dann ist sicherlich häufig »Schluss mit lustig« und das kann die Arbeit für beide Seiten sehr anstrengend machen.

Sicherlich werden sich viele jetzt fragen, wann man mit dieser schwereren Arbeit beginnen soll. Ich neige dazu, zu sagen: »Am besten direkt in der ersten Stunde.« Oder, anders ausgedrückt: wenn es angezeigt wird. Natürlich muss das therapeutische Bündnis eine gewisse Sicherheit erreicht haben, damit der Patient nicht gleich bei der ersten unangenehmen Konfrontation das Weite sucht. Hier gilt es, am Anfang vorsichtiger zu sein. Ich bereite Patienten – der Leser weiß aus dem Kapitel 4.6, wie wichtig mir die Vorbereitung für eine Therapie ist – auf diese Schwierigkeiten in der Therapie vor. Ich sage ihnen, dass ich häufig auch Dinge sagen muss, die ihnen vielleicht nicht gefallen werden und die sie eventuell auch verärgern oder verletzen könnten. Ich betone, dass dies nicht meine Absicht ist, sondern dass ich dies in seinem Sinne und in »seinem Auftrag« tue, damit er in der Behandlung weiterkommt. »Wir alle haben Seiten an uns, die wir nicht mögen oder nicht wahrhaben wollen. Da möchten wir nicht unbedingt mit der Nase drauf gestoßen werden. Aber Sie haben ein Anrecht darauf, dass ich diese Seiten ernst nehme und Sie damit vertraut mache. Es ist wie gesagt keine Kritik, sondern nur ein Spiegel, den ich Ihnen vorhalte.« In diesem Zusammenhang weise ich auch darauf hin, dass solche Stunden manchmal dazu führen können, dass sich das Verhältnis zwischen Patient und Therapeut plötzlich (manchmal sogar drastisch) verschlechtert. Und dass Patienten dann oft den Wunsch haben oder unter dem Druck stehen, die Behandlung abzubrechen. Das darf uns aber keinesfalls davon abhalten, den Patienten mit seinen infantilen Seiten zu konfrontieren. Aus diesem Grund habe ich auch eine »vierwöchige Kündigungsfrist« vereinbart, damit der Patient nicht einfach aus einer momentanen Verletzung heraus die Behandlung abbricht.

Wir dürfen die Aufgabe, den Patienten mit den unangenehmen Dingen zu konfrontieren, nicht vernachlässigen. Mehr darüber werde ich in einem gesonderten Kapitel schreiben (Kapitel 11.10).

11.2 Das psychische System im Therapiesetting

In der therapeutischen Situation begegnen sich die verschiedenen Systeme mit ihren unterschiedlichen Anteilen. Das »Reifesystem« des Patienten besitzt reife und entwicklungsgerechte Anteile, also Erlebens-, Verarbeitungs-, Reaktions- und Verhaltensweisen, die einem altersgerechten Entwicklungsstand entsprechen. Gegenspieler (Antagonist) sind die unreifen Anteile. Diese sind dem Patienten häufig bewusst, aber oft peinlich. In der Folge versucht er, diese Anteile zu verbergen oder gar, wenn sie seinem Ich-Ideal nicht entsprechen, zu verdrängen. Manchmal sie sind auch unbewusst, das heißt, der Patient bemerkt nicht, wie infantil er eine Situation erlebt, eine Beziehung gestaltet usw.

Auf das neurotische System müssen wir wohl nicht näher eingehen, wir setzen es als bekannt voraus. Wichtig ist, dass wir im System des Patienten auch gesunde Anteile, also »nicht-neurotische«, vorfinden. Das Gleiche gilt für die paranoid-psychotischen Anteile, denen ebenfalls gesunde Anteile gegenüberstehen.

Als letzten Bereich müssen wir antisoziale Impulse versus soziale Motive betrachten. Man könnte diesen Komplex auch als Egoismus versus Objektorientierung[34] bezeichnen.

Diese Systeme begegnen uns in ihrer Ausprägung auf zwei Ebenen: durch manifeste (oder »offizielle«) Äußerungen[35] und durch latente, unbewusste (»inoffiziellen«) Äußerungen des Individuums.

Der Therapeut verfügt ebenso wie der Patient über dieses Mischungsgemenge der Anteile. Allerdings – so hoffen wir – sind seine reifen und gesunden Anteile quantitativ und qualitativ größer als beim Patienten.

In der folgenden Tabelle will ich die Kommunikationswege verdeutlichen. Der Patient versucht auf der latenten, der unbewussten, »inoffiziellen« Ebene die gleichartige Ebene des Therapeuten zu erreichen.

Der Therapeut sollte von den reifen zu den reifen, von den gesunden zu den gesunden Anteilen des Patienten kommunizieren.

Dazu einige Beispiele:

- Unreife – reife Ebene:
  Patient: »Wissen Sie eigentlich, wie wenig Geld ich habe? Da kommt mir Ihre Ausfallrechnung gerade gelegen. Machen Sie das immer so, wenn Patienten kein Geld haben?«
  Therapeut: »Das hatten wir doch so vereinbart.«
- Neurotische Ebene:
  Patient: »Eigentlich können Sie mal ein Auge zudrücken. Ich komme schließlich seit zwei Jahren immer pünktlich und zuverlässig.«
  Therapeut: »Das stimmt. Aber für dies eine Mal müssen Sie dennoch bezahlen.«
- Psychotische Ebene:
  Patient: »Hab ich es doch gewusst, dass es Ihnen nur ums Geld geht. Und jetzt freuen Sie sich, dass Sie Geld fürs Nichtstun bekommen.«
  Therapeut: »Das verstehe ich nicht. Ich habe doch hier auf Sie gewartet und hätte mit Ihnen auch gesprochen, aber Sie sind nicht gekommen. Und ich brauche meinen Lohn genauso wie Sie.«

---

34 Ich schreibe mit Absicht nicht Altruismus, weil der Altruismus eine andere Bedürfnislage beschreibt, die nicht als Antagonist des Egoismus taugt – auch wenn dies populär so gesehen wird.

35 Mit »Äußerung« meine ich selbstverständlich nicht nur sprachliche Äußerungen, sondern auch nicht-sprachliche, zu denen wiederum auch die Handlungen oder Nicht-Handlungen gehören.

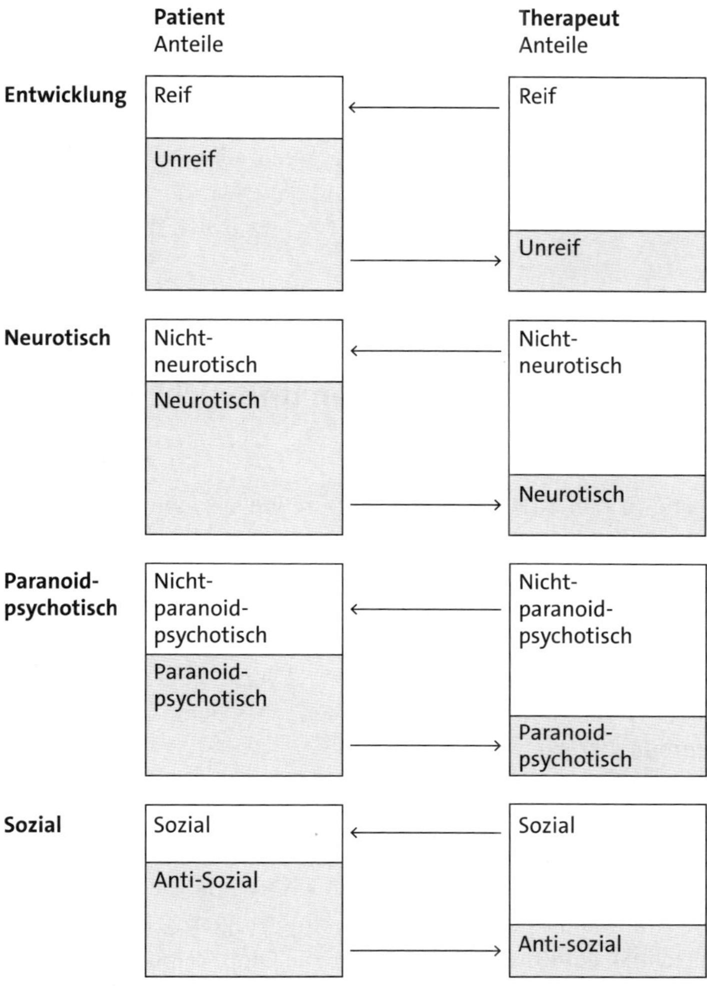

- Anti-soziale – soziale Ebene
  Patient: »Können Sie die ausgefallene Stunde nicht der Kasse in Rechnung stellen? Ich sag auch nichts.«
  Therapeut: »Die Versicherungen sollen also für Ihre Vergesslichkeit bezahlen?«

Sicherlich gibt es noch andere Wege der Intervention.

Ich will damit nur den Sinn des Ebenenwechsels verdeutlichen. Es geht darum, dass wir dem Patienten vom Lust-Unlust-Prinzip (infantile Ebene) beziehungsweise der Ebene der neurotischen Erwartung, psychotischen Projektion oder antisozialen Verführung zum Realitätsprinzip mit einem verantwortungsbewussten Handeln verhelfen, wenn er das zulässt. Also dürfen wir uns nicht verführen lassen und auf der gleichen Ebene antworten. Sonst stärken wir nur das infantile, das neurotische, das psychotische oder anti-soziale System des Patienten.

Wir wollen damit auch die zur Erkenntnis notwendige sogenannte therapeutische Ich-Spaltung einleiten, die dem Patienten helfen soll, seine reifen beziehungsweise gesunden Anteile zu mobilisieren und zu stärken. Dadurch kann er sich von den unreifen oder kranken Anteilen distanzieren und diese als »überwindenswert« erachten und in der Folge dagegen angehen. Wir nennen es auch »ich-dyston machen«.

11.3 Das Mobilisieren der reifen und nicht-neurotischen Ich-Anteile

Unsere Aufgabe in den Sitzungen ist es, die reifen beziehungsweise gesunden Ich-Anteile des Patienten anzusprechen und zu erreichen. Wir gehen nicht auf infantile oder neurotische Kommunikationsangebote ein, ignorieren diese jedoch nicht einfach, sondern antworten stets auf der anderen, der reiferen oder gesünderen Ebene.

Irgendwann wird der Patient aufgeben, uns auf der infantilen oder neurotischen Ebene anzusprechen. Es ist so, als würde jemand versuchen, auf zwei Kanälen gleichzeitig zu funken. Irgendwann wird er einsehen, dass es einfacher ist, nur auf einem Kanal zu kommunizieren.

Wichtig ist aber, eines zu beachten. Auch wenn es »auf der Hand liegt«, den Patienten mit seinen infantilen oder neurotischen Anteilen zu konfrontieren, sollten wir uns das verkneifen. Sonst wird uns der Patient gleich in den »infantilen Kanal« ziehen. Das führt zu einer Lähmung der gesunden, reifen Ich-Anteile, die immer stärker resignieren und irgendwann die Hoffnung auf Besserung aufgeben. Es ist mit einem Fitnesstrainer vergleichbar, der unsere Einladung an die Cappuccino-Bar annimmt, statt uns an die Geräte zu treiben. Denn dafür bezahlen wir das Fitnessstudio schließlich und der Patient uns, um Leiden zu verringern und sein Leben zu verbessern.

Dazu ein Beispiel: Ein narzisstischer Patient kommt zum Erstgespräch. Er ist zehn Minuten zu früh da, ich bitte ihn, kurz zu warten. Fünf Minuten später klopft er vehement an die Tür meines Behandlungszimmers. Ich bitte ihn wieder zu warten. Als ich ihn pünktlich hereinhole, legt er los. Was mir einfalle, er sei pensionierter Manager, außerdem Privatpatient. So etwas hätte sich noch nie jemand getraut.

Ich antworte nur, dass ich meine Stunden immer pünktlich beginne. Am Ende der Stunde will er – und das sollen die Patienten auch – es sich noch einmal gründlich überlegen.

Er kommt wieder und ich frage ihn, was ihn dazu bewogen hat, die Therapie zu beginnen. Er kann das nicht so recht beantworten. Ich frage ihn, was gewesen wäre, wenn ich seinem Klopfen nachgegeben hätte. Wie aus der Pistole geschossen antwortet er: »Dann wäre ich nicht wiedergekommen!«

Intuitiv hat der Patient gespürt, dass ihm nur der Wechsel der Ebene helfen würde.

Hätte ich mich ihm unterworfen, hätte ich sein altes Muster bedient und nichts verändert. Hätte ich autoritär oder vorwurfsvoll darauf reagiert (»Was bilden Sie sich ein?«), dann hätte ich seinen Wiederholungszwang bedient. Denn in der Analyse kam heraus, dass er ein sehr fähiger und begabter Junge war, den sein etwas tumber Vater immer kleinmachen musste. Der dauernd seine Fähigkeiten und Erfolge niedermachen musste. Da wurde verständlich, warum er immer den »großen Zampano« spielte. Er war ein Mensch, den alle »respektierten«, aber eher aus Angst, rauszufliegen, also auch ein Mensch, der sehr einsam war.

Mein Ebenenwechsel war eine andere Form des Respekts. Eine ehrliche Form, bei dem ich ihm menschlich auf Augenhöhe begegnet bin.

Wie wir gesehen haben, werden wir häufig mit den infantilen neurotischen, schizoiden oder schwachen Ich-Anteilen des Patienten konfrontiert. Damit wir mit einem Patienten erfolgreich arbeiten können, braucht dieser starke und gesunde Ich-Anteile. Mit ihnen bilden wir eine unbewusste Allianz, eine therapeutische Arbeitsallianz, ohne die es meiner Ansicht nach nicht geht.

Der zehnjährige Sven müsste eigentlich seinen Ranzen selbst packen können. Der Lehrer wird ärgerlich, weil er das Geodreieck wieder vergessen hat. »Meine Mutter hat es mir heute Morgen wieder nicht eingepackt!« Der Lehrer antwortet: »Ich glaube, wir können uns auf deine Mutter nicht verlassen – in Zukunft solltest du den Ranzen selbst packen.« Dieser Lehrer hat genau erkannt, worauf es bei einer Reifungsaufgabe ankommt, und hat die Reifungsanteile seines Schülers mobilisiert und gleichzeitig die schwachen, versorgungsbedürftigen Anteile zum Schweigen verurteilt. Genau das ist unsere Aufgabe in der Psychotherapie. Hier geht es nicht darum, dem Patienten moralisch vor Augen zu führen, dass er »unreif« ist. Dies würde ihn in die Reaktanz zwingen und damit im Grunde unsere Arbeit zunichtemachen.

»Ist Ihnen mal in den Sinn gekommen, dass dieses Verhalten sehr infantil ist?«

»Wie lange wollen Sie sich noch darüber beklagen, dass das Schicksal Ihnen immer die schlechten Karten zuspielt? Ist das wirklich Ihre Entscheidung, dies ein Leben lang zu tun, oder wollen Sie vielleicht Ihr Leben selbst in die Hand nehmen?«

»Ich weiß, dass Sie sich dadurch vor Kränkung und Verletzungen schützen wollen, weil Ihnen das in Ihrer Kindheit häufig passiert ist und dieses Verhalten Ihnen einen gewissen Schutz bot. Aber – mal unter uns gesagt – ist das heute noch angemessen?«

11.4 Die therapeutische Allianz

Wenn wir bei diesem Begriff an die therapeutische Arbeitsbeziehung denken, so ist dies nachvollziehbar. Der Begriff »therapeutische Arbeitsbeziehung« umfasst aber nicht das, was ich damit meine. Die therapeutische Allianz ist adäquat im Sinne einer stabilen Bindung zu sehen. Da diese im »Inneren« entsteht, das heißt, ihre Wurzeln sind im Unbewussten verankert, bezeichnet Davanloo (1975) sie auch als unbewusste therapeutische Allianz. Die unbewusste therapeutische Allianz sichert den erforderlichen Bindungsrahmen für unter Umständen unbequeme Interventionen, die zum Beispiel infantile oder anti-soziale Anteile usw. aufdecken und das Ich des Patienten damit konfrontieren. Dazu brauchen wir im Ich des Patienten einen »zuverlässigen Partner«, der verhindert, dass dieser gekränkt wegläuft, die Therapie abbricht usw. Im besten Fall ist die therapeutische Allianz so stark, dass die reifen beziehungsweise gesunden Ich-Anteile mit uns verbündet sind und sich mit unserer Arbeit identifizieren, dass sie also konstruktiv mitarbeiten, auch wenn es unangenehm ist oder schwerfällt. Dadurch werden nicht nur die therapeutische Ich-Spaltung mobilisiert und verstärkt und die unerwünschten Anteile ich-dyston, der Patient wendet sich zudem in einer Gegenidentifizierung gegen diese Anteile und kann sie besser aufgeben.

11.5 Man ist in der Therapie nie allein

Wenn wir einzeln mit einem Patienten Therapie machen, denken wir immer, wir sitzen nur einem Menschen gegenüber. Gleichzeitig denken wir, wir sind allein. Das entspricht aber nicht ganz der Wahrheit: In Wirklichkeit sitzt der Patient nicht nur einmal da, sondern sozusagen »mehrfach«: Stellen wir uns einmal vor, der Patient sitzt in mehreren Ichs oder Ich-Zuständen auf verschiedenen Sesseln uns gegenüber. Sein erwachsenes oder sein »wahres Ich« sitzt allerdings verdeckt hinter den drei oder vier Stühlen, auf denen die sichtbaren anderen Anteile des Patienten Platz genommen haben. Von ihm haben wir zwar den Auftrag zur Therapie und zur Veränderung eines Zustandes erhalten, dieses Ich wird jedoch in der Therapie schnell von anderen überdeckt, übertönt oder überrannt. Diese Anteile des Patienten sind uns lästig und behindern oft (eigentlich immer) den therapeutischen Fortschritt. Neben diesen störenden oppositionellen Anteilen des Patienten sitzt noch ein Erzähl-Ich: ein neutrales Ich, das eine Botschaft mitteilt, die jedoch schnell von den anderen Ich-Anteilen übertönt wird. Im Hintergrund versucht das reife und wahre Ich des Patienten einzugreifen. Unsere Aufgabe ist es nun, dieses reife Ich des Patienten zu erreichen und an den anderen Anteilen mit unseren Worten vorbeizukommen, die uns und das Ich des Patienten daran hindern wollen, eine Veränderung zu bewirken. Kommunizieren wir nur mit einem Anteil – zum Beispiel mit dem, der den sekundären Gewinn behalten will –, werden wir es schwer haben: Es wird uns nicht gelingen, diesen Anteil zu überzeugen oder zu einer Einsicht zu bewegen. Diese Vorstellung, dass ich mehreren Patienten gegenübersitze (»Klons des Patienten-Ichs«), hat mir stets geholfen, einen Patienten besser zu verstehen und die verschiedenen Anteile seiner Worte auseinanderzuhalten; ebenso die Vorstellung, dass es meine Aufgabe ist, mit dem reifen Ich, das hinter den Stühlen sitzt, zu kommunizieren und ihm zu helfen, eines Tages der »Chairman« über alle seine Anteile zu werden.

Aber auch mich gibt es sozusagen mehrfach in dieser Situation: In der Mitte sitzt ein reifes Therapeuten-Ich, dessen Aufgabe das Aufdecken der Ursachen für die Schwierigkeiten, die der Patient hat, ist. Daneben sitzt vielleicht noch mein mütterliches Ich, das eher geneigt wäre, dem Patienten seine Ausreden und Ausflüchte zu glauben oder ihn so zu lassen, wie er ist; flankiert von einem vielleicht väterlichen Ich, das darauf drängt, den Patienten richtig zu konfrontieren und den Prozess voranzutreiben. Irgendwo im Hintergrund sitzt auch mein bequemes Ich, das so manches Mal keine Lust auf den anstrengenden Prozess mit einem Patienten hat und mir von hinten soufflieren will, dass ich ihn doch so sein lassen soll, wie er ist, denn schließlich sei es seine Sache und »wer nicht will, der hat schon« und so weiter ...

Wenn wir uns stets dessen bewusst sind, dass wir immer alle Anteile des Patienten, aber auch die von uns selbst zu berücksichtigen haben, erleichtert dies zwar das Arbeiten nicht unbedingt, aber die Schwierigkeiten werden besser zu verstehen sein.

Es ist die Aufgabe der Therapie, das zu Beginn noch schwache Patienten-Ich »hinter den Stühlen« zu stärken und zu ermutigen, seine Position zu verändern, aus seinem Versteck herauszukommen und sich zu trauen, sich vor den Stühlen, auf denen seine abwehrenden Anteile sitzen, zu platzieren. Die nächste Aufgabe, die wir dem Patienten dann stellen müssen, ist es, sich »auf unseren Platz zu setzen«. Der Patient soll dabei natürlich nicht Therapeut werden, sondern nur mithilfe der erlernten Techniken des analytischen Zerlegens, Interpretierens, Verstehens und Deutens die Anteile, die vor ihm stehen oder sitzen, verstehen und gleichzeitig eine Ich-Entscheidung treffen lernen, die für ihn die beste ist. Das Ich des Patienten muss dann stark genug sein, um den anderen, die vielleicht sofort in Kampfstellung gehen, entgegenzutreten. Er muss letztlich den Vorsitz des Ganzen übernehmen, muss – wie es Ruth Cohn einmal gesagt hatte – »Chairman in seiner Psyche werden«.

11.6 Therapie als »Labor des Lebens«

Irvin Yalom bezeichnet die Gruppe in der Gruppenpsychotherapie für Patienten gerne als »Labor« zum Ausprobieren von Dingen, die man sich außerhalb nicht traue. Warum gehen wir nicht einen Schritt weiter und bezeichnen Psychotherapie an sich als »Labor des Lebens«? Also: Jede Art von Therapie wird damit zum »Labor«. In der Gruppenpsychotherapie ist es ganz klar: Hier können die Patienten tatsächlich Dinge miteinander oder aneinander ausprobieren, die sie sich draußen nicht trauen – und dies gefahrlos. Die Zweierkonstellation der dyadischen Therapie ermöglicht dies scheinbar nicht; jedenfalls nicht in dem Ausmaß. Sie ermöglicht jedoch etwas anderes: das Ausprobieren in der direkten Begegnung mit einer Person. Das sollte nicht unterschätzt werden – auch wenn nach meinem Eindruck viele Therapeuten heute immer mehr dazu neigen, »lösungsorientiert« zu arbeiten, also mit dem Patienten seine Schwierigkeiten außerhalb der Therapie zu besprechen. Diese direkte Begegnung ist für manchen Patienten vielleicht das erste Mal, dass ihn jemand ernst nimmt, ihm jemand zuhört und glaubt, ihn jemand so annimmt, wie er ist, aber trotzdem hilft, dass er sich verändern kann. Wenn wir dem Patienten vermitteln, dass die Therapie ein »Labor des Lebens« ist, wecken wir die Neugier des Patienten, seine Motivation, aber vielleicht auch seine Lust, etwas anzupacken. Denn mit dem Begriff »Labor« assoziieren viele lustvolles, neugieriges Experimentieren – aber eben im geschützten Raum.

11.7 Neurotische Abwehr des Patienten innerhalb der Therapie und innerhalb der Sitzungen

Das Erlernen der Fähigkeit zur Enttäuschung und der Erwerb von Frustrationstoleranz sind wichtige Therapieziele.

Dass ein Patient mit großem Leidensdruck oder in euphorischer Hoffnung häufig vorbehaltlos in die Praxis kommt, ist uns vertraut und bekannt. Uns bleibt aber die Erfahrung nicht erspart, dass er nach einiger Zeit der bereitwilligen Mitarbeit und Motivation, die bei jedem Patienten unterschiedlich lang anhalten kann, in einen Zustand zunehmender Abwehrhaltung verfällt. Er merkt, wie schwierig und unangenehm es ist, sich mit bestimmten Dingen auseinanderzusetzen, und spürt die sekundären Folgen einer möglichen Veränderung: den Verlust des sekundären Gewinns und das Auseinandersetzen mit den sekundären Ängsten. Um dem zu entgehen und trotzdem die Therapie fortzusetzen, versucht der Patient, den Therapeuten in sein neurotisches System, bestehend aus seiner Abwehr, Kompromissbildung oder seinem Verleugnungssystem, einzubinden. Er versucht, mit uns Übertragungspositionen auszuhandeln, in denen er sich innerhalb seines Systems am wohlsten fühlt. Häufig wird dies begleitet von latenten, am Anfang der Behandlung nicht spürbaren, infantilen Wunscherfüllungsfantasien. In diesem System von Vermeidung und Wunscherfüllung möchte der Patient uns als Komplizen gewinnen, der verhindern soll, dass sich wirkliche Änderungen ergeben. Der Patient möchte nicht auf die Vorteile seiner Krankheit verzichten und vielleicht auch nicht erwachsen werden.

Die psychodynamische Psychotherapie arbeitet mit neurotischer Frustration. Dies bedeutet, dass weder die Triebwünsche noch andere infantile Wünsche erfüllt werden. Allerdings sagen wir dies am Anfang der Behandlung nicht deutlich. Wir weisen zwar auf die Abstinenzregel hin, die dem Patienten in der Phase, in der die Übertragung noch nicht so stark ist und es scheinbar nur um rationales Aushandeln geht, verständlich erscheint. Er wird sie akzeptieren, wird »voll dahinterstehen«. In der Übertragung, wenn sich die neurotischen Konflikte und die infantilen Wünsche entfalten, sind all diese anfänglichen Absichten hinfällig. Wir lassen die Frage danach, ob wir die Wünsche erfüllen oder uns in sein neurotisches System hineinziehen lassen, offen und »tun so«, als wären wir bereit, die Wünsche zu erfüllen, und würden dem Patienten als Idealobjekt zur Verfügung stehen. Zu Beginn der Behandlung werden wir uns »leicht« auf die Verführungsversuche des Patienten einlassen.

Aber auch nur scheinbar, indem wir die Versuche des Patienten nicht abweisend, sondern beobachtend beantworten – ähnlich wie eine Frau, die die Werbung eines Mannes um ihre Gunst nicht sofort ablehnt, obwohl sie schon weiß, dass sie ihr nicht nachgeben wird. Der Patient »liest« daraus, dass wir irgendwann bereit sein werden, uns darauf einzulassen, und intensiviert seine Versuche, uns dazu zu bringen. In der Regel kommt es dann irgendwann zum »Eklat«, indem der Patient sehr vehement und heftig das scheinbar Versprochene einzufordern versucht. Er wird uns Vorwürfe machen, dass wir bestimmte Dinge nicht erfüllen, von denen er verstanden hatte, dass wir ihm sie geben würden. Und dann beginnt die schwierige Phase in der Arbeit um diese neurotische Frustration herum: Wir werden weder nachgeben noch den Patienten zurechtweisen oder maßregeln, sondern seine Enttäuschungswut aushalten und ihn mit der Unerfüllbarkeit dieser Wünsche konfrontieren.

Manchmal müssen wir den Patienten dabei mit der Unerfüllbarkeit von Wünschen konfrontieren, die nicht unser unmittelbares Verhältnis zu ihm betreffen, sondern die auch für andere Menschen unerfüllbar wären: wenn der Patient unersättliche Versorgungswünsche hat oder die Verantwortung für sein Leben völlig aus der Hand geben will; wenn er von anderen nur nehmen, aber nichts geben will, und so weiter. In der Interventionstechnik geht es auch darum, nicht pädagogisch zu werden – also den Patienten nicht zu belehren, sondern eher zu fragen, wie er darauf komme, dass er ein Anrecht auf solche Wunscherfüllungen habe. Und dabei mit den reifen Ich-Anteilen des Patienten darüber zu verhandeln, ob und wie seine infantilen Seiten dies aufgeben und letztlich nachreifen können. Eine solche Konstellation ergibt sich wie gesagt häufig beim Thema Ausfallhonorar: Ist der Therapeut doch keine grenzenlos gewährende und nur gebende Mutter? Ist er gar ein Heuchler und Blender, der mich getäuscht hat und nur am Geld interessiert ist? Hat er mir nicht am Anfang weisgemacht, dass er »anders« als alle anderen ist? »Es geht ums Prinzip!«, sagte einmal der bereits erwähnte Bankdirektor. – »Um welches Prinzip?«, fragte ich ihn. Dabei wurde deutlich, dass der Patient, nachdem wir die Hüllen der Rationalisierung von seinen Argumenten entfernt hatten, die Erwartung und Hoffnung hatte, ich würde ihn und nicht sein Geld sehen. (Er ist Banker!)

Mancher Therapeut glaubt an dieser Stelle, der Patient hätte ihn jetzt »im Sack«. Das stimmt aber nicht, weil hier zwei Ebenen vom Patienten miteinander vermischt oder verschmolzen werden: Die eine Ebene ist die zwischenmenschliche, in der sowohl Mütterlichkeit wie auch Väterlichkeit Platz hat. Die andere ist die Ebene des Realitätsprinzips. Zwei Ebenen, die zunächst nicht miteinander zusammenhängen – die unabhängig voneinander sind, in der Folge jedoch miteinander verbunden. Wir sind ebenso dem Realitätsprinzip unterworfen und können dem Patienten das Geld nicht schenken. Auch die beste und netteste Mutter wird irgendwann mal Hunger haben, müde sein oder allein zur Toilette gehen wollen. Die frühe Versagung der Mutter führt zu einer Spaltung beim Säugling in eine gute und eine böse Mutter. Der Säugling »löst« dies, indem er davon ausgeht, dass es zwei Mütter gibt, die jeweils eine eigenständige Person sind. Die Wiederzusammenführung beider Personen und das Akzeptieren des Realitätsprinzips mit den damit verbundenen Enttäuschungen führt zu einer Reifung in der Objektbeziehung. Viele Patienten sind hierüber enttäuscht und werden viel Energie darauf verwenden, uns davon zu überzeugen, Abstand davon zu nehmen und alte Verhältnisse des frühen Säuglingseins wiedereinzuführen. Dies können wir häufig auch in Paarbeziehungen beobachten. Das Aushalten von Enttäuschung ist aber einer der wesentlichen Entwicklungsaufgaben und -schritte, die ein Mensch vollziehen muss, um im sozialen Kontext mit anderen lebensfähig zu werden und zu bleiben.

Im nächsten Schritt muss er lernen, diese Realität auszuhalten – was wir als »das Erlernen von Frustrationstoleranz« bezeichnen. Diese Auseinandersetzung wird von vielen Therapeuten vermieden, weil sie sehr anstrengend ist. Auch Eltern oder Paare haben sehr damit zu kämpfen, vom Gegenüber »realistisch« gesehen zu werden und ihm zu vermitteln, dass sie nicht in einem »luftleeren Raum« existieren. Dies ist die eigentliche therapeutische Arbeit: nämlich das Ringen mit dem Patienten darum, reifere Positionen einzunehmen. Aus primärer Wut wird sekundäre Enttäuschung. Aus der Wut und der damit vielleicht verbundenen Tendenz zur Flucht oder zum Suchen neuer Objekte wird das Wort »schade«: »Schade, dass es nicht geht.« Aus Forderungen und scheinbar berechtigten Ansprüchen werden berechtigte Wünsche, die allerdings keinen Anspruch auf Erfüllung haben. Hier sind wieder die gesunden und reifen Ich-Anteile des Patienten gefragt, die kindlichen Anteile zu halten und auszuhalten, die vehement gegen die Anforderungen der Realität angehen.

Der Patient lernt dabei, dass die Beziehung nicht »trotz« der Verweigerung der infantilen Wünsche, sondern gerade »wegen« der Verweigerung der infantilen Wünsche aufrechterhalten bleibt. Eltern, aber auch Therapeuten haben hierbei häufig ein schlechtes Gewissen. Es ist aber nicht wirklich ein schlechtes Gewissen, sondern eher die Identifikation mit dem Leidensdruck des anderen und dem Kraftaufwand, den es kostet, das zu verarbeiten. Wir merken dies daran, wie Eltern darauf reagieren, wenn ihr Kind wutentbrannt die Tür zu seinem Zimmer zuknallt. Manche Eltern laufen sofort hinterher und wollen ihm »helfen«. Tun sie es nicht, beruhigt sich das Kind, verbessert seine Selbststabilisierungsfähigkeiten und kommt irgendwann mit einer reiferen Position aus dem Zimmer heraus. Häufig steckt hinter dem sogenannten »schlechten Gewissen« die Angst der Eltern oder des Therapeuten vor Beziehungsverlust, die in beiden Fällen unbegründet ist: Patienten verlassen uns nicht von heute auf morgen, ebenso wenig wie Kinder. Patienten könnten wir zudem vermitteln (wenn eine reifere Schicht von ihnen mit uns kommuniziert), dass es notwendig ist, um sie bei ihrer Entwicklung zu unterstützen.

11.8 Verlauf der Behandlung

Über den Behandlungsverlauf lassen sich nur wenige allgemeingültige Aussagen treffen. Ich habe die Erfahrung gemacht, dass die erste Phase einer Behandlung ein sprachliches Zueinanderfinden ist: Sowohl der Patient als auch der Therapeut müssen ihre gedanklichen und sprachlichen Systeme miteinander synchronisieren, damit beide wissen, worüber der jeweils andere spricht. Dadurch entsteht ein therapeutischer Arbeitsraum, den der Patient für seine Entwicklung nutzen kann. Unter *Entwicklung* verstehe ich nicht nur das Lösen aus alten Mustern und Reaktionen, sondern auch das in die Zukunft gerichtete Entwickeln der eigenen Persönlichkeit und das bessere Ausschöpfen eigener Möglichkeiten.

In Therapien kommt es immer wieder zu Krisen, vor denen Therapeuten keine Angst haben müssen und sollten. Dieser Begriff ist in unserer Kultur eher negativ besetzt. Davon sollten wir Abschied nehmen und sie auch dem Patienten als etwas Positives darstellen. Das Wort »Krise« bedeutet streng genommen Entscheidung. Häufig sage ich in Behandlungen, wenn der Patient klagt, er habe eine schwere Krise: »Gut!« Die erstaunten Gesichter kläre ich dann darüber auf, dass Krisen uns aufzeigen, dass etwas nicht stimmt. Und dass es geändert werden muss, denn ansonsten wird unser Leiden verschlimmert. Vor einer Krise sind wir häufig bereit, Leiden mehr oder weniger zu ertragen. Die Krise fordert uns auf, damit aufzuhören. Über den Umgang mit Krisen an anderer Stelle mehr (→ Kapitel 24.6 und 24.7).

Neben der Anfangsphase finde ich die Beendigungsphase einer Therapie ebenso bedeutsam. Daher habe ich dem Beenden der Therapie ein eigenes Kapitel gewidmet (→ Kapitel 17.13).

11.9 Sekundäre Angst – Sekundäre Vermeidung

Wenn wir vom *primären Krankheitsgewinn* sprechen, so meinen wir damit die Vermeidung der Auseinandersetzung mit dem unbewussten Konflikt oder das Aushaltenmüssen der Spannung um diesen Konflikt. Mit *sekundärem Gewinn* meinen wir den unmittelbaren Gewinn, den der Patient aus seiner Krankheit zieht: Schonung durch andere, Arbeitsunfähigkeit, reale Konfliktvermeidung und so weiter. Ich finde aber noch einen weiteren Punkt äußerst wichtig: die sekundäre Angst und die sekundäre Vermeidung. Unter *sekundärer Angst* verstehe ich die Angst vor der Auseinandersetzung mit der Realität, wenn die unbewussten oder neurotischen Hemmungen und Ängste, die ein Verhalten oder ein Nichtverhalten beim Patienten fixiert haben, aufgelöst sind. Der Patient wird immer noch Angst vor der Auseinandersetzung mit der Realität haben, zum Beispiel, wenn er nach längerer Arbeitsunfähigkeit wieder ins Büro geht oder sich zum ersten Mal an das andere Geschlecht herantraut.

Diesen neu entstandenen Widerstand zu bearbeiten ist eine weitere Aufgabe in der Therapie. Es gibt aber auch noch eine zweite Art eines sekundären Gewinns, der sozusagen postkonfliktal ist: die *sekundäre Vermeidung*. Hierunter verstehe ich das Unbehagen und die Unlust des Patienten, sich mit schwierigen, realen Dingen auseinanderzusetzen. Darunter fällt der *Verzicht auf den sekundären Gewinn* oder, andersherum formuliert: Daraus entstehen die höheren Erwartungen, die von der Umwelt jetzt an ihn gestellt werden, und die zu leistenden Anstrengungen, die der Patient von nun an erbringen muss. Ein Student mit einer massiven Lernhemmung und Arbeitsstörung wird sich nach Auflösung der neurotischen Fixierung oder Hemmung damit konfrontiert sehen, sich jetzt mit dem Stoff auseinanderzusetzen, und dies ist gleichermaßen unangenehm. Wir haben hier, wie Freud es ausdrückt, »neurotisches Leid in menschliches Elend überführt«. Das Lernen schwieriger oder langweiliger Dinge ist für alle anstrengend! Aber nur so übernimmt man Verantwortung für sein eigenes Leben.

11.10 Unangenehme Aufgaben in der Therapie

In dem Kapitel, in dem zwischen infantilem und neurotischem System unterschieden wird, habe ich über die Notwendigkeit gesprochen, den Patienten hiermit zu konfrontieren. In diesem Kapitel geht es darum, wie schwierig es für uns Therapeuten ist, uns dieser unangenehmen Aufgabe zu stellen. Es ist menschlich nachvollziehbar, dass wir in den Therapien ähnlich harmonische und konfliktfreie Beziehungen haben möchten, wie wir sie uns in der Außenwelt gerne einrichten: Wir vermeiden unnötige Streitigkeiten, nehmen in persönlichen Beziehungen vieles hin und würden niemals auf die Idee kommen, einen Freund mit seinen Ungereimtheiten und so weiter zu konfrontieren – oder höchstens in Ausnahmefällen. Anders als in der Therapie hätten wir dafür allerdings auch kein »Mandat«. Der implizite Therapieauftrag des Patienten besteht darin, ihn damit zu konfrontieren. Neben der Tatsache, dass dies eine unangenehme Aufgabe ist, vermeiden Therapeuten dies auch noch aus anderen Gründen. Einer davon ist die bereits erwähnte Aggressionshemmung von Therapeuten, ein anderer eine offenbar tief verwurzelte Angst vor Beziehungsverlust. Diese Ängste haben natürlich auch die Patienten, und wir Therapeuten wissen, dass sich das Ganze genau andersherum verhält: Übe ich zum Beispiel keine Kritik an jemandem, der mich ärgert, wird der andere sich oder ich mich von ihm eher abwenden, als wenn wir ein offenes, ehrliches Verhältnis führen.

In der Therapie selbst verhalten sich Therapeuten dann unbewusst gerne so, wie Patienten dies in der Außenwelt tun: Sie vermeiden diese unangenehmen Themen, sehen den Patienten als Opfer, betrachten zum Beispiel nicht die Gründe, warum er den Kollegen Anlass bietet, »gemobbt« zu werden, oder warum sich die Ehefrau oder der Partner von ihm abwendet. – Kurz: Das, was wir in der Prognose im Antragsbericht als »Fähigkeit, die eigene Beteiligung am konflikthaften Geschehen sehen zu können«, bezeichnen, ist oft zu wenig ausgeprägt. Eigentlich müsste die Frage hier auch heißen, ob der Therapeut die Beteiligung des Patienten am konflikthaften Geschehen genügend im Blick hat.

12 Zwei Bereiche des Lebens, die alles entscheiden

Worunter leiden Patienten, wenn sie zu uns kommen? In der Regel können wir zwei Bereiche feststellen, bei denen es in dem einen oder anderen oder in beiden »im Argen« liegt: erstens Beruf und zweitens Partnerschaft/Sexualität/Familie.

Nach meiner Feststellung kommen Menschen, die in diesen beiden Bereichen befriedigende Erfahrungen machen beziehungsweise in Partnerschaft und Beruf zufrieden sind, nicht zu uns. Diese beiden Themen sind derart bestimmend für unser Leben wie kaum ein anderes.

Beruf

Im Beruf verbringen wir die meiste Zeit und dafür wenden wir am meisten Energie auf. Hier »ernten« wir nicht nur Geld, sondern auch Wertschätzung und Anerkennung und machen Selbstwirksamkeitserfahrungen. Dabei sind drei Dinge entscheidend:

1. Bin ich im richtigen Beruf? Ist das der Beruf, den ich mir ausgesucht habe? Mache ich diesen Job vielleicht sogar mit Leidenschaft? Freue ich mich montags auf meine Arbeitsstelle? Oder habe ich diesen Beruf unter falschen Voraussetzungen gewählt? Hatte ich falsche Vorstellungen von der Tätigkeit? Habe ich es mir schöngeredet?
2. Bin ich an einem Arbeitsplatz, an dem meine Fähigkeiten weder über- noch unterfordert werden? Kann ich zeigen, was ich kann? Oder muss ich Arbeiten machen, die eigentlich nichts mit meinem Beruf zu tun haben? Muss ich langweilige Tätigkeiten ausführen, die mich unterfordern? Usw.
3. Ist das der richtige Betrieb, in dem ich arbeite? Ist das direkte Umfeld (meine Kollegen) förderlich? Ist das Verhältnis zu meinen Vorgesetzten gut? Identifiziere ich mich mit dem Unternehmen und dessen Zielen? Oder gehen mir meine Kollegen auf die Nerven? Habe ich ein schwieriges Verhältnis zu meinen Vorgesetzten? Kann ich mich mit dem Unternehmen nicht (mehr) identifizieren?

Diese scheinbar auf der Hand liegenden Fragen werden gerne vom Unbewussten verdrängt oder es wird versucht, diese mit resignativer Zufriedenheit im Zaum zu halten.

Zunächst ist eine wichtige Frage, was unser Beruf uns bedeutet. Will ich nur mein Geld damit verdienen, sollte ich vielleicht darauf achten, dass die Effizienz stimmt, das heißt, dass ich einen Beruf ausübe, der bei minimalem Einsatz maximalen Gewinn bringt. Vorausgesetzt, es geht mir nur ums Geld. Dann könnte ich zum Beispiel einen

Internethandel eröffnen und mir überlegen, in welchen Bereichen die höchsten Gewinne zu erzielen sind, wobei es egal ist, ob ich Zahnbürsten, Fahrradreifen oder Weihnachtsschmuck verkaufe. Die meisten Menschen wollen aber im Beruf auch ihre Fähigkeiten und Neigungen realisieren. Dazu ist oft eine aufwendige Ausbildung notwendig. Habe ich diese absolviert und stelle fest, dass ich den falschen Beruf gewählt habe, werde ich nie zufrieden sein.

Partnerschaft/Sexualität/Familie

Ich mache hier bewusst diese Mehrfachaufteilung, denn niemand ist gezwungen, eine Familie zu gründen. Niemand ist gezwungen, in einer festen Partnerschaft zu leben. Niemand ist gezwungen, sein Leben lang in einer festen Partnerschaft zu leben. Die Welt war noch nie so offen für alle möglichen Formen, seine Partnerschafts- oder sexuellen Bedürfnisse offen auszuleben, ohne sanktioniert zu werden. Solange keine Kinder oder Tiere im Spiel sind, ist alles erlaubt. Dabei stellt sich zunächst die Frage, ob ich meine Sexualität in einer festen Partnerschaft, nur gelegentlich oder in einer »Freundschaft plus« ausleben will. Sexualität ist heute nicht mehr an Ehe oder Partnerschaft gebunden. Dennoch bevorzugen viele eine feste Partnerschaft, weil sie ihnen auch andere Dinge gibt, die in der Regel die Vorteile permanenter Sexualität und den Nachteil mangelnder Abwechslung ausgleichen. Wir finden in unserem Partner einen Lebensbegleiter, jemanden, mit dem wir freudige wie schwierige Dinge teilen können. Der Wunsch nach Kindern ist meiner Auffassung nach eng verknüpft mit dem Wunsch nach einer Familie. Familie gibt auch dem Erwachsenen Geborgenheit, Zugehörigkeit und ein großes Sicherheitsgefühl und, wenn sie gut funktioniert, relative Angstfreiheit.

Diese beiden Bereiche sind die Hauptthemen, die uns in der Psychotherapie beschäftigen werden – alles andere ist relativ einfach zu lösen. Haben wir die falschen Freunde, können wir sie leicht austauschen. Aus der falschen Wohnung kann man schnell wieder ausziehen. Selbst eine falsch gekaufte Immobilie kann man wieder loswerden. Schwieriger wird es eben im Beruf. Habe ich ein aufwendiges Studium hinter mir und stelle jetzt fest, dass zum Beispiel als Zahnarzt hohe Investitionen auf mich zukommen, die ich noch lange zurückzahlen muss, dass ich nicht immer zufrieden bin oder die falsche Wahl getroffen habe, wird meine Zufriedenheit ins Bodenlose sinken. Habe ich eine unbefriedigende Partnerschaft, wozu ich auch nicht existierende Partnerschaften bei vorhandenem Partnerschaftswunsch zähle, tritt das Gleiche ein.

Sowohl die Wahl der Branche, mit der ich mein Geld verdiene, als auch die Frage nach Partnerschaft/Sexualität/Familie sind extrem wichtige Entscheidungen, die wir nicht übers Knie brechen sollten. Viele Menschen tun dies, werden in einem Alter, in dem es noch viel zu früh dafür ist, von den Eltern dazu gedrängt, endlich einen bestimmten Beruf oder ein Studium zu wählen. Man sollte Kindern mindestens ein Jahr Zeit lassen, ein englischer Kollege, mit dem ich gesprochen habe, meinte sogar, drei, um den Beruf zu finden. Hilfreich ist vielleicht ein Work-and-Travel-Jahr, zum Beispiel in Australien, um sich selbst zu erkunden, fern von der Familie zu sein und festzustellen, was man im Leben wirklich möchte. Ebenso schwer ist es, von einer falschen Partnerwahl wieder wegzukommen, wenn zum Beispiel schon Kinder und gemeinsamer Grundbesitz da sind.

Hier sind auch wir als Therapeuten gefragt, wobei wir natürlich keine einfachen Lösungen und erst recht keine Patentlösungen bereithalten. Oft geraten wir hier selbst ins Dilemma oder in die Ambivalenz des Patienten, und manchmal – das müssen wir dann leidvoll anerkennen – gibt es keine Lösung. Manchmal können wir dem Patienten nur helfen, einen Kompromiss zu finden, der niemals 100-prozentig zufriedenstellen wird, oder etwas Verlorenes zu betrauern. Wer mit 80 Jahren feststellt, dass er lieber Konzertpianist geworden wäre, wird es schwer haben, dies zu erreichen. Facts of Life.

13 Abwehrtypen

Wenn wir dem Patienten helfen, eine Erkenntnis über die Ursachen seines neurotischen und ihn störenden Verhaltens zu gewinnen, dürfen wir nicht (immer) damit rechnen, dass der Patient diese auch annimmt oder umsetzt. Es gibt für ihn verschiedene Möglichkeiten der Abwehr. Im Folgenden möchte ich aufzeigen, dass der Umstand, dass ein Patient zum Beispiel vorgibt, er habe eine Bedeutung verstanden, nicht gleichbedeutend ist mit: Er kann sie auch umsetzen. Denn wir haben zwei Widerstandsschichten zu bearbeiten:

1. Die Widerstandsschicht gegen die *Erkenntnis* an sich.
2. Die Widerstandsschicht gegen die *Umsetzung* des Ganzen.

Die erstgenannte Widerstandsschicht betrifft natürlich den primären Konflikt, der nicht gespürt werden soll. In diese erste Schicht wirkt auch die zweite unmittelbar hinein und verstärkt deren »Arbeit«. Die zweite Widerstandsschicht betrifft mehrere Punkte, die es zu verstehen gilt. Diese spielen sich zum einen intrapsychisch, zum anderen aber auch »extrapsychisch«, also interpersonell, ab. Ich werde sie im Einzelnen kurz aufzählen:

1. Ein Widerstand gegen den Verzicht auf bisher unbewusste Privilegien und Positionen. Zum Beispiel, wenn ein Patient gerne die kindlichen Anteile behalten möchte, die nicht bereit sind, erwachsene Verantwortung zu übernehmen.
2. Die nunmehr vom Ich geforderte Veränderungsenergie – die häufig vom Über-Ich unterstützt wird – erfordert verschiedene intrapsychische Maßnahmen: Zum einen muss ich Energie aus anderen Bereichen abziehen – vielleicht Verzicht in einem anderen Bereich leisten usw. Gegen diesen zunächst innerpsychischen Aufwand sträuben sich die infantilen Anteile des Patienten.
3. Der real geforderte Aufwand an Umsetzungsenergie. Also die Energie, die erforderlich ist, um etwas zu beginnen oder zu beenden oder beides zugleich. Also sich auch real, das heißt, mit seinem Bewegungsapparat nach außen sichtbar zu überwinden und etwas zu tun.
4. Der Verzicht auf reale Privilegien, die die Krankheit eingeräumt hat (Krankenstatus, Klinikaufenthalte und Sonstiges) – also das, was wir als sekundären Gewinn bezeichnen.
5. Die erforderlichen Auseinandersetzungen mit anderen Personen. Viele Maßnahmen machen es notwendig, dass ich mich mit anderen Menschen in meinem Umfeld auseinandersetze: Vielleicht muss ich mich dem einen gegenüber abgrenzen oder von einem anderen etwas fordern.

6. Die damit verbundene Angst und das Risiko, dass Beziehungen sich durch das Handeln verändern könnten. (Zumeist ist es nur eine Befürchtung.) Nicht selten gibt es Verlassenheitsängste, also die Befürchtung, man werde vom anderen verlassen, wenn man die erforderlichen Handlungen erbringt.
7. Nachvollziehbare, aber auch nicht nachvollziehbare reale Ängste vor realen Dingen, die mit den Handlungen einhergehen. Zum Beispiel die Angst, in das Büro des Vorgesetzten zu gehen und eine Arbeit abzulehnen oder eine Gehaltserhöhung oder Ähnliches zu fordern.

Wir dürfen stets damit rechnen, dass all diese Mechanismen beim Patienten unbewusst stets wirksam sind und im Laufe der Therapie im höchsten Maß bewältigt und noch verfeinert werden. Gerade, wenn wir eine Deutung gegeben haben, die die reifen und vernünftigen, klugen Anteile seines Ichs verstehen müssen, weil es logisch zwingend ist, dass diese Erklärung plausibel erscheint oder die einzig mögliche in diesem Fall ist. Statt die Wahrheit anzuerkennen, tritt dann jedoch häufig die Abwehr auf den Plan. Das Unbewusste arbeitet sehr schnell und kann die damit implizierten Folgen blitzartig durchkalkulieren, und noch bevor der Patient ein Wort gesagt hat oder bewusst darüber nachdenkt, hat es bereits entschieden, dass der Aufwand zu groß erscheint, und torpediert die Arbeit. Hierfür benutzt das Unbewusste sowohl Mechanismen, die im Hier und Jetzt sofort wirksam werden, wie sie auch im Nachhinein wirksam werden können – zum Beispiel, indem der Patient das, was »letzte Stunde doch so wichtig und gut war«, in der nächsten Stunde schon wieder vergessen hat. Diese allgemeinen Phänomene dürften dem erfahrenen Therapeuten vertraut sein.

Lassen Sie mich nun einige Abwehrtypen einmal aufzählen:

1. Der »Und-jetzt?-Typ«
   Der Patient erkennt die »Richtigkeit« der Deutung an, reagiert aber sofort mit einem »Totschlaggegenargument«: »Und was mache ich jetzt?« Wir deuten beispielsweise einer depressiven Frau, dass sie deshalb so traurig und antriebslos ist, weil sie sich nichts sehnlicher wünscht, als einen Partner an ihrer Seite zu haben. Sie erkennt die Deutung an, fragt aber sofort: »Und wo bekomme ich in meinem Alter noch einen Mann her? Die guten Männer sind alle vergeben – und die, die frei sind, das sind irgendwelche Schmocks aus Rudis Resterampe – wer will die schon?« Natürlich sieht es auf den ersten Blick wie ein Totschlagargument aus. – Auf den zweiten Blick erkennen wir, dass der Patient uns eine Falle gestellt hat, aus der es für uns, wenn wir uns darauf einlassen, kein Entrinnen gibt: Wenn wir mit ihm jetzt alle Möglichkeiten durchdeklinieren, werden wir immer verlieren! Wenn wir also zum Beispiel mit der Patientin besprechen, wie sie einen potenziellen Partner bekommt. Oder wenn wir mit einem älteren Arbeitnehmer, für dessen Selbstwertgefühl es gut wäre, wenn er einen neuen Job hätte, mental nach Stellen suchen würden. Der Therapeut begibt sich hier auf das Spielfeld der Angst des Patienten. Der Patient hat einen »Heimvorteil« und wird alle Argumente entkräften.

Chancenlos müssen wir zusehen und können uns nur noch retten, indem wir uns vorstellen, ihn am liebsten mit den Worten rauszuwerfen: »Ihnen kann sowieso keiner mehr helfen!« oder verzweifelt eine Ohnmachtserklärung abgeben und damit den Patienten triumphieren lassen. – Wie geht man nun damit um, ohne in die Falle zu tappen? Mit der »einen-Schritt-vor-und-einen-zurück-Technik«. Das ist ein zweigleisiges Vorgehen. Zuerst erkenne ich die Realität des Patienten an und gehe dann einen Schritt zurück, indem ich versuche, seine Ängste zu fokussieren. Das direkte Deuten der Ängste ist verführerisch, geht aber meistens nach hinten los, weil der Patient dies mit dem Argument »Ich habe keine Angst.« abwehren kann.

»Ja, vermutlich ist es schwerer, in Ihrem Alter einen neuen geeigneten Partner zu finden. Da kann ich Ihnen real natürlich nicht weiterhelfen.[36] Aber ich glaube, dass Ihre Befürchtung nicht die einzige Schwierigkeit ist, die sich Ihnen hier entgegenstellt!« Mehr sage ich nicht dazu, sondern lasse den Patienten ins Leere laufen. Die Intention dahinter ist, dass er mich nicht in eine neue Diskussionsfalle lockt, in der er mir wieder zu erklären versucht, dass es keine anderen Hindernisse gebe. Wenn der Patient darauf besteht, können wir die »und-da-sind-wir-unterschiedlicher-Meinung-Technik« anwenden, indem wir dem Patienten verdeutlichen, dass wir bei unserer Meinung bleiben und er das Recht auf seine eigene Meinung hat. Wir weichen aber nicht von unserem Glauben ab. Das macht die Abwehranteile des Patienten natürlich wütend. Aber denken Sie immer daran, dass wir die reifen Ich-Anteile des Patienten erreichen müssen, die, wie ich es verbildlicht habe, in den hinteren Stuhlreihen sitzen und vielleicht noch nicht stark genug sind, nach vorne zu treten. Diese Anteile hören die Botschaft und werden sie verarbeiten.

2. Der Intellektualisierer

   Der Intellektualisierer nimmt die Deutung an und zeigt deutliche körperliche und nonverbale Anzeichen, dass er »verstanden« hat. Wir sind frohen Mutes und wähnen uns ein ganzes Stück weiter mit diesem Patienten. Doch dann kommt er in der nächsten Stunde und verkündet uns zunächst, dass diese Deutung richtig war und er »daran weitergearbeitet hat«. Nun offenbart sich das eigentliche Abwehrdilemma: »Aber ich habe einen *Spiegel*-Artikel gefunden, in dem steht, dass solche Reaktionen auch auf einer biochemischen Reaktion in der Amygdala beruhen können. Was meinen Sie dazu? Könnte das bei mir nicht auch der Fall sein?« Wieder eine – raffinierte – Falle! Der erschrockene Therapeut ist geneigt, jetzt sein ganzes Fachwissen abzurufen – vielleicht auf eine Vertagung zur Recherche zu plädieren, um die Ergebnisse entweder »wissenschaftlich« oder für den Patienten persönlich zu widerlegen.

---

36 Außer in analytischen Therapien, wenn es darum geht, dass wir der richtige Partner für den oder die Patientin wären – dann kann man es irgendwann deuten.

Auch in diesem Fall hat der Behandler sich in die Angstabwehrarena des Patienten begeben. Er sitzt in der gleichen Falle wie beim ersten Typen. Nur ist der Intellektualisierer nicht so offen aggressiv und schnodderig, sondern nutzt seine fein geschliffenen intellektuellen Werkzeuge – insbesondere sein schärfstes Werkzeug: den Haarspalter –, um unsere Bemühungen zunichtezumachen. – Wie können wir hier anders reagieren? Auch hier die oben genannte Technik: »Ja, solche Untersuchungen gibt es und manchmal ist das auch der Fall. Natürlich kann man so etwas untersuchen lassen. Aber was ist, wenn Sie am Ende darauf kommen, dass die Ursache bei Ihnen speziell mit dem Aspekt zusammenhängt, den wir letzte Stunde bearbeitet haben?« Auch hier lasse ich den Patienten ins Leere laufen und lasse mich nicht verführen, eine Zustimmung oder ein Veto zu bestimmten Untersuchungen, die er unbedingt durchführen muss oder meint zu müssen, zu geben. Denn wir müssen bedenken, dass der Patient die Abwehr gerade deshalb auf den Plan gerufen hat, weil er an die Richtigkeit unserer Deutung glaubt, sie aber nicht wahrhaben möchte. Er möchte, dass wir sie rückgängig machen und am besten dann auch noch die Verantwortung dafür übernehmen.
Ein Beispiel aus einem anderen Bereich: Eine Patientin möchte abnehmen. Der Arzt empfiehlt ihr, die Ernährung umzustellen, also, gesündere Sachen und weniger Fleisch und Fettes zu essen, sowie sportlich aktiv zu werden. Die Patientin sieht es von ihrem Verstand her ein, recherchiert aber zu Hause neue Methoden (von denen es viele gibt), die gerade auf solche Menschen abzielen: diese Versprechen, bei nur geringem oder gar keinem Verzicht und geringer oder gar keiner Anstrengung die gleichen Ergebnisse zu erzielen wie auf dem herkömmlichen Weg. Wir wollen dies an dieser Stelle nicht weiter diskutieren. Belassen wir es dabei, dass bisher noch keine Methode erfunden wurde, die nachhaltig und nachweisbar erfolgreich war. Trotzdem beharren Menschen darauf, dass es sie doch geben muss!

13.1 Widerstreitende Elemente in der Persönlichkeit

Wenn Patienten zu uns kommen, leiden sie unter etwas. Dieses Leiden befeuert die Motivation des Patienten, zu kommen und die Anstrengungen einer Psychotherapie auf sich zu nehmen. Schon bald werden wir feststellen, dass wir es mit widerstreitenden Elementen zu tun bekommen, die die Psychotherapie verlangsamen, weil der Patient in seiner Motivation gebremst wird. Wir kennen dies schlechthin unter dem Begriff Widerstand.

Der Verlust der Symptomatik bringt nicht nur häufig einen Verzicht auf krankheitsimmanenten Gewinn mit sich, zum Beispiel die Schonung des depressiven oder schwachen Patienten vor Anstrengung, sondern auch noch zwei Faktoren, die bisher wenig erwähnt wurden. Wir sprechen hier von der sekundären Angst und der sekundären Anstrengung. Lassen wir einmal den Verzicht auf den sekundären Gewinn außen vor und betrachten hier nur die sekundäre Angst und die sekundäre Anstrengung.

Verliert ein Patient seine Symptomatik, so heißt dies häufig noch nicht, dass er automatisch ein besseres Leben führen kann. Hat der Patient eine neurotische oder lebens- oder lerngeschichtlich bedingte Angst vor bestimmten Situationen oder Tätigkeiten, so ist es verständlich, dass er diese primäre Angst zunächst verlieren muss. Hat er sie verloren, so ist »der Weg frei«, aber noch nicht gegangen. Wer Angst hat vor dem Wasser, wird nicht automatisch schwimmen können, wenn er seine Angst verloren hat. Ebenso wie ein Patient, der seine Angst vor der Begegnung mit dem anderen Geschlecht verarbeitet, sich dem anderen Geschlecht nicht automatisch leicht nähern können wird. Häufig haben unsere ängstlichen oder gehemmten Patienten bestimmte Fähigkeiten im Laufe ihres Lebens nicht erlernt – etwa zu schwimmen oder den Kontakt zum anderen Geschlecht zu knüpfen. Der Patient wird also etwas Neues lernen müssen. Häufig sind es Fähigkeiten, die man sich üblicherweise in früheren Lebensphasen aneignet und die daher dem Patienten oft Unbehagen, Unlust oder Angst bereiten. Zuzugeben, dass man als 30-Jähriger keine Erfahrung mit dem anderen Geschlecht hat, ist vielen peinlich und unangenehm. Während Unbeholfenheit und mangelnde Erfahrung im jugendlichen Alter vom anderen Geschlecht hingenommen werden, befürchten Patienten im Erwachsenenalter, ausgelacht zu werden oder gar wie Deppen dazustehen. Das Überwinden dieser sekundären Angst ist auch eine Aufgabe der Therapie.

Das Erlernen einer neuen Fähigkeit, aber oft auch schon das Ausführen unbeliebter oder anstrengender Handlungen führt ebenfalls bei vielen Patienten, die sich bisher hinter ihren neurotischen Ängsten verstecken konnten, zu Unbehagen und Vermeidungsverhalten. Das In-Angriff-Nehmen der sekundären Anstrengung ist aber unmittelbar notwendig. Hier muss der Therapeut nachdrücklich an die Verantwortlichkeit des Patienten für sein eigenes Leben appellieren. Dabei geht es nicht darum, den Patienten zu motivieren, sondern ihm lediglich vor Augen zu führen, dass es seine Entscheidung ist, etwas in Angriff zu nehmen oder nicht.

Ein weiterer hinderlicher Aspekt, den ich häufig in Therapien beobachte, wenn die neurotischen Ängste oder Hemmungen aufgelöst sind, ist die sekundäre Ungeduld.

»Ja, und woher kriege ich denn jetzt einen Partner? Ich bin doch schon 32!« Derartige Fragen höre ich sehr häufig. Hier dürfen wir uns als Therapeuten nicht zu manischem Agieren verleiten lassen und »deuen, statt zu deuten«. Vielmehr müssen wir der Verantwortlichkeitsfalle, in die der Patient uns locken will, geschickt ausweichen. Es liegt nicht in unserer Hand, ob der- oder diejenige einen neuen Partner finden wird. Und es wird wenig fruchten, dem Patienten Tipps zu geben, wo man Partner kennenlernen kann usw. Hilfreicher ist es, mit dem Patienten seine Ungeduld durchzuarbeiten. Hinter dieser Ungeduld verbirgt sich die Angst, dass es vielleicht trotz Therapie nicht klappen könnte. Ähnliches kennen erfahrene Therapeuten aus der Behandlung von Patientinnen zwischen 30 und 40 Jahren, die in der Behandlung zunächst ihre Partnerschaftsfähigkeit erlernen müssen. Sie setzen uns oft unter Druck mit ihrer »biologischen Pistole«. Wir sollen »schneller machen«, damit sie endlich jemanden finden und eine Familie gründen können, bevor es biologisch zu spät ist. Das ist eine ziemlich gefährliche Falle. Der Patientin wird es vielleicht über Portale gelingen, »irgendeinen« Partner zu finden. Dabei wird sie aber vermutlich nicht genau prüfen, ob die beiden zusammenpassen, und auch die Paarbildungsphase, die für die Gründung einer Familie unbedingt notwendig und unumgänglich ist, wird übersprungen. Die Katastrophe ist meist vorprogrammiert und für »generationalen Nachschub« in unseren Praxen ist gesorgt.

13.2 Das Unvermeidliche oder Unerreichbare als Teil des Schicksals hinnehmen

Eine reife Lösung ist es, dem Patienten zu helfen, zu akzeptieren und zu verarbeiten, dass bestimmte Schicksalswendungen hinzunehmen sind. Während noch vor einigen hundert Jahren die Menschen daran geglaubt haben, dass sie im Jenseits für erfahrenen Unbill oder entgangene Lebensfreude reichlich entlohnt werden, was die Leidensfähigkeit und -bereitschaft deutlich gefördert hat, kann man den Menschen heute mit diesen Versprechen nicht mehr kommen. Die meisten möchten das irdische Glück in vollen Zügen auskosten, und davon nicht nur einiges, sondern alles. Man will nichts verpassen. Unerreichbares, Niederlagen, eigene Schwächen oder einfach nur Pech dürfen nicht akzeptiert werden. Frustration, Wut oder Hass auf die Gesellschaft, das Schicksal oder sich selbst können dabei die Folge sein und den Patienten noch kranker machen.

»Schwarze« Schwäne

Schwäne sind normalerweise weiß, schwarze Schwäne sind sehr selten. Den Begriff habe ich von Nassim Nicholas Taleb, einem sehr klugen Wirtschaftsökonomen, übernommen. Er geht in seinem Buch »Der schwarze Schwan – Die Macht höchst unwahrscheinlicher Ereignisse« davon aus, dass wir relativ unwahrscheinliche Ereignisse (»schwarze Schwäne«) in unseren Berechnungen ausschließen. So können wir uns unsere eigenen Erfolgswahrscheinlichkeiten natürlich besser schönrechnen und vermeiden scheinbar ein Scheitern an recht unwahrscheinlichen Dingen. Oder kürzer ausgedrückt: Wir geben uns damit der Illusion hin, dass wir alles unter Kontrolle haben. Ich plädiere hier nicht dafür, ängstlicher zu werden, sondern realistischer. Um damit auch eine »gewisse« Demut dem Lebensschicksal gegenüber einzunehmen, weil wir eben nicht alles beeinflussen können.

Wie schnell ein schwarzer Schwan in unser Leben eintreten kann, haben wir erst kürzlich alle mehr oder weniger schmerzhaft erfahren müssen. Plötzlich war Corona da, ein schwarzer Schwan, den nicht einmal die Politik auf dem Schirm hatte.

Weiße Schwäne unter schwarzen

Taleb beschäftigt sich mit den raren schwarzen Schwänen unter den weißen. Im Erleben vieler unserer Patienten ist der eigene Lebensbereich aber häufig nur mit schwarzen Schwänen besiedelt. Ein weißer scheint nicht in Aussicht zu sein. Wie in dem Beispiel von der Patientin, die befürchtet, keinen Mann mehr zu bekommen, weil in diesem Alter alle guten Männer angeblich vergeben seien. Und die, die noch »auf dem Markt sind«, müssen ja irgendwie gestört sein. Und die zwanghafte Frage, wo man einen Mann bekommen kann, ist genau die agitierte Wut gegen die Unkontrollierbarkeit des Schicksals im Meer der schwarzen Schwäne. Nicht selten wird ein schwarzer Schwan vom Unbewussten weiß gestrichen. Weiße Schwäne sind in diesem Szenario genauso unvorhersehbar und unkalkulierbar wie schwarze Schwäne in der Natur. Die meisten Menschen lernen ihren Partner zufällig kennen. Der Besuch einer Diskothek oder einer Kneipe mit der Absicht, dort den Traumpartner kennenzulernen, führt oft nicht zum gewünschten Erfolg.

Lässt man dem Unbewussten und dem Schicksal freien Lauf, steigt die Wahrscheinlichkeit, dass das gewünschte Ereignis eintritt. Ebenso verhält es sich mit vielen anderen Dingen, in Bezug auf Berufswahl, Hauskauf usw. »Unverhofft kommt oft« ist eine kluge alte Lebensweisheit. Eine Garantie gibt es dafür natürlich nicht und eine Wahrscheinlichkeit können wir dafür auch nicht ausrechnen. Wahrscheinlichkeiten sind übrigens meiner Ansicht nach völliger Blödsinn, denn das persönliche Schicksal lässt sich nicht von Wahrscheinlichkeiten bestechen. Mit einer gewissen Unsicherheit müssen wir leben lernen.

13.3 Exkurs: Was ist der Unterschied zwischen einem Zyniker und einem Kyniker?

Der Kynismus war eine philosophische Richtung, die im 5. und 4. Jahrhundert v. Chr. entstand. Erste Kyniker sollen wohl Antisthenes und sein Schüler Diogenes gewesen sein. Ethischer Skeptizismus und Bedürfnislosigkeit waren die Maxime dieser Philosophen. In ihrem Skeptizismus ließen sie – vereinfacht ausgedrückt – bürgerliche Konventionen hinter sich und strebten nach einem Zustand der Natürlichkeit. Das etwas giftige Infragestellen der bürgerlichen Werte und die Konfrontation mit der Sinnlosigkeit dieser Werte wurden früh als »Kynismus« bezeichnet. Später wurde es umgewandelt in den Begriff »Zynismus«, weil im 19. Jahrhundert häufig der Begriff »Cyniker« verwendet wurde.

Heute hat der Zynismus eine andere, negative Bedeutung: Im Gegensatz zum Kynismus ist der Zynismus ein Ausdruck verzweifelter Ohnmacht angesichts von Machtverhältnissen, es ist also eine sehr unsouveräne Position, die Patienten häufig einnehmen. Der Kynismus hingegen entsteht aus der Souveränität infolge von tatsächlicher Bedürfnislosigkeit in Abgrenzung zu den Nichtkynikern und zielt auf den philosophischen Diskurs. Der Zynismus ist eher eine Wutreaktion mit dem Ziel der retrograden Abfuhr von Frustrationsaggression. Beim Patienten sollten wir dies stets als Ausdruck der äußersten Verzweiflung und Hilflosigkeit sehen und entsprechend deuten.

14 »Therapeutische Kniffe«

Im Folgenden möchte ich meine Handwerkskiste – man könnte auch sagen: mein »Nähkästchen« – für Sie öffnen, um Ihnen einen kleinen Einblick in verschiedene Techniken und Werkzeuge, die ich im Laufe von mehr als zwei Jahrzehnten psychotherapeutischer Vollzeitarbeit entwickelt habe, zu geben. Dies sind teilweise sehr individuelle Ideen, die ich entwickelt und ausprobiert habe. Ich möchte vorab bemerken, dass ich stets äußerst vorsichtig bin, wenn ich etwas Neues ausprobiere. Ich benutze die Patienten nicht als Versuchskaninchen. Und natürlich habe ich auch keine Kontrollgruppen gebildet!

14.1 Eklektizismus in der Psychotherapie

Wir kommen nicht umhin, eine Psychotherapie zu entwickeln, die sich – wie in der Kunst der Eklektizismus – verschiedener Elemente aus verschiedenen Therapierichtungen bedient. Letztlich könnte ich mir vorstellen, dass auch Elemente der Verhaltenstherapie in unsere psychodynamische Therapie Einzug halten – ebenso, wie bereits Elemente der psychodynamischen Therapie in der Verhaltenstherapie verwendet werden.

14.2 Klartext: Das Unbewusste versteht nur einfache und klare Worte

Diese Idee stammt von Habib Davanloo, dem Begründer einer psychodynamischen, sehr konfrontativen Kurzzeittherapie. Jede Art von Verklausulierung oder Intellektualisierung macht den Patienten zwar »schlauer« – verändern wird sich aber nicht viel. Das Unbewusste verkörpert auch die infantilen Anteile unserer Persönlichkeit in uns. Klartext bedeutet nicht, Patienten wie Kinder zu behandeln – im Gegenteil. Klare Worte nehmen den Patienten überhaupt erst ernst.

»Vielleicht gehen Sie Ihren Kollegen ziemlich auf die Nerven, wenn Sie sich immer wieder vor der Arbeit drücken.«

Vermutlich werden viele Leser jetzt erschrecken. Das tun die Patienten auch. Sinn der Sache ist es unter anderem, die abgespaltenen Affekte der anderen zu verdeutlichen und quasi spiegelnd zu mobilisieren. Denn ohne Affektmobilisierung wird es keine Änderung geben. Nur eine Einsicht – vielleicht.

Ein Beispiel: Ich sage einer Patientin, die sich immer alles gefallen lässt, am Ende der Sitzung: »Wie lange wollen Sie noch, dass andere auf Ihnen herumtreten und Sie wie einen Wurm behandeln?«

Entrüstet geht die Patienten. In der nächsten Stunde berichtet sie, dass ihr der Wurm nicht mehr »von der Pupille gegangen« sei. Zuerst sei sie wütend auf mich gewesen, dann hat sich die Wut auf mich gelegt. Und sie fand: Ich hatte recht. In der Woche hat sie ihre ganze Wut nicht mehr anklagend gegen sich selbst gerichtet, sondern für mehr Klarheit gesorgt. Sie hat Geld, das man ihr schuldete, zurückgefordert, zu einem Kollegen klar Nein gesagt usw.

14.3 Direktive Elemente in der Psychotherapie

Wir kommen auch nicht umhin, direktivere Elemente in der Psychotherapie aufzunehmen. Das Wort »direktiv« wird bei vielen erfahreneren und älteren Therapeuten Widerstand auslösen – war doch die Erfindung der nicht direktiven Psychotherapie, aus der sich die klientenzentrierte Psychotherapie entwickelt hat, einer der großen Fortschritte in der humanistischen Psychotherapie: Der Patient sollte in keine Richtung mehr gelenkt werden, sondern frei seinen inneren Werten folgen dürfen. In der lösungs- oder handlungsorientierten Psychotherapie haben diese Elemente bereits wieder Einzug gehalten: Hier geht es darum, den Patienten zu etwas zu bringen, von dem wir glauben, dass es für ihn hilfreich sein wird. Das Persönlichkeitsrecht des Patienten wird meiner Ansicht nach gewahrt, wenn wir ihn nicht nach irgendwelchen Idealen formen, sondern ihm mit den direktiven Elementen helfen, seine Widerstände zu überwinden. Denken wir an sozial ängstliche Menschen, die sich nicht trauen, andere anzusprechen.

Ein Beispiel: Ein einsamer, aber sozial ängstlicher Mensch hat den sehnlichen Wunsch, in seiner Kirchengemeinde einen Gesprächskreis zu gründen. So möchte er mit anderen in Kontakt treten. Er muss nur mit dem Pfarrer sprechen. Seit einigen Sitzungen ist dies ein uns beide zermürbendes Thema, bei dem wir uns im Kreis drehen. Bis ich sage: »Herr X., ich gebe Ihnen keine weiteren Sitzungen. Die nächste Sitzung findet statt, wenn Sie den Gesprächskreis gegründet haben. Rufen Sie mich dann einfach an.« Mit einem Gesichtsausdruck aus Wut und Zerknirschung verlässt er verdutzt die Praxis. Meine Praxishilfen bekommen die strikte Anweisung, ihm keinen neuen Termin zu geben, egal, wie sehr er sie bezirzt, jammert und quält. Nach sechs Wochen ruft er an und berichtet voll Freude, dass er den Gesprächskreis jetzt gegründet habe. Er will mir am Telefon alle Details verkünden. Ich sage nur: »Nächsten Dienstag, 14 Uhr.« In der Sitzung berichtet er mir, dass der Pfarrer schon damit gerechnet habe, von ihm darauf angesprochen zu werden. Und er sagt: »Zuerst war ich wütend auf Sie. Aber es war genau das Richtige. Sonst hätte ich das nie getan.« (→ auch Kapitel 11.9).

14.4 Verschiedene therapeutische Techniken

Ich möchte in diesem Abschnitt bestimmte therapeutische Techniken diskutieren, die keine Allheilmittel sein sollen, sondern als Werkzeuge – besser noch: als Anregungen verstanden werden können.

1. Die Optionsmethode
   Wenn ein Patient mit einem schweren Dilemma zu uns kommt und nicht weiß, wie er dieses lösen soll, weil es viele verschiedene Möglichkeiten oder Wege zur Lösung zu geben scheint, wird er uns häufig rasch in eine ähnlich ohnmächtige Position verstricken, die seiner ähnelt. Er möchte sich nicht mit den Ängsten auseinandersetzen, sondern verlagert diese über die projektive Identifizierung in uns hinein, weil er unbewusst hofft, dem Dilemma so entfliehen zu können. Zumindest wären dann schon einmal zwei Leinwände vereint. Dass dies Patienten auf lange Sicht nicht weiterhilft, müssen wir sicherlich nicht diskutieren. Im Sinne der Klassifizierung, aber auch, um das Dilemma überhaupt analysieren zu können, können wir die Optionsmethode anwenden, indem wir den Patienten fragen: »Welche Optionen haben Sie jetzt?«
   Dies bezeichne ich als die *Optionsmethode im Hier und Jetzt*. Wir können auf die Art und Weise eine reife Triangulierung erzeugen, indem wir die Realitätsaspekte seines Konfliktes ins Spiel bringen. Unsere Aufgabe ist es dann, die unbewussten Anteile, also die Ängste und Zweifel, aber auch die Bequemlichkeiten oder infantilen Positionen zu entdecken, aufzudecken und aufzulösen.
   Die zweite Möglichkeit ist die *Optionsmethode in der Vergangenheit*. Häufig machen sich Patienten Vorwürfe oder bekommen Schuldgefühle für Handlungen oder Einstellungen, die sie in der Vergangenheit hatten. Hier hilft folgende Frage von Therapeuten, dies ebenso in eine reife Regulierung zu bringen: »Welche Optionen hatten Sie *damals?*«
   So wird der Patient auf der Metaebene dazu gebracht, darüber nachzudenken, ob er in der damaligen Situation andere Optionen gehabt hätte oder ob er zwangsläufig so hätte handeln müssen. Stellt er fest, dass er damals andere Optionen gehabt hätte, so sind Schuldgefühle angemessen und können entsprechend bearbeitet werden. Hatte er keine anderen Optionen, so können wir dem Patienten zu verstehen geben, dass es sein »Schicksal« war, für das er keine Schuld zu tragen braucht. Um den Wiederholungszwang des Patienten im Hier und Jetzt aufzulösen, kann sich folgende Frage des Therapeuten anschließen: »Welche Optionen haben Sie *heute?*«

So bekommt der Patient das Gefühl, dass er heute nicht mehr so handeln muss, sondern dass es andere Optionen gibt – die sicherlich auch mit Ängsten und Zweifeln belastet sind. Aber sie müssen zunächst diese Option entdecken, bevor wir die damit verbundenen Konflikte überhaupt erkennen können.

2. Die Dilemma-Technik nach Yalom
Eine weitere Methode, die ich von Irv Yalom gelernt habe, bezeichne ich als »Dilemma-Technik«. Bei dieser Technik geht es darum, eine für den Patienten schwierige oder schwer anzunehmende Deutung oder Konfrontation so zu formulieren, dass der Patient sie leichter akzeptieren kann. In dieser Technik beschreibt der Therapeut den eigenen inneren Konflikt, den er mit dieser Deutung hat. »Üblicherweise« verwenden Therapeuten viel Zeit und Mühe darauf, solche schwierigen Interventionen taktvoll anzubringen. Mit der Dilemma-Technik wird es einfacher. Zum Beispiel, indem der Therapeut sagt: »Sie bringen mich in ein Dilemma: Sie beschreiben, wie sehr Sie von Ihren Arbeitskollegen geärgert/gemobbt werden, und sind der festen Überzeugung, dass Sie keinen Anteil daran haben. Wenn ich mich aber nur einen Moment in Ihre Kollegen hineinversetze, entsteht bei mir noch ein anderer Eindruck. Aber ich weiß nicht, ob Sie das hören wollen.« Mit der Dilemma-Technik sind wir offen, aufrichtig und ehrlich dem Patienten gegenüber, zeigen, dass wir ihn nicht verletzen wollen, und verletzen ihn auch nicht. Er hat auch die Möglichkeit, zu sagen: »Das ist Ihr Problem, ich will das nicht hören!«
Es geht hierbei darum, ein tatsächlich im Therapeuten vorhandenes Dilemma in den interaktionalen Kontext zwischen Patient und Therapeut zu bringen (nicht zu verwechseln mit der Übertragungssituation). Um dies zu erläutern, scheint es mir am angemessensten und einfachsten zu sein, ein kleines Beispiel zu bringen, das wie nahezu alle Beispiele in Psychotherapielehrbüchern frei erfunden ist: Nehmen wir eine Patientin, die Schwierigkeiten hat, ihr Examen zu schreiben. Sie entwickelt diverse neurotische Arbeitsstörungen, aber auch selbstsabotierende Kräfte, die verhindern sollen, dass sie dieses Examen schafft. Sie steckt in einer sehr unbefriedigenden Beziehung mit einem Mann fest, der sie wenig unterstützt, sie häufig herabsetzt und damit ihr ohnehin geringes Selbstwertgefühl weiter schwächt. Im Grunde genommen ärgert sich der Therapeut darüber, dass sie einem Mann, der ihr dies antut, derart vertraut. In der Dilemma-Technik könnte der Therapeut Folgendes sagen: »Frau XY, ich bin in einem Dilemma: Einerseits ist es Ihr großer Wunsch, mithilfe Ihres Examens endlich das zu tun, von dem Sie träumen. – Andererseits stecken Sie so viel Kraft und Energie in diese Beziehung hinein, die Ihnen nachweislich – wie Sie selbst sagen – nicht guttut und Sie Gefahr laufen lässt, Ihr Examen nicht zu bestehen. – Wie kann das sein?«
Die Dilemma-Technik hilft dem Patienten, das Dilemma zu verbalisieren beziehungsweise zu mentalisieren. Die Tatsache, dass der Therapeut genauso empfindet wie der Patient, hilft diesem, die Kraft aufzubringen, sich damit auseinanderzusetzen: Aus dem Dilemma wird ein Konflikt, der lösbar wird.

3. Das Anti-Weihnachtstraining
   Das Anti-Weihnachtstraining habe ich von Birgit Löber-Kraemer, einer Kollegin, übernommen. Dies ist eine Technik, bei der im Vorfeld des Weihnachtsfestes – das bekanntlich ein Quell neuen Stoffes für therapeutische Sitzungen nach der Weihnachtspause ist – prophylaktisch die befürchteten Schwierigkeiten, die zu Weihnachten im Leben des Patienten entstehen können, besprochen werden. Es ist jedoch nicht im Sinne einer guten Vorbereitung des Patienten zu sehen, sondern eine fantastische Gelegenheit, alte Muster im Vorfeld zu analysieren, aufzudecken und aufzulösen. Der Patient hat dann gleich die Gelegenheit, neue Verhaltensweisen auszuprobieren, die er sich in der Therapie erarbeitet hat. Werden die Muster erst nach dem Weihnachtsfest bearbeitet, so ist die Zeitspanne zwischen der Bearbeitung und dem bevorstehenden nächsten Weihnachtsfest meistens zu groß, sodass der Patient es nicht direkt ausprobieren kann.
   Die Intervention des Therapeuten kann wie folgt aussehen: »Was müssen Sie / was muss Ihre Partnerin oder Ihre Familie tun, damit das Weihnachtsfest möglichst schrecklich – und damit meine ich, in seiner schrecklichsten Form – eskaliert?«
   Die Technik funktioniert tatsächlich sehr gut. Sie wird von den Patienten nicht nur dankbar, sondern auch mit viel Humor angenommen, und es macht den meisten einen »Riesenspaß«, sich die größten »Horrorszenarien« vorzustellen.
   Automatisch und häufig ohne Zutun des Therapeuten kommen die meisten zu der Frage, was sie tatsächlich vom Weihnachtsfest wollen. Oft werden auch lebensgeschichtlich verankerte Zwänge, die sie aus der eigenen Familie kennen und meinen, weiterführen zu müssen, hierbei deutlich und können abgelegt werden. Stellt der Patient zum Beispiel fest, dass es im am wichtigsten ist, ein paar Tage in Ruhe mit seiner Familie zu verbringen, so kann er alles dafür tun, diese Ruhe nicht nur herzustellen, sondern aufrechtzuerhalten. Dabei kommt häufig heraus, dass vieles weggelassen werden kann, was dem eigentlichen Wunsch des Patienten zuwiderläuft. Ich empfehle Patienten häufig auch, sich mit der Familie zusammenzusetzen und jeden Einzelnen (vielleicht im Sinne einer Familienkonferenz) zu fragen, was man Weihnachten eigentlich wirklich machen will. Meist sind sich die Familienmitglieder in ihren Vorstellungen ähnlicher, als es vom Patienten vorher erwartet wird.

14.5 Lachen in der Therapie – Abwehr oder hilfreiche Kraft?

Warum halte ich das Lachen in der Psychotherapie nicht nur für wichtig, sondern auch für ein geeignetes Mittel, um sich selbst von seinen negativen Einstellungen zu distanzieren und die Selbstheilungskräfte zu aktivieren?

Häufig wird mir von Kollegen vorgehalten, ich würde die ganze Sache nicht ernst nehmen, also die Schwierigkeiten, Ängste und Probleme der Patienten kleinmachen. Im gleichen Atemzug kann ich natürlich sagen: Indem die anderen Kollegen diese Probleme, Ängste und Schwierigkeiten der Patienten zu ernst nehmen, machen sie sie somit größer. Das führt zu einer fatalen Entwicklung in quantitativer wie in qualitativer Hinsicht: In qualitativer Hinsicht wird durch die intensive Beschäftigung mit einem Problem dieses immer wichtiger und damit größer und erscheint immer schwieriger zu überwinden. Die Beschäftigung mit vielen Problemen, Schwierigkeiten, Ängsten usw., deren Ursachen immer weiter differenziert werden, kann oft einen negativen therapeutischen Effekt auslösen, der nicht beabsichtigt war: Ein Patient vergrößert den Berg seiner Probleme und Schwierigkeiten immer weiter, bis es ihm so erscheinen muss, dass diese nicht mehr zu lösen sind. Wenn wir so arbeiten, können wir am Ende nur noch zu »Strickhändlern« werden, da unsere Therapien das Leben nicht mehr beschaulicher machen, sondern immer schwieriger!

Verdeutlichen wir uns noch einmal, was Freud mit seiner Idee gemeint hat, aus neurotischem Elend menschliches Elend zu machen, und übertragen dies auf unsere heutige Zeit. Gemeint ist damit, aus unlösbaren neurotischen Problemen lösbare reale Probleme zu machen. Das ist die Aufgabe der Psychotherapie. Und deshalb ist es wichtig, das Lachen als eine Art Konfrontation mit in den therapeutischen Prozess hineinzubringen: damit der Patient sich von sich selbst, seiner Neigung, die Schwierigkeiten selbst zu erzeugen oder selbst unlösbar zu machen, distanzieren kann.

14.6 Drei Techniken, um den therapeutischen Prozess in Gang zu halten oder »voranzutreiben«

14.6.1 Benennen des nächsten Therapieschrittes oder Fokus

Diese Methode hatte ich schon vor einiger Zeit entwickelt. Einem Ausbildungskandidaten, der bei mir in Supervision war, Herrn Markus Fochler, verdanke ich den Hinweis und die Kreativität, diese Technik zu verbessern. An dieser Stelle vielen Dank an ihn.

Es geht hier darum, mit dem Patienten immer wieder den aktuellen Verlauf und Fortschritt der Behandlung zu reflektieren und gleichzeitig entweder zu fragen, was noch »ansteht«, oder selbst eine Vorgabe zu machen, was wir mit ihm in nächster Zeit zu bearbeiten gedenken. Dies galt früher als verpönt, und es funktioniert nicht immer beziehungsweise bringt neue Widerstände mit sich, auf die ich noch eingehen werde. Ein manifester Einwand könnte lauten, dass der Patient von seinem eigenen inneren Prozess abgelenkt wird und vielleicht zu »direktiv« auf unsere Ideen reagiert. Um das zu entkräften, möchte ich gleich sagen, dass ich nur Vorschläge mache oder Empfehlungen gebe. Wenn der Patient dies nicht möchte, werde ich ihn nicht zwingen. Häufig scheuen Therapeuten davor zurück aufgrund einer latenten Angst vor Autoritätsverlust. In dem von mir angestrebten interaktionell-intersubjektiven Umgang mit dem Patienten verschwinden diese formellen Autoritätsunterschiede recht schnell. Der Patient bekommt den Eindruck (und so soll es auch sein), dass zwei Menschen sich begegnen, wobei es allerdings eine formelle Hierarchie gibt: Der Therapeut ist bereits einen oder mehrere Schritte weiter als der Patient und hilft ihm jetzt, diesen Weg auch zu gehen. Wenn wir mit dem Patienten die nächsten Schritte und Ziele besprechen, führen wir ihm vor Augen, dass die Therapie ein Ziel hat und nicht ein nettes, zeitlich unbegrenztes, zielloses Miteinander ist wie im privaten Bereich. Der Patient wird daran erinnert, dass wir eine gemeinsame Aufgabe haben, dass unsere Ressourcen durch die Kassenleistung beschränkt sind und dass wir eine Verantwortung gegenüber der Solidargemeinschaft der Versicherten haben, die zu Recht erwartet, dass wir auf ein Ergebnis hinarbeiten.

In welchen Fällen funktioniert es nicht oder wird es schwierig?

Zum einen sollte die Technik bei hochfrequenten analytischen Behandlungen dosiert angewendet werden, um den Patienten nirgendwo hinzulenken. Dennoch würde ich es auch in analytischen Behandlungen – jedoch nicht in den sogenannten »freien Analysen«, also den Selbsterfahrungsanalysen und Lehranalysen (dem zeitlosen Standardverfahren) – anwenden.

Schwierig oder gar kontraindiziert ist es bei Patienten mit einem stark intellektualisierenden Abwehrsystem, da die Patienten dann auf eine theoretische Ebene ausweichen könnten. So kann es passieren, dass diese Patienten, nachdem sie erfahren haben, dass zum Beispiel das eigene Selbstbild oder Selbstfürsorge als nächster Punkt anstehen könnte, sich viele Bücher kaufen oder stundenlang im Internet Artikel lesen und dann mit den Worten in die Therapiestunde kommen: »Ich habe da ein ganz tolles Buch über Selbstwirksamkeit gekauft und habe mich da an vielen Stellen wiedergefunden. Was halten Sie eigentlich davon, …?« Hier müssen wir dem Patienten verdeutlichen, dass es nicht darum geht, dass er ein größeres theoretisches Wissen über sich oder seine Schwierigkeiten erwirbt, sondern dass er ein größeres *emotionales* Wissen über seine Konflikte, Ängste, Hemmungen und so weiter erfährt und mithilfe der Therapie lernt, diese zu überwinden. Dennoch kann man auch bei Patienten, die dieses »Abwehrkorsett« aufweisen, mit dieser Interventionstechnik arbeiten. Wichtig ist, dass man die hier genannten Risiken kennt und gegebenenfalls darauf hinweist, dass es keinen Sinn macht, »theoretische Hausaufgaben« zu erfüllen. Man kann dies auch mit einem positiven Aspekt verknüpfen, etwa indem man anerkennt, dass der Patient sich auch außerhalb der Therapie um Fortschritte bemüht, man als Experte diese Form aber nicht für notwendig oder sinnvoll hält, da theoretisches Wissen irgendwann nicht mehr weiterführt, solange es vom Patienten nicht emotional verarbeitet wird.

14.6.2 Process Check nach Yalom

Im Folgenden werde ich eine Technik beschreiben, die ich von Irvin Yalom gelernt habe.

Der Process Check dient dazu, das Geschehen zu verdeutlichen. Der therapeutische Prozess wird hierzu für einen Moment angehalten; ich sage meinen Patienten immer, dass sie es sich vorstellen sollen wie einen DVD-Spieler, bei dem man kurz die Pause-

Taste drückt, um etwas zu sagen. Im Process Check wird das Geschehen auf eine Metaebene gehoben – die gleiche Metaebene, die wir in der Deutung benutzen. Irvin Yalom hat diese Methode für Gruppen entwickelt. Ich wende sie auch in Einzeltherapien an. Diese Methode ist vergleichbar mit dem Vorgehen, das wir anwenden, um eine Deutung zu generieren: Zur Vorbereitung auf eine Deutung überlegen wir uns, was hier im Geschehen passiert ist. Wenn wir eine mögliche Erklärung für uns gefunden haben, nennen wir sie dem Patienten – meistens, indem wir ihn fragen, ob es zum Beispiel sein könne, dass er uns dies erzähle, weil er ein schlechtes Gewissen habe, da er die letzte Stunde vergessen hatte … – also nicht erst apodiktische Wahrheit. Das Generieren einer Deutung passiert im laufenden Prozess.

Beim Process Check beziehen wir den Patienten in die Arbeit mit ein und machen es zur »gemeinsamen Sache«. Dies hat meiner Ansicht nach mehrere Vorteile: Zum einen fördern wir damit nicht nur die therapeutische Ich-Spaltung beim Patienten, sondern auch sein Verantwortungsbewusstsein für sich selbst. Daneben stärken wir auch seine Zuversicht in Veränderungsmöglichkeiten – vielleicht vergleichbar mit einer Situation, in der ein kleines Kind weinend zu einem Elternteil gelaufen kommt, das etwas Schreckliches erlebt hat. Als Eltern würden wir uns mit dem Kind hinsetzen und sagen: »Komm mal her und erzähl doch mal in Ruhe. Dann schauen wir einmal …« Natürlich will ich den Patienten hier nicht infantilisieren. Aber manchmal ist es auch in der Therapie notwendig, den Patienten bei für ihn unkontrollierbaren Affekten oder Ängsten ähnlich einem Kind zu beruhigen, damit er therapeutisch »arbeitsfähig« bleibt. Und der Process Check ist auch eher eine echte menschliche Begegnung: menschlich auf Augenhöhe; anders als bei einer Deutung, die auch als sehr autoritär und manchmal von oben herab erlebt werden kann.

Viele Kollegen werden einwenden, dass der Process Check den Prozess tatsächlich unterbreche. – Das ist völlig richtig. Aber zum einen sollen unsere Interventionen ja auch den Prozess unterbrechen, um ihm eine andere Richtung zu geben. Denn: Würden wir es dem Patienten überlassen, für Veränderungen zu sorgen, würden diese in vielen Fällen nie passieren. Jede Intervention soll ein bekanntes Muster unterbrechen, und jede Nichtunterbrechung führt zu einer Persistenz oder gar Verstärkung des bekannten Musters. – »Aber dann kommt der Patient doch gar nicht mehr in den Prozess hinein«, könnte ein Einwand sein. – Auch das ist richtig und fällt unter die gleiche Argumentation – nämlich, dass er dies auch nicht soll.

Yalom sagt dabei Folgendes zu seinen Patienten: »Lasst uns mal für einen Moment innehalten und schauen, was hier gerade passiert ist.« Besser kann man es, glaube ich, nicht ausdrücken.

14.6.3 »Let's try a risk« nach Yalom

Die Risikotechnik ist eine weitere Technik, die ich von Irvin Yalom gelernt habe. Er benutzt sie häufig in Gruppen bei angstbesetzten Themen, die nur auf der Metaebene angesprochen werden können – also über die nur gesprochen wird, statt sie auszuprobieren. Er sagt dann: »Let's try a risk«, »Lassen Sie uns etwas ausprobieren – etwas riskieren, was Sie sich bisher nicht getraut haben; und dann wollen wir sehen, was passiert.«[37] Diese Technik kann man nicht nur im Gruppenprozess anwenden, sie eignet sich auch hervorragend als einzeltherapeutische Intervention.

Im Gruppenprozess dient sie hauptsächlich dazu, bestimmte angstbesetzte Dinge, die im Gruppengeschehen bisher vermieden wurden, unter Aufsicht auszuprobieren – also in der Laborsituation. In der Einzelsituation ist dies schwieriger möglich und höchstens denkbar, wenn wir den Patienten auffordern, etwas, was er sich nicht traut, uns zu sagen – zum Beispiel Kritik oder Ärger auszudrücken. Im Wesentlichen wird es in der Einzelsituation um Dinge gehen, die der Patient sich außerhalb der Therapie nicht traut. Hier können wir ihn auffordern, mal etwas zu riskieren, mit dem Versprechen, dass er die Sicherheit hat, hier alles besprechen zu können – egal, was passiert. »Egal, wie sehr Sie auf die Nase oder den Bauch fallen: Ich werde hier sein, und wir können darüber sprechen, was schiefgelaufen ist.«

14.7 Eine weitere »selbstwertfreundliche« Deutungstechnik

Eine weitere Technik, die Deutungen für den Patienten verdaulicher macht, ist die »Identifizierungsmethode«, die ich von einem Supervisor gelernt habe. Hier deutet der Therapeut nicht die Innenwelt des Patienten – was leicht so verstanden werden kann (und manchmal auch so gemeint ist): dass der Therapeut dem Patienten sagt, wie dieser wirklich denkt oder fühlt. Lassen Sie uns hier keine ethische Diskussion beginnen, es reicht schon auf der technischen Ebene aus, zu wissen, dass eine solche Deutung »von oben herab« für den Patienten eher schlecht verdaulich ist. Die eher unterwürfigen Patienten werden sie vermutlich annehmen – jedoch, ohne sie zu reflektieren. Dann bewirkt die Deutung nur einen Anpassungs-, aber keinen Reifungsprozess.

Bei der *Identifizierungsmethode* beziehen wir die Deutung zunächst auf uns: Wir tun so, als wären wir der Patient, und beschreiben, wie wir es vermutlich aus Sicht seiner Lebensgeschichte und Erfahrung verstehen würden. Wir können ihm sagen: »Also, wenn ich mich so in Sie hineinversetze, dann kann ich mir vorstellen, wie schwer es für

37 Yalom 2013: persönliche Nennung in einer Supervision mit ihm. Yalom 1989, S. 209 ff., dort jedoch als »Prozessorientierung« bezeichnet.

Sie als Kind war, die Scham aufgrund der trinkenden Eltern in Ihrem kleinen Dorf zu verbergen. Ich hätte mich vermutlich zurückgezogen und dann vielleicht Verachtung für alle anderen Menschen entwickelt, weil ich das Gefühl gehabt hätte, dass ich nicht dazugehöre.«

Diese Methode hatte ich schon vor der Zeit, in der ich sie bei Erwachsenen benutzt habe, bei Kindern angewendet. Für Kinder ist es oft leichter, über schwierige oder Angst auslösende Affekte beziehungsweise Angst an sich zu sprechen, wenn sie sie nicht bei sich selbst empfinden. Man kann eine Spielfigur (eine Puppe, ein Stofftier oder Ähnliches) verwenden, um über das Schwierige zu sprechen. Ich habe schon ganze Therapiesitzungen damit verbracht, die »Figur zu behandeln«. Es war für den Patienten wie ein Spiel, bei der ich die Rolle des Therapeuten und er die Rolle des Patienten gespielt hat. In dieser Als-ob-Situation fällt es den Patienten leichter, die unangenehmen Affekte schrittweise anzunehmen. Würde er sie in meiner Gegenwart zugeben, könnte er sich mir ausgeliefert fühlen oder Angst haben, dass ich ihm das als Schwäche auslege und über ihn triumphiere oder Ähnliches.

Ein Kollege hat das »Telefon zum Unbewussten« erfunden. Hierbei handelt es sich um zwei Spieltelefone, bei denen der Therapeut am einen Ende der Leitung sitzt, während der Patient sein eigenes Unbewusstes spielt und »am anderen Ende der Leitung« sitzt. Interessanterweise sind die Telefone technisch nicht miteinander verbunden, sondern die Worte werden im Raum gesprochen und gehört. Hier hat der Patient eine gewisse Distanzierungsmöglichkeit, die zwar nicht so effizient ist wie die bei der oben genannten Spieltechnik, die ihm aber trotzdem noch eine Möglichkeit des Rückzugs und eine Art Schutz vor dem Therapeuten garantiert. Zumal beide »auf Augenhöhe« – jeder hat das gleiche Telefon – miteinander agieren.

15 Weitere therapeutische Techniken

15.1 Identifizierende Deutungen

Eine Deutung wird in der Regel aus einer »überlegenen« Position des Therapeuten gegeben. Eine Deutung kann vom Patienten nur angenommen werden, wenn er mit dem Therapeuten identifiziert ist. Über die therapeutische Ich-Spaltung prüft er, ob die Deutung des Therapeuten richtig ist oder welche Teile davon stimmen. Hierbei besteht die Gefahr, dass der (eventuell noch in der Idealisierungsphase befindliche) Patient sich aus Angst vor Differenzierung, die als bedrohliche Trennung erlebt wird, nicht traut, die Deutung des Therapeuten infrage zu stellen. Er übernimmt sie ungeprüft, was jedoch zu keiner Entwicklung in der Persönlichkeit des Patienten führt. Er assimiliert sie im Sinne Piagets, statt sie zu akkommodieren.

Um dem Dilemma oder der Gefahr zu entkommen, habe ich eine Technik, nämlich die »identifizierende Deutung«, entwickelt. Bei der identifizierenden Deutung tun wir so, als würden wir unter der gleichen Konfliktlage wie der Patient leiden, und erklären uns selber dann die dahinter vermutete Psychodynamik. Ein Beispiel: »Wenn ich die gleichen Erfahrungen gemacht hätte wie Sie, dann könnte ich mir vorstellen, dass ich heute jeden Kontakt zu Menschen, die meinem Vater ähnlich sind, meiden würde, ohne zu prüfen, ob sie tatsächlich eine Gefahr für mich darstellen.« Wir stellen hiermit gleichzeitig eine Universalität des Leidens dar und begeben uns mehr auf die Ebene des Patienten, indem wir quasi stellvertretend zugeben, dass wir genauso empfinden würden wie er. Gleichzeitig ist hier im Sinne einer Lernfunktion ein »stellvertretendes Mentalisieren« des Therapeuten möglich, das dem Patienten damit hilft, selbst das Mentalisieren zu erlernen.

15.2 Diverse Techniken

In diesem Abschnitt werde ich diverse Techniken vorstellen, die ich überwiegend alleine entwickelt habe. Sie haben alle das Ziel, die Abwehr des Patienten in geschickter Weise aufzuweichen. Allen ist gemein, dass wir versuchen, uns mit den gesunden Anteilen des Patienten-Ichs zu verbünden, ohne die Abwehr zu sehr zu alarmieren, sodass sie undurchdringbar würde.

15.2.1 Die Ohnmachtstechnik

Therapeuten gestehen ungern ein, dass sie ohnmächtig sind – leichter fällt es ihnen, zuzugeben, dass sie auch unter dem mitleiden, was der Patient ihnen anbietet. Zu häufig folgen Therapeuten dem projektiven Wunsch des Patienten, der Therapeut solle allmächtig sein. Verführerisch ist hier auch, unter dem Deckmantel des allwissenden Altruismus den eigenen Größennarzissmus zu verbergen. Die Ohnmachtstechnik macht genau das Gegenteil davon: Sie ist eine Impotenzerklärung, die dem Patienten die Ausweglosigkeit des Therapeuten (oft nur in dieser einen Situation) offen kundtut: »Ich weiß nicht mehr weiter. – Helfen Sie mir!« ist hier die klassische Form der Intervention. Wir begeben uns mit unserem Therapeuten-Ich auf eine Ebene mit den abgespaltenen, gesunden Anteilen des Patienten-Ichs und können gegebenenfalls, wenn uns keine Lösung einfällt, gemeinsam die Ohnmacht und den Druck, den die Situation auf beide gleichermaßen ausübt, aushalten lernen.

15.2.2 »Sie müssen nichts verändern«

Diese Technik soll die Angst des Patienten entlasten und ihm den Druck nehmen, etwas verändern zu müssen. Denn auch die Veränderung bringt Angst mit sich (→ Kapitel 11.9).

15.2.3 »Ich möchte Sie genau verstehen«

Mit dieser Technik geben wir dem Patienten zu verstehen, dass wir zum einen nichts an ihm verändern wollen (diese Entscheidung bleibt ihm überlassen), aber es mit ihm gemeinsam verstehen möchten. Diese Ideen verdanke ich meiner Zusammenarbeit mit Irvin Yalom, von dem ich wirklich sehr viel gelernt habe.

15.2.4 »Helfen Sie mir!«

Die Aufforderung, einem Menschen zu helfen, können wir nicht abschlagen. Auch hier verbünden wir uns mit den gesunden Ich-Anteilen des Patienten, indem er seiner Abwehr und damit auch sich selbst »vormachen« kann, dass er ja nur einem Dritten – hier dem Therapeuten – helfe. Damit wird sowohl das strenge Über-Ich als auch eine mögliche Angstabwehr gemildert. Sie können es auch mit der anderen Technik verbinden: »Ich möchte genau verstehen, warum Sie dies tun / warum Sie so sind, wie Sie sind / warum Sie das nicht tun können / .... – Bitte helfen Sie mir dabei!«

15.2.5 »Was wäre, wenn ...?«

Die »Was-wäre-wenn-Technik« soll ebenfalls die Abwehr verringern. Gerne kommen Patienten mit dem Argument, die Realität sei für sie unüberwindbar: »Wie soll ich denn mit 40 noch einen Mann finden?« »Wie soll ich denn als 50-Jähriger noch eine Stelle finden?« Hier sage ich häufig: »Ja, Realität schlägt Therapie!« Die Was-wäre-wenn-Technik geht einen Schritt weiter und verbündet sich mit den gesunden Ich-Anteilen, indem sie die Vorstellung einer »gesunden Realität« ermöglicht. Hier kommt der Patient häufig schnell mit den sekundären Ängsten, die ihn behindern würden, wenn er sich der Situation stellen würde, in Kontakt. Sie müssen damit rechnen, dass der Patient immer wieder »neue Realitäten« ins Spiel bringen wird, um Ihre Argumente außer Kraft zu setzen.

Diese Technik, die im Kapitel 23.1 ebenfalls erwähnt wird, soll dem Patienten helfen, sich seinen Ängsten, mit denen er eine Auseinandersetzung vermeiden möchte, zu stellen. Häufig – wenn nicht in der Regel – haben Patienten Angst vor der neuen Situation. Oft haben sie keine Angst vor dem Versagen, sondern *Angst vor dem Erfolg*. In diesem Fall ist es hilfreich, die Angst zunächst einmal zu überspringen und den Patienten zu bitten, sich die angstbesetzte Situation vorzustellen. Dann kommt er von alleine wieder auf die Ängste. So bleiben wir beharrlich im Dienste der gesunden und reifen Ich-Anteile und verhindern, dass die infantilen und neurotischen Anteile des Patienten die Oberhand behalten oder gewinnen.

15.2.6 »Schachmatt«

Die »Schachmatt-Technik« soll zum Ausdruck bringen, dass der Patient beziehungsweise seine Abwehr hier über uns beide (nicht nur über den Therapeuten oder die Therapie!) »gesiegt« hat. Sie verdeutlicht gleichzeitig, dass der Patient letztlich die Macht hat, eine Therapie zum Scheitern zu bringen und sich damit letztlich selbst zu schaden. Diese Technik korrespondiert mit der Ohnmachtstechnik (vergleiche Kapitel 15.2.1).

15.2.7 »Ich glaube Ihnen, dass Sie die Wahrheit sagen; aber nicht die ganze Wahrheit ...«

Diese Technik wurde von Fritz Morgentaler entwickelt. Sie soll eine Spaltung erzeugen zwischen dem, was der Patient glaubt, um seine Abwehr aufrechtzuerhalten, und dem, was wir an wirklicher Abwehr (also innerer Realität des Patienten) wahrnehmen, und den Patienten darauf aufmerksam machen, dass wir es bemerkt haben. Dann wird die Arbeit an diesem Konflikt möglich.

15.2.8 »Wie hoch ist der Preis?«

Mit dieser Frage konfrontieren wir den Patienten mit den möglichen Folgen, die eine Entscheidung oder eine Nichtentscheidung, eine Veränderung oder eine Nichtveränderung zur Folge hat. Wir untersuchen beide Seiten und fragen den Patienten, was für einen Preis ein Festhalten oder Beharren auf der alten Position bringt – und wie hoch der Preis ist, wenn er sich doch ändert. Wir können diese Technik aber auch anwenden, um den Patienten dazu zu bringen, eine unüberlegte Handlung, die vielleicht aus einem starken Affekt heraus erfolgt oder auf den Druck einer zu großen Angst erfolgt, zu hinterfragen. Also wenn der Patient zum Beispiel unüberlegt sein Studium abbrechen möchte, sich trennen möchte, ein Kind bekommen »muss« und so weiter – also alles Dinge, die sein Leben nachhaltig negativ beeinflussen könnten. Gerade bei solchen Entscheidungen müssen wir darauf hinarbeiten, ihm klarzumachen, dass diese Entscheidung aus dem Druck der momentanen Situation heraus erfolgt, ohne die weitreichenden Konsequenzen zu bedenken. Ich habe in meiner Diplomarbeit genau über dieses Thema geforscht. [38] Nicht nur, wenn es real brennt, neigen wir Menschen dazu, unbedacht aus dem Fenster zu springen, sondern auch in anderen Situationen, die uns stark belasten – sei es, dass wir eine immense Wut auf jemanden haben, sehr verzweifelt sind oder so große Angst haben, dass wir der Meinung sind, diese geplante Handlung würde die Erlösung bringen. Wir bedenken dabei aber nicht, dass es nur eine »Erlösung« für den Moment ist und die Folgen für die Zukunft schwerwiegender oder unüberschaubar sind.

Besonderes Augenmerk sollten wir dabei dem Dilemma des Patienten widmen: Sofern er noch keines im Zuge einer solchen unüberlegten Handlung hat, sollten wir es erzeugen, dem Patienten also die Fehler erster und zweiter Art vor Augen führen. Und wir können ihn nicht nur die »realen Folgen« reflektieren lassen, sondern auch, welche Auswirkungen dies auf das sein Selbstkonzept und seine innere psychische Stabilität haben kann. Bricht jemand ein Studium ab, weil er die Nase voll hat oder glaubt, die Prüfungen nicht zu schaffen, geht es ihm vielleicht direkt danach merklich besser. Vielleicht wird er auch im Laufe des Lebens eine Arbeit finden, die ihn angemessen befriedigt und entlohnt. Aber es wird immer noch ein fader Beigeschmack bleiben, verbunden mit einem Gefühl des Versagens, das sich negativ in der eigenen Lebensbilanz auswirkt und unsere Selbstachtung schmälert.

»Hätte ich damals doch mein Studium beendet, dann ...« wäre eine mögliche Äußerung, die der Patient prospektiv in die Zukunft projiziert machen könnte. Natürlich gibt es auch den Fehler zweiter Art, bei dem der Patient zum Beispiel sein Studium beendet, danach aber feststellt, dass es doch nicht der richtige Beruf ist. Dann hat er vielleicht zwei oder drei Jahre seines Lebens »verschwendet« (jedenfalls nach seinem Erleben). Hier können wir dem Patienten helfen, zu erkennen, dass er dies tatsächlich erst viel später wissen wird. Und dass es vielleicht auch vernünftig und erwachsen ist,

38 Adler 1991.

die Entscheidung mit dem geringstmöglichen Risiko auf sich zu nehmen. Wir können ihm in diesem Zusammenhang auch vor Augen führen, dass gerade bei Vermeidungstendenzen die kindlichen und bequemen Anteile des Patienten vielleicht die eigentlichen Drahtzieher der Entscheidung sein können. Und dass es im Endeffekt darauf ankommt, dass er ein starkes, erwachsenes Ich entwickelt, das selbst die Entscheidung trifft und die Verantwortung dafür trägt.

15.2.9 Die Zwei-Meinungs-Methode

Häufig ist es schwierig, Patienten etwas zu sagen, was ihnen »nicht in den Kram passt«. Der Patient möchte etwas Bestimmtes hören, was sein Gleichgewicht stabilisiert. »Sie werden mir doch sicherlich recht geben, dass …« Eine Suggestivfrage, bei der der Therapeut in »Geiselhaft« genommen wird. Der einfache Ausweg wäre es, das erwartete »Lösegeld« zu bezahlen, indem er dem Wunsch des Patienten nachgibt. Wir wissen vielleicht, dass der Patient sich, wenn wir unserer eigenen Intuition folgen, ärgern wird.

Hier hilft die »Zwei-Meinungs-Methode«: Wir erläutern, dass wir die Möglichkeit haben, dem Patienten das zu sagen, was er gerne hören möchte, und dass ihn dies sicher entlasten würde, wir aber in unserem Inneren spüren, dass dies nicht richtig und für ihn nicht hilfreich wäre. »Ich könnte Ihnen jetzt einfach sagen, dass Sie recht haben. Das würde Sie sicherlich entlasten. Aber mein Inneres verrät mir, dass es noch einen anderen Aspekt gibt, den ich Ihnen mitteilen möchte: …« Mit der Zwei-Meinungs-Methode zeigen wir unser Dilemma. (Wir können auch die Dilemma-Technik anwenden, indem wir dem Patienten das Dilemma, in dem wir uns befinden, mitteilen.) Diese Technik hilft dem Patienten, dass weder seine erwachsenen und gesunden Ich-Anteile noch seine kindlichen Anteile brüskiert werden – in der Hoffnung, dass die erwachsenen Anteile stark genug sind und sich der Wahrheit öffnen mögen.

15.2.10 Schneller, höher, weiter – oder: Wie man sich mit Hochgeschwindigkeit entschleunigen kann

Der Leser mag über das Paradox schmunzeln. Leider trifft es auf unsere Lebensrealität immer mehr zu. Der Arbeitnehmer, der nach Feierabend zum Achtsamkeitstraining rennt, ist ebenso wenig eine Karikatur wie der Mensch, der Überstunden macht, um sich endlich einen Wellness-Urlaub leisten zu können. Etwas überzogen, aber vom Prinzip her stimmt es: »Achtsamkeit« und »Entschleunigung« sind die neuen Zauberworte unserer Zeit. Es wundert mich immer sehr, wenn Kollegen Fortbildungen zum Thema Achtsamkeit machen.

Ich persönlich dachte immer, dass die gesamte psychotherapeutische Ausbildung auf dieses Thema abzielt, ohne je den Begriff Achtsamkeit zu erwähnen. Beschäftigen wir uns also mit der »Entschleunigung«. Auch dies ist ein Begriff, den wir zwar nicht erfunden haben, der aber stets im Mittelpunkt unserer Arbeit steht. Damit der Patient einen besseren Kontakt zu sich selbst hat, bedarf es der Ruhe und Muße, der Synchronisation des Lebens und Erlebens mit der eigenen seelischen Wohlfühlgeschwindigkeit. Im Grunde genommen ist die gesamte Therapie ein einziger Entschleunigungsvorgang. Trotzdem, so meine ich, bedarf es in unserer Zeit auch gezielter Entschleunigungsinterventionen in den psychotherapeutischen Sitzungen. Wenn Patienten zum Beispiel mit langen Listen kommen, die sie in einer Stunde abarbeiten wollen, so können wir sagen: »Ich glaube, das ist für heute zu viel. – Sollen wir uns nicht lieber nur mit *einem* Thema, aber dafür richtig beschäftigen?« Ich würde mich auch nicht scheuen zu sagen: »Das ist *mir* zu viel.« Damit übernehme ich eine wichtige Hilfs-Ich-Funktion, indem ich stellvertretend für den Patienten auf meine Bedürfnisse nach einer angemessenen Geschwindigkeit und einem angemessenen Vertiefungsbedürfnis achte. Wir können den Patienten auch damit konfrontieren, dass er versucht, uns in sein maladaptives System einzubinden: »Ach, Sie möchten gerne Ihre bisherige Hektik / Ihren bisherigen Stress auch hier fortführen ...« Damit deuten wir implizit an, dass wir eine konträre Haltung dazu haben, indem wir es infrage stellen.

15.2.11 Die Stellvertretertechnik

Die Stellvertretertechnik ist eine Methode, die ich entwickelt habe, um mit Patienten schwierige Dinge, die aufgrund einer hohen Abwehrleistung des Patienten kaum bearbeitet werden können, besprechbar zu machen.

Ich habe sie zunächst für Kinder entwickelt. Die Methode geht vereinfacht ausgedrückt wie folgt: Ich beziehe eine Puppe in die Therapie mit ein. Dies ist – zugegebenermaßen – nicht immer leicht zu initiieren und funktioniert am besten, wenn es der situative Kontext zulässt, das heißt, wenn diese Puppe ohnehin schon im Spiel ist. Ich projiziere bewusst die schwierigen und vom Patienten verleugneten Dinge in diese Puppe hinein und »behandle« sie dann. Das Kind übernimmt nach meiner Erfahrung gerne und schnell die Rolle dieser Puppe (manchmal auch die des Behandlers, aber darauf werde ich später eingehen.) »Der Maxi hat große Angst. Wollen wir ihn fragen, wovor?« Erfahrungsgemäß ist der Patient dadurch schnell entlastet und spielt dieses Spiel – häufig mit großem Vergnügen – mit. Meine Deutungen und anderen Interventionen richten sich dann ausschließlich auf diese Puppe. Natürlich hört der Patient mit und nimmt auch meine Deutungen und Interventionen mit, muss sich aber nicht der Angst in der Situation mit mir stellen oder sich vor mir eine Blöße geben.[39]

39 Dieser Stellvertretereffekt funktioniert übrigens auch sehr gut in Gruppen, wenn ein Patient scheinbar schweigend dem Prozess folgt und den Interventionen des Therapeuten zuhört, aber keine eigene Beteiligung daran signalisiert. Natürlich nimmt er dies auch mit nach Hause und freut sich ein bisschen darüber, dass er nicht in das Geschehen hineingerückt wurde.

Bei erwachsenen Patienten funktioniert die Technik mit der Puppe natürlich nicht. Aber auch hier kann ich einen »Stellvertreter« herbeizitieren, indem ich etwa über einen ähnlich gelagerten Fall berichte, bei dem der Patient oder die Patientin die gleichen Ängste hatte. Und dann berichte ich, welche Intervention hier geholfen hat. Das ist zugegebenermaßen ein Trick, der aber nicht das Ziel hat, den Patienten hinters Licht zu führen, sondern seinem gesunden und reiferen Ich-Anteil zu helfen, das Gehörte besser annehmen zu können.

15.2.12 Die Spekulationsmethode

Eine probate Methode, sich vom Patienten einerseits abzugrenzen, ihn andererseits aber auch wieder auf den Weg der Reflexion zu bringen, ist die Spekulationsmethode. (Der Begriff stammt von mir; die Methode habe ich von meinem Supervisor Georg Schäfer gelernt.) Sie ist recht simpel und kann insbesondere dann angewendet werden, wenn der Patient hartnäckig darauf besteht, etwas von uns erfahren zu müssen, und alle anderen Techniken bisher versagt haben. Sagen Sie einfach: »Sie dürfen ja mal spekulieren!« Hiermit erinnern wir den Patienten an die Grundregel der eigenen Assoziation und verhindern gleichzeitig, dass der Patient beginnt, uns zu analysieren.

15.2.13 Die 42-Methode

Häufig kommt es vor, dass Patienten uns mit Fragen löchern und ihre Wissbegier schier unersättlich scheint, unsere Antwortmöglichkeiten aber begrenzt sind. Manch einer mag verführt sein, die zugeschriebene Allmächtigkeit und Omnipotenz aufrechtzuerhalten, oder befürchtet vielleicht, vom Patienten depotenziert zu werden. Das Phänomen kennen Kindertherapeuten nur zu gut, aber auch Eltern von ihren eigenen Kindern.

Wenn mir die Fragen zu viel und zu detailliert werden und vom eigentlichen Prozess ablenken, antworte ich irgendwann auf eine Frage mit: »42«. Auch wenn die Patienten Douglas Adams gelesen haben, wissen sie damit oft zunächst nichts anzufangen. Die Irritation, die entsteht, lässt den Patienten jedoch hellwach werden. Ich erkläre dann kurz die Geschichte aus dem Buch »Per Anhalter durch die Galaxis«.[40] Dort gibt es in der Zukunft den allwissenden Rechner Deep Thought. Er wird beauftragt, eine Antwort auf alle Fragen dieser Welt zu geben. Der Rechner braucht einige Millionen Jahre und meldet sich dann, dass er die Antwort auf alle Fragen dieser Welt hat. Die Menschen kommen zusammen und warten gespannt auf die erlösende Antwort. Diese

---

40 Adams 1981.

lautet: »42.« Ich denke, dass Douglas Adams hier die Absurdität des Wunsches nach dem Stein der Weisen erkannt und wunderbar auf die Schippe genommen hat. Diese Intervention löst meist humorvolle Entspannung angesichts des Drucks, den der Patient auf uns ausübt, aus: Wir sind weder Deep Thought noch der »brennende Busch« und bringen damit unsere menschliche Begrenztheit zum Ausdruck. Denn letztlich geht es meistens darum, uns mürbe zu machen, sodass wir einknicken und vor dem Patienten klein werden – so seine Vorstellung. Natürlich darf das nicht passieren, denn dann würde der Patient zwar einerseits triumphieren, andererseits aber auch der Verlierer sein. Genauer genommen triumphieren seine infantilen Seiten, die sich gegen eine Reifung und damit auch mit einer Einschränkung des Lebens mit allen unangenehmen und erträglichen Facts of Life beschäftigen und zuletzt abfinden müssen – also auch mit der Begrenztheit unserer therapeutischen Fähigkeiten.

Die »42-Methode« habe ich für Patienten entwickelt, die mich mit permanenten Fragen quälen, was sie tun, kaufen, machen sollen, die also von mir Patentrezepte haben wollen, für deren Erfolg oder Misserfolg ich die Verantwortung übernehmen soll. Wenn Sie dem Patienten »42« sagen, wird er entweder das Buch oder den Film kennen und meistens schmunzeln; wenn nicht, wird er sich natürlich fragen, was dies bedeutet. Damit haben Sie ihn aus seiner »Machtschleifen-Position« herausgerissen und können ihm die Geschichte kurz erklären. Dies führt in der Regel zu einem Nachdenken oder zumindest zu einem Beenden einer »nervenden Schleife«.

16 Ungewöhnliche Interventionen

In diesem Kapitel schreibe ich über ungewöhnliche Interventionen, die ich im Laufe meiner Praxiserfahrung entwickelt habe. Mein Grundprinzip war immer, neue Wege zu finden, um den Patienten effektiver und schneller helfen zu können. Natürlich weiß ich, dass viele Therapien ihre Zeit brauchen. Aber bestimmte Interventionen können die Therapiezeit wesentlich verkürzen.

Ein anderes Prinzip habe ich durch Irvin Yalom entdeckt: Jeder Patient braucht eine »maßgeschneiderte« Therapie. Das klingt zunächst banal und selbstverständlich. Aber Yalom meint damit nicht, die richtige Zusammenstellung von Ziel und dazugehörigen Interventionen, wie wir sie in den Berichten an den Gutachter schreiben. Er geht darüber hinaus. Er erwartet von sich, dass er den Patienten genau versteht, ihn »dekonstruiert« und damit einen ersten Plan entwickelt, was der Patient braucht, um der zu werden, der er ist oder der er sein will – sofern Letzteres realistisch ist, denn wenn nicht, müsste man an den »Messleitern« des Patienten arbeiten. So sind bei mir die ungewöhnlichen Interventionen entstanden. Sie haben zum Ziel, »eingespielte Schleifen« oder Teufelskreise zu durchbrechen, den Patienten zu zwingen, Sackgassen zu verlassen, »ungeplant« neue Wege zu gehen, um »überraschend« neue Erfahrungen zu machen. Und auch, um Ängste, insbesondere sekundäre Ängste, zu überwinden oder sich ihnen zumindest zu stellen.

16.1 Selbstwirksamkeitserfahrungen einfordern

Unser psychisches Wohlbefinden wird zu einem großen Teil aus unserem Selbstwerterleben gespeist. Das Selbstwertgefühl des reifen und gesunden Menschen sollte aus einem stabilen Fundament bestehen. Darunter verstehe ich ein realistisches Abbild meiner eigenen Person, meiner Stärken, aber auch meiner Schwächen und Fehler. Dieser Teil sollte unabhängig von der Bestätigung und Bestärkung durch andere sein. Damit meine ich nicht eine kritiklose Selbstgefälligkeit oder Selbstverliebtheit, sondern eine stabile Überzeugung über das, was ich kann oder was ich nicht kann, was ich bin oder was ich nicht bin. Dazu gehört auch die Fähigkeit, die Motive anderer einzuschätzen, wenn sie uns kritisieren. Häufig ist Neid oder Missgunst im Spiel, was dick verpackt wird mit dem Hintergedanken, uns etwas madig zu machen, was wir dann aufgeben. Dieses »Selbstwertfundament« bedarf nicht der ständigen Erneuerung durch das Bewundern von anderen, sondern ist ein stabiler Faktor in unserer Persönlichkeit, im Gegensatz zu einem »Windmännchen-Selbstwertgefühl«, das wie die aufblasbaren Windmännchen vor Tankstellen permanenter Zufuhr von außen bedarf, um groß zu scheinen, und das in sich zusammenfällt, wenn der Wind mal ausbleibt.

Dennoch reicht das Fundament nicht allein aus. Diesen Teil unseres Selbstwertgefühls würde ich in Anlehnung an ein Intelligenzmodell »kristallines Selbstwertgefühl« nennen. Der Begriff, so finde ich, passt sehr gut, weil es sich hier um kristallisierte Anteile unserer gesammelten Erfahrungen handelt, die stabil bleiben und nicht dem Wandel unterzogen sind. Den anderen Teil unseres Selbstwertgefühls, den »fluiden Teil«, würde ich mit einer Pflanze vergleichen, die ständig gegossen werden muss, damit sie blühen kann, oder zumindest ab und an.

Das »Gießen« unserer Selbstwertpflanzen bezeichnen wir als Selbstwirksamkeitserfahrungen. Diese brauchen wir nicht zwingend, sie helfen uns aber, uns besser zu fühlen. Wie gesagt, ich spreche hier nicht von Narzissten, die permanent die Bestätigung brauchen, wie potent und fähig, wie toll, großartig oder unfehlbar sie sind, sondern von einer gesunden Erfahrung, dass unsere Fähigkeiten nicht nur eine Wirkung in der realen Welt haben, sondern auch soziale Anerkennung finden, vereinfacht ausgedrückt, für andere nützlich sind und von ihnen wertgeschätzt werden.

Gerade diese Selbstwirksamkeitserfahrungen versagen sich neurotische, insbesondere ängstliche oder schizoide Patienten permanent. So können sie weder ein realistisches Bild von sich selbst erwerben noch die kristallinen Anteile ihres Selbstwertgefühls stärken. Sie verharren damit in einer negativen Überzeugungshaltung, die wiederum sekundär ihre sozialen Vermeidungstendenzen, aber auch die Vermeidungstendenzen zur Selbstwirksamkeitserfahrung stärken. Hier ist es unsere Aufgabe, vom Patienten Selbstwirksamkeitserfahrungen einzufordern. Häufig meinen Arbeitslose, auf diese Selbstwirksamkeitserfahrungen verzichten zu müssen, zum einen, weil ihnen die Selbstwirksamkeitserfahrungen der Arbeit fehlen, zum anderen, weil sie sich schämen oder als Außenseiter fühlen. Dies betrifft auch häufig Rentner oder Eltern in der Elternzeit.

Hier fordere ich zum Beispiel Selbstwirksamkeitserfahrungen ein, indem ich den Patienten auffordere, eine Arbeit anzunehmen. Darauf reagieren Patienten häufig verwundert und geben an, dass es keine Arbeit mehr für sie gebe oder sie pensioniert seien. Das mag stimmen, vermindert aber nicht ihre Pflicht, sich aktiv um Selbstwirksamkeitserfahrungen zu bemühen. Das aktive Bemühen darum wird häufig verweigert. Die anderen sollen zu mir kommen und mich anerkennen. In Wirklichkeit sind aber die Selbstwirksamkeitsbestätigungen »Holschulden«. So würde es der Jurist bezeichnen. Wenn der Patient in seiner Branche keine Arbeit findet, kann er sich in einem anderen Bereich betätigen, sei es als Minijob oder, wenn dies nicht geht, als ehrenamtlicher Helfer bei einer Tafel, in der Ausleihe der Pfarrbibliothek oder einem Kindergarten, um dort Aussiedler-Deutschunterricht zu geben. Schaffen es die Patienten, sich zu überwinden, geht es ihnen erfahrungsgemäß schnell besser. Wir sollten uns nicht vom Widerstand (Ausreden) des Patienten, er sei noch nicht so weit oder habe zu viele Ängste, beeinflussen lassen. Wir sollten »am Ball« bleiben.

16.2 Suchen Sie sich Arbeit, auch wenn es keine gibt

Manchmal kommen Patienten zu uns, die seit Jahren arbeitslos sind. Sie reagieren depressiv und oft auch mit sozialem Rückzug. Kurz: Sie sitzen resigniert – im schlimmsten Fall alleine – zu Hause und »bereichern« das deutsche Privatfernsehen. Meist dauert es ein paar Jahre, bis das Maß an Erträglichkeit und die Fähigkeit zur Selbsttäuschung und Verleugnung so weit verbraucht ist, dass die Verzweiflung aus ihrem Kellergewölbe des Unbewussten freien Zugang in die Wohnbereiche der Seele bekommt und das Leben des Patienten verarmt. In diesem Zustand kommen sie oft zu uns oder werden zu uns geschickt. Sicherlich werden wir lebensgeschichtliche oder lerngeschichtliche Umstände finden, die das Unglück des Patienten erklären. Diese dürfen wir natürlich nicht vernachlässigen. Wir dürfen aber auch nicht vergessen, dass das Elend des Patienten eine selbstverstärkende Komponente hat, die ihn sogartig in einen Zyklus, einen Teufelskreis aus Angst- und Anstrengungsvermeidung zieht. Mit der Folge, dass das verarmte Leben am Boden des Sumpfes es ihm so weit erträglich macht, dass er keinen vermeintlichen Gefahren mehr ausgesetzt ist. Wir wissen, dass der Patient, will er seine Lebensqualität verbessern, aus diesem Loch raus muss. Und wir wissen: Es tut automatisch gut, heilt quasi »von selbst«, wenn dieser Mensch Selbstwirksamkeitserfahrungen und positive soziale Erfahrungen macht – im Grunde das Geheimnis eines psychisch gesunden und zufriedenen Lebens.

Versuchen wir, dem Patienten auf der intellektuellen Ebene zu begegnen, ihn also von den Vorzügen eines Lebens außerhalb seines Schutzloches zu überzeugen, werden wir in der Regel verlieren. Denn dann lockt uns der Patient unweigerlich in die Externalisierungsfalle. Er wird immer neue Argumente finden, warum eine Änderung nicht möglich ist. Vielleicht wird er auch die Notwendigkeit einsehen, aber wichtige Schritte, insbesondere den ersten, »vergessen« oder hinauszögern. Was können wir tun, um dies zu ändern? Wir können ihn zwingen.

Therapeut: »Bedingung für eine Therapie bei mir ist, dass Sie sich Arbeit und einen minimalen sozialen Kreis suchen. Damit meine ich, dass Sie sich eine feste Gruppe suchen, am besten einen Verein.« – Patient: »Wozu soll das gut sein?« – Therapeut: »Das ist eine Bedingung, damit Sie aus dem Teufelskreis herauskommen. Anders ausgedrückt: Ich versuche, Sie aus der Hölle zu werfen.« (Letzteres nur, wenn der Patient Humor hat) – Patient: »Aber ich suche schon seit Jahren nach Arbeit und es gibt keine in meinem Bereich.« – Therapeut: »Weiß ich! Dann suchen Sie sich einen 450-Euro-Job. Irgendwo. Damit Sie kein Moos mehr ansetzen. Wenn Sie keinen 450-Euro-Job finden, dann helfen Sie kostenlos in der Pfarrbibliothek oder bei der ›Tafel‹. Wenn Sie Schiffbruch erleiden, können Sie immer noch hier in den Stunden auf mich schimpfen.« – Patient: »Und in welchem Verein soll ich Mitglied werden?« – Therapeut: »Sie haben mir im Erstgespräch berichtet, dass Sie vor der Arbeitslosigkeit gerne Tischtennis gespielt haben. Melden Sie sich im Tischtennisverein an.« – Patient: »Aber genau davor habe ich Angst. Was ist, wenn ich dort abgelehnt werde?« – Therapeut: »Dann wissen wir, wo der Hase im Pfeffer liegt. Und Sie können immer noch in den Stunden mit mir schimpfen.«

In den Spitzenzeiten der Flüchtlingsaufnahme habe ich viele Patienten in Flüchtlingsheime oder Kindergärten geschickt, zum Beispiel um dort Deutschunterricht zu geben.

Neben der Selbstwirksamkeitserfahrung und den positiven sozialen Rückmeldungen wirkt dies nach meiner Erfahrung unmittelbar antidepressiv und kontraregressiv. Denn – so hat es Freud schon postuliert – im Grunde unseres Herzens sind wir soziale Menschen, die gerne anderen helfen und mit anderen etwas zusammen machen. Wir empfinden Glücksgefühle, wenn wir anderen eine Freude machen beziehungsweise ihnen Gutes tun. Ich bin mir sicher, es löst Glückshormone aus.

16.3 Glück oder Zufriedenheit – Warum Glück nicht zufrieden macht

Das Königreich Bhutan zählt nicht zu den ökonomisch reichsten Ländern der Welt. Bereits vor 300 Jahren erkannte der damalige König, dass das Glück der Bevölkerung wichtigstes Ziel eines Staatsoberhauptes sein sollte. 300 Jahre später wurde dieser Gedanke umgesetzt. Der König Jigme Khesar Namgyel Wangchuck, gerade einmal 26 Jahre alt, als er den Thron bestieg, machte 2008 ernst damit und führte als erstes und bisher einziges Land das Bruttonationalglück ein. Es galt als sinnvollerer Ersatz des sonst üblichen Bruttosozialprodukts. Bhutan nimmt das Ganze sehr ernst. Regelmäßige Befragungen der Bevölkerung zeigen Missstände – auch regional begrenzte – auf. Und damit weiß die Regierung, wo Handlungsbedarf besteht. Zwei Jahre zuvor entwickelte die New Economics Foundation, eine unter anderem von Wirtschaftswissenschaftlern gegründete unabhängige Denkfabrik, den »Happy Planet Index«. Dieser bemisst sich aus vier Faktoren:

1. Lebenserwartung (Life Expectancy)
   Die durchschnittlich erwartete Zeitspanne zwischen Geburt und Tod (in Jahren), vorausgesetzt, dass sich die vorherrschenden Muster der altersbedingten Sterblichkeitsraten zum Zeitpunkt der Geburt bis zum Tod nicht verändern.
2. Lebenszufriedenheit (Experienced Wellbeing)
   Der Durchschnitt aller Reaktionen aus der Bevölkerung auf Fragen zur Zufriedenheit in verschiedenen Lebensbereichen sowie zur Gesamteinschätzung der Lebenszufriedenheit. Die Befragten müssen dies jeweils auf einer Skala von 0 bis 10 einordnen. Je höher die Zahl, desto größer die Lebenszufriedenheit.
3. Ungleichheit der Ergebnisse (Inequality of Outcomes)
   Maß dafür, wie ungleich die Verteilung der Lebenserwartung und subjektiv erfahrenen Lebenszufriedenheit innerhalb eines bestimmten Landes sind (Prozentzahl).
4. Ökologischer Fußabdruck (Ecological Footprint)
   Darunter versteht man die Fläche auf der Erde, die notwendig ist, um den Lebensstil und Lebensstandard eines Menschen (unter den heutigen Produktionsbedingun-

> gen) dauerhaft zu ermöglichen. Das schließt Flächen ein, die zur Produktion von Kleidung und Nahrung oder zur Bereitstellung von Energie benötigt werden, aber zum Beispiel auch zur Entsorgung von Müll oder zum Binden des durch menschliche Aktivitäten freigesetzten Kohlenstoffdioxids. Entscheidend ist, dass der ökologische Fußabdruck ein Maß für den Konsum, nicht für die Produktion ist. Das bedeutet, dass zum Beispiel das CO_2, das durch die Herstellung eines Mobiltelefons entsteht, welches in China hergestellt wurde, aber von jemandem, der in Chile lebt, gekauft wurde, zu Chiles ökologischem Fußabdruck zählt und nicht zu Chinas.[41]

Hier haben wohl einige die längst überfällige Erkenntnis gehabt, dass man Glück nicht kaufen kann. Aber genau dieser Irrglaube wurde uns mindestens zwei Jahrhunderte lang, wenn nicht länger, weisgemacht. Auch im Individualleben sollte gelten: Wer viel Geld verdient, kann es in viel Glück umtauschen. Ein raffinierter Psychotrick kapitalistischer Nutznießer unseres Wirtschaftssystems. Dabei zeigen uns die regelmäßigen Befragungen des sozio-ökonomischen Panels, durchgeführt vom Deutschen Institut für Wirtschaftsforschung, dass eine Einkommenssteigerung über 2000 Euro nicht zu mehr Zufriedenheit führt. Übrigens auch größere Geldgeschenke nicht. Diese erhöhen die Lebenszufriedenheit – dies nur am Rande bemerkt – erst ab einem Betrag von 500 000 Euro. Also: Nicht knickrig sein!

Damit kommen wir zu einem neuen, wichtigen Meilenstein unserer Betrachtung: zur Unterscheidung zwischen Glück und Zufriedenheit. Wir in Deutschland und vermutlich in der gesamten westlichen Kultur jagen dem Glück hinterher. Was definieren wir als Glück? Wenn man die Fernsehwerbung und die Versprechungen vieler Sendungen im Hartz-IV-TV durchforstet, so hat Glück mit zwei Faktoren zu tun:

1. Es ist ein Hype, ein Kick, der die Person aus einer Lethargie herausholt.
2. Es ist immer mit einer Steigerung des aktuellen Zustandes und/oder des letzten Glückserlebnisses verbunden.

»Ich möchte glücklich sein« oder »Ich möchte wieder glücklich sein« ist ein Satz, den wir oft von unseren Patienten hören, wenn wir nach den Therapiezielen fragen. Wenn wir diesen hinterfragen, kommen selten Vorstellungen von Villen am Meer oder italienischen Sportautos dabei heraus. Vielmehr sind es in der Regel Zustände innerer Sinnentleerung und/oder die misslichen Beziehungen beziehungsweise Bindungen, unter denen die Patienten leiden. Diese Antworten bekomme ich auch, wenn ich die »Wunderfrage« oder die »Eine-Million-Euro-Lottogewinn-Frage« stelle. Es sind nie materielle Dinge, die sich die Patienten wünschen. Und dann kann ich sagen, dass wir gute Chancen haben, das zu erreichen, wenn es »nichts kostet«.

Damit kommen wir zu dem Punkt, dass Glück nicht zufrieden macht. Glück ist wie ein Feuerwerkskörper, der uns einen Moment lang erfreut. Ist er verglüht, ist das Gefühl ebenfalls verdampft.

---

41 https://de.wikipedia.org/wiki/Happy_Planet_Index, 9.9.2020.

Wir wollen alle glücklich sein. Unsere Patienten sind meist unglücklich. Ziel scheint es zu sein, die Patienten »glücklich« zu machen oder sie zumindest zu befähigen, Glück herzustellen. Das geht meiner Ansicht nach aber in die völlig falsche Richtung. Unter Glück verstehen wir meist einen manischen Hype, ein Ereignis, das einen Ausschlag der Gefühle auslöst, und das Ganze soll dauerhaft sein. Ich habe einmal den Kollegen Paul Parin gefragt, was für ihn Glück ist. Er hatte eine einfache Antwort: »Glück ist, wenn ich eine Karte für das Theater habe, spät dran bin und genau vor dem Theater ist ein freier Parkplatz.« Also nicht der Sechser im Lotto, der Traumpartner oder Traumurlaub.

16.4 Das Glück in Buthan – wie geht das an?

Zunächst ein kleiner Exkurs zum Thema Glück. In Bhutan ist wie gesagt das »Brutto-National-Glück« Pflicht und ersetzt das in westlichen Staaten übliche Bruttosozialprodukt. Wenn wir uns die Erhebungsmethoden genauer anschauen, stoßen wir auf den sogenannten Happy-Planet-Index (HPI, zu Deutsch: Index des glücklichen Planeten). Dieser ist ein Indikator für die ökologische Effizienz, mit der eine Nation ihr Wohlbefinden generiert. Dabei werden fünf Faktoren der New Economics Foundation (NEF) genannt, die für Menschen leicht umsetzbar sind und zu mehr Lebenszufriedenheit verhelfen. Und hier sind wir schon auf der richtigen Spur. Es geht nicht um Glück, sondern um Lebenszufriedenheit. Diese ist wesentlich leichter herzustellen und erzeugt auch keinen Suchtfaktor.

Der NEF nennt folgende Faktoren:

1. **Connect** – Soziale Beziehungen sind entscheidend für das individuelle Wohlbefinden und senken das Risiko für psychische Krankheiten.
2. **Be active** – Körperliche Aktivität steigert die Glücksgefühle und vermindert das Depressionsrisiko und Angstgefühle.
3. **Take Notice** – Achtsamkeit gegenüber der Umwelt und den eigenen Gefühlen führt zu mehr innerer Zufriedenheit. Durch Aufmerksamkeit reflektierte Erfahrungen können aufzeigen, was im Leben Priorität hat.
4. **Keep learning** – Beständiges Lernen verbessert das Selbstwertgefühl und bringt ein soziales und aktives Leben mit sich.
5. **Give** – Geben baut eine positive Verbindung zu den Mitmenschen auf, was einen Mehrwert für die eigene Zufriedenheit darstellt.

Als sechsten Faktor habe ich selbst in den Therapien die Regression entdeckt. Damit meine ich jetzt nicht die therapeutische Regression, sondern die Fähigkeit von uns Menschen zu diesen regressiven Prozessen, die unserer Psyche guttun. Also nicht progressive – und inhaltsgerichtete – Handlungen, sondern Handlungen, die uns hauptsächlich Zufriedenheit und Freude bringen, zum Beispiel ein Bild zu malen, ein Buch zu lesen, ein Märchen zu schreiben, mit Kindern ein Rollenspiel zu machen oder in der

Laienschauspielgruppe zu spielen, kurzum, Dinge zu tun, die keinen Zweck erfüllen und keinem Erfolgsdruck unterliegen.

6. **Be regressive** – etwas »Zielloses« tun, was nur Freude macht.

Wie entrümpeln und aufräumen Ohnmacht auflösen oder verhindern kann

Neben den Empfehlungen der New Economics Foundation wie Lernen, Kontakte halten und knüpfen, anderen zu helfen, empfehle ich in zwei Phasen von Verzweiflung oder Ohnmacht auch gerne einige selbst entwickelte Ideen. Zwar kommt hier schnell der Verdacht auf, ich würde Patienten mit »Bäcker-Zeitschriften-Rezepten« oder Selbsthilfefloskeln abwimmeln. Darum geht es mir natürlich nicht. Und ich weiß auch, dass dies nicht die Grundproblematik eines Patienten beseitigen wird. Aber sie soll ihm helfen, aus der Abwärtsspirale der Ohnmacht und Hilflosigkeit, die nicht zuletzt in schwerer Depression und quälenden Selbstvorwürfen mündet, herauszukommen.

Entrümpeln und aufräumen ist eine sehr preisgünstige und nebenwirkungsfreie Möglichkeit, aus der Passivität herauszukommen oder der drohenden Passivität und Lähmung vorzubeugen. Es schafft energetische Bewegungen, die den selbstdestruktiven Prozess unterbrechen und die Frustrationsaggression in konstruktive Prozesse umleitet. Gleichzeitig hilft beides – ausmisten wie aufräumen –, sich von der Vergangenheit zu trennen beziehungsweise diese sogar zu verarbeiten. Im Grunde genommen sind es zwei Prozesse in einem, denn beim Aufräumen sortieren die meisten auch aus beziehungsweise beim Ausmisten muss wiederum neu geordnet werden.

Dies hilft Patienten aus der Lähmung und Ohnmacht, richtet den Blick aus der Vergangenheit in die Gegenwart, hilft, eingefrorene Lebensenergie aufzutauen und sie für die Zukunft zu nutzen.

Dies ist besser als viele Arten von Ersatzhandlungen wie, sich etwas zu kaufen, mehr zu essen, als man Hunger hat, Fernsehserien aus Frust zu gucken und so weiter. Dies sind selbstdestruktive Prozesse, die negative Energie für einen Moment abführen, aber immer wieder die Frustrationsspeicher des Patienten neu aufladen.

16.5 Die »Eine-Million-Euro-Lottogewinn-Frage«

Eine sehr hilfreiche Intervention ist die »1-Million-Euro-Gewinnfrage«.

»Stellen Sie sich vor, Sie gewinnen in der Lotterie oder bei der Sendung *Wer wird Millionär?* eine Million Euro. Was würden Sie damit machen?« Patienten berichten hier oft ganz harmlose »unschuldige« Wünsche, die sie sich erfüllen würden. Selten sind teure Autos, kostspielige Reisen oder sonstige Luxusgüter dabei. Meist geht es um eine Erweiterung der eingeschränkten Freiheiten im Leben des Patienten. Viele würden gerne weniger arbeiten und mehr Zeit für andere Dinge haben.

Hier ergänze ich die Frage oft mit einer weiteren Frage: »Was würde sich in Ihrem Leben verändern?«

Dabei offenbaren sich die wirklichen Wünsche des Patienten, die sich häufig nicht durch ein Mehr an Geld, sondern einen Verzicht auf etwas oder das Abschaffen von irgendetwas Überflüssigem zeigen. So kann es manchmal hilfreich sein, das Amt in einem Verein aufzugeben, seine Ausgaben nach unsinnigen Dingen zu durchforsten, unsinnige Abonnements zu kündigen usw. Das Gleiche gilt natürlich auch für Zeiträuber wie E-Mails und lange Telefonate usw. Zunächst geht es aber darum, dem Patienten zu vermitteln, dass wir verstanden haben, dass er zu wenig Freiräume hatte. Das Abschaffen alter Dinge dem Anschaffen neuer Dinge vorzuziehen bezeichnet übrigens Nassim Taleb als »Via Negativa«.

Teil 3

Schwierige Situationen

17 Schwierigkeiten in der Therapie

In diesem Abschnitt geht es um schwierige Situationen und Ideen, wie man sie bewältigen kann.

17.1 Vorsicht, Externalisierungsfalle

Die Externalisierungsfalle stellt eine der größten Schwierigkeiten in der Psychotherapie dar. Bei der Externalisierung versucht die Person (es betrifft bekanntlich nicht nur Patienten), einen inneren Konflikt zu einem äußeren zu machen, um die innere Spaltung aufzuheben. Zunächst braucht derjenige ein Gegenüber, einen »Externalisierungsgehilfen«. Die verschiedenen, meist zwei unterschiedliche, Positionen werden »unter den Beteiligten unbewusst aufgeteilt«.

Dabei spielt es meist keine Rolle, wer welchen Part übernimmt, da die Ambivalenzen meist »brexitär« aufgeteilt sind, sich also keine wirkliche Mehrheit für eine Seite abzeichnet. Eine »beliebte« Variante ist das Befragen im Freundeskreis: »Soll ich ihn/sie verlassen?« Was dann passiert, kennen wir vermutlich alle: Egal, was der-/demjenigen geraten wird, sie/er wird genau das Gegenteil tun. Es geht hier wohlgemerkt nicht um einen dialogischen oder dialektischen Diskurs, sondern um ein Management von Emotionen – vor allem Angst und Abwälzen der Verantwortung sowie prophylaktische Vermeidung von Frustrationsaggression bei einer falschen Entscheidung. Letztere kann »bequem« auf den Ratschlag-Gebenden abgewälzt werden: »Warum hast du mir zu-/abgeraten? Hätte ich doch nie auf dich gehört.«

Genau den gleichen Mechanismus versucht der Patient unbewusst in einer Psychotherapie zu etablieren. Die Externalisierungsfalle ist zwar gefährlich, dafür mit einiger Erfahrung schnell erkannt.

Wie erkennt man diese Falle? Am einfachsten ist es, wenn ein Patient offensichtlich unseren Rat, insbesondere eine Entscheidung von uns haben will. Hier ein Beispiel und eine mögliche Reaktion darauf.

Patient: »Was soll ich denn nun Ihrer Meinung nach tun: mein Studium abbrechen oder nicht?«

Therapeut: »Sie möchten, dass ich die Entscheidung für Sie treffe. Und wenn es schiefgeht, bekomme ich das vermutlich um die Ohren gehauen. Ich finde, wir sollten uns lieber fragen, warum Sie die Entscheidung nicht selbst treffen wollen.«

17.2 Psychodynamische Anmerkungen zum Ausfallhonorar

Neben dem Aspekt, dass jede Absage auch ein Widerstand des Patienten sein kann oder eine Racheaktion gegen etwas, was der Psychotherapeut in der Stunde vorher gesagt und was dem Patienten nicht gepasst hat, unterbricht eine Absage, die nicht anderweitig kompensiert werden kann, auch den Therapieprozess. Dies gilt auch für längere Behandlungen. In der Regel nehmen Psychotherapeuten großzügig Urlaub. (Warum eigentlich, wenn sie die Arbeit doch so gerne machen?) So ist genügend Gelegenheit für nahezu alle Patienten, ausreichend »Urlaub von der Therapie« zu haben. Die meisten Therapeuten legen, wenn sie selbst Kinder haben, die Praxisferien in die Schulferien des jeweiligen Bundeslandes.

Das Thema Ausfallhonorar hat einen sehr wichtigen psychodynamischen Aspekt, der häufig übersehen wird: Erlässt der Psychotherapeut dem Patienten »großzügig« das Ausfallhonorar, so fixiert er ihn in seiner infantilen Haltung, meist gekoppelt mit einer oralen Anspruchshaltung. Gleichzeitig verhindert er den notwendigen Nachreifungsprozess. Denn eine Aufgabe von Psychotherapeuten ist, den Patienten mit dem »Realitätsprinzip« (man könnte auch sagen: mit der Realität überhaupt) vertraut zu machen und ihn hierfür fit zu machen. Das bedeutet eben auch das Akzeptieren realer Verhältnisse. Der Psychotherapeut ist kein guter, gewährender Elternteil, der wie eine gute Mutter unter Verzicht auf eigene Bedürfnisse (haben Mütter eigentlich Bedürfnisse?) den Patienten bedingungslos unterstützt, nährt und ihn gewähren lässt. Oder wie es ein Kollege einmal ausdrückte: »Die gute Mutter bringt die gute Milch – und die schlechte Scheiße weg!« Genau diese Anspruchshaltung in Reife umzuwandeln ist auch eine der Aufgaben der Psychotherapie – und nicht etwa, den Patienten zu verwöhnen und ihm ein Leben zu bieten, das er außerhalb unserer Praxisrealität nicht hat. Denn unsere Praxisrealität fußt auch – nicht nur ein Stück, sondern ganz – auf dem Gelderwerb. Wir sind keine netten Sozialhelfer, sondern bestens ausgebildete Profis, die nach langer und teurer Ausbildung ein Anrecht auf gute Entlohnung haben – die schon in unserem vorgesehenen System meines Erachtens nicht angemessen ist.

Gerade die heftige und vom Psychotherapeuten vermiedene Auseinandersetzung des Behandelnden mit dem Patienten, das Ringen um dieses Ausfallhonorar, ist ein wichtiges therapeutisches Agens! Was hier leicht auf eine juristische Ebene verschoben werden kann (und auch gerne wird), ist in Wirklichkeit Ausdruck der Abwehr und der Weigerung des Patienten, sich der Behandlungsrealität und damit im übertragenen Sinne der Realität überhaupt zu stellen und die Notwendigkeit der Nachreifung und vor allem – und letztlich geht es darum –, sich der Übernahme eigener Verantwortung zu stellen beziehungsweise sich davor zu drücken.

Ich weiß, dass ich mich mit diesem Thema und mit meiner Haltung dazu nicht beliebt mache. Üblich ist es bei einigen Kollegen, entweder auf das Ausfallhonorar ganz zu verzichten oder es der Krankenkasse in Rechnung zu stellen, obwohl die Stunde nicht stattgefunden hat. Letzteres ist natürlich ein glatter Abrechnungsbetrug, den viele aber vor sich selbst rationalisieren, indem sie den Krankenkassen die Schuld für dieses ungerechte System zuschreiben. Denn weder Patient noch Therapeut können etwas dafür, dass die Krankenkasse nur Leistungen bezahlt, die erbracht worden sind. Ich will dies jetzt nicht moralisch begründen und den Betrug an den Krankenkassen diskutieren, anprangern oder rechtfertigen, sondern vielmehr auf etwas anderes eingehen: Der eigentliche Betrug findet wie gesagt am Patienten statt durch das Aushebeln des Realitätsprinzips. Viele Therapeuten »verzichten« darauf, das Realitätsprinzip einzuführen, weil sie Angst vor den Reaktionen des Patienten auf die notwendige Desillusionierung haben: Der Patient wird danach vom Therapeuten eine weniger hohe Meinung haben, wütend auf ihn sein und so weiter. Wir müssen ihm jedoch die Freundschaft, die Bemutterung verweigern und noch etwas ganz Wichtiges, das ich jetzt noch näher erläutern möchte: In vielen Therapien entsteht für den Patienten eine zweite »Realität«, eine andere Welt, in der es nicht so hart wie draußen zugeht. Das ist für den Anfang auch gut so. Arbeitet der Therapeut aber nicht richtig, so entsteht eine Spaltung und die Therapie wird zur Parallelwelt, zur Wellness-Oase oder zu einem Second Life Unit, in dem es nett zugeht und in dem der Patient geschützt vor den Unbilden des Lebens ist.

Unsere Aufgabe ist es aber nicht, den Patienten das zu geben, was sie vermissen oder entbehren, sondern das Realitätsprinzip einzuführen. Verzichten wir auf die Desillusionierung und erlassen wir den Patienten zum Beispiel das Ausfallhonorar (das wir ihnen ja schenken, wenn wir darauf verzichten), dann machen wir sie nicht stark für das Realitätsprinzip, sondern schwächen sie nur. Wir machen sie auch abhängig von uns, denn: Womit soll der Patient uns bezahlen, wenn nicht mit lebenslangen Schuldgefühlen, die bei reiferen Menschen unweigerlich eintreten?

17.2.1 Ausfallhonorar und Infantilität

Den Zusammenhang zwischen Infantilität und Ausfallhonorar wird am bereits mehrfach erwähnten Fallbeispiel des Bankdirektors besonders ersichtlich: Zum einen verfügt der Mann aufgrund seiner Stellung über ein Einkommen, bei dem das Ausfallhonorar ihn nicht in finanzielle Schwierigkeiten bringen dürfte. Zum anderen arbeitet er für eine Organisation, in der das Einhalten klarer finanzieller Vereinbarungen eiserne Grundlage des Geschäfts ist. Trotzdem regt er sich maßlos auf, findet es ungerecht, droht mir sogar, sich bei der Kammer zu beschweren. Was geht in diesem Mann vor? Auf den ersten Blick scheint er sich über sich selbst zu ärgern und es vielleicht zumindest einmal zu versuchen, um die Bitternis des für ihn sinnlosen Bezahlens herumzukommen. Dahinter steckt die infantile Hoffnung, ich möge ihm das Ganze »erlassen«, so, wie eine gute Mutter wohlwollend über »kleine Fehler« ihrer Kinder hinwegsieht. Obwohl er im Leben außerhalb der Übertragung ein funktionierender erwachsener Mensch ist, der klare und am Realitätsprinzip orientierte Prinzipien vertritt und einhält, beharrt er in der Behandlung auf einer infantilen Position – vielleicht, gerade weil er im »richtigen Leben« so erwachsen sein muss. Es geht in der Behandlung immer darum, dass wir Infantilismen – die infantilen Beziehungswünsche, die oft vehement vom Patienten eingefordert werden – entdecken, aufdecken und letztlich in eine reife Beziehungsstruktur umwandeln, ganz gleich, ob der Patient schwer krank im Bett gelegen oder ihn meterhoher Schnee abgehalten hat, zu uns zu kommen – der Schaden muss nun mal ersetzt werden.

Vergleichen wir es mit einem Verkehrsunfall: Nehmen wir an, ich beschädige beim Einparken das Auto neben mir. Der Fahrer steigt aus, ist wütend, beschimpft mich. Geht dies über den »normalen Ärger, Erschreckensärger« hinaus, sind auch hier Infantilismen am Werk: »Warum fährst du ausgerechnet *meinen* Wagen an?« Gegenseitige Schuldzuweisungen bringen nichts, es geht nur darum, den entstandenen Schaden – hier die Beule – zu reparieren. Natürlich gehört es auch zum Erwachsenenstatus, von der paranoid-schizoiden in die depressive Position zu kommen – oder, besser gesagt, in die *verantwortliche* Position – dieser Begriff gefällt mir eindeutig besser. Das heißt: sich zu entschuldigen, aber keine Schuldgefühle zu entwickeln oder von anderen zu verlangen.

So gesehen ist gerade die »Ausfallhonorarkrise« zum Aufdecken und Bearbeiten der Infantilismen, infantilen Beziehungswünsche oder des infantilen Beziehungsdrucks eines Patienten ein hervorragend geeignetes Mittel. Natürlich ist es immer wieder anstrengend, aber diese Punkte gehören genuin zur therapeutischen Arbeit, und meistens sind es genau diese Krisen, die Veränderung bringen (nicht das »kuschelwarme« Miteinander, Bedauern und Verständnisvollsein und so weiter).

17.2.2 Weitere Techniken zum Ausfallhonorar

Vor Beginn einer Behandlung frage ich Patienten immer, wie sie die Therapie finanzieren wollen. Die meisten gucken etwas erstaunt und sagen, dass diese doch eine Kassenleistung sei. Dann kläre ich die Patienten über die Ausfallhonorare und Bereitstellungsgebühren auf und weise sie darauf hin, dass Deutschland das Land ist, in dem am meisten für Psychotherapien von den Krankenkassen oder Beihilfestellen bezahlt wird. Und dass sie Ausfallhonorare oder Bereitstellungsgebühren vermeiden können. Wenn wir in der Woche, in der ein Patient nicht kommen kann, einen Ersatztermin finden oder ich bei verspäteter Absage den Termin anderweitig belegen kann, ist es kein Problem. Deshalb sollten Patienten so früh wie möglich ausfallende Termine mit mir besprechen. Der 85. Geburtstag der Großmutter steht lange fest und wir können bereits ein halbes Jahr vorher einen Ausweichtermin vereinbaren.

Ausfälle als Widerstand

Häufig sind es Widerstände gegen unangenehme Erkenntnisse oder notwendige Schritte, die zu gehen sind, die einen Patienten dazu bringen, die Stunde mit allerlei Begründungen abzusagen. Darüber kläre ich den Patienten auf, indem ich ihm sage, dass es in seiner Therapie besonders um die Zuverlässigkeit und die Kontinuität geht.

Zu Beginn der Behandlung reagieren Patienten darauf oft ein wenig empört und teilen mit, dass sie sehr zuverlässig sind und das Ganze sehr ernst nehmen.

»Ja, ich glaube Ihnen das. Aber unser Unbewusstes ist sehr clever! Wenn wir etwas nicht möchten, wird ihm irgendetwas einfallen, um sich davor zu drücken. Und hier müssen wir beide Sie davor schützen, dass Sie zum Beispiel keine Stunde ausfallen lassen, wenn ich Ihnen in der Stunde vorher etwas Unangenehmes gesagt habe oder Sie sich über etwas geärgert haben.«

17.3 Über persönliche Begegnungen und die Angst des Therapeuten davor

Es ist Mittwoch, und ich habe schlecht geschlafen. Bin in der Nacht wach geworden, musste feststellen, dass es 2.36 Uhr war – zu früh zum Aufstehen, aber alles in meinem Körper verlangte danach. Normalerweise bekomme ich dies mit Lesen wieder in den Griff – möglichst mit schwerer oder schwernötiger Literatur. Aber dies schien schon im Vorfeld zu versagen, und so zog ich mich, einer Intuition folgend, ins Wohnzimmer zurück und schlief dort tatsächlich alsbald wieder ein. Die verlorene Stunde holte sich mein Körper wieder, indem ich morgens zwar nicht verschlief, aber zu spät wach wurde. So wurde alles ein bisschen knapp, und ich hatte nur noch wenig Zeit, als ich in Richtung Praxis losfuhr. Üblicherweise bin ich gerne ungefähr eine Stunde vorher da, um nach dem Rechten zu sehen, meine Akten und Unterlagen bereitzulegen, damit ich alles parat habe – manchmal noch einen Kaffee zu trinken und gut gerüstet in den Tag gehen und den ersten Patienten hereinbitten zu können.

Und das war mir nun heute alles verwehrt – und ich wusste darum und war im Grunde genommen dankbar, dass ich ausreichend Schlaf bekommen hatte, sodass mir die fehlende Stunde jetzt kein großes Kopfzerbrechen machen sollte. Trotzdem war ich nervös, und ich ging der Sache auf den Grund: Ich befürchtete, dass ich dem ersten Patienten *vor* der Türe begegnen würde. Dies ist etwas, was mir völlig verhasst ist. Ich glaube, dass es allen Therapeuten so geht, wenngleich viele nicht so offen ihren Widerwillen eingestehen würden. – Warum ist das so? Normalerweise habe ich keine Berührungsängste mit anderen – oder vielleicht doch? – Doch. Manchmal schon. Zum Beispiel, wenn ich im Zug sitze und meinen Gedanken nachhängen möchte und das vielleicht auf einen anderen so wirkt, als wäre ich auf Kontakt, einen Plausch und menschliche Begegnung aus, obwohl ich am liebsten unsichtbar wäre und gar nicht gesehen werden will, um nicht in die peinliche Situation zu geraten, *Nein* sagen zu müssen, den anderen zu verletzen oder zu brüskieren. Also ein unmögliches Unterfangen, das meist durch ein bisschen Small Talk und eine geschickte Ausrede zur rechten Zeit umgangen wird. – Was hat das mit dem Patienten zu tun? Er wird, wenn er vor der Tür steht, mich freudig anlachen. Nun könnte ich dieses Anlachen sicherlich zu einem großen Teil als Freude an unserer gemeinsamen Arbeit, vielleicht auch ein bisschen als Bestätigung meiner Person attribuieren. Und warum macht mich das dann ärgerlich? Die Ursache liegt in einem anderen Grund: Wenn der Patient mir vor der Tür begegnet, wird er mit mir gemeinsam hineingehen, und er könnte sich der Illusion hingeben, er würde einen Freund besuchen, vor dessen Tür er schon gewartet hat, und dieser kommt gerade in dem Moment nach Hause, und beide gehen einander freudig begrüßend gemeinsam ins Haus.

Nie würde der Freund auf die Idee kommen, mich vor der Tür warten zu lassen und zu sagen: »Wir waren um fünf Uhr verabredet, und jetzt ist es erst zehn vor fünf.« Natürlich könnte ich den Patienten im Wartebereich »zwischenparken«; das würde das Problem sicherlich »manifest« lösen. Dennoch ist mir unwohl bei dem Gedanken, und die letzten fünf oder zehn Minuten würde ich mich trotz blickdichter Wände und schalldichter Türen beobachtet fühlen und hätte das Gefühl, ich müsste durch die Räume schleichen, als hätte ich ein schlechtes Gewissen, den Patienten nicht hereingerufen zu haben. Also: Was steckt dahinter? Es ist die Chance des Patienten, einen unbewussten Wunsch zu erfüllen, den er bisher aufgrund der Klarheit meiner Abgrenzung weder verwirklichen noch überhaupt anbringen konnte – und wenn, dann nur im Spaß oder verdeckt: den Wunsch danach, mit mir eine Alltagsbeziehung zu haben – eine Freundschaft oder gar eine Partnerschaft. Solange ich in meiner »Burg« auf ihn warte und bestimme, wann die Zugbrücke heruntergelassen wird, fühle ich mich sicher; der Patient kann sich aber immer noch der Illusion befleißigen, dass dies noch kein Ausschluss einer persönlichen Beziehung darstellen muss. Begegne ich ihm direkt vor der Tür, muss ich Farbe bekennen! Tatsächlich fragen Patienten in solchen Situationen, warum sie, obwohl es doch nur zwei Minuten waren, diese Zeit im Wartezimmer verbringen mussten und nicht gleich mit hineingehen durften.

Der Therapeut kann sich nun mit vorbereitenden administrativen Aufgaben, die unaufschiebbar zu sein scheinen wie das Abhören des Anrufbeantworters und das Bereitstellen seines Arbeitsmaterials, herausreden. Aber dies bleibt ein Sich-Drücken vor der eigentlichen Konfrontation, die auch in so vielen anderen therapeutischen Begegnungen, Unglücken und Unfällen steckt: Die Wahrheit ist, dass es sich um eine therapeutische Arbeitsbeziehung handelt und nicht um eine persönliche Beziehung, in der auch eine Therapie stattfindet. Die Enttäuschung ist in der Regel sehr heftig und macht Psychotherapeuten immens zu schaffen. Auch hier könnte man sich herausreden und dem Patienten erklären, dass es technisch gar nicht anders möglich sei, weil eine persönliche Beziehung die therapeutische Freiheit behindern und den Blick trüben würde.

Aber auch das ist ein Ausweichen und ein Sich-Drücken vor der unausweichlichen Konfrontation damit, dass es sich um eine Arbeitsbeziehung handelt, die niemals eine persönliche Beziehung sein wird. (Diese Klarheit ist jedenfalls meine Position, auch wenn dies in den Papieren der Kammern oder sonstigen Richtlinien lockerer gesehen wird.) Die Sorge, die ich mir gerade bereite, während ich mit meinem Auto der Praxis immer näher komme und mich selbst dabei beobachte, wie ich die Straße scanne, ob der Patient da irgendwo geht und ich ihn so überholen kann, als hätte ich ihn nicht gesehen, und vor meinem geistigen Auge schon einen Dauerlauf in Richtung Praxistür mache, liegt darin begründet, dass ich außer einer Notlüge keine Handlungsstrategie besitze und mich entweder dem Patienten ausliefern muss – was für mich natürlich nicht infrage kommt – oder mich herausreden muss. – »Was ist also möglich?«, frage ich mich.

Da fällt mir die Haltung Irvin Yaloms ein, die er in der Supervision mir gegenüber eingenommen beziehungsweise aufgezeigt hatte: Er würde die menschliche Begegnung suchen, ohne das inhaltlich Wichtige, nämlich die Tatsache unserer Trennung, zu verschweigen. Er würde dieses Dilemma mit dem Patienten gemeinsam zu nutzen versuchen, über das eigene Dilemma, aber auch über das Dilemma des Patienten, das sicherlich anderer Art ist, zu sprechen und gemeinsam mit ihm auszuhalten, dass diese Kluft nicht lösbar ist. Ich weiß, dass selbst eine Erwartung des Lesers auf mir lastet, zu hören, was ich tun würde. Aber diese Frage kann ich nicht beantworten, denn ich muss die Antwort mit dem Patienten gemeinsam aus der Situation und seinen Schilderungen heraus entwickeln. Ich werde ihn also ansprechen, wie es für ihn war, mir so zu begegnen, und was die Freude und den Glanz in seinen Augen ausgelöst hat. Und dabei versuchen, zu beschreiben, dass er vielleicht auch noch andere Vorstellungen und Wünsche von unserer Beziehung hat.

Hier würde ich vielleicht einige Szenen oder Eindrücke aus anderen Stunden oder Begegnungen mit dem Patienten zurate ziehen. Damit bin ich im direkten Kontakt mit dem Patienten – und der ist es, der mir und anderen Therapeuten ja so viel Angst bereitet. Denn das Dilemma, welches sich hier ergibt, ist, dass ich beide Seiten nebeneinander stehen lassen muss, ohne eine wirkliche Lösung dafür zu finden, und dann mit dem Patienten gemeinsam aushalten muss, dass es hierfür keine Lösung gibt. Am Ende wird der Patient sich andere Menschen für diese Zwecke suchen müssen – und dieser Realität müssen wir ins Auge schauen! Am Ende der Therapie werden wir nämlich alleine zurückbleiben, und der Patient wird uns vielleicht in großen Teilen vergessen. Dieses menschlich Trennende, was von meiner Seite aus dann belastend ist, muss *ich* wiederum aushalten und für mich alleine verarbeiten.

17.4 Die Angst des Therapeuten vor Nähe

Viele Therapeuten haben Angst vor Nähe zum Patienten. Dies drückt sicherlich einen Teil der klassischen analytischen Haltung aus, die einen näheren Kontakt aus methodischen Gründen vermeiden sollte. Auch wenn diese methodischen Gründe angemessen und richtig sind, so können sie nicht verbergen, dass sich häufig im Kontakt ängstliche oder gehemmte Menschen hinter der Couch verstecken. Allerdings gibt es weitere gute Gründe für die Angst vor Nähe, die nicht mit der Konfliktscheu und Aggressionshemmung der Therapeuten zusammenhängen: *Übergriffe durch Patienten*. Diese lassen sich kaum umfassend aufzählen, daher an dieser Stelle nur einige »Standardbeispiele«:

- Der Patient kommt, ohne anzuklopfen, aus dem Wartebereich in das Behandlungszimmer.
- Der Patient steht während des Aushandelns von Gesprächsterminen plötzlich auf, um in den Kalender des Therapeuten zu gucken und ihm zu »helfen«, einen freien Termin zu finden.
- Der Patient fragt nicht nur nach, bis wann wir arbeiten, sondern insistiert darauf, dass wir unsere Praxiszeiten nach ihm richten müssen.
- Der Patient kommt viel zu früh und besteht darauf, hereingelassen zu werden. (Zum Beispiel, wenn wir kein Wartezimmer haben.)
- Der Patient guckt sich während der Wartezeit in den anderen Räumen um.
- Der Patient versucht, beim Durchqueren des Raumes auf unseren Schreibtisch zu gucken und dort etwas zu lesen.
- Der Patient bringt Post, die vor unserer Tür liegt, mit und liest den Absender.
- Der Patient schreibt uns nach der Stunde E-Mails mit wichtigen neuen Erkenntnissen.

Die Liste ließe sich noch weiter fortsetzen, und ich würde gerne einmal die Kollegen dazu einladen, mir eigene Erlebnisse mit Grenzüberschreitungen zu schreiben. Vielleicht kann man diese ja einmal veröffentlichen. Grenzüberschreitungen gilt es natürlich zu vermeiden. Und damit haben viele Therapeuten schon ein großes Problem. Viele reagieren grimmig oder ungehalten; andere versuchen, mit dem Patienten zu verstehen, warum er das will. Ich denke, wir müssen hier zweistufig vorgehen: Erstens muss der Patient eine Grenzsetzung bekommen, die das Verhalten augenblicklich abbricht und gleichzeitig für die Zukunft klarstellt, dass dies so nicht geht. Zweitens können wir versuchen, mit ihm gemeinsam zu verstehen, wie dies passieren konnte.

Die Konfrontation mit dem übergriffigen Verhalten muss auch nicht hart oder barsch erfolgen. Manchmal kann sie in einer klaren, aber dennoch freundlich gestellten Frage bestehen: »Ach, Sie schalten einfach meine Lampe an?« Der reifere Patient wird dies sofort verstehen, wenn dies ein histrionischer oder hysterischer Übergriff war; der Frühgestörte wird es vermutlich nicht verstehen. Hier können wir das Verhalten gleich als therapeutische Intervention im Hier und Jetzt nutzen.

17.5 Verspätungen

Nachdem nicht nur ich darüber berichtete, sondern auch viele andere Autoren bereits über die Bedeutung des Ausfallens von Stunden geschrieben haben, möchte ich einem zunächst ungewöhnlich erscheinenden Phänomen ein ganzes Kapitel widmen: dem Umgang mit Verspätungen. Ich will dies in zwei Aspekte unterteilen: zum einen die Verspätungen, die der Patient verursacht – und zum anderen Verspätungen, die uns passieren.

Verspätungen von *Patienten* kommen häufig vor. Bei manchen kommen sie fast nie vor, und wenn es doch einmal passiert, dann ist der Patient in ziemlichem Aufruhr. Er ruft aus dem Auto mit dem Mobiltelefon an, seine Stimme klingt nervös und er entschuldigt sich tausendmal, dass er zu spät kommen wird. Andere Patienten kommen immer »pünktlich zu spät«, zum Beispiel fünf oder zehn Minuten. Zunächst zu der Frage, wer den Schaden begleichen muss: Hier werde ich mit meiner Meinung vermutlich nicht allein dastehen, wenn ich sage, dass der Patient für den pünktlichen Beginn der Stunde selbst verantwortlich ist. Kommt er zehn Minuten zu spät, gibt es nur noch 40 Minuten. Wir haben die Stunde angeboten und waren auch da.

Das ist der manifeste Aspekt. Wichtig ist es, die dahinterstehenden psychodynamischen Aspekte genauer zu beleuchten: Ein Patient, der regelmäßig zu spät kommt, sollte gefragt werden, was los ist. Wenn Sie ihn nicht fragen, *warum* er zu spät kommt, dann wird er Ihnen nur auf der manifesten Ebene (Busverspätung, Feierabendverkehr, kein Parkplatz gefunden und so weiter) antworten. Hinterfragen Sie das Ganze, indem Sie es mit der Gesamtpersönlichkeit des Patienten, seinem Störungsbild, aber auch dem Verlauf der Behandlung und insbesondere der Übertragung zu Ihnen abgleichen. Zum Beispiel ist es manchen Patienten zu viel, wenn sie 50 Minuten regelmäßig mit uns verbringen. Sie trauen sich nicht, die Stunde vorzeitig zu beenden oder dies zumindest anzusprechen – was sinnvoller wäre. Stattdessen verschieben sie häufig auch unbewusst die Problematik auf andere. Denn wenn ich weiß, dass mein Bus, der normalerweise pünktlich wäre, im Feierabendverkehr regelmäßig Verspätung hat, würde ich einen früheren Bus bevorzugen, um den Beginn der Stunde nicht zu gefährden.

Hier geht es – und das soll betont werden – nicht darum, den Patienten zu erziehen, sondern darum, die psychodynamischen Beweggründe dahinter zu verstehen.

Manchmal kann es auch eine Verschiebung oder ein Versuch der Verschiebung der Machtverhältnisse sein. *Wir* »bestimmen«, wann der Patient kommen darf – wann wir bereit sind, mit ihm zu reden, wann die Stunde beginnt, wann sie endet. Manchmal kann es ein Erfolg sein, wenn der Patient plötzlich einmal zu spät kommt und dies in Eigenverantwortung auf seine Kappe nimmt. Ich denke hier an Patienten, die Schwierigkeiten mit der Abgrenzung und dem Identifizieren ihrer Bedürfnisse haben. Sie wollen vielleicht ausprobieren, was passiert, wenn sie zu spät kommen. Narzisstische Patienten wollen damit vielleicht ihre Wichtigkeit vor uns herausstellen. Dies passiert häufig gerade im Verlauf einer bereits längeren Therapie, wenn der Patient den Eindruck hat, dass wir ihn nicht genügend anerkannt oder hofiert haben. Dann wird er auf diese Weise Gründe hervorbringen, anhand derer »deutlich« wird, welch »wichtigen« Tätigkeiten dieser Patient doch nachgeht.

Sollte man – zumindest einen kleinen – »Nachschlag« geben, wenn der Patient zu spät kommt? Dies würde ich weder mit einem generellen Nein noch mit einem generellen Ja beantworten. Natürlich spielen auch hier äußere Umstände eine Rolle, denn schließlich brauchen wir nach einer Stunde auch ein paar Minuten für uns, wollen zur Toilette gehen, etwas trinken oder einfach mal das Fenster öffnen. Aber was ist mit einer Stunde, nach der kein neuer Patient kommt? Manchmal gebe ich einen Nachschlag. Dies mache ich von weiteren Umständen abhängig, von der Not, in der sich der

Patient momentan real befindet, und so weiter. Ich würde es vermeiden bei Menschen, die gierig, hemmungslos oder maßlos sind, bei Menschen mit ausgeprägter Suchtstruktur oder bei Menschen, die versuchen, permanent ihre Grenzen bei mir auszuloten oder ins Wanken zu bringen.

Kommen wir nun zu den Verspätungen, die *wir* verursacht haben. Ich hatte bereits im Kapitel 6.10.2 geschrieben, dass ich manchmal ein paar Minuten später beginne. Es kann sein, dass sich ein Telefonat länger hingezogen hat, sodass ich die Stunde nicht pünktlich beginnen konnte. Weitaus unangenehmer ist es, wenn ich zur ersten Stunde oder zu einer Stunde nach einer Pause oder nach einem auswärtigen Termin aufgrund äußerer Umstände (zum Beispiel die aktuelle Verkehrslage) selbst zu spät komme. Das ist sehr peinlich. Aber ich finde, hier können wir menschlich damit umgehen und sagen, dass es uns leidtut, und vielleicht auch etwas zu den Umständen sagen.

Es darf natürlich nicht unterwürfig entschuldigend sein, sondern soll nur bekunden, dass wir dem Patienten gegenüber nicht respektlos waren. Hier sind wir in der Pflicht, die Zeit, die dem Patienten durch unsere Verspätung verloren gegangen ist, nachzuholen. Hierzu ist zweierlei anzumerken: Wir dürfen nicht einfach die Stunde zum Beispiel um fünf Minuten verlängern. Wir müssen den Patienten fragen, ob es ihm recht ist, dass wir die Stunde heute um die entsprechende Zeit, die wir versäumt haben, verlängern. Denn wir haben kein Recht, über die Zeit des Patienten zu verfügen. Meistens sind Patienten damit einverstanden. Wenn es nicht geht oder sich die versäumte Zeit nicht an einem Stück wiedergutmachen lässt, treffe ich mit dem Patienten eine Vereinbarung, wann dies geschehen soll. Hier achte ich auch auf meine eigenen psychohygienischen Bedürfnisse und die eigenen Realitätsumstände meiner Praxis.

Komme ich einmal unglücklicherweise 20 Minuten zu spät, so kann ich diese Zeit natürlich nicht an einem Stück nachholen – es sei denn, es ist die letzte Arbeitsstunde des Tages und ich habe danach nichts Weiteres vor. In anderen Fällen biete ich dann an, die fehlende Zeit portionsweise – meist in Fünf-Minuten-Häppchen – zu verteilen. Dies schreibe ich mir auch in meinen Kalender und bespreche es mit dem Patienten genau, denn manche Patienten haben an bestimmten Tagen Schwierigkeiten, die Stunde zu verlängern, und dann dürfen wir nicht über ihren Kopf hinweg entscheiden. Ein solcher Umgang zeigt nicht nur Respekt, sondern unterstreicht nochmals die Ernsthaftigkeit, mit der wir den Anderen als gleichberechtigten Menschen sehen.

Wie gehe ich als Therapeut mit einer Verspätung des Patienten um?

Er kommt nicht und hat auch keine Nachricht hinterlassen, dass er nicht kommt. Lassen wir auch hier zunächst die psychodynamischen Betrachtungen außen vor. Natürlich kann der Patient damit etwas ausdrücken wollen oder uns unter Druck setzen – dass wir uns Gedanken machen, ob es ihm gut gehe oder ob er sich gar umgebracht habe. Ich will hier nur einige Worte zum therapeutischen Umgang verlieren: Ich habe mir wie gesagt angewöhnt, nach acht Minuten den Patienten (→ auch Kapitel 9.4.1) kurz anzurufen. Manchmal haben Patienten den Termin »vergessen« und sind froh darüber, dass man sie anruft.

Natürlich werden wir in der Stunde das Ganze thematisieren und vielleicht den Ärger oder die Abwehr des Patienten in den Fokus nehmen. Fragen Patienten, ob es sich noch lohne, zu kommen, empfehle ich es immer. Denn dies ist oft ein unbewusster Test, ob der Therapeut den Patienten überhaupt haben will. Vermeiden sollte man ein Verhandeln über das Ausfallhonorar am Telefon; dies ist Inhalt der nächsten Stunde.

Was ist, wenn der Patient tatsächlich eine schwere Krise hat? Hierzu scheint mir ein ganzes eigenes Kapitel sinnvoll und erforderlich zu sein (→Kapitel 24.6).

Weitere Überlegungen zum Zuspätkommen

Zuspätkommen ist häufig ein Abwehrmechanismus. Manchmal wehrt der Patient sich gegen Erkenntnisse, manchmal gegen die Veränderung und manchmal auch gegen den bei Gesundung notwendigen Verzicht auf die sekundären Gewinne. Oder er hat Angst vor den sekundären Ängsten. Manchmal drückt er auch einen Ärger über uns aus oder versucht, die Stunde zu verkürzen, weil es etwas Schamhaftes zu berichten gibt oder gab. So wird es den Leser sicher verwundern, wenn ich jetzt davon spreche, dass es in manchen Fällen ein Fortschritt sein kann, wenn der Patient zu spät kommt. Lassen Sie mich zwei Typen beschreiben, bei denen dies der Fall ist:

1. **Der gehetzte Mensch**, der ständig sich selbst und der verlorenen Zeit hinterherrennt und sich dabei immer weiter von sich selbst entfernt und noch mehr Zeit verliert. Seine Zeit ist häufig komplett durchstrukturiert und nur mit sinnvollen Dingen bis zum Rand gefüllt. Sie kommen oft in die Therapie mit To-do-Listen oder mit Kladden, in denen genau drinsteht, was sie heute alles besprechen möchten. Lassen wir uns darauf ein, verstärken wir die Überfrachtungsneigung oder -haltung des Patienten und verfestigen damit sein Symptom.
   Kommt der Patient dann einmal zu spät, weil er zum Beispiel auf dem Weg zur Praxis einem Freund begegnet ist, den er nicht seinen alten Gewohnheiten entsprechend schnell abfertigt, sondern einen kleinen Plausch mit ihm hält oder hat er einen interessanten Zeitungsartikel zu Ende gelesen, statt sich selbst zu hetzen, dann kann man in diesem Fall von einem echten Fortschritt sprechen. Der Patient merkt, dass man in der Therapie mit Langsamkeit weiterkommt; vielleicht gilt das auch (den sportlichen Bereich wollen wir einmal ausblenden) für das gesamte Leben?
2. **Die »verzögerte pubertäre Rebellion«**: Patienten, die in der Entwicklungsphase der Identitätsfindung nicht rebellieren durften oder konnten, entwickeln häufig eine resignative, passive oder unterwürfige Haltung. Weil sie weder sich selbst genau definiert haben noch ihre eigenen Stärken kennen oder die Wichtigkeit der Beziehung einschätzen können, wagen sie es nicht, sich gegenüber dem Anderen zu positionieren. Diese Patienten halten die therapeutischen Uhrzeiten penibel ein und entschuldigen sich bereits für 30-sekündige Verspätungen. Sie haben oft ein sehr rigides Über-Ich, das entweder über die Angst des Patienten vor der Rebellion und dem Beziehungsverlust wacht oder aber die befürchtete Bestrafung systematisch verhindern soll. Daher ist es für diese Menschen schwer möglich, zu Gesetzes- oder Tabubrechern zu werden.

Sie müssen sich meist eines unbewussten »Tricks« bedienen, was im mildesten Fall »Vergessen der Zeit« ist oder aber ein falsches Aufschreiben im Terminkalender, das »noch nie da gewesene« Verpassen eines Busses oder Ähnliches. Natürlich werden diese Patienten dann auch mit einer riesigen Portion Angst und schlechtem Gewissen bei uns auftauchen und uns versichern, dass dies nie wieder vorkommen wird. Wenn wir sicher sind, dass es sich um eine solche Rebellion handelt, ist es sinnvoll, wenn nicht gar notwendig, dem Patienten die Bedeutung des Aufbegehrens zu erklären. »Es ist vielleicht das erste Mal, dass Sie gegen von außen gesetzte Regeln rebellieren. Wie geht es Ihnen damit?« Diese Frage finde ich sehr wichtig, um an zwei Aspekte heranzukommen: Die meisten Therapeuten denken nur an den ersten Aspekt, nämlich die Angst und das schlechte Gewissen. Ich denke auch an den zweiten Aspekt, nämlich den Triumph und die Freude darüber und das Erleben der Selbstwirksamkeit und das Erleben, dass die Beziehung »trotzdem« hält.

17.6 Umgang mit »negativen Verspätungen« = »Verfrühungen«

Ein weiterer, nicht unerheblicher, die Praxis, aber auch uns belastender Faktor sind Patienten, die zu früh kommen. Verfügen wir über den Komfort eines abgeschlossenen Wartezimmers, das vielleicht nicht nur einen Hörschutz zum Behandlungszimmer hat, sondern auch einen Sichtschutz, kann uns dies – zumindest theoretisch – egal sein, wann der Patient kommt. Haben wir kein Wartezimmer, und der Patient sitzt gar vor dem Behandlungszimmer, und haben wir vielleicht auch gar keine Schallschutztür, weil wir alleine in der Praxis sind und diese normalerweise nicht brauchen, da in der Regel niemand zuhören kann, dann wird es schwierig. Hier haben viele Kollegen Hemmungen, klare Grenzen zu ziehen. Ich selbst habe kein Wartezimmer, sondern nur einen kleinen Wartebereich. In Zeiten, in denen ich keinen Schallschutz hatte, konnte ich vorher niemanden hereinlassen. – Wie geht man damit um? Ich habe es den Patienten einfach gesagt, und das bereits am Telefon, wenn ich den Termin zum Erstgespräch vereinbart habe: »Kommen Sie bitte sehr pünktlich: Ich habe kein Wartezimmer und kann Sie nicht vor der Zeit hereinlassen.« Das verstehen die meisten Patienten, denn sie wollen ja auch nicht, dass ihnen jemand zuhört; und manche wollen nicht einmal, dass sie gesehen werden.

Aber es gibt noch einen ganz wichtigen anderen Aspekt, von dem ich auch gleich in die Psychodynamik überleiten werde: Als Psychotherapeuten brauchen wir einen besonderen psychohygienischen Schutz gegenüber den Patienten, da wir den ganzen Tag mit heftigen, teilweise archaischen und ungefilterten Affekten, Bedürftigkeit, Nöten, Traumata und schweren Pathologien konfrontiert sind. Ich brauche meine Pause und möchte die nicht mit Patienten verbringen. Als ich noch nicht über den Komfort verfügte, dass ich einen Wartebereich hatte, der getrennt war von den Praxisräumen, sodass ich in meinen eigenen Räumen »schalten und walten konnte«, wie ich wollte, habe ich das den Patienten auch recht deutlich gesagt. Ich möchte nicht, dass ein Patient sieht, wenn ich mir noch eine Tasse Kaffee hole, und er bekommt keinen.

Ein weiterer heiklerer Punkt ist die Toilette, die wir zumeist regelmäßig zwischen den Stunden aufsuchen müssen, denn wir haben es uns aus selbstdisziplinären Gründen zur Regel gemacht, während der Stunde nicht die Toilette aufzusuchen. So ist es nach der Stunde umso nötiger. Hier wollte ich weder darauf warten, dass die Toilette von dem nächsten Patienten freigegeben wird, noch, dass dieser dies mitbekommt. Dies ist mein Intimbereich, und da wollte ich niemanden teilhaben lassen. Heute verfüge ich über den Komfort einer eigenen Patienten- und einer separaten Therapeutentoilette, die optisch und akustisch voneinander getrennt sind. So kann mir heute auch nicht mehr passieren, dass ein Patient – meist waren es schwer persönlichkeitsgestörte, distanzlose, abhängige, extrem bedürftige Patienten – meine Toilette nach der Stunde »okkupiert«.

Ein kleiner, weiterer Hinweis zur Toilette in Gemeinschaftspraxen: Manche Kollegen, die in einer gemeinsamen Praxis arbeiten und dazu einen Büroraum angemietet haben, verfügen über zwei Toiletten, von denen eine standardmäßig für Damen und die andere standardmäßig für Herren vorgesehen ist. Ich kann hier nur eine Trennung nicht nach Geschlechtern, sondern nach Therapeuten und Patienten empfehlen. Gibt es eine klassische Herrentoilette mit Pissoir, so nehmen Sie diese für die Therapeuten und die Damentoilette als Patiententoilette. Es sei denn, die Toilette lässt sich an der Eingangstür zum Flur ganz abschließen, sodass jeder die Intimität herstellen kann, die er braucht. Dann können Sie auch die Herrentoilette zur Patiententoilette machen.

Psychodynamisch gesehen ist dies ein ähnliches Thema wie die Verspätung oder das Beenden von Stunden. Die Patienten möchten häufig mehr an unserem Leben teilhaben, und manchmal spielen gar sexuelle Vorstellungen dabei eine Rolle, wenn der Therapeut zum Beispiel zur Toilette geht. Diese Grenzen müssen ebenso eingehalten werden wie andere Grenzen, über die wir bereits gesprochen haben. Denn die Behandlung findet in der »Versagung« statt – genauer gesagt: in der neurotischen Versagung; das heißt: in der Weigerung des Therapeuten, sowohl dem Patienten ein reales sekundäres Leben zu bieten, das die Dinge, die ihm in der Außenwelt unangenehm sind, vermeidet, als auch ihm die Dinge, die er sich dort wünscht und die ihm nicht vergönnt sind, zu geben. Unsere Aufgabe ist es, die dahinterstehenden Beweggründe zu entdecken.

Manche Kollegen und Ärzte wenden ein, dies seien Bagatellen. Aber das stimmt nicht: Bagatellen sind häufig eher die »großen Unglücke«, die sehr eindringlich und mit lärmender Vehemenz geschildert werden. In solchen Grenzüberschreitungsversuchen steckt oft der unbewusste Wunsch des Patienten, das Behandlungsverhältnis aufzuweichen und in ein Alltagsverhältnis zu überführen, um dem Ziel der Behandlung und der Schwere der Auseinandersetzung mit der eigenen Persönlichkeit und der eigenen Lebensgeschichte entfliehen zu können. Die hat natürlich, wie Sie sicherlich bereits identifiziert haben, infantile Inhalte: Der Wunsch, dem Unwillen und dem

Grauen des Alltags und des Lebens entfliehen zu können oder der Eindringlichkeit und Langweile des eigenen Lebens ein Schnippchen zu schlagen etc. Das ist aber nicht unsere Aufgabe. Vielmehr wollen wir dem Patienten helfen, die Dinge im Leben zu verändern, die er verändern kann, und mit den Dingen, die er nicht verändern kann, besser leben und umgehen zu können. Wir bieten nichts, was der Patient sonst nicht bekommt. Wir nehmen ihm nichts ab, was andere ihm abverlangen, auch wenn es noch so ungerecht erscheint.

Wenn ein Patient zu früh kommt, ist dies auch eine Herausforderung an die Fähigkeit des Therapeuten, dem Druck des Patienten standzuhalten. Manchen Therapeuten fällt dies unheimlich schwer, und sie fühlen sich unter Druck gesetzt, die Stunde fünf Minuten früher zu beginnen, wenn der Patient fünf Minuten früher kommt. Sie rationalisieren dies häufig damit, dass man dies anerkennen müsse oder der Patient vielleicht unter Druck steht. In Wirklichkeit jedoch ist es der Therapeut, der unter Druck steht: Er kann es oft schwer aushalten, in seinem Arbeitszimmer »nur so herumzusitzen«, während der Patient voller Ungeduld vor der Tür wartet. Es gibt auch Grenzfälle, in denen Patienten einfach zur Tür hereinstürmen oder sich hinterher beschweren, dass man die Stunde »zu spät« angefangen habe, denn schließlich sei man ja da gewesen.

Hier neigen manche dazu, mit den Patienten darüber zu diskutieren und sich zu rechtfertigen, warum dies nicht möglich war. Manchmal flüchten sie sich auch hier in Ausreden, dass sie noch etwas zu tun gehabt haben, ein Anruf gemacht hätten oder Ähnliches. Bei einem solchen Patienten ist es natürlich fraglich, ob man mit ihm wirklich eine Therapie machen will oder überhaupt eine machen kann. Aber das wollen wir an dieser Stelle nicht diskutieren. Therapeuten, die bereits eigene Kinder erfolgreich über das sechste Lebensjahr hinausgebracht haben, haben es leichter, mit diesem Druck umzugehen: Es ist nichts anderes als der infantile Druck des inneren Kindes des Patienten – oder, anders ausgedrückt: seine infantile Struktur, die hier wirksam ist und nach einer Rekonstruktion der frühen grenzenlosen Versorgungssituation verlangt. Hier ist ein Stück Nachreifung erforderlich. Der scheinbar erwachsene Patient muss lernen, dass andere Menschen nicht unbegrenzt für ihn zur Verfügung stehen – auch dann nicht, wenn er glaubt, ein mütterliches Objekt in ihnen gefunden zu haben. Deswegen ist es wichtig, dass eine ausreichende »Abschottung« zwischen therapeutischem Bereich und Patientenbereich vorhanden ist.

17.7 Aggression in der Therapie

Das Aufarbeiten der eigenen Aggressionshemmung des Patienten ist eine der wichtigen Aufgaben der Psychotherapie. Die meisten unserer Patienten sind eher aggressionsgehemmt, können also ihre Aggression nicht zum Ausdruck bringen oder gar nicht erst spüren. In anderen Fällen fällt es ihnen schwer, einen adäquaten Ausdruck dafür zu finden, sie sind entweder zu aggressiv – »schießen über das Ziel hinaus« – oder völlig gehemmt oder besonders »lieb« (Reaktionsbildung). Diese Hemmung oder Umkehrung der Aggression soll verhindern, dass die Aggression unkontrollierbar wird. Unbewusst befürchtet wird die Vernichtung des Anderen und die Gefährdung oder Zerstörung der Beziehung.

In diesem Kapitel wollen wir uns mit ungezügelten Aggressionen befassen sowie in einem weiteren Teil mit den gehemmten Aggressionen, die der Patient uns gegenüber hat, weil sie sonst ungezügelt werden. Und wir wollen Wege finden, dies zu bearbeiten; aber auch – im Fall übergriffiger Aggression –, uns zu schützen.

Beginnen wir zunächst mit aggressiven Übergriffen des Patienten. Diese betreffen häufig frühgestörte, strukturiert gestörte oder Borderline-Patienten. Hier kann es zu vehementen Reaktionen kommen. Meist sind dies verbale, in seltenen Fällen auch körperliche Übergriffe. Unsere Aufgabe ist es zwar, die vergifteten Aggressionen (Beta-Elemente) in gesunde Aggression, das heißt Wut (Alpha-Elemente) umzuwandeln. Doch zuvor müssen wir uns Mittel überlegen, wie wir uns schützen. Viele Therapeuten lassen die ungefilterte Aggression des Patienten einfach über sich ergehen. Auch dies geht nicht spurlos an uns vorüber. Es ist genauso ungewohnt, wie es außerhalb der Therapie ungesund wäre. Die archaische Wut des Patienten »zu ertragen«, ist kein Weg! Dies ist weder gesund für uns noch gesund für die Beziehung noch für den Heilungsprozess förderlich. Zunächst ist es hier unsere Aufgabe, uns zu schützen und Grenzen zu setzen. Das Überführen der heftigen archaischen Wutaffekte in konstruktiven Ärger ist sekundär.

Das heißt: Wir werden dem Patienten dies verbieten müssen. In milderen Fällen können wir dem Patienten deutlich machen, dass uns seine Wut zu heftig ist, die Lautstärke unsere Ohren schmerzt und so weiter. Lässt sich der Patient dadurch nicht begrenzen oder ist die Wut bereits so groß, dass eine solche Intervention ziellos wäre, müssen wir ihm eine Grenze setzen und ihn auffordern, dies zu unterlassen. Kann er dies nicht, müssen wir ihn darauf aufmerksam machen, dass wir, wenn er dies nicht unter Kontrolle bekommt, die Stunde beenden müssen. Hilft dies nicht, müssen wir die Stunde beenden und den Patienten nach Hause schicken. Tun Sie dies ruhig mit dem Hinweis, dass Sie so nicht arbeiten können.

Lässt der Patient sich begrenzen, führt dies häufig dazu, dass der Patient mit Ihnen zu diskutieren beginnt, warum dies »angemessen« war. Hier können wir bereits therapeutische Arbeit leisten, indem wir den Patienten darauf hinweisen, dass seine Wut eventuell angemessen war, aber die Äußerung der Wut unangemessen. Wir können ihn fragen, warum er uns nicht sagen konnte, dass er eine »Mordswut« auf uns hatte. Natürlich gilt es auch zu bearbeiten, ob die Heftigkeit des Affektes tatsächlich angemessen war – eher sogar zu fragen, ob ein Wutaffekt überhaupt angemessen war. Wir helfen dem Patienten, seine eigene Wut zu begrenzen und ihr Worte zu verleihen und sie damit kontrollierbar zu machen.

Innerpsychisches, aber auch intersubjektives Ziel ist es, dass der Patient von der paranoid-schizoiden in die depressive Position kommt. Dass er spürt, was er uns hier angetan hat, und dass er damit die Beziehung zu uns gefährdet hat – ja, vielleicht sogar die gesamte Therapie. Wir müssen ihn auch darauf aufmerksam machen, dass eine Fortsetzung derartigen Verhaltens die Therapie gefährdet. Dies sollte nicht im Sinne einer »Drohung« erfolgen, sondern im Sinne einer angekündigten Konsequenz, die folgerichtig, also logisch ist.

Was tun, wenn wir den Patienten nach einer verbalen Entgleisung nach Hause geschickt haben? Wir müssen im schlimmsten Fall damit rechnen, dass der Patient sich entweder in seiner Wut bestätigt fühlt, das heißt, auf der paranoid-schizoiden Position beharrt, oder derart starke Schuldgefühle entwickelt, dass er die Therapie abbricht. Dagegen können wir kaum etwas tun. Wichtig ist, dass Sie sich dann ausführliche Notizen dazu machen. Gegebenenfalls können Sie den Patienten auch noch anrufen, oder, wenn dies nicht geht, ihm schreiben. Teilen Sie ihm mit, dass Sie seine Reaktion verstehen, aber nicht billigen können (verstehen heißt nicht gleich billigen!). Und dass Sie bereit sind, dies mit ihm weiter zu bearbeiten. Unter anderem habe ich meine »Vier-Wochen-Kündigungs-Regel« (vgl. Kapitel 17.12) eingeführt, um den Patienten und die Behandlung vor voreiligen affektgesteuerten Therapieabbrüchen zu schützen.

Gegebenenfalls müssen Sie auch mit weiteren Wutausbrüchen rechnen, die sich außerhalb des nun beendeten Therapieprozesses über Sie ergießen werden: Eingaben bei der Psychotherapeutenkammer oder der Krankenkasse oder der kassenärztlichen Vereinigung. Kassenärztliche Vereinigungen stehen in der Regel geschlossen hinter den Therapeuten und prüfen den Sachverhalt getreu dem römischen Rechtsgebot: »audio altera pars« (höre den anderen Teil). Die Psychotherapeutenkammern sind hier leider etwas anders »gestrickt«: Sie stellen sich häufig direkt hinter den Patienten, schicken Auszüge aus der Berufsordnung und so weiter. Natürlich schenken sie uns Gehör, aber die Briefe, die Sie dann bekommen, sind häufig schon sehr für den Patienten voreingenommen, weshalb ich die Psychotherapeutenkammern oft »Patientenkammern« nenne.

Hier spielt ein altruistisches Gebot zur Abwehr von Konflikten (Psychotherapeuten sind bekanntlich in der Regel konfliktscheu) eine große Rolle. Bei den Krankenkassen ist es unterschiedlich. Hier müssen Sie damit rechnen, dass Sie dort Menschen als Sachbearbeiter sitzen haben, die dem Spaltungsdruck des Patienten nicht »widerstehen« können. Hier gilt es, gelassen zu bleiben und den »Vorfall« genau zu beschreiben und psychodynamische Erwägungen, die mit dem Störungsbild des Patienten zu tun haben, mit anzuführen. Sie brauchen keine Angst zu haben wegen einer Schweigepflichtverletzung, denn der Patient gibt mit der Eingabe bei einer öffentlichen Stelle auch konkludent zumindest eine auf diesen Vorfall bezogene Schweigepflichtentbindung ab.

Mit Ähnlichem müssen Sie rechnen, wenn Sie die Therapie beenden. Wenn Sie von einer der Stellen angeschrieben werden, beschreiben Sie den Vorfall und begründen Sie Ihr therapeutisches Vorgehen. Denken Sie daran und weisen gegebenenfalls darauf hin, dass Sie die Pflicht haben, in prognostisch ungünstigen Fällen die Therapie zu beenden. Und wenn sich in diesem Punkt keine Änderung ergibt oder der Patient die Therapie und damit den Therapieerfolg nachhaltig behindert und nicht bereit ist, dieses Verhalten aufzugeben, sind Sie quasi verpflichtet, die Therapie zu beenden.

Weit größer ist das Schutzbedürfnis bei – zum Glück sehr selten vorkommenden – körperlichen Übergriffen des Patienten. Meist bleibt es bei Drohungen oder bei Verhaltensansätzen (der Patient springt auf und ballt seine Faust vor Ihnen und Ähnliches). Auf jeden Fall müssen Sie sich wehren und in diesen Fällen darauf hinweisen, dass er damit seine Therapie gefährdet. Aus diesem Grund baue ich auch bei Kindern in den »Therapievertrag« mit ihnen die Regel ein, dass der Therapeut körperlich nicht angegriffen werden darf. Konnten Sie einen Angriff des Patienten nicht abwehren, beenden Sie die Therapie. Empfehlenswert ist es hier, sich ausführliche Notizen zu machen.

Im schlimmsten Fall müssen Sie sich einen Anwalt nehmen; die Psychotherapeutenkammern sind hier nach meiner Erfahrung nicht wirklich hilfreich.

Insgesamt müssen Sie bedenken, dass eine Psychotherapie nur möglich ist, wenn der Patient verbal und emotional ansprechbar und auch in der Lage und bereit ist, sein Verhalten und Erleben sowie seine Persönlichkeit infrage zu stellen. Ansonsten bleiben Sie auf der Schiene des Agierens oder werden zum Pädagogen oder Verhaltenstherapeuten, der dem Patienten ein Verhalten abgewöhnen oder ihn umerziehen will.

Wesentlich einfacher ist der Umgang mit den latenten, also nicht gezeigten archaischen Wutaffekten von Patienten. Hier können Sie schon von einer größeren Steuerungsfähigkeit, aber auch von einer Fähigkeit des Patienten ausgehen, Affekte in der Schwebe zu halten. Zumindest ist in seinem Ich ein starker Wächter vorhanden, der dieser Wut den Zugang ins Bewusstsein und vor allem in den Handlungsapparat verwehrt. Vorbewusst ist die Aktion meistens deutlich und auch in der Behandlung sehr spürbar. Hier können Sie dem Patienten helfen, indem Sie ihm Wege zeigen, den Affekt zu benennen, also Ihnen zu sagen, wie wütend er auf Sie ist, und dann darüber zu sprechen, warum. Denn, wie gesagt: Es gibt angemessene Anlässe und unangemessene. Gerade in der Übertragung kommt es häufig zu Phänomenen, die in der Realität keine Grundlage haben, sondern vom Patienten inszeniert, projiziert oder befürchtet werden. Hier können Sie ihm aufzeigen, wie fehlangepasst seine Reaktion hierauf ist. Es kann sein, dass der Affekt zu heftig war – zum Beispiel die Wut des Patienten, wenn Sie eine Stunde zwei Minuten später beginnen; oder völlig unangemessen: zum Beispiel, wenn Sie »einfach in den Urlaub fahren«, obwohl es dem Patienten in dieser Phase gerade schlecht geht oder er gerade wichtige Erkenntnisse hat. In letzteren beiden Fällen geht es darum, mit der Enttäuschung über die *Realität* klarzukommen – nicht über die Reaktion oder die Handlung des Therapeuten.

Im Sinne der Subjekt-Objekt-Differenzierung lernt der Patient hier, dass die Bedürfnisse des Therapeuten und seine Planung eine unumstößliche Realität innerhalb des Therapieprozesses darstellen. »Kann man hier nicht ein bisschen großzügig sein?«, fragen mich viele Kollegen. Die Frage der Großzügigkeit werde ich noch in Kapitel 21 besprechen. Was die Urlaubsregelung angeht, so mache ich hier keine Kompromisse. Denn, wie Sie sehen werden, werden solche Patienten immer weniger und die Anlässe vielleicht immer nichtiger und die Forderungen im gleichen Atemzug immer größer. Oft werden Sie dann auch nicht mehr sehen können, welcher Anlass wirklich »angemessen« ist. Und Sie werden Schuldgefühle bekommen, als Abwehr der eigenen Wut über den Patienten, was wiederum die Abwehr der eigenen Wut über sich selbst und

Ihre Unfähigkeit, Grenzen zu setzen, ist, dass Sie anderen Patienten diese Sonderrationen verwehren. Und Sie werden genau überlegen, welchen Patienten Sie dies auch noch anbieten müssen (→Kapitel 4.6.2, Unterkapitel Praxispausen).

17.8 »Lieben und Hassen« – auch in der Praxis?

Ziel einer Behandlung sei es, den Patienten dahin zu bringen, dass er in Beziehungen »lieben und hassen« kann, so Sigmund Freud.[42]

Gilt das auch in der Behandlung? Dürfen uns unsere Patienten auch lieben und hassen? Das kann – so glaube ich – jeder Therapeut mit einem klaren Ja beantworten. Was ist aber mit uns selbst? Dürfen wir unseren Patienten lieben und hassen? Gerade bei dem Gedanken, einen Patienten zu »hassen«, werden einige erschaudern. Negative Affekte gegen einen Patienten zu haben, scheint in unserer Zunft ein großes Tabuthema zu sein. Rasch wird der Begriff »Gegenübertragungsgefühle« angebracht, die entweder mit der Übertragung des Patienten oder mit unserer eigenen Lebensgeschichte oder Restneurose in Verbindung gebracht werden. Trotzdem bleibt der Affekt der gleiche: Wir sind wütend oder hassen den Patienten.

Trotz eleganter Rationalisierung mit der Übertragung! Viele greifen auch zu dem Mittel der Verkehrung ins Gegenteil (von vielen Therapeuten fälschlicherweise als Reaktionsbildung bezeichnet): Sie sind umso bemühter um den Patienten, damit er es nicht merkt oder damit Sie die Affekte nicht bemerken und sich selbst im Sinne der Attributionstheorie vormachen können, den Patienten doch eigentlich zu »lieben«. Unserem Unbewussten können wir ebenso wenig etwas vormachen wie dem Unbewussten des Patienten. Er wird unsere Verärgerung, unsere Wut oder Ablehnung spüren. Wie sollen wir in der Interaktion mit dem Patienten damit umgehen? Natürlich haben wir gelernt, unsere Gegenübertragung möglichst nicht zu äußern. Aber auf keinen Fall ungefiltert. Trotzdem bleibt sie im Raum. Viele behelfen sich mit den Mitteln, diese unangenehmen Affekte wie eine Schlechtwetterfront vorbeiziehen zu lassen und sich einen Schutz vor diesen Gewitterwallungen zu suchen. Doch das Ignorieren ist für den Patienten nicht hilfreich – manchmal sogar gefährlich. Denn häufig ist es das, was er tatsächlich in solchen Situationen erfahren hat: Ignoranz, Wegsehen oder Nichternstnehmen. Eine einfache Antwort oder Patentrezepte oder Fragen zu entwickeln, um dies dem Patienten geschickt zu vermitteln, ist nicht möglich. Natürlich darf er nicht hart konfrontiert werden – es sei denn, eine harte Konfrontation wird durch die therapeutische Notwendigkeit gerechtfertigt.

Dennoch ist auch in letzterem Fall therapeutisches Fingerspitzengefühl erforderlich. Man kann solche Konfrontationen und Deutungen in folgende Frage verpacken:

42 Freud 1915, S. 197–226.

»Herr XY, ich frage mich, warum Sie mir immer wieder die gleiche Geschichte erzählen.« Das ist ein erster Ansatz, um den Patienten darauf aufmerksam zu machen, dass hier etwas zwischen uns in Schieflage geraten ist und ich gegebenenfalls in einer Missstimmung bin. Denn auch Langeweile von Patienten gehört zu den Dingen, die negative Gefühle bei uns auslösen. Natürlich ist gerade Langeweile ein besonders cleverer Abwehrmechanismus, der den Therapeuten narkotisieren soll, damit er seine Arbeit nicht mehr machen kann. Grundsätzlich sehe ich es so, dass jede Art, den Therapeuten zu verärgern, zu langweilen oder zu quälen, Ausdruck einer Unfähigkeit oder Angst davor ist, etwas Schwieriges zum Ausdruck zu bringen.

Schlussfolgernd möchte ich dafür plädieren, dass wir auch ein Recht darauf haben, unsere Patienten nicht nur zu lieben, sondern auch zu hassen. Denn: Egal, ob Sie die Existenz oder Berechtigung dieses Rechts annehmen oder anzweifeln – es bleibt die Wahrheit, wenn wir in eine Missstimmung über den Patienten geraten.

17.9 Positionierungsverweigerung

Hierunter verstehe ich einen hartnäckigen Widerstand, bei dem sich Patienten trotz der Bearbeitung in der Therapie weigern, anderen gegenüber Position zu beziehen. Dies kann aus mehreren Gründen erfolgen: zum einen aus Angst vor dem Konflikt mit dem Anderen; zum anderen aus der Weigerung, zu reifen, also aufgrund einer sekundären Vermeidung (→Kapitel 11.9).

Häufig sprechen wir von der Notwendigkeit, dass Menschen sich in der Adoleszenz von den Eltern ablösen müssen. Schaffen sie es nicht, so sehen wir es häufig als Therapieaufgabe an, diese nicht erfolgte Ablösung nachzuvollziehen. Ebenso erachten wir es für wichtig, dass Paare sich immer wieder auch separieren, also Dinge alleine machen oder eigene Meinungen haben, die von denen des Partners abweichen. Ich möchte an dieser Stelle mit einem Aberglauben aufräumen: Ich finde es persönlich nicht wichtig, dass Kinder sich von den Eltern ablösen, sondern dass sie sich »positionieren«. Denn die Eltern bleiben immer die Eltern, und eine radikale äußere Ablösung kann zu einer stärkeren inneren Perseverierung führen. Wichtig ist es, dass derjenige Position bezieht, sich also als klare, eigene Persönlichkeit definiert und die anderen dann auch in eine neue Haltung zu ihm zwingt. Es ist jetzt deren Aufgabe, entweder diese Position anzunehmen und ihre Beziehung zu demjenigen neu zu definieren oder, wenn sie zu einer Änderung / zu mehr Toleranz nicht bereit sind, die Beziehung ihrerseits zu beenden.

Das Gleiche gilt für bedeutsame Beziehungen wie zum Beispiel auch die Paarbeziehung. Hier geht es nicht darum, sich vom anderen zu trennen, sondern sich zu positionieren und damit zu differenzieren.

17.10 »Das tut der Sache keinen Abbruch« – Warum Therapieabbrüche kein Beinbruch sind und trotzdem ernst genommen werden müssen

Der Abbruch einer Therapie durch einen Patienten schockiert uns Therapeuten in der Regel. Meist konnten wir es nicht voraussehen oder ahnen. Oft erfolgen Therapieabbrüche – besonders bei frühgestörten Patienten – situationsgebunden, das heißt, als Reaktion auf etwas, was in der Stunde passiert ist, beziehungsweise was sie glauben, was passiert sei, oder was sie verstanden haben. Zunächst erscheint es mir wichtig, den Abbruchgedanken ernst zu nehmen. Allerdings möchte ich noch einige Worte »im Vorfeld des möglichen Abbruchs« anmerken: Ich finde es wichtig, mit dem Patienten offen über den Abbruch schon bei den Vorgesprächen zu sprechen. Denn Beziehungsabbruchgedanken sind niemandem fremd, lösen aber häufig Schuldgefühle und Ängste aus und werden nicht selten – besonders, wenn die Abhängigkeit vom anderen groß ist – abrupt vollzogen. Im Zusammenhang mit der Besprechung der Beendigung der Therapie können wir auch das Thema Therapieabbruch mitbearbeiten.

Wir können dem Patienten von vornherein die Schuldgefühle und Ängste nehmen, indem wir zum Beispiel sagen: »Es kann vorkommen, dass Sie phasenweise das Gefühl haben werden, dass die Therapie Ihnen nicht weiterhilft und Sie am liebsten abbrechen würden. Es kann sogar passieren, dass Sie einmal so wütend über eine Stunde – also auch über mich – sind, dass Sie am liebsten die Brocken hinwerfen würden. Wenn Sie einmal ehrlich sind, kennen Sie dies auch aus anderen Beziehungsumständen. Der Gedanke, sich möglichst schnell aus dem Staub zu machen, ist verständlich und nachvollziehbar. Wir sollten aber jetzt schon einmal darüber sprechen, ob es nicht auch andere Möglichkeiten gibt. Ich schlage Ihnen daher vor, dass Sie uns beiden noch vier Sitzungen geben, wenn Sie die Therapie beenden oder abbrechen wollen. Das soll verhindern, dass Sie dies aus dem Affekt heraus tun, denn vielleicht haben wir ja auch die Möglichkeit, das entstandene Missverständnis zu klären. Und dann wäre es schade, wenn wir es nicht versucht hätten. Ich versichere Ihnen, dass ich Sie nicht gewaltsam aufhalten werde; allerdings müssen Sie mir das Recht einräumen, dass, wenn Sie auf einer Beendigung der Therapie bestehen und ich der Meinung bin, dass die Therapie noch nicht zu Ende ist, ich es Ihnen sagen werde.«

Man kann diese Vereinbarung mit den vier Sitzungen, mit der ich sehr gute Erfahrungen gemacht habe, immer dann hervorholen, wenn der Patient die Therapie abbrechen will. Bei manchen Patienten erscheint es wichtig, vorher deutlich zu machen, dass eine Therapiebeendigung nicht per E-Mail, Anruf, SMS und so weiter, sondern persönlich erfolgen sollte. In Gruppentherapien erwarte ich auch, dass derjenige dies der Gruppe mitteilt und sich nicht einfach »verdrückt«. Das wäre nicht nur im Sinne seiner eigenen Entwicklung feige, sondern auch den anderen gegenüber unhöflich.

Manchmal kann ein Therapieabbruch als Beendigung der Therapie getarnt werden. Wenn der Patient sich nicht in der Lage fühlt, sich dem Konflikt und der Auseinandersetzung mit uns zu stellen, schiebt er vielleicht andere Gründe vor. Ich finde es wichtig, in jedem Fall zu fragen, ob es mit unserem Verhältnis etwas zu tun hat, dass der Patient jetzt gehen möchte.

Natürlich plädiere ich dafür, einen Therapieabbruch ernst zu nehmen; das habe ich bereits beschrieben. Dennoch ist es nicht unbedingt ein »Beinbruch«. Manche Beziehungen funktionieren einfach nicht – im normalen Leben sowie im Therapieprozess. Andere haben ihre Kapazität erschöpft, und es geht einfach nicht weiter. Dann kann es für den Patienten sinnvoll und gut sein, sich einen anderen Therapeuten zu suchen. Manchmal liegt es auch nicht am Verhältnis zu uns, wenn eine Therapie abgebrochen wird, sondern an der Schwierigkeit der Thematik. Schwer traumatisierte Patienten können in große Not geraten, wenn zu häufig oder zu schnell die Erlebnisse erinnert werden und den Patienten zu überfluten drohen, wie Borderline-Patienten von der Abhängigkeit zu uns überflutet werden können und dann meinen, weglaufen zu müssen, anstatt sich damit auseinanderzusetzen. Letztlich ist es ein »Menschenrecht«, gehen zu können. Wir sind aber verpflichtet, den Patienten darauf hinzuweisen, dass die Behandlung unserer Meinung nach nicht beendet ist.

In vielen Fällen ist ein Therapieabbruch auch nur eine Unterbrechung. Ich habe schon oft erlebt, dass gerade traumatisierte Patienten oder Frühgestörte aus oben genannten Gründen die Therapie unterbrechen und eines Tages wiederkommen. Hier müssen wir es ähnlich sehen wie ein Chirurg, der den Patienten an mehreren Terminen operiert, um seinen Organismus nicht zu überfordern.

Beim Wechsel zu einem anderen Therapeuten besteht häufig die Angst, der Patient könne unseren Ruf ruinieren. Das will ich nicht beschwichtigen oder kleinreden. Natürlich gibt es auch rivalisierende Therapeuten oder Therapeutengruppen in einer Stadt, und so mancher Patient sucht sich intuitiv den »Richtigen« aus, um sich über uns beklagen zu können. Seriös arbeitende Therapeuten werden einen solchen Wechsel jedoch sehr ernst nehmen und hinterfragen und ihn letztlich aufgrund der Psychopathologie und Konfliktdynamik des Patienten zu verstehen wissen.

17.11 Beziehung aufrechterhalten

Immer wieder werden wir mit merkwürdigen Therapieabbrüchen konfrontiert. Häufig sind dies, wie gesagt, gar keine Therapieabbrüche, sondern Therapieunterbrechungen. Aber selbst das können wir oft nicht genau zuordnen. Ich spreche von Fällen, in denen der Patient zum Beispiel plötzlich eine Stunde absagt, keine weiteren Termine hat und sich nicht mehr meldet. Oder Fälle, in denen der Patient nicht absagt und über mehrere Stunden ohne Grund in der Therapie fehlt. Hier ist nichts klar besprochen worden, und wir können uns auch häufig keinen rechten Reim darauf machen. Manchmal sind wir in Sorge; manchmal sind wir irritiert. Viele Therapeuten wissen nicht, wie sie hiermit umgehen sollen. Soll ich den Patienten anrufen oder nicht? Soll ich ihm schreiben oder nicht?

Hierüber gibt es unterschiedliche Meinungen. Während die eine Gruppe der Kollegen dies als grenzverletzend einstuft oder als ein Armutszeugnis, so als wären wir bedürftig, empfindet es die andere Gruppe eher als die Fürsorgepflicht des Therapeuten, beim Patienten nachzufragen, was los ist. Natürlich gibt es darauf keine eindeutige Antwort, und es ist immer eine Gratwanderung zwischen dem Recht eines Patienten auf Selbstbestimmung einerseits, andererseits aber auch eine Frage der Verantwortung, die wir haben, wenn der Patient zum Beispiel durch eine Stunde in große Not geraten ist. Nicht zuletzt kommen suizidale Krisen hinzu, die manchmal keine Vorboten haben – besonders dann, wenn es sich um Bilanzselbstmorde handelt. Hier zeigt sich schon, dass es wichtig ist, zwischen Fehlern erster und zweiter Art zu unterscheiden und eher den Fehler zweiter Art zu riskieren, also lieber zehnmal zu oft nachzufragen als einmal zu wenig. Psychodynamisch kann dies mehrere Aspekte haben: zum einen den Racheaspekt an dem Therapeuten, wenn wir etwas Unangenehmes gesagt haben, was nicht in das Konzept des Patienten passt. Zum Beispiel, wenn wir ihm seine »Täterschaft im Opfergeschehen nachgewiesen« haben. Es kann aber auch sein, dass der Patient eine zu starke Abhängigkeit von uns empfindet und sich zu befreien versucht. Oder dass eine korrigierende emotionale Beziehungserfahrung so viel Angst auslöst, dass er die Beziehung lieber selbst zerstören möchte als sich der Gefahr auszusetzen, dass sie vom Therapeuten zerstört wird – jedenfalls in seiner Fantasie.

Welche Dynamik hat es, wenn wir reagieren oder wenn wir nicht reagieren? Reagieren wir, so kann der Patient sich vielleicht wirklich verfolgt fühlen oder in seiner Autonomie noch weiter beschränkt. Reagieren wir nicht, dann kann der Patient sich im Stich gelassen fühlen oder darin bestätigt werden, dass er sich nicht wirklich erwünscht fühlt. Um dies alles zu vermeiden, gilt es, einen Anruf oder einen Brief sehr feinfühlig und überlegt zu formulieren. Ich will hierzu einige Beispiele nennen. Bei einmaligem, plötzlichem und nicht erklärtem Fehlen könnten wir schreiben: »Am Montag habe ich auf Sie gewartet. Sie haben mir nicht – wie sonst üblich – mitgeteilt, dass Sie nicht kommen können, und auch im Nachhinein nicht den Grund genannt. Deswegen wollte ich kurz nachfragen.« Allerdings wäre es in einem solchen Fall tatsächlich ratsamer, zu versuchen, den Patienten anzurufen. Bei Anrufen gilt generell, den Patienten zu fragen: »Können Sie frei sprechen oder soll ich später noch mal anrufen?« Allerdings würde ich beim einmaligen Fehlen in der Regel den Patienten nicht anrufen, sondern auf die nächste Stunde warten. Es sei denn, ich mache mir ernsthaft Sorgen um ihn. Hier vertraue ich mehr meinem Bauchgefühl. Häufig haben sich unvorhersehbare Ereignisse und Schwierigkeiten ergeben, die den Patienten verhindert haben, und oft konnte er auch nicht mehr anrufen – zum Beispiel, wenn er eine Autopanne hatte oder bei einem Verkehrsunfall Erste Hilfe leisten musste oder Ähnliches. Interessant sind natürlich auch Fehlleistungen wie das völlige Vergessen der Therapiesitzung (zur Bedeutung und den Umgang hiermit → Kapitel 20.9). Erscheint ein Patient in der Probephase zur letzten vereinbarten Sitzung nicht, würde ich ihn entweder anschreiben oder anrufen; was im Einzelfall der bessere Weg ist, muss man vom Patienten und den aktuellen Umständen abhängig machen. Auf jeden Fall finde ich es wichtig, dem Patienten zu vermitteln, dass unsere Therapie in der direkten Interaktion mit ihm stattfindet, also eine menschliche Begegnung ist, und der Patient auch das Recht hat, die Therapie nicht fortzuführen. Aber es erscheint uns wichtig, dass dies offen ausgesprochen wird – vielleicht gerade in einer Zeit, wo das »Schlussmachen per SMS« oder per WhatsApp, also ein technisch unterstützter Akt der Feigheit, en vogue ist.

Auch wenn ein Patient plötzlich eine Therapie abbricht – was häufig auch über den Anrufbeantworter geht – wäre ich geneigt, nachzufragen. Auch hier muss ich entscheiden, ob ich es telefonisch oder per Brief mache. Der mögliche Inhalt eines Briefes könnte sein: »Über Ihren plötzlichen Therapieabbruch war ich einigermaßen verwundert und habe mich gefragt, was dahintersteckt. Eventuell gab es ein Missverständnis oder eine andere Schwierigkeit, die Sie dazu veranlasst haben könnte. Dies würde ich sehr gerne mit Ihnen in einem persönlichen Gespräch klären.« Sie können jetzt auf Ihre Telefonsprechzeiten verweisen oder direkt einen beziehungsweise zwei Termine zur Auswahl anbieten – auch hier je nach Patient.

Schlussfolgernd möchte ich sagen: Nehmen Sie Kontaktabbrüche ernst und begreifen Sie sie auch als Kommunikation im Sinne eines nichtsprachlichen Ausdrucks einer Schwierigkeit. Manchmal stecken auch suizidale Gedanken dahinter, deshalb sich im Zweifel lieber zu viel als zu wenig melden. Wichtig ist, dem Patienten zu vermitteln, dass Sie an einem Kontakt interessiert sind und zuversichtlich sind, dass sich die Schwierigkeit noch aus dem Weg räumen lässt. Hier macht der Patient vielleicht erstmals im Leben eine neue Erfahrung: Er wird nicht weggeschickt, wenn er unzufrieden ist, sondern wir wollen ihm aufmerksam zuhören.

17.12 Anmerkungen zur Vier-Wochen-Kündigungsfrist

Der Wunsch, eine Therapie zu beenden, aber auch der Drang, eine Therapie abzubrechen, ist bei Patienten häufig vorhanden. Welche »Frist« sollten wir dem Patienten zur »Kündigung« lassen? Dies, so finde ich, muss man aus zwei Richtungen betrachten: zum einen aus der Sichtweise des Therapeuten; zum anderen aus der Sicht des Patienten. Beide haben gleichermaßen ein Schutzbedürfnis: Beim Patienten muss sein Behandlungsbedürfnis geschützt werden und er vor seiner eigenen Destruktivität beziehungsweise vor infantilen Wünschen, auf der kindlichen Abhängigkeitsposition zu beharren oder im masochistischen bequemen Selbstmitleid zu baden, und der Therapeut hat ein wirtschaftliches Schutzbedürfnis.

Erfahrungen haben gezeigt: Der Therapeut kann seinen Therapieplatz nicht einfach von heute auf morgen neu belegen. Gerade, wenn es sich um höherfrequente Behandlungen handelt, aber auch in Gruppenbehandlungen ist häufig der Aufwand sehr groß, einen Therapieplatz neu zu besetzen. Zwar haben viele Kollegen eine Warteliste, aber die Zeiten müssen auch dem Patienten passen: Wir können ja keinen zwingen! Natürlich hat auch der Patient die Freiheit, die Behandlung nicht fortzuführen. Dennoch vereinbare ich mit den Patienten eine Vier-Wochen-Kündigungsfrist. Diese soll wie gesagt den Patienten vor voreiligen Entscheidungen – letztlich vor dem Ausagieren – schützen sowie davor, die Entscheidung des Behandlungsabbruchs zu früh zu treffen, um nachher womöglich festzustellen, dass er doch noch einige Zeit gebraucht hätte. Ich begründe dies immer ausführlich am Anfang der Behandlung, sage also auch, warum ich das aus unser beiderlei Sicht wichtig finde. Ich weiß, dass diese Vereinbarung juristisch wenig Wert hat. Selbst wenn dies Altruisten in den Psychotherapeutenkammern verärgert, bleibe ich dabei, dass so eine Vereinbarung für beide Seiten gerecht ist und beide Seiten gleichermaßen schützt. Es geht in einer Therapie nicht um juristische Feinheiten oder Spitzfindigkeiten oder Haarspalterei, sondern um eine menschliche Begegnung. Und wenn zwei Menschen sich begegnen, braucht man bekanntlich keinen Juristen! Die besten Erfahrungen habe ich mit einer vierwöchigen Kündigungsfrist gemacht.

Wenn ein Patient sich partout nicht an diese Vereinbarung halten will oder sich vehement gegen die Ausfallregelung wehrt, so sind häufig Ausbeutungsgedanken im Spiel, die juristisch legitimiert werden sollen. Mit solchen Menschen habe ich ohnehin keine Lust zu arbeiten.

17.13 Das Ende naht – Gedanken zum Ende einer Psychotherapie

Ein wichtiger Faktor, der häufig stiefmütterlich von Therapeuten behandelt wird, ist das Beendigen der Behandlung. Da die überwiegende Anzahl unserer Patienten Kassenpatienten oder Patienten sind, die von der privaten Krankenkasse oder der Beihilfe ihre Therapien finanziert bekommen, stellen sie die Hauptklientel in den Praxen dar. Anders als in anderen Ländern, in denen der Selbstzahler der Hauptkunde ist, ist diese Gruppe zunächst eine Randgruppe, um die wir uns nicht sonderlich bemühen. Dass dies nicht ganz richtig ist, werden wir im Laufe des Kapitels verstehen.

Doch nun zum Eigentlichen: Wann ist eine Therapie eigentlich zu Ende? Die einfachste, pragmatischste Antwort lautet: wenn die Kassenleistung endet. Natürlich dauern Therapien manchmal länger, beziehungsweise in vielen Fällen sind Patienten auch dazu bereit, über das Ende der Therapie hinaus noch weitere Stunden zu nehmen, die sie aus eigener Tasche bezahlen. Aber diese Fälle meine ich nicht. Denn es ist von der Krankenkasse nicht vorgesehen, dass wir genau 100 oder drei Stunden tiefenpsychologisch fundierte Psychotherapie oder 300 Stunden analytische Psychotherapie absolvieren müssen. Streng genommen sind es nur 50 Sitzungen tiefenpsychologisch fundierter Psychotherapie oder 160 Sitzungen analytische Psychotherapie, die im »Normalfall« für eine Therapie vorgesehen sind.

Das Ausschöpfen der Höchstmenge von 100 oder 300 Stunden sollte die Ausnahme sein; häufig habe ich jedoch den Eindruck, dass dies mittlerweile die Regel ist. Lassen wir einmal Erwägungen, ob Psychotherapien in dieser Zeit zu leisten sind, außen vor und befassen uns nur mit Kriterien zum Beenden von Therapien zu einem sinnvollen Zeitpunkt.

Es gibt zahlreiche Hinweise dafür, dass das Potenzial einer Therapie »erschöpft« ist. Ein wichtiger Hinweis hierfür sind therapeutische Krisen in der Behandlung. Zum Beispiel, wenn sich während einer sich sonst gut entwickelnden und gut laufenden Therapie beim Therapeuten plötzlich Langeweile einstellt. Der Patient berichtet vielleicht nicht mehr so gerne über viele Themen, immer öfter fordern wir ihn dazu auf, doch auch einmal etwas zu sagen oder zu fragen, oder er fragt ganz deutlich, wann die Therapie denn beendet sei. Diese Hinweise müssen wir ernst nehmen und dürfen diese nicht einfach »aussitzen«. Es muss sich damit jedoch noch nicht das Ende einer Therapie andeuten. Es können auch andere Schwierigkeiten aufgetreten sein oder ein peinliches und schambesetztes Thema steht an, das der Patient gerne »vor sich her schiebt«. Wichtig ist es, solche Dinge anzusprechen.

Hier gilt es, Formulierungen zu finden, die für den Patienten hilfreich sind – also nicht zu sagen, er sei in letzter Zeit langweilig geworden, sondern Formulierungen wie etwa diese: »Herr XY, in den letzten Monaten habe ich den Eindruck gehabt, dass Sie hier von unserer Arbeit sehr profitiert haben. Sie haben engagiert mitgearbeitet und erschienen mir äußerst motiviert; in den letzten Sitzungen meine ich jedoch, eine Veränderung wahrzunehmen. – Korrigieren Sie mich ruhig, wenn ich falschliege.« (Dies genügt meist, man kann aber auch noch hinzufügen: »Oft scheint es mir so, dass Sie nach Themen und um Worte ringen, und ich frage mich, warum das so ist.«)

Wenn der Patient hier Ankündigungen macht, dass er nicht wisse, ob er weitermachen solle, so müssen wir das ernst nehmen. Redet sich der Patient aber heraus und sagt lapidar, ihm würde nicht viel einfallen oder Ähnliches, so können wir ihn damit konfrontieren, dass man eine Therapie auch beenden kann: »Vielleicht sind die Themen erschöpft und wir sollten über das Ende der Behandlung nachdenken.« Oft erschrecken Patienten dann und sind nach einer solchen Konfrontation »glockenwach«. Ob es nun die Widerstände sind, die angegangen werden, oder ob es dem Patienten die Endlichkeit wirklicher Zeit auf dieser Welt drastisch vor Augen geführt hat, ist sicher schwer zu beantworten. Dennoch legen viele Patienten dann noch einmal richtig los. Manche werden die Gelegenheit nutzen und über das Ende reden. Häufig kommt dabei eine Angst, die ich als »Transferangst« bezeichnen möchte, auf: Der Patient befürchtet, dass er die Ergebnisse der Therapie im Alltag ohne uns nicht alleine bewerkstelligen könne.

Dies ist eine immens wichtige Frage, die in den letzten Therapieabschnitt gehört. Manche Therapeuten retten sich und den Patienten aus der Bredouille, dass die Stunden zu Ende sein werden, indem sie noch eine »eiserne Reserve« von sechs, acht, zehn oder mehr Stunden »aufheben«. Lassen wir einmal außer Acht, dass das Verfallsdatum solcher Stunden genau sechs Monate ist. Viel bedeutsamer ist die Frage, ob dem Patienten damit geholfen ist oder nicht. Wird dadurch nicht die Realität des Getrenntseins verleugnet? Aus meiner Überzeugung heraus sollte man keine Sitzungen »aufbewahren«, sondern lieber für ein klares Ende der Behandlung sorgen und Nöte des Patienten genau besprechen. Also, dass der Patient hinterfragt, warum er noch unsicher ist und befürchtet, das hier »Gelernte« im Leben nicht alleine anwenden zu können. Auf die häufig gestellte Frage, ob man denn wiederkommen dürfe, gibt es zwei Antwortmöglichkeiten:

Zum einen können wir so etwas wie »Ja« oder »Selbstverständlich« sagen. Zum anderen können wir auch schweigen. Ich finde, die Frage, wie man darauf antwortet, berührt den gleichen psychodynamischen Punkt, den ich bereits bei der Idee der Reserve aufgeführt habe. Allerdings sollte man hier vorsichtig sein, weil diese Frage natürlich auch wieder eine »Nagelprobe« ist, ob wir es wirklich ernst gemeint haben mit dem Patienten oder ob wir ihn gar nicht leiden können. Denn die Befürchtung eines jeden Patienten, dessen Therapie sich dem Ende zuneigt, ist, dass wir »froh« sein könnten, ihn »loszuwerden«. Natürlich geben wir ihm auch nicht zum Abschluss eine narzisstische Befriedigung, indem wir ihm zum Beispiel sagen, dass wir gern mit ihm gearbeitet haben. Wichtiger finde ich es, fragend zu antworten, also zu versuchen, herauszufinden, warum der Patient sich sicher sein möchte, zurückkommen zu können. Ich spreche dann oft sehr deutlich diesen Punkt an, den ich eben erwähnt habe: ob der Patient glaube, dass ich ihn eventuell nicht leiden könne. Hier versuche ich, den Patienten zu ermuntern, auf seine Intuition, also sein Unbewusstes, zu hören. »Was haben Sie denn für ein Gefühl? Wir haben ja immerhin einige Jahre zusammengearbeitet, und da entsteht sicherlich ein Eindruck.« Keiner meiner Patienten hat jemals auf diese Frage gesagt, er spüre deutlich, dass ich ihn ablehne oder nicht leiden könne. Dennoch bleiben die Patienten unsicher. Mit dieser Unsicherheit dürfen wir den Patienten aber ruhig gehen lassen.

Das Ende einer Therapie ist ein immens wichtiger Faktor, aber gleichzeitig ein Umstand, der häufig von beiden Seiten – dem Therapeuten und dem Patienten – gemieden wird. Dabei ist gerade die Begrenztheit der Sitzungen, aber auch die Begrenztheit des Stundenkontingentes eine »wunderbarer« Analogie zur Begrenztheit unserer Ressourcen auf dieser Welt. Denn eines müssen wir – und meist auch die Patienten – im Leben lernen: dass nicht alles in unbegrenzter Menge zur Verfügung steht, weder Zeit, Kraft, Geld noch Unterstützung durch andere. Gegen diese Begrenztheit können wir nur bedingt ankämpfen. Was das Zeitliche angeht, so haben wir keine Chance. Zwar gibt es Zeitmanagementsysteme und Anleitungen zum »Zeitsparen«, doch bekanntlich kostet der Zeitgewinn einen Lebensqualitätsverlust auf der anderen Seite.

17.14 Zur Psychodynamik des Endes der Behandlung sowie zur Psychodynamik der Verleugnung

Manifest betrachtet hat der Patient häufig Angst, es ohne die Therapie alleine zu schaffen. Andererseits war es auch eine »schöne Zeit«, die er mit dem Therapeuten verbracht hat. Latent stecken dahinter natürlich nicht nur Versorgungswünsche und das Erhalten der »sekundären (heilen) Welt«, sondern auch die Verleugnung der Begrenztheit jeder schönen Zeit. Viele Therapeuten thematisieren dies deshalb nicht gerne und warten lange, bevor sie mit dem Patienten hierüber sprechen – oft zu lange. Sind nur noch wenige Stunden vorhanden, hat der Patient kaum eine Chance, sich gründlich zu überlegen, was er jetzt machen wird. Denn für ihn entsteht eine ambivalente Situation: Zum einen bringt es mehr Freiheit mit sich, wenn er die Stunden nicht mehr wahrnehmen muss; zum anderen ist natürlich auch der Abschied, der Verlust und die Angst davor, alleine klarkommen zu müssen, groß. Um diese Ambivalenz für sich durchzuarbeiten, aber auch um gegebenenfalls angemessen Abschied von der Therapie und vom Therapeuten nehmen zu können, braucht der Patient hinreichend Zeit. Wie viel, dafür kann ich keine Formel nennen; es hängt immer vom Einzelfall, also von der Persönlichkeit, die der Patient jetzt ist, aber auch von der Länge der Behandlung ab.

Therapeuten entwickeln im Laufe ihrer Berufserfahrung in der Regel ein sicheres Gefühl dafür, wann sie mit der Beendigung der Behandlung beziehungsweise dem Besprechen des Endes beginnen müssen. Grundsätzlich gibt es nach meiner Erfahrung kein »zu früh«; es sei denn, es steckt ein latenter Ablehnungswunsch des Therapeuten dahinter. Jedoch gibt es ein »zu spät«: Wenn Sie zwei Wochen vor Ende der Therapie den Patienten darauf hinweisen, ist das definitiv zu spät. Man sollte mindestens vier Wochen, besser noch, zwei Monate vorher damit beginnen. Wenn Patienten sich für eine Beendigung entschließen, beginnt eine für beide Seiten hektische Zeit: Manche Patienten versuchen dann, »jede Sekunde« der noch verbleibenden Zeit zu nutzen, und überfrachten sich, die Therapie und den Therapeuten selbst mit einer Unmenge an Themen und Schwierigkeiten, die alle noch schnell bearbeitet werden sollen.

Ich vergleiche es in den Therapien häufig mit einer Urlaubsreise und sage dem Patienten: »Stellen Sie sich vor, Sie hatten am Beginn einer langen Urlaubsreise vor, viele Museen, Tempel, Sehenswürdigkeiten, Naturdenkmäler und so weiter anzusehen. In der letzten Woche stellen Sie plötzlich fest, dass vieles hiervon brachgelegen hat – vielleicht, weil Sie das Bedürfnis hatten und es auch notwendig war, sich am Strand zu entspannen. Jetzt wollen Sie die letzte Woche noch nutzen, um alles, was bisher nicht passiert ist, nachzuholen. Sie rasen von einem Museum zum anderen, von einem Tempel zum nächsten und so weiter. Sie haben am Ende zwar vielleicht alles geschafft, aber: Was haben Sie gesehen, was davon haben Sie wahrgenommen und was werden Sie innerlich mitnehmen?«

Das Ende der Therapie ist die »Erntezeit« der Behandlung. Hier wird noch einmal alles zusammengetragen. Und dabei sollte es auch bleiben. Ziehen Sie lieber mit dem Patienten Resümee und überlegen gemeinsam mit ihm, ob er das Unverarbeitete vielleicht in einer nächsten Therapie nach einem zeitlichen Zwischenraum oder bei einem anderen Therapeuten mit einer anderen Behandlungsform bearbeiten kann. Damit verdeutlichen wir auch dem Patienten, dass wir in der Regel nicht alles bekommen und nicht alles schaffen können während unseres Aufenthaltes auf dieser Welt. Und verdeutlichen Sie ihm, dass es auch wichtig ist, das bisher Geschaffte noch einmal zu überprüfen und sich vor Augen zu führen. Also ähnlich wie der Kaffee nach dem Abschluss eines Essens, bei dem man gemütlich noch einmal zum Fenster hinausblicken und sich entspannen kann, anstatt noch einmal hektisch zum Büfett zu laufen und sich etwas auf den Teller zu schaufeln, bevor dieses schließt.

17.15 Über die Schwierigkeiten mit Borderline-Patienten

Mit diesem Kapitel, so fürchte ich, werde ich mich bei einem Großteil der Kollegen äußerst unbeliebt machen. Haben Sie sich schon einmal gefragt, warum Sie gerade bei Borderline-Patienten ein besonders großes Maß an Aufmerksamkeit, Zugewandtheit und therapeutischer Anstrengung aufbringen – und andererseits dies nicht angemessen anerkannt bekommen und zusätzlich vom Patienten häufig dafür noch verachtet, beschimpft, abgelehnt und so weiter werden? Sicherlich: Die Borderline-Erkrankung ist eine sehr schwere Erkrankung, und man möchte mit diesen Menschen wohl kaum tauschen! Und viele ihrer extrem unangenehmen Verhaltensweisen lassen sich auch mit ihrer schweren Krankheit erklären.

Aber »erklären« heißt nicht »entschuldigen«! Ich habe diese Gedanken im Internet auf einer Webseite gefunden, auf denen Kinder von Borderline-Müttern sich zu einer virtuellen Selbsthilfegruppe zusammengeschlossen haben. Hier wird der Egoismus der Borderliner sehr deutlich beklagt. Und, ehrlich gesagt: Sie haben recht! Borderline-Patienten sind extrem egoistisch, extrem aggressiv und rücksichtslos. Und – auch ehrlich gesagt: Mir tun die Mütter von Borderline-Kindern und Kinder von Borderline-Eltern um einiges mehr leid als die Borderline-Patienten selbst. Eine schwere Erkrankung darf nicht gleichbedeutend damit sein, dass diese Patienten ein Recht darauf haben, mit anderen so umzuspringen, als wären diese Menschen zweiter Klasse, als wären sie ihre Bediensteten oder Ähnliches.

Nicht ohne Grund hat Otto Kernberg die »Transfer Focus Therapy« für Borderline-Patienten entwickelt, die darauf beruht, die Patienten stets mit der Übertragung zu konfrontieren. Melanie Klein hat einmal zu einem Patienten gesagt, der ähnlich schlecht mit ihr umgegangen war: »Sie behandeln mich wie eine Toilette!« Es ist nicht nur sinnvoll, sondern auch notwendig, die Borderline-Patienten mit den Folgen ihres Handelns zu konfrontieren. Das bedeutet nicht, dass man ihr Leid und ihre Not nicht anerkennt, sondern es ist eine dem Realitätsprinzip geschuldete Verhaltensweise mit dem Bindungsumgehen dieser Patienten.

Wir müssen auch hier zwischen der Vergangenheit, die schlimm war, und der Gegenwart, die auch schlimm ist für den Patienten, die aber auch für andere schlimm ist, trennen. Egal, wie schwer ein Patient gestört ist, wie sehr er in seiner Kindheit gelitten hat, hat er heute dennoch nicht das Recht dazu, andere schlecht zu behandeln. Mit diesem – für Borderline-Patienten offensichtlich nicht existierenden – Widerspruch muss man sich vertraut machen. Zum Beispiel so: »Ich verstehe, dass Sie als Kind sehr gelitten haben. – Aber warum müssen Sie mich das unbedingt spüren lassen?«

Darauf wird der Borderline-Patient irgendeine Rechtfertigung bringen, die wir wiederum aufgreifen können, indem wir ihm verdeutlichen, dass er dies nicht an uns auslassen darf. »Ihre schwere Kindheit, ihr Leid von früher gibt Ihnen nicht das Recht, heute andere Menschen ebenso schlecht zu behandeln! Haben Sie darüber einmal nachgedacht?« Das Aushalten der Unverschämtheiten von Borderline-Patienten ist nicht gleichbedeutend mit »Containen«: »Contained« werden nur die unaushaltbaren Affekte, um sie zu entgiften. Das ist nicht gleichbedeutend mit schlechter Behandlung!

17.16 Übernahme des Leidens oder des Leidensdrucks

Wir haben im Laufe der Psychotherapie gelernt, dass das Containen schwer auszuhaltender oder schwer zu verbalisierender Affekte ein wichtiges und sehr wirksames therapeutisches Werkzeug ist. Im Folgenden will ich kurz über eine Fehlhaltung berichten, die das Übernehmen von Leiden mit Containen verwechselt.

Der Leidensdruck eines Patienten ist häufig so stark, dass er für uns schwer oder kaum auszuhalten ist. Der Patient versucht mit allen Mitteln, »Kanäle« zu finden, um uns nicht nur mit seinem Leiden zu infizieren, damit er einen Mitleidenszwilling hat, sondern auch, Leid loszuwerden, indem wir es übernehmen. Eine besonders starke Form dieses Mechanismus ist die projektive Identifizierung, gegen die wir uns bewusst nicht wehren können. Ebenso unbewusst passiert die Übernahme des Leids oder des Leidensdrucks vom Patienten. Spürt ein Therapeut, dass er beginnt, Leid vom Patienten zu übernehmen, so wird dies häufig mit Containment oder auch mit therapeutischer Mütterlichkeit erklärt – man könnte auch sagen: »entschuldigt«.

Aber die Übernahme des Leids ist kein Containment, sondern eine falsch verstandene therapeutische Mütterlichkeit. Zwar entlastet man einerseits den Patienten, infantilisiert ihn aber auch und nimmt ihm die Verantwortung (für das Leiden!) ab. Gleichzeitig gibt man ihm die latente Botschaft, dass er es nicht (alleine) schaffen beziehungsweise bewältigen kann. Das Leiden muss beim Patienten bleiben, und unsere Aufgabe ist es, das Leiden auszuhalten. Das bedeutet nicht, dass wir uns ein dickes Fell dagegen zulegen oder einen Panzer, bei dem wir nicht mehr mitfühlen: Wir öffnen einen Raum, in dem der Patient während seiner Sitzung sein Leid »auspacken« kann. Am Ende der Sitzung muss er es aber wieder »einpacken« und mitnehmen. Insofern erübrigt sich oft die Frage, die uns von Außenstehenden gestellt wird, ob wir das Leiden der Patienten nicht mit nach Hause nehmen. Wir können darauf antworten, indem wir sagen: »Es ist ja nicht *mein* Leiden.« Überlassen wir dem Patienten sein Leid, so vermitteln wir ihm damit auch unsere Zuversicht, dass er es lösen kann. Dies ist zwar die weitaus schwerere und belastendere Einstellung als die Übernahme des Leides, hilft dem Patienten im Endeffekt aber deutlich besser.

17.17 Alte Liebe rostet nicht – Patienten, die wiederkommen

Wenn wir eine Therapie beginnen, so gehen wir nicht nur von der Hoffnung aus, dass der Patient genesen möge, sondern auch, dass sich sein Zustand am Ende der Therapie – vorausgesetzt, es ist ein guter – lange, möglichst ein Leben lang, hält. Vielen Therapeuten ist es peinlich, dass sie Patienten haben, die immer wieder kommen. Ich meine damit nicht die Patienten, die eine lange bis lebenslange stützende und begleitende Beziehung brauchen, sondern diejenigen, die nach einigen Jahren wiederkommen. Aus diesem Grund scheuen viele Therapeuten auch katamnestische Gespräche, bei denen herauskommen könnte, dass die Therapie doch nicht so wirksam war und die Heilung nur von kurzer Dauer oder gar von der Beziehung zu uns geprägt war – auch als »Übertragungsheilung« bekannt.

So kommen vielen Therapeuten Patienten, die einige Zeit nach dem Ende der Therapie wieder bei ihnen aufkreuzen, wie eine Reklamation oder eine Forderung zur Nachbesserung vor. Häufig ist es das auch und ich sehe jetzt schon viele Kollegen mit ernsthaftem Gesicht betreten nicken. Die Mehrzahl der Therapeuten hat das Gefühl, für den Patienten nicht genug getan zu haben. Häufig fragen sie sich, ob sie am Ende der bewilligten Kassenleistung nicht noch ein paar Stunden beantragen sollten, denn es gibt noch einiges zu bearbeiten – der wiederkehrende Patient scheint einem dies vor Augen zu führen. Aber es gibt meiner Ansicht nach keinen Grund, sich selbst dafür die Schuld oder, besser und reifer gesprochen, die Verantwortung dafür zu geben.

Ohne die Entwicklungsfähigkeit und Bereitschaft des Patienten können wir trotz größter Anstrengung nichts erreichen. Theoretisch könnten wir den Patienten dazu bringen, eine unliebsame Arbeitsstelle zu kündigen oder einen unpassenden Partner über Bord zu werfen. Aber das wäre dann nicht seine, sondern unsere Entscheidung. Unser Ziel ist es, dem Patienten die größtmögliche innere Stärke und Ichstärke zu geben, die er braucht, um in seinem Leben selbst Entscheidungen treffen zu können und dafür die Verantwortung zu tragen. Manche Patienten brauchen dafür eben länger. Manchmal wollen Patienten auch eine Therapie beenden und wir sind der Meinung, dass es dafür noch zu früh ist. Aber der Patient kann vielleicht nicht mehr, braucht eine Pause. Oder er möchte das Erfahrene und Gelernte erst einmal in seinem Leben umsetzen. Oder es kommen neue Lebensumstände auf ihn zu, die ihn überfordern.

Was ist, wenn wir etwas übersehen haben? Das kann natürlich passieren – wir sind schließlich auch nur Menschen. Oft ist es aber der Patient, der uns unbewusst »hilft«, bestimmte Aspekte seiner Persönlichkeit, seiner Ängste und Vermeidungsstrategie zu übersehen. Jetzt ist er vielleicht bereit dazu und möchte diese Themen angehen.

Fazit: Wir sollten es nicht ungeprüft auf die eigene Kappe nehmen, wenn der Patient wiederkommt. Vielmehr sollten wir den Patienten fragen, was ihn dazu bewogen hat, erneut zu kommen. Ob wir etwas in der ersten Behandlung vergessen hatten oder ob ihm etwas zu schwierig erschien oder ob ihm etwas jetzt erst bewusst geworden ist.

Und wir dürfen es auch positiv sehen: Immerhin hat er genug Vertrauen zu uns, dass er wiedergekommen ist.

18 Die Angst geht um oder: Was eine Pandemie mit Patienten und Behandlern macht

Während ich an diesem Buch saß, brach die Coronapandemie aus. Weder Virologen noch Politiker noch Psychotherapeuten hatten mit einer solchen Ausnahmesituation gerechnet. Und erst recht nicht mit der Hartnäckigkeit und »Ausdauer« dieser Krankheit. Plötzlich waren wir mit neuen Herausforderungen konfrontiert. Patienten hatten Angst, zur Therapie zu kommen. Therapeuten auch. Sollten wir Masken während der Behandlung tragen? Müssen wir Masken tragen? Ist Therapie per Telefon erlaubt?

Eine Pandemie hat reale, aber auch psychische Auswirkungen auf Menschen. Betrachten wir zunächst die realen Bedrohungen. Es ist verständlich, wenn Patienten, aber auch Behandler im Risikoalter lieber auf eine reale Begegnung im Behandlungszimmer verzichteten. Dem konnten wir mit der Video- oder Telefontherapie nachkommen. Allerdings spielten hier in vielen Fällen auch unbewusste Gründe eine Rolle. Oft waren es Vermeidungsstrategien, und die Angst vor Konfrontation und Veränderung wird hinter der Angst vor Ansteckung versteckt.

Wir leben in einer sicheren Zeit. Viele Krankheiten scheinen besiegt zu sein, auch die Naturkatastrophen schienen weniger zu werden, jedenfalls in unserer westlichen Welt. Der Mensch, der noch vor knapp 30 000 Jahren irgendwo in der Mitte der Nahrungskette stand, hat es nach ganz oben geschafft. Aber es gab immer noch Feinde. Gefährliche Feinde. Vor allem gefährliche kleine Feinde. Als 1918 die erste spanische Grippewelle auftrat, kostete sie 20 bis 100 Millionen Menschen das Leben. Hundert Jahre später, im Jahr 2018, waren es weltweit »nur noch« 500 000 Tote, 25 000 davon in Deutschland. Ich will damit sagen, dass die »unsichtbaren Feinde« des Menschen lange noch nicht besiegt sind. Ebenso, wie er die Naturgewalten nicht im Griff hat. Wenn wir etwas nicht beherrschen können, geraten wir unweigerlich in den Zustand der Hilflosigkeit. Hier beherrscht unsere Psyche einen »Trick«, einen unbewussten Bewältigungsmechanismus, der in Katastrophen oft hilfreich ist: die Verleugnung. Dieser Mechanismus wird in der Psychoanalyse oft unter die Abwehrmechanismen subsumiert.

Und so ist es auch mit diesem teuflischen Virus. Zuerst war die Verleugnung noch recht einfach – China war weit weg. Als er in Italien ankam, stand er wie Hannibal auch bei uns vor der Tür. Und noch bevor man ernsthaft darüber nachdenken konnte, war er bei uns. Und dann kamen die Toten und die schweren Fälle. Weltweite Hilflosigkeit.

Weltweites panisches Herumagieren, Kleinreden oder Verschwörungstheorien. Und es gab kein Patentrezept, wie man ihn am besten eindämmt. Das erschütterte bei vielen das menschliche Größenbild, das wir selbst gemalt haben, und brach vermutlich nicht nur Zacken aus der Krone der Schöpfung, die wir uns selbst aufgesetzt haben. Das Erleben der eigenen Hilflosigkeit und Handlungsunfähigkeit wurde aufrechterhalten und zudem noch verstärkt und durch kollektive Panik und die Hilflosigkeit von Politik und Medizin.

In solchen Fällen sind wir mit einem existenzialistischen Gefühl des Alleinseins konfrontiert, das uns überflutet und vollends ohnmächtig machen kann. Yalom bezeichnet diesen Zustand als »intrapersonelle existenzielle Einsamkeit«.[43] Oft führt es zu infantilen oder scheinbaren unsinnigen Handlungen und irrationalen Ängsten – und zu Ersatzhandlungen wie dem Hamsterkauf von Klopapier.

Eine Untersuchung des Deutschen Psychotherapeuten Netzwerks (DPNW) im Februar 2021[44] ergab, dass 75 000 Patienten mehr die Praxen aufsuchten als vor der Pandemie. Dabei kamen oft »alte« Patienten wieder, die mit der Situation überfordert waren, bei denen »alte Wunden« wieder aufbrachen oder das Bewältigungspotenzial überschritten war. Aber auch viele Menschen, die vorher psychisch nie auffällig waren, kamen plötzlich in unsere Praxen. Angststörungen und Depressionen standen an erster Stelle der »Symptomkette«, gefolgt von Überlastungsreaktionen und psychosomatoformen Symptomatiken.

Es ärgerte mich maßlos, dass in die Entscheidungen über Lockdown oder Lockerungen niemand aus unserer Zunft einbezogen wurde, der die möglichen psychosozialen Folgen aufgezeigt hätte. Folgen, die nicht nur die unmittelbaren Kontakte, sondern auch die Entwicklung junger Menschen stark beeinträchtigten.

Ich hatte befürchtet, dass meine Zwangspatienten alle mühsam überwundenen Ängste und Zwänge wiedererlangen würden, lieferte ihnen doch die Pandemie einen guten Grund. Das Gegenteil war der Fall. Die Ängste relativierten sich, die Zwänge nahmen ab und nicht zu. Ich vermute, dass dies einer veränderten und realistischeren Wahrnehmung der eigenen Ängste geschuldet war. Unter der »echten« Bedrohung verloren die neurotischen Bedrohungen an Bedeutung. Vermutlich auch durch eine Mobilisierung der gesunden und reifen Ich-Anteile, wie wir sie häufig in Krisen- oder Bedrohungssituationen beobachten können.

Sozialphobische Patienten reagierten ähnlich. Leider mit einem Unterschied. Es gab jetzt plötzlich keine Möglichkeit mehr, sich in der Realität mit ihren Ängsten auseinanderzusetzen. Die Vermeidungsstrategie dieser Patienten konnte plötzlich zur Überlebensstrategie umgedeutet werden. Und die notwendigen Auseinandersetzungen konnten weiter verschoben werden.

---

43 Yalom 2005, S. 419 ff.

44 https://www.kollegennetzwerk-psychotherapie.de/Dateien/Corona_Mehrbelastung_120221.pdf

18.1 Video oder Telefon?

Als Psychoanalytiker bin ich darin geschult, Verleugnungen oder Verzerrungen der Realität im Dienste der Neurose zu erkennen und zu enttarnen, damit der Patient nicht weiterhin in seiner Lebenslüge verharrt. Mir war von Anfang an klar, dass Videositzungen oder Webinare niemals die realen und für unsere psychische Gesundheit notwendigen Bedürfnisse nach Kontakt und Nähe ersetzen können. Es ist ganz nett, wenn man seine Tochter in New York per Video sehen kann. Aber so rechte Freude kommt erst auf, wenn man sie am Flughafen wieder in den Arm nehmen kann. Nach einer Woche Videotherapie wollten alle Patienten wieder persönlich kommen. Und die Webinare, die ich seit längerer Zeit statt persönlichen Veranstaltungen für Ausbildungskandidaten halten muss, sind mindestens doppelt so anstrengend wie Präsenzveranstaltungen.

Fast alle Patienten fühlten sich von der Politik und den Organisationen im Stich gelassen und durchschauten die Hilflosigkeit und Orientierungslosigkeit unserer Politik. Manchen konnten wir in einer solchen Zeit leider nur »überbrückenden« Halt geben.

18.2 Exkurs: Unbewusste Kommunikation

»Haben Sie mit dem Patienten gesprochen?«, will die Ausbildungskandidatin wissen. »Er hat genau das Gleiche gesagt, was Sie letzte Stunde gesagt haben.« Das höre ich oft. Natürlich habe ich nicht mit dem Patienten gesprochen. Es war die Kandidatin selbst. Unbewusste Kommunikation spielt sich meiner Einschätzung nach in Bruchteilen von Sekunden ab. Im »Augenblick«. Im wahrsten Sinne des Wortes.

Das Unbewusste des Patienten spürt genau, wenn wir ihn nicht leiden können oder aus anderen Gründen nicht mit ihm arbeiten wollen. Deshalb halte ich persönlichen Kontakt für derart wichtig, ebenso, wie es keinem Patienten, mit dem wir nicht arbeiten wollen, anzutun, ihn in die Behandlung zu nehmen.

18.3 Belastung der Psychotherapeuten

Eine Untersuchung des Deutschen Psychotherapeuten Netzwerks DPNW im Februar 2021 zeigte auf, dass auch die Psychotherapeuten durch die Pandemie extrem belastet waren. Die Hälfte der Behandler gab an, sehr belastet zu sein, oder litt unter Ängsten und Überlastungssymptomen wie Schlafstörungen und somatoformen Störungen.

Viele, besonders ältere Psychotherapeuten, hatten Angst vor eigener Ansteckung. »Maskentherapie« war für viele keine Lösung. Da schien die Video- oder Telefontherapie, die quartalsweise erlaubt oder entbürokratisiert wurde, einen Ausweg zu bieten.

18.4 Videotherapie

Eliza war 1966 das erste Computerprogramm – heute würde man wohl sagen, die erste App, die eine virtuelle Psychotherapie simulierte. Nun reden zwar bei der Videotherapie oder Telefontherapie zwei Menschen miteinander. Dennoch wird die Gesprächsatmosphäre etwas distanziert und surreal.

Bei der Videotherapie kommen neben der distanzierten Atmosphäre, die meiner Ansicht nach auch nicht gewöhnungsbedürftig ist, weil man sich auch nicht daran gewöhnen kann, sondern es nur ertragen kann, noch technische Probleme hinzu. Schlechten Datenübertragungsraten sorgen für Bild- und Tonprobleme. Besonders hinderlich sind die Tonprobleme. Der Dialog bricht plötzlich ab, um an einer bestimmten Stelle – im Rapport völlig unpassend – wieder einzusetzen. Oder der Therapeut stellt eine Frage und erntet Stille. Überlegt der Patient noch oder ist die Verbindung unterbrochen?

Ferner fehlen wichtige nonverbale Signale, die wir oft nur latent wahrnehmen, die aber trotzdem wichtig sind.

Therapie mit Bild scheint der therapeutischen vis-à-vis-Situation am ähnlichsten. Aber nur auf den ersten Blick. Denn wir sehen den Patienten – und vice versa – nicht wie in der Therapiesitzung. Wir sehen den Patienten während der Videotherapie in einer Nahaufnahme, während wir ihn in der Sitzung in der »Totalen« sehen. Es wäre so, als würden wir in der realen Therapie uns 30 cm vor den Patienten setzen. Genauso aufdringlich ist die Situation in der Videotherapie. Auch das kann den Patienten hemmen, denn er weiß ja, dass wir ihm genauso »auf die Pelle rücken« wie er uns.

Ein Ausweg aus dem Dilemma wäre, wenn Patient und Therapeut sich 1,5 m von Rechner entfernt setzen, wenn dieser eine eigene eingebaute Kamera hat. Oder die Webcam so weit von uns entfernen. Da in der Regel weder Patient noch Therapeut eine Webcam haben, wird die weitere Entfernung zum Rechner sofort Tonprobleme mit sich bringen. Abhilfe könnte ein Headset schaffen – vorausgesetzt, es ist drahtlos. Sonst benötigt man ein Verlängerungskabel. Nervig – oder? Finde ich auch. Deshalb bevorzuge ich Videotherapie ohne Bild.

Die Vorteile wiegen doppelt: zum einen fällt die Aufdringlichkeit weg, zum anderen verbessert sich ein schlechter Ton automatisch, da die Bildübertragung das meiste Datenvolumen bei der Übertagung benötigt.

Patienten, die eine analytische Psychotherapie im Liegen machen, erleben die Situation dann auch vertrauter – sehen sie den Analytiker doch auch real nicht.[45]

Komfortabler wird die Videotherapie mit einem Headset, und zwar auf beiden Seiten. Zwar sehen dann Patient und Therapeut noch technischer und irrealer aus, aber der Ton wird sofort besser. Und auf das Wort kommt es uns ja an. Der Ton verbessert sich aus einigen Gründen. Der wichtigste ist das Wegfallen der sogenannten Rückkopplung: Einer sagt etwas, beim anderen kommt es durch den Lautsprecher, wird von des-

45 Viele analytische Patienten berichten mir, dass sie sich während der Videotherapie hinlegen.

sen Mikrofon wieder zurückübertragen. Die Folge: Der Sprechende hört sein eigenes Echo. Und ist nach spätestens zehn Sekunden aus dem Gedankengang gebracht.

Dann haben die meisten eingebauten Mikrofone eine sogenannte »Kugel-Richtcharakteristik«, das heißt, sie nehmen alle Töne »rund um den Laptop« auf. Also auch den Kanarienvogel am anderen Ende des Raumes oder den Straßenverkehr bei geöffnetem Fenster. Mikrofone an Headsets nehmen nur den Ton unmittelbar am Mikrofon auf und reduzieren so die Nebengeräusche.

Wenn kein Headset zur Verfügung steht, sollte jeder wenigstens Kopfhörer oder Ohrhörer verwenden, um die Rückkopplung zu unterbinden. Auch aus diesem Grund bin ich eher ein Freund der Therapie über das Telefon, die ich im nächsten Kapitel besprechen will.

18.5 Richtig verbunden und gute Übertragung: Telefontherapie

»Telefontherapie« als Ersatz für Therapie in der »realen Begegnung« finde ich besonders charmant, weil sie sich leicht verwirklichen lässt. Es ist keine technische Einrichtung notwendig, schwankende Verbindungsdaten des Internets spielen keine Rolle. Und sie ist auch sofort einsetzbar. Ich denke dabei nicht nur an Therapien während einer Pandemie – die uns hoffentlich in Zukunft verschonen werden –, sondern auch an alltägliche Situationen. Eine alleinerziehende Mutter hat morgens einen Therapietermin. Ihr Kind ist erkrankt und sie kann nicht kommen. Per Telefon wäre die Therapiesitzung dennoch möglich. Die Frau kann zu Hause bleiben, das Kind im Auge behalten und gegebenenfalls die Stunde kurz unterbrechen, wenn das Kind ihre Aufmerksamkeit erfordert. Ein anderer Patient ist in einer ländlichen Gegend »eingeschneit« und kann nicht kommen. Andere sind vielleicht Opfer eines Verkehrsbetriebe-Streiks. Ein Student macht ein Auslandspraktikum und möchte die Therapie dennoch weiterführen. All diese Patienten werden sehr zufrieden sein, dass sie ihre Therapie per Telefon fortsetzen können. Ein Nachteil ist jedoch, dass wir beim Telefonieren das Gesicht des anderen nicht sehen können.

Und noch ein Argument, das für Telefontherapie spricht: wenn ein Patient anruft und sagt, dass er zu der Stunde heute nicht erscheinen kann und Sie fragt, ob man die Stunde auch per Telefon machen kann und Sie ihm dann ein Skype-Gespräch anbieten. Vermutlich wird er spontan und zu Recht antworten: »Wieso nicht per Telefon, wir sprechen doch gerade schon miteinander?«

Gute Frage!

Mit dem Telefon können wir außerdem mehr im Raum herumgehen, als mit einem PC oder Tablet. Das fördert die Konzentration und beugt der Müdigkeit vor. Abgesehen davon können sich Patienten mit dem Telefon einen ruhigen, unbeobachteten (»abhörfreien«) Raum suchen. Nicht wenige Patienten von mir sind in der Zeit der Telefontherapie nach draußen gegangen, weil dort der Partner oder der Chef nicht mithören kann.

18.6 Zoom-Müdigkeit als neue Zeitkrankheit

Die Zunahme von Videokonferenzen führte zu einem neuen Störungssyndrom: der »Zoom-Müdigkeit«. Von Müdigkeit, Konzentrationsstörungen und auch Angstzustände wird in diesem Zusammenhang berichtet.

> »Die Antwort laut Wissenschaftlern wie Jeremy Bailenson, Professor und Direktor des Virtual Human Interaction Lab der Stanford University, ist, dass Technologie unsere normalen, komplizierten menschlichen Kommunikationsmethoden stören kann, die über Jahrhunderte hinweg fein abgestimmt wurden, um Menschen zum Überleben zu verhelfen. Das Problem bei Videokonferenzprogrammen ist, dass die Online-Kommunikation zwar äußerst nützlich, aber nicht vollständig synchron ist. Obwohl es den Anschein hat, dass die Dinge in Echtzeit geschehen, gibt es in Wahrheit eine leichte Verzögerung zwischen dem Zeitpunkt, zu dem eine Person eine Handlung ausführt, und dem Zeitpunkt, zu dem die anderen Teilnehmer sie beobachten können.«[46]

Zu Deutsch: Die Kommunikation ist völlig unnatürlich. Unsere Kommunikationskultur hat sich eben nicht mit »Zoom« entwickelt, sondern seit vielen Jahrtausenden aus dem direkten Kontakt.

Verhält es sich bei Telefongesprächen anders? Ich würde sagen, ja. Telefonieren ist immerhin schon fast 150 Jahre alt. Telefonie ist in das Kommunikationsrepertoire nahezu jedes Menschen in jeder Kultur problemlos integriert und mittlerweile sehr störungsfrei. Nach meinen eigenen Erfahrungen können sich Menschen sehr gut auf das Gegenüber einstellen, wenn sie mit ihm telefonieren, ohne ihn zu sehen. Patienten empfinden es als Erleichterung, wenn sie mit mir »nur« telefonieren können.

Überlastete Leitungen = überlastete Gehirne

»Hallo, kann man mich hören?« »Ich sehe kein Bild, wie schalte ich die Kamera an?« »Ich kann den Moderator nicht hören, ich schreib das mal in den Chat.« Der übliche Anfang, die »Zouvertüre« jeder Videositzung oder jedes Webinars. Kaum eine dieser Veranstaltungen beginnt ohne technische Probleme. Aber die Probleme hören in der Regel nicht auf. »Bitte alle mal die Kamera abschalten, die Bandbreite reicht sonst nicht

46 https://www.liebertpub.com/doi/pdfplus/10.1089/cyber.2020.29188.bkw

mehr aus.« Keine seltenen Worte des Moderators. »Ich habe den letzten Satz nicht verstanden, können Sie den noch mal wiederholen?« Ein Pedant der Teilnehmer.

In solchen Situationen kommt kein diskursiver Gedankenfluss zustande.

Forscher fanden heraus, dass nicht nur solche offensichtlichen Störungen, sondern auch Mikrostörungen, die bewusst nicht mehr wahrzunehmen sind, signifikante Auswirkungen auf unsere Informationsverarbeitung haben:

> »Menschen verwenden eine Reihe von genau zeitgesteuerten Lautäußerungen, Gesten und Bewegungen, um zu kommunizieren, und sie verlassen sich auf präzise Antworten anderer, um festzustellen, ob sie verstanden werden. Wissenschaftler nennen dies Synchronität. Wenn eine Verzögerung in dieses System eingeführt wird, registriert unser Gehirn das Problem immer noch und arbeitet härter daran, es zu überwinden und die Synchronität wiederherzustellen, auch wenn diese Verzögerung nur Millisekunden beträgt. Es gibt ein Element geistiger Anstrengung und Leistung mit Online-Kommunikation, die anstrengend sein kann. Abgesehen von der Verzögerung gibt es andere Attribute, die Videokonferenzen anspruchsvoller machen als die persönliche Kommunikation. Zum einen ist die persönliche Kommunikation nicht nur eine persönliche Kommunikation. Wir nehmen Signale vom ganzen Körper anderer auf, um zu verstehen, was sie zu sagen haben.«[47]

Ein weiterer Grund sind die unterschiedlichen Informationsebenen. Auch Gerüche oder der Raumeindruck gehören dazu, meint die Kommunikationsforscherin Carmen Zahn, Professorin an der Hochschule für Angewandte Psychologie an der Fachhochschule Nordwestschweiz (FHNW).[48]

Umwandlung von 2-D in 3-D überlastet das Gehirn

Das Bild, das wir vom Gegenüber sehen, ist zweidimensional. Unser Gehirn, so Zahn, versucht verzweifelt, ein dreidimensionales daraus zu machen.

Bedeutsam ist auch der direkte Augenkontakt, der im Videobild nur scheinbar stattfindet. Auch hier wendet das Gehirn viel Kraft auf, fehlende Informationen zu substituieren.

Warum sollte dann Telefonieren besser als ein Gespräch per Video sein? Ganz einfach: Das Gehirn weiß, dass die Bildinformationen fehlen, und »ersetzt« sie durch Fantasien, so wie beim Hören eines Hörspiels oder dem Lesen eines Buches. Es wird weniger Kraft aufgewendet, weil das Gehirn »frei ist«, das heißt, es muss keine Informationslücken füllen, sondern kann gestalten, »wie es will«, und dabei auf alte Informationen zurückgreifen, zum Beispiel das Gesicht des Therapeuten, das ihm ja bereits bekannt ist.

---

47 https://www.liebertpub.com/doi/pdfplus/10.1089/cyber.2020.29188.bkw

48 https://www.nzz.ch/technologie/zoom-muedigkeit-wieso-videochats-so-anstrengend-sind-ld.1556531

Aufdringlichkeit und Scham

Aus der Videotherapie in der Psychotherapie kennen wir noch ein Phänomen: »Aufdringlichkeit«. Sitzen Patient und Behandler direkt vor der Kamera, was durch die Webcam über dem Bildschirm von Laptops »normal« ist, schaut man dem anderen direkt ins Gesicht. Diese »Dichte« könnten wir in der realen Sitzung nur erreichen, wenn wir den Abstand von unserem Gesicht zum Gesicht des Patienten auf etwa 30 cm reduzieren würden und damit die zur Therapie notwendige körperliche Distanz unterschreiten würden. Und das wäre sicherlich ein Fall für die Ethikkommission. Auf jeden Fall erleben Patienten und Therapeuten dies als sehr invasiv.

Ein zweites Problem bei der Videoübertragung ergibt sich aus Schamproblemen. Nicht wenigen Patienten ist der Zustand ihrer Wohnung – die nicht einmal objektiv unaufgeräumt sein muss – oder das Chaos auf dem Schreibtisch oder im Bücherregal peinlich. Jeder Patient möchte, dass wir ein gutes Bild von ihm haben. Deshalb hat auch jeder Patient »Geheimnisse« vor uns.

19 Weitere schwierige Situationen

In den meisten Lehrbüchern über Psychotherapie finden wir hauptsächlich Hinweise und Anleitungen für »regelmäßig« (im Sinne von: den Regeln gemäß) laufende Therapien. Von Ausbildungskandidaten werde ich aber immer wieder nach den kritischen Situationen in der Therapie und dem Umgang des Therapeuten damit gefragt. Aus diesem Grund widme ich einen großen Teil des Buches genau diesen Fragen, die häufig sowohl in der Ausbildung als auch in der Literatur unbeantwortet bleiben.

19.1 Geschenke

Geschenke sind ein wichtiges Thema in der Therapie. Sie generell abzulehnen halte ich für genauso falsch, wie sie grundsätzlich ungeprüft anzunehmen. Wichtig ist es, die Bedeutung zu verstehen.

19.1.1 Geschenke als Anerkennung

Geschenke sind gemeinhin eine Wertschätzung einer Person und speziell in einem Arbeitsverhältnis Wertschätzung für die getane Arbeit. Natürlich können sie schnell zur Bestechung werden, wenn sie zu groß sind. Ich werde im Weiteren noch andere psychodynamische Aspekte von Geschenken beleuchten. Rechtlich gesehen dürfen Sie Geschenke nur bis 25,00 Euro annehmen. Natürlich ist es absurd, wenn ein Patient Ihnen etwas schenkt, sich den Kassenzettel dafür zeigen zu lassen. Viel wichtiger als die Kontrolle des Preises ist die Betrachtung der psychodynamischen Bedeutung eines Geschenkes. Von Winnicott wissen wir, welch fatale Folgen das zurückgewiesene Geschenk des Kindes an die Mutter für das kindliche Selbst hat: Eine Mutter, die ein gemaltes Bild entweder nicht annimmt oder kritisiert, lehnt damit auch das Kind ab. Damit geraten wir natürlich schnell in ein Dilemma: Wenn wir ein Geschenk ablehnen, lehnen wir damit auch den Patienten ab? Die Lösung liegt darin, dass wir mit dem Patienten darüber ins Gespräch kommen können. Natürlich diskutieren wir hier nicht, wenn ein Kind uns ein Bild malt oder einen selbst gebackenen Muffin mitbringt, ob wir dieses Geschenk annehmen können. Wichtig wäre hier nur die Frage an das Kind, womit man es sich verdient habe, oder die Deutung: »Da wolltest du mir sicher etwas Gutes tun?«

Dies gilt auch bei Erwachsenen. Besonders vor Praxispausen werden gerne Geschenke überreicht. Hier geht es oft darum, die Verbindung zu halten – also in der Vorstellung: Wenn ich die Flasche Wein, die mir der Patient geschenkt hat, mit nach Hause nehme und sie dort trinke, bleibe ich während der Ferienzeit gewissermaßen mit ihm in Verbindung. Denn er kann sich sicher sein, dass ich diese Flasche nicht in der Praxis trinken werde – obwohl mir bei manchen Patienten oft danach zumute sein könnte. Wenn es nicht gerade eine Flasche Wein für 200,00 Euro ist, können wir sie (→Kapitel 19.1.3) bedenkenlos annehmen – aber nicht, ohne dem Motiv vorher auf den Grund gegangen zu sein.

19.1.2 Geschenke als »Geiselnahme« oder Strafe

Etwas anderes ist es, wenn ein Patient mir ein Buch schenkt. Hier komme ich bereits in eine Verpflichtung: Eine Flasche Wein kann ich trinken, wann immer ich es will. Und sicherlich wird kein Patient erwarten, dass ich sie auf einmal leer trinke, oder gekränkt sein, wenn ich sie noch im Regal stehen habe. Bekomme ich ein Buch geschenkt, so dauert es nicht lange, und der Patient wird fragen, ob ich es denn schon gelesen habe. Hier bin ich schnell in der Zwickmühle, dass ich gezwungen bin, dieses Buch zu lesen. Was aber, wenn ich keine Zeit dafür habe? Immerhin kann ich den Patienten dann vertrösten. Was ist, wenn mir das Buch überhaupt nicht gefällt oder wenn es so dick ist, dass mir schon beim Anblick die Lust vergeht?

Hier helfe ich mir auch damit, indem ich versuche, das dynamische Motiv zu erkunden. Wenn mir das Buch nicht gefällt, behalte ich mir vor, es nicht zu lesen, aber einmal hineinzublicken. Auf jeden Fall ist es wichtig zu fragen, was der Patient damit möchte: Möchte er mir damit etwas sagen, was er in den Stunden nicht ausdrücken kann? Möchte er mir eine Freude machen oder mich für »in den Stunden mit ihm erlittene Unbill« entschädigen? Oder möchte er den Kontakt zu mir zwangsverlängern, indem das Buch als Stellvertretender seiner Person meine Zeit und meine Privaträume in Anspruch nimmt? Oder soll es etwas Exklusives sein, was ihn von anderen Patienten unterscheiden soll?

Manchmal können Geschenke auch bösartigen Charakter haben. Ein Beispiel: Eine Patientin brachte mir in der Phase der negativen Übertragung der Analyse jede Woche Blumen mit. Zunächst dachte ich, sie möchte mich vielleicht für die Härte und Kälte, die sie mir entgegenbrachte, entschädigen oder milde stimmen, damit ich sie nicht hinauswerfe. Was mich stutzig machte, war, dass die Blumen immer einen intensiven Geruch verbreiteten, der manchmal so streng war, dass ich die Blumen aus dem Behandlungszimmer entfernen musste, um mich bei der Arbeit überhaupt noch konzentrieren zu können oder andere Patienten nicht vom Eigentlichen abzulenken. Damit kam ich der Sache auf die Spur: Sie wollte offenbar nicht nur die Räume besetzen und die anderen Patienten vertreiben, sondern mich vielleicht sogar auch ausräuchern. Meine Deutung in diese Richtung traf ebenso ins Schwarze wie die Erweiterung, dass ich mir vorstellte, dass sie die Blumen am liebsten auf meinen Sarg werfen würde. So kamen wir der tiefen Verzweiflung und Not der Patientin auf die Spur: Sie war es, die sich dem Tode geweiht fühlte und in der Not war, sich durch ihre Aggressivität immer mehr zu vernichten, weil sie es nicht ertragen konnte, dass es noch andere gab, die »mich besaßen«.

19.1.3 Geschenke als »Bestechung«

Geschenke können – egal, in welcher Höhe – auch Bestechungen sein: Ich bekomme etwas und habe dafür dankbar zu sein, was meine Neutralität hemmt. Natürlich sind teure Geschenke besonders prädestiniert, als Bestechung zu fungieren. Wenn wir zu der Überzeugung gelangen, dass das Geschenk ein Bestechungsversuch ist, müssen wir es ablehnen, ohne den Patienten vor den Kopf zu stoßen. Ich sage in solchen Fällen so etwas wie: »Ich freue mich natürlich, dass Sie unsere Arbeit so wertschätzen, aber ich weiß nicht, ob ich dieses Geschenk annehmen kann. Möglicherweise bin ich dann in meiner Neutralität Ihnen gegenüber gehemmt, sodass ich mich scheuen könnte, Ihnen reinen Wein einzuschenken.«

Anders verhält es sich bei Geschenken am Ende der Behandlung: Der kluge Patient weiß natürlich, dass die Annahme eines Bestechungsversuchs ziemlich an den Haaren herbeigezogen wirkt. Wenn das Geschenk – auch wenn es teurer ist – im Verhältnis zur Behandlung angemessen erscheint, muss ich es annehmen.

Als Beispiel hierfür sei eine Patientin genannt, die mir zum Ende der Behandlung ein schätzungsweise 200,00 Euro teures antiquarisches Buch schenken wollte, was für sie eine finanzielle Belastung (sie war Studentin) war. Ich spürte, dass es sie sehr kränken und vielleicht sogar so enttäuschen würde, dass sie meine Ehrlichkeit ihr gegenüber infrage stellen könnte und damit im schlimmsten Fall sogar die Behandlung. Ich habe folgendermaßen reagiert: »Ich freue mich sehr, dass Sie mir dieses wertvolle Buch schenken. Ich verstehe es so, dass es Ihnen wichtig ist, mir Ihre Dankbarkeit zu zeigen – und zwar so, dass diese Dankbarkeit Bestand hat. Sie mussten sich auch finanziell so anstrengen, sonst wären Sie selbst für sich an diesem Punkt verzweifelt. Deshalb ist dieses Geschenk – auch wenn Sie es sich nicht leisten können, in Ihrem Fall angemessen, und ich nehme es gerne und dankend an.«

Einen anderen heiklen Fall habe ich erlebt, als eine Patientin, die hobbymäßig Ölbilder malte, mir am Ende der Behandlung ein solches schenken wollte. Das musste ich ablehnen, weil es in diesem Fall die Trennung zwischen der Patientin und mir verleugnen sollte: *Das* war der primäre Gedanke. Das Geschenk wäre auch grenzüberschreitend gewesen, da ich es hätte aufhängen müssen; sonst hätte ich es abgelehnt. Ihre Enttäuschung mussten wir beide aushalten.

19.1.4 »Unsichtbare Geschenke«: Geschenke in Form von Vergünstigungen

Die Verführbarkeit eines Therapeuten ist sicherlich immens groß, wenn der Patient über eine Ressource verfügt, die uns helfen kann, an etwas günstiger heranzukommen, zum Beispiel, wenn wir den Besitzer eines Autohauses analysieren, der uns einen hohen Rabatt anbietet, wenn wir bei ihm einen Neuwagen kaufen, oder uns einen besseren oder schnelleren Service verspricht. Dies müssen wir grundsätzlich ablehnen – auch wenn es »in den Fingern juckt« und wir sowieso vorhatten, einen Wagen dieses Typs zu kaufen: Das ist eindeutig Bestechung und würde auch im juristischen Sinne so bestraft werden. Aber das Juristische interessiert mich nur sekundär: Hier ist es eindeutig auch »psychodynamische Bestechung«, die uns nicht mehr frei arbeiten lässt.

19.1.5 Tit for tat – Therapie für Kompensationsgeschäfte

Ich war baff, als mich eine Patientin nach Ende der Kassenleistung ansprach, noch einige weitere Stunden machen zu wollen: Sie wollte sie zwar selbst bezahlen, war aber dazu nicht in der Lage und bot mir an, dass wir einen Modus finden könnten, in dem sie für mich putzen und ich sie im Gegenzug dafür therapieren würde. Ich war hin- und hergerissen, ob ich das als Scherz auffassen oder es der Naivität der Patientin zuschreiben sollte. Was mich überraschte, war die Ernsthaftigkeit des Anliegens dieser jungen, klugen Frau. Ich fragte, wie sie auf diese Idee käme. Sie erzählte mir, bei ihrer letzten Therapeutin hätte sie so einige Stunden nach Ende des Kassenkontingentes genommen. Diese habe ihr vorgeschlagen, sie könne im Verhältnis 2:1 für die Therapeutin putzen. Ich glaube, ich muss hier nicht weiter ausführen, dass eine solche Konstellation nicht geht.

19.2 Zur Unterscheidung zwischen gesunder und destruktiver Aggression

Aggression hat in unserem Sprachgebrauch – und damit will ich unsere Berufsgruppe nicht ausnehmen – zumeist einen negativen Beigeschmack. Aggression soll gemeinhin vermieden werden. Aggression ist unerwünscht. Dies entspricht sicherlich nicht nur dem allgemeinen Zeitgeist der Deeskalation, sondern fußt vermutlich auf der Erfahrung der jüngsten Vergangenheit Europas, sodass es gerade in Deutschland verständlich ist, wenn Aggression so negativ gesehen wird. Natürlich gibt es die zerstörerische Wirkung aggressiver Handlungen. Aber insgesamt finde ich, dass Aggression zu

Unrecht in einem derart schlechten Ruf steht. Aggression kommt vom lateinischen Wort »aggredere« und bedeutet »etwas angehen oder anpacken«.

Bei dem Wort Aggregat würde niemand an etwas Zerstörerisches denken; es hat aber denselben Wortstamm. Viele unserer Patienten leiden darunter, dass sie sich nicht wehren können. Ihnen ist der Zugang zu den destruktiven Anteilen der Aggression verwehrt. Aber auch diejenigen, die eine Sache oder gar das ganze Leben nicht richtig anpacken können, haben oft keinen Zugang zur Aggression. Den Erstgenannten wird vermutlich keiner den Zugang zur Aggression verwehren oder sie dazu bringen wollen, nicht mehr aggressiv zu sein. Das wäre absurd – es sei denn, im Sinne einer paradoxen Intervention. Natürlich werden wir versuchen, diesen Menschen die Angst vor der Aggression zu nehmen, und hoffen, dass sie einen Zugang finden, um sich künftig besser wehren zu können.

Aber was ist mit all den Menschen der zweiten Kategorie, die etwas oder das gesamte Leben nicht in den Griff bekommen? Ist dies nicht eine Problematik, die jeder Depressive kennt? Sollen wir diesen Menschen ein Aggressionsverbot erteilen, das sie ohnehin schon haben, also letztlich die Hemmungen verstärken?

Statt pauschal Antiaggressionstrainings zu verordnen, sollte das Ziel vielmehr sein, einen gesunden Umgang mit Aggressionen zu entwickeln. Pointiert ausgedrückt: Zu lernen, zuzupacken und sich zu wehren. Deshalb, denke ich, ist es gerechtfertigt, zwischen gesunder und destruktiver Aggression zu unterscheiden.

20 Ausnahmesituationen in der Therapie

In diesem Kapitel möchte ich einiges über Ausnahmesituationen, also Ereignisse, die nicht alltäglich sind, berichten.

20.1 Der Dritte im Bund: Wenn der Partner mit in die Therapie kommen möchte

Manchmal kann es therapeutisch sinnvoll sein, den Partner mit in die Behandlung einzubeziehen. Dies würde ich Situationen vorbehalten, in denen die Entwicklung und die Veränderungen des Patienten zu einer Destabilisierung in der Partnerschaft führt oder wenn die Destabilisierung dadurch entsteht, dass der Patient sich jetzt verständlicherweise zurückgezogener verhält, weniger erzählt und eine Heimlichkeit durch die Therapie aufkommt. Das Ganze mit dem Ziel, die Situation zu beruhigen. Es gibt aber noch eine andere Situation, mit der man anders umgehen muss. Hier erwarten Sie den Patienten – wie in jeder Sitzung. Nur: Heute steht er mit seinem Partner oder seiner Partnerin vor der Türe und ist der Meinung, dieser müsse mitkommen – oder der Nicht-Patient oder die Nicht-Patientin besteht darauf mitzukommen. Ich kenne viele Therapeuten, die in dieser Situation nachgeben. Es ist jedoch eine *Grenzüberschreitung*, und Sie als Therapeut sind verpflichtet, auch hier die Grenzen der Therapie, den Rahmen einzuhalten.

Erstens finden solche Sitzungen nur in Absprache mit Ihnen und nach genauer Erörterung statt – nicht »einfach mal so«. Und zweitens ist vereinbart, dass der Patient einzeln kommt. Gleiches gilt – auch das passiert –, wenn ersatzweise der Partner kommt und sagt: »Mein Mann ist damit einverstanden, dass ich heute komme, denn ich muss ihnen unbedingt etwas erzählen!« Hier ist die Sache ganz klar: Der Patient ist nicht zur vereinbarten Stunde erschienen und erhält somit ein Ausfallhonorar; der Partner wird nach Hause geschickt. Das wird zu einem großen Wirbel führen; das garantiere ich Ihnen! Aber das ist ein hervorragender Einstieg in die Dynamik dieses Patienten, um sie anhand des Beispiels zu bearbeiten, anstatt mitzuagieren und damit den Widerstand des Patienten zu unterstützen.

20.1.1 Die Stunde ist um – aber nicht für mich. Wenn Patienten nicht gehen wollen

Es ist 10.48 Uhr. Ich werde ein bisschen nervös, weil die Patientin gerade zu einem neuen »Wortschwall« ansetzt. Warum muss ich diesen neuen Ansatz der Patientin dermaßen entwerten? Weil ich ärgerlich bin. Eigentlich könnte ich froh sein, dass die Patientin endlich über das spricht, was sie bewegt. Hat es doch viele Stunden gedauert, bevor sie ihre Ängste, ihre Hemmungen und ihre Unsicherheit mir gegenüber ebenso überwinden musste wie ihre Scham, wegen der sie doch gekommen war. Aber warum ausgerechnet um 10.48 Uhr? Ich habe schließlich nur zehn Minuten Pause, schreibe immer gerne mein Protokoll direkt nach der Stunde, möchte zur Toilette gehen und mir vielleicht den Luxus einer Tasse Kaffee aus dem Kaffeeautomaten gönnen.

10.49 Uhr – die Patientin schaltet in den zweiten Gang, kommt so richtig in Fahrt; und ich kenne das Spiel, sodass ich überlege, das Protokoll schnell in der Teeküche zu schreiben, während die Kaffeemaschine läuft. Oder ich schreibe es später. Aber was ist, wenn der nächste Patient – und das wird er heute sicherlich tun – fünf Minuten früher kommt? Manchmal kann man ja ein bisschen »mütterlichen Nachschlag« anbieten, wenn ein Thema gerade so in Gang ist – aber bei dieser Patientin ist es jede Stunde der Fall. Wie wäre es, wenn sie die Stunde statt mit Small Talk gleich mit dem beginnen würde, was sie eigentlich bewegt? Dann hätten wir 48 Minuten Zeit, hierüber ausführlich zu sprechen. – Genau das packe ich in meine Intervention! Ich sage: »Die Stunde ist um!« und stehe auf. Die Patientin ist ganz irritiert, und ich greife ihre Irritation auf: »Ja, ich weiß, Sie wollten noch etwas Wichtiges erzählen. Aber das schaffen wir heute nicht mehr und müssen es auf nächste Stunde vertagen. Das Thema scheint Ihnen so wichtig zu sein, dass Sie sich überlegen sollten, ob Sie nächstes Mal damit gleich starten, sodass wir ausgiebig Zeit dafür haben. Ich könnte mir denken, dass das Thema auch schwierig ist, aber gerade deshalb lohnt es sich, einmal genauer hinzusehen. – Bis nächste Woche!«

So mancher wird jetzt erschrecken und mir »Härte« vorwerfen, im schlimmsten Fall vielleicht sogar Egoismus. Hierzu kann ich sagen, dass ich einen gesunden Egoismus nicht nur für mich, sondern auch für die Patienten wichtig finde. Egoismus wird häufig mit Rücksichtslosigkeit gleichgesetzt. In diesem Fall könnte man fast von Rücksichtslosigkeit der Patientin sprechen, wenn sie die Stunden immer auszuweiten versucht. Schließlich hat sie 50 Minuten bezahlt und bekommt diese auch. Ich muss hier selbstverständlich sagen »fast«, weil die Patientin dies nicht bewusst oder absichtlich tut, sondern unbewusst und vielleicht aus einer Not heraus. Trotzdem – und damit kommen wir zum nächsten Schritt – greift hier das Realitätsprinzip, vertreten durch den väterlichen Rahmen der Therapie. Die Begrenztheit der Stunden ist ein Abbild der menschlichen Realität, der Begrenztheit aller menschlichen Ressourcen und der Begrenztheit unserer Lebenszeit. Ich möchte hier nicht alle weiteren psychodynamischen Gründe von Patienten, eine Therapiestunde auszuweiten, aufführen, nur das Vermeiden des Abschieds, das Hinauszögern des Trennungsschmerzes und des Schmerzes, getrennt zu sein, wenn der Patient eine Woche alleine ist, sowie den Wunsch nach Verschmelzung oder die Gier.

»Mein Patient überzieht immer wieder die Stunden«, höre ich oft. Die Attribution ist verkehrt! Der Patient hat die Verantwortung für den Beginn der Stunde. Wir haben die Verantwortung für das Ende der Stunde. Kommt er nicht pünktlich, so geht dies von seiner Therapiezeit verloren. Das Gleiche gilt, wenn er während der Stunde nur über Belangloses spricht. Letztlich ist ein klarer (nicht harter!) Umgang mit der Ressource Zeit für den Patienten sehr hilfreich. Er lernt hierbei, mit der Begrenzung umzugehen. Aus meiner Erfahrung kann ich versichern, dass der »strikte« Umgang mit dem Anfang und dem Ende der Stunden stets zu einer Verbesserung für den Patienten führt. Fangen wir selbst pünktlich an, kommen die Patienten ebenfalls pünktlich. Hören wir pünktlich auf, beginnen die Patienten irgendwann, früher auf schwierige Themen zu kommen, um so mehr Zeit zu bekommen.

20.2 Zwischen Tür und Angel kommt es häufig zum Gerangel: »Was ich noch sagen wollte …«

Die Stunde ist um, meine Blase und der Kaffee warten schon, der Patient verabschiedet sich, geht zur Tür, bleibt plötzlich im Türrahmen stehen, dreht sich um und sagt: »Ach, was ich noch sagen wollte …« Diese Situation kommt häufiger vor, als uns lieb ist. Manchmal sind es harmlose Fragen wie, ob nächste Woche noch Therapie sei oder die Ferien schon begonnen haben. Häufiger sind es schwierige Fragen, um die sich der Patient (natürlich unbewusst) »gedrückt« hat. Manchmal sind es unangenehme Ankündigungen, zum Beispiel, dass der Patient nächste Stunde nicht kommen kann. Häufig sind es auch wirklich schwerwiegende Fragen wie zum Beispiel »Die Lehrerin möchte von Ihnen eine kurze Einschätzung haben, ob Sebastian auf die Realschule oder auf das Gymnasium gehen soll«, Dinge, die dem Patienten noch zum Verlauf der Stunde einfallen, oder das, was er »eigentlich« erzählen wollte. Besonders gefährlich ist es, wenn der Patient behauptet, es dauere nur eine Minute. Dann können Sie den Kaffee vergessen, und es bleibt fraglich, ob Sie es noch auf die Toilette schaffen.

Hier gilt es, dem Druck standzuhalten und nicht nachzugeben: Es ist nicht in unserer Verantwortung, wenn ein Patient etwas vergisst, verbummelt oder vorbewusst aufhebt. Es wäre fatal, wenn wir eine wichtige Frage vorschnell beantworten würden. Hinzu kommt, dass der Patient uns dann die Verantwortung schnell zuweist. Für mich ist es immer wichtig, bei solchen Fragen zunächst zu klären, wer die Verantwortung dafür übernimmt. Das Bild vom Hüftschuss gebe ich dann weiter und sage dem Patienten entweder: »Die Frage ist zu wichtig, als dass man jetzt hier zwischen Tür und Angel erschöpfend klären könnte; das müssen wir auf nächste Woche verschieben.« Oder schlicht: »Dafür ist jetzt keine Zeit mehr. Die Stunde ist um.«

Oft betont der Patient dann die ungemeine Relevanz des Themas, das offenbar so wichtig war, dass er es 50 Minuten lang vor sich hergeschoben oder vergessen hat. Hier sage ich Sätze wie: »Ja, das ist schade, aber das Fass können wir heute nicht mehr aufmachen. Vielleicht fangen Sie nächste Stunde direkt mit diesem Thema an.« Manchmal versucht ein Patient mich dann zum Sekretär zu machen, indem er sagt: »Ja, erinnern Sie mich bitte daran.« Auch darauf dürfen wir uns nicht einlassen – genauso, wie wir den bösen oder vorwurfsvollen Blick des Patienten an uns abprallen lassen, der uns vorwirft, dass er »wegen uns« jetzt eine Woche leiden muss. Mit dieser infantilen Verhaltensweise von Patienten können wir leben.

20.3 Wenn »Fremde« anrufen

Häufig sind wir damit konfrontiert, dass »Fremde« in der Praxis anrufen, die eine Beziehung zu einem unserer Patienten haben. Ehepartner wollen »wichtige Informationen« liefern, die uns in der Therapie helfen sollen; andere wiederum sind verzweifelt, weil sie mit der Situation, die sich zu Hause ergeben hat, nicht klarkommen und in Not geraten sind. Andere sind neugierig, wollen wissen, welche Fortschritte der Patient macht, wie lange es noch dauern wird oder ob er regelmäßig zu den Stunden erscheint, bis hin dazu, dass sie Näheres über Inhalte der Stunde wissen wollen. Manche rufen auch erbost an über das, was wir angeblich über ihn in der Therapiesitzung gesagt haben, wollen mit uns darüber reden oder uns einfach nur beschimpfen. Dies sind Ausnahmesituationen, mit denen wir umgehen müssen.

Selbstverständlich geht es nicht, dem Drängen der Anderen nachzugeben. Wir würden damit nicht nur die Schweigepflicht, sondern – was noch viel schlimmer ist – die Loyalität zum Patienten verletzen und damit das Vertrauen in uns und die Geheimhaltung der Geheimnisse erschüttern. Die Frage, die sich viele stellen, ist: Sollen wir es dem Patienten mitteilen? Selbstverständlich! Auch wenn damit die Gefahr oder gar die Garantie einhergeht, dass es zu einer heftigen Auseinandersetzung, einem Streit oder gar einem Zerwürfnis zwischen Patient und »Fremden« führt. Aber das liegt nicht in unserer Verantwortung.

Der Fremde kann sich auch nicht auf unsere Schweigepflicht berufen. Denn diese haben wir nur in Bezug auf unsere Patienten. Derjenige, der ein solches Anliegen anbringt – eventuell unter dem Vorwand, bei uns Patient werden zu wollen – ist kein Patient, sondern eher als »Angreifer« zu bewerten, der die Intimität und den Verlauf der Therapie zu stören gedenkt. Insofern gilt die Schweigepflicht hier nicht. Auch wenn die Anrufer insistieren, manchmal sogar inständig bitten oder gar betteln, dass wir es nicht mitteilen sollen: Wir müssen es, denn sonst machen wir uns zum »Doppelagenten« und können dem Patienten nicht mehr unvoreingenommen gegenüber auftreten. Letztlich geht es hier um das Schaffen eines neuen oder das Aufrechterhalten eines alten, in die Schieflage geratenen Machtverhältnisses zwischen dem Fremden und dem Patienten. Das darf weder auf dem Rücken des Patienten noch auf unserem eigenen ausgetragen werden!

20.4 Übertragungsfallen

Patienten sind häufig sehr geschickt, wenn es darum geht, uns in bestimmte Fallen zu locken, mit denen sie die Übertragung aufzuweichen oder zu verändern versuchen. Hierzu zählen unter anderem:

- Versuche, die Rahmenbedingungen »neurosengünstig« zu verändern,
- das Ausstellen von Attesten, die die orale Versorgungshaltung durch unsere Autorität sicherstellen sollen oder die die Vermeidungshaltung des Patienten unterstützen, oder
- Bestechungsversuche wie übertriebene Geschenke oder sonstige Vergünstigungen.

20.5 Einladungen

»Nächsten Samstag eröffnet meine Ausstellung. Dazu würde ich Sie gerne einladen. Ich weiß, dass Sie das als mein Therapeut eigentlich nicht annehmen dürfen, Sie müssen auch nichts dazu sagen, und wenn ich gefragt werde, werde ich nicht sagen, dass Sie mein Therapeut sind«, sagt der Patient zu mir, der nach längerer Therapie mutig genug geworden ist, sein Potenzial jetzt auch nach außen zu zeigen, in diesem Fall durch das Organisieren einer Ausstellung seiner Bilder. Was mache ich nun? Um es gleich – sicherlich zum wiederholten Mal – vorwegzunehmen, möchte ich mich hier nicht auf eine rechtliche Diskussion einlassen.

Damit könnte ich es mir leicht machen und dem Patienten sagen, dass private Kontakte nicht gestattet sind und mir ansonsten die »böse Psychotherapeutenkammer« auf die Finger haut. Aber das wäre ein Verschieben der Verantwortung auf einen Dritten. Es geht ja hier genuin darum, wie wir mit dem Patienten umgehen und wie wir seinen Wunsch verstehen. Wir müssen dem Patienten deutlich machen, dass wir in einem Dilemma stecken und wie dieses Dilemma aussieht:

»Ich freue mich sehr, dass Sie mich zu dieser Ausstellung einladen. / Es ehrt mich sehr, dass Sie mich dazu einladen. Aber Sie bringen mich damit in ein Dilemma! Wie Sie bereits bemerkt haben und wissen, ist unsere Arbeit hier eine sehr intime, die vor Außeneinflüssen geschützt werden muss. Es würde mich schon neugierig machen, einmal zu sehen, was Sie da zustande gebracht haben. Vielleicht können Sie mir mal einen Ausstellungskatalog oder ein paar Fotos mitbringen. Momentan würde es mich sehr interessieren, was es für Sie bedeuten würde, wenn ich zu dieser Ausstellungseröffnung käme. Wir können ja einmal so tun, als hätte ich Ja gesagt.«

Man kann auch fragen, ob derjenige sich dann unfrei oder sicher fühlen würde, wenn ich zum Beispiel zu einem Konzert von ihm käme.

Kinder möchten uns häufig bei ihrer Geburtstagsfeier dabeihaben. – Ich glaube nicht, dass ich hier jetzt noch erörtern muss, wie Sie damit umgehen werden.

In einigen Ausnahmefällen habe ich mir auch schon Ausstellungen von Patienten angesehen oder Konzerte angehört. Ich habe dies aber immer »verdeckt« getan, ohne den Patienten davon zu informieren. Dies geschah nicht aus persönlicher Neugier, sondern aus beruflichem Interesse, um ihn besser verstehen zu können. Vielleicht – und das mögen Sie mir verzeihen – steckt auch ein bisschen heimliches Abholen von Anerkennung dahinter.

Damit kommen wir zu einem weiteren Thema: Einladungen nach Ende der Therapie. Es kommt ab und an vor, dass Patienten uns lange nach dem Ende der Therapie zu etwas einladen. Auch hier könnten wir uns bequem auf die Position zurückziehen, dass wir eine gewisse Wartezeit einhalten müssen (je nach Auffassung der Kammern oder Verbände ein halbes Jahr bis zwei Jahre). Welche Haltung Sie dazu einnehmen, überlasse ich Ihrer Verantwortung und Ihrem Gewissen. Ich persönlich habe mir zur Regel gemacht, auch nach Ablauf dieser Fristen keinen privaten Kontakt mit den Patienten einzugehen. Dies hängt natürlich von der Intensität der Therapie und deren Dauer zusammen. War jemand nur kurze Zeit bei mir in Behandlung, so sind private Kontakte eher möglich – was aber nicht bedeutet, dass ich mit demjenigen in den Urlaub fahren würde.

Bei einer langen, hochfrequenten analytischen Psychotherapie ist ein persönlicher Kontakt auch nach Jahren für mich nicht vorstellbar (ob berufliche Kontakte, wie zum Beispiel zwischen Lehranalysekandidaten und deren Lehranalytikern nach Jahren an einem Institut sinnvoll sind und ob es sich überhaupt vermeiden lässt, dass solche Kontakte stattfinden, will ich an dieser Stelle nicht diskutieren). Auch hier geht es darum, die Ergebnisse der Therapie nicht zu schmälern und damit dem Patienten die Therapie zu »zerstören«.

Ein wesentliches Kriterium ist für mich der Grad der erfolgten Desillusionierung und Entidealisierung meiner »Funktions-Person«: Je mehr Schwächen die Patienten über den Therapeuten erfahren, desto mehr stellen sie die Therapie infrage. Der Therapeut muss für den Patienten zu Beginn der Therapie und noch lange Zeit danach ein unantastbares, perfektes und fehlerfreies Wesen sein. Ich höre jetzt schon die Kritik der Kollegen, die hier narzisstische Beweggründe unterstellen wollen. Dagegen möchte ich mich verwehren. Es geht vielmehr darum, dass der Patient, ähnlich einem neugeborenen Kind, die Sicherheit eines Objekts braucht, das die Welt versteht und das Leben regulieren und im Griff haben kann.

Ich brauche nicht die Bewunderung des Patienten, aber der Patient braucht meine Festigkeit, sonst ist die Therapie zwecklos und die Ergebnisse werden infrage gestellt. Lernt der Patient mich in privaten Umständen kennen, wird er Fehler von mir entdecken, und die Ernsthaftigkeit und die Ergebnisse der Therapie können schnell zunichtegemacht sein. Deshalb bin ich eher vorsichtig und riskiere eventuell eine gewisse Enttäuschung des Patienten, wenn ich mich dem persönlichen Kontakt verwehre, als die Ergebnisse einer Therapie im Nachhinein zu gefährden.

20.6 Sexuelle Angebote

Unter sexuellen Angeboten möchte ich zwei Kategorien unterscheiden.

Erstens gibt es zum Glück recht selten direkte Versuche, zumeist von hysterischen oder abhängigen Patienten oder einer Mischung von beidem, mit uns ein sexuelles Verhältnis einzugehen. Dies soll sicherlich nicht nur zur realen Wunscherfüllung und Triebbefriedigung dienen, sondern auch den Therapieprozess torpedieren oder gar unmöglich machen. Diese direkten Versuche sind relativ leicht zu durchschauen, und dem gefestigten Therapeuten fällt es auch nicht schwer, diesen zu widerstehen und seine Aufgabe zu erfüllen, den dahinterstehenden Inhalt zu deuten, wie er gleichzeitig dem Patienten oder der Patientin Grenzen setzen muss.

Zweitens: die eher latenten Angebote, also: Das Flirten des Patienten mit uns sehe ich als sexuelle und narzisstische Bestechungsversuche an. Natürlich darf es uns schmeicheln, wenn wir für einen Patienten oder eine Patientin attraktiv sind, aber die dahinterstehenden Tricks, sich aus dem Therapieprozess herauszudrücken und das Unangenehme zu vermeiden, dürfen hierbei nicht übersehen werden. Das Schwierige dabei ist, dass wir den Patienten niemals so richtig bei den direkten Versuchen ertappen können und es oft dabei belassen müssen, den direkten Versuch nicht benennen zu können. Das bedeutet aber nicht, dass wir es ignorieren, sondern alle Versuche ernst nehmen. Wir können den Patienten fragen, was er damit bezweckt, also: warum er uns so anschmachtet oder anlächelt und so weiter.

Den dahinterstehenden Versuch zu deuten, wird häufig nicht gelingen, weil der Patient es immer wieder als etwas »Alltägliches«, was er »nur so« gemacht habe, abtun kann. Aber es reicht, wenn wir wissen, dass hier Bestechungsversuche im Gang sind, gegen die wir uns wehren müssen. Das heißt, dann besonders auf der Hut zu sein.

20.7 »Sie müssen dieses Buch unbedingt lesen!« oder: Wie man Therapiestunden »verlängern« kann

»Sie müssen dieses Buch unbedingt lesen, dann verstehen Sie mich besser!« Schon liegt der Schmöker auf meinem Tisch, und ich kann mich nicht mehr damit herausreden, dass dieses Buch mehr als 25 Euro gekostet hat (→ Kapitel 19.1), denn der Patient hat es mir ja nur »geliehen«. Jetzt bringt er mich in die Bredouille. Sage ich: »Nein, das Buch kann ich nicht lesen, ich habe keine Zeit / keine Lust dazu«, könnte es ihm vermitteln, dass ich kein Interesse für ihn habe. Nehme ich es mit, scheint das Dilemma im Hier und Jetzt gelöst zu sein. Aber die Falle hat zugeschnappt.

Denn der Patient wird mich – je nach Frustrationstoleranz, Geduld und Einfühlungsvermögen nach unterschiedlich langer Zeit – fragen, ob ich es schon gelesen habe. Und damit sind wir beim eigentlichen Thema: Der Patient verlängert damit die

Therapiesitzungen und nimmt mich ein Stück weit »in Geiselhaft«, indem er mich zwingt, dieses Buch zu lesen. Natürlich können wir immer wieder sagen, wir hätten bisher noch keine Zeit gehabt. Aber unterschätzen Sie nicht die Hartnäckigkeit von Patienten – insbesondere narzisstischer Patienten.

Er wird stets versuchen, Ihnen ein schlechtes Gewissen zu machen – und zwar so raffiniert, dass Sie es ihm nicht anrechnen können. Irgendwann werden Sie keine Handlungsfreiheit mehr haben: Entweder lesen Sie das Buch, weil Sie von ihm dazu gezwungen werden – oder Sie lesen es nicht und handeln sich den Ärger des Patienten ein. – Wie löst man das Problem? Natürlich können Sie sich damit herausreden, dass Sie in nächster Zeit keine Zeit haben werden – aber damit verschieben Sie das Problem nur. Denn der Patient wird Sie immer wieder fragen, ob Sie jetzt Zeit haben, das Buch zu lesen. Oder er wird Ihnen Vorwürfe machen: »Sie wollen ja das Buch nicht lesen. Dann würden Sie mich viel besser verstehen!« Also: Wie kommen wir hier interaktionell und psychodynamisch korrekt heraus? Zum Beispiel so: »Vielen Dank für dieses Buch! Aber bevor ich hier zusagen möchte, würde ich gerne von Ihnen wissen, was darin steht, was Sie hier vielleicht nicht sagen können oder auf welchem Auge ich hier blind bin und etwas nicht verstehe, was Sie sagen wollen.« Wenn der Patient dies gesagt hat, kann ich einen Schritt weitergehen und sagen: »Lassen Sie mich kurz einen Blick in das Buch hineinwerfen, damit ich mir eine Vorstellung machen kann, was da drinsteht.« Dann kann ich sehen, wie dick das Buch ist und wie realistisch es ist, dass ich erstens Lust dazu habe und zweitens Zeit dazu habe, es wirklich zu lesen. Das kann ich dann ganz offen sagen: »Ich nehme dieses Buch gerne mit und werde bei Gelegenheit einmal hineinschauen. Ich kann Ihnen aber weder versprechen, dass ich es lesen beziehungsweise ganz lesen werde, noch, wann ich dazu komme. Und ich würde Sie bitten, mich dann nicht immer darauf anzusprechen, das würde mich unter Druck setzen und unsere Arbeit hier behindern.«

Ähnlich ist es bei Filmen, die uns auf DVD oder Videokassette mitgegeben werden. Mit dem Unterschied, dass es wesentlich leichter ist, einen Film, und dauert er auch drei Stunden lang, anzuschauen. Ich persönlich habe damit gute Erfahrungen gemacht und häufig etwas über den Patienten erfahren, wozu er wirklich nicht in der Lage war, es mir mitzuteilen: eine tiefe Sehnsucht, eine Enttäuschung, ein lang gehegter und bisher nicht geäußerter Wunsch und so weiter. Aber bei all diesen Dingen müssen wir uns im Klaren darüber sein: Wir schenken dem Patienten Zeit, die wir nicht bezahlt bekommen. Es muss also ersichtlich sein, dass wir davon profitieren: entweder durch Erkenntnisgewinn, der unser Wissen vergrößert und damit ein befriedigenderes Arbeiten für uns möglich macht oder, wenn wir zum Beispiel das Buch ohnehin gerne lesen oder den Film ohnehin gerne sehen würden.

20.8 Private Fragen

Häufig neigen Patienten dazu, uns sehr private Fragen zu stellen. Ich will in diesem Kapitel beleuchten, welche Aspekte dies in psychodynamischer Sicht hat, aber auch, wie es uns in der Gegenübertragungsreaktion belasten kann, und einige Empfehlungen dazu geben.

Zunächst scheinen private Fragen etwas Harmloses zu sein und würden uns auch im normalen Alltags- oder Geschäftskontakt nicht weiter beschäftigen. – Im Gegenteil: Private Fragen könnten als etwas gesehen werden, was den Kontakt fördert. Theoretisch könnten wir dies auch im therapeutischen Kontext vermuten. Warum sollen wir dem Patienten nicht sagen, wo wir etwas gekauft haben, ob wir Kinder haben, Sport treiben oder wie lange wir arbeiten?

Kommen wir zunächst zu den leichteren Sachen: Wenn ein Patient mich zum Beispiel fragt, wo ich diese Decke gekauft habe, wäre ich geneigt, es ihm zu sagen. Allerdings – und das gilt für alle privaten Fragen – würde ich ihn fragen, was das für ihn bedeutet. Ob ihm zum Beispiel dieses Kissen oder diese Decke so gut gefällt, dass er es auch haben möchte – oder ob er »etwas von mir mitnehmen möchte«, um den Kontakt über die Stunden hinaus zu halten.

Bei intimen Fragen bin ich weitaus vorsichtiger: Sie können das therapeutische Arbeitsverhältnis verwässern. Häufig sollen damit Schwächen im Therapeuten aufgedeckt werden, die dann zur verminderten Anstrengungsbereitschaft führen (nach dem Motto: »Mein Therapeut kann das ja auch nicht! Deshalb brauche ich mich selbst damit nicht auseinanderzusetzen!«). Es kann sogar so weit gehen, dass das therapeutische Arbeitsverhältnis unbewusst in ein Alltagsverhältnis überführt werden soll, um die therapeutische Anstrengung »überflüssig« zu machen, also die Auseinandersetzung mit sich selbst zu vermeiden.

Bei privaten Fragen gilt es also immer zu hinterfragen und zu untersuchen, aus welchen Beweggründen der Patient dies tut. Sie können zum Beispiel sagen: »Es wäre jetzt ein Leichtes, Ihnen das zu sagen. Aber ich würde lieber mit Ihnen über die Beweggründe sprechen, warum Ihnen das wichtig ist!« Damit bringen wir den Patienten nicht nur wieder auf die »Schiene der Selbstreflexion«, sondern schützen uns auch selbst vor übermäßigen Eingriffen in unsere Privatsphäre. Es ist für mich auch keine Frage, ob es hier eine Grenze gibt: In der Regel möchte ich es nicht, dass Patienten über mich intime Sachen erfahren. Abgesehen davon ist ein wichtiger Wirkfaktor der Therapie die Idealisierung des Therapeuten durch den Patienten: Der Therapeut ist zu Beginn der Behandlung in den Augen des Patienten übermächtig, weiß alles und kann alles! Erst im Laufe des Therapieprozesses erlebt der Patient diesen immer mehr als »normalen Menschen«, was nur über den mühsamen Prozess der Entidealisierung möglich ist.

Bleiben Patienten hartnäckig und wollen unbedingt etwas wissen, sollten Sie standhaft bleiben und nicht »einknicken«. Sie könnten zum Beispiel sagen: »Jetzt wollen Sie es aber genau wissen!« Oder: »Sie geben nicht auf / klein bei!« Als sehr hilfreich hat sich die Spekulationsmethode erwiesen (→ Kapitel 15.2.12).

20.9 »Acting in« und Fehlleistungen

Fehlleistungen sind unbewusste Leistungen, die einer verbotenen Tendenz zum Ausagieren verhelfen sollen, damit die damit verbundenen inneren und/oder äußeren Konflikte vermieden werden. Vergisst ein Patient einen Termin, so kann dies bedeuten, dass er sich in der letzten Stunde über etwas geärgert hat, seinen Ärger aber nicht artikulieren kann. Oder dass er Angst vor Beziehungsverlust hat oder Ähnliches. Ebenso können wir häufiges Zuspätkommen von Patienten deuten. Hier werden offizielle Gründe wie die ständige Unpünktlichkeit von Bus und Bahn oder die Parkplatznot um unsere Praxis herum gerne vorgeschoben. Es geht in der Therapie darum, die tatsächlichen Hintergründe aufzudecken.

»Acting in« ist eine stärkere Form der Fehlleistung, die schon ein größeres Maß an Handlung erforderlich macht. Häufig sind es hysterische oder histrionisch strukturierte Patienten, denen so etwas passiert. Zum Beispiel kommt ein Patient einen Tag zu früh zum Erstgespräch. Ein anderer bringt mir seine gesamten Fotoalben mit. Oder einer Patientin fällt am Ende der Stunde die Einkaufstasche um, und die ganzen Äpfel und sonstige Agrarerzeugnisse ergießen sich über den Boden. Hier gilt es, die dahinterstehenden drängenden Bedürfnisse und Wünsche zu identifizieren und zu deuten.

20.10 »Ich würde Sie gerne auch einmal therapieren!«

Viele Patienten entwickeln – besonders, wenn sie in die »pubertäre Phase« der Therapie kommen – den Wunsch, einmal den Therapeuten zu analysieren. Manchmal wird es auch nur harmlos angedeutet: »Ich erzähle Ihnen so viel von mir und weiß gar nichts über Sie!« Wie kann man damit umgehen? Natürlich können wir die gute, alte »Gegenfragetechnik« anwenden, indem wir den Patienten fragen, warum er dies wissen möchte, oder ihn mit der Spekulationsmethode auffordern, seinen Einfällen freien Lauf zu lassen. Bleibt der Patient hartnäckig, kann man Folgendes versuchen: »Sie wollen also mich analysieren. Gute Idee! Sollen wir auch die Plätze tauschen?« Oder: »Gut! Ich wollte schon immer mal eine Therapie bekommen, für die ich auch noch bezahlt werde, statt bezahlen zu müssen!«

20.11 »Sagen Sie mir, was zu tun ist!«

»Und was soll ich jetzt (Ihrer Meinung nach) machen?« ist eine häufig von Patienten gestellte Frage. Nur scheinbar steckt hier der manifeste Wunsch dahinter, einen wirklichen Ratschlag oder Tipp zu bekommen. Geben wir tatsächlich dem Patienten einen

Ratschlag, so werden wir schnell feststellen, dass der Patient mit keinem der Ratschläge oder Empfehlungen zufrieden sein wird. Er wird immer neue »Mängel« finden oder Gründe, warum das nicht funktionieren kann. Irgendwann würden wir dann entmutigt oder genervt aufgeben.

In diesem Fall steckt entweder die Bequemlichkeit, also die Versorgungshaltung beziehungsweise der Versorgungsanspruch, des Patienten dahinter oder es soll Angst oder Anstrengung vermieden werden. Selbst wenn ein Patient eine Hilfestellung annimmt, wird sie ihm vielleicht in der akuten Situation hilfreich sein; für seine Selbst- beziehungsweise Persönlichkeitsentwicklung bringt sie ihm jedoch nichts – wenn nicht gar Rückschritte. Hier benötigen Therapeuten genau die gleiche Geduld, die Eltern aufbringen müssen, wenn ein Kind vorgibt, es könne sich heute nicht die Schuhe binden – obwohl sowohl das Kind als auch wir sehr wohl wissen, dass es das kann.

Besonders hartnäckig hält sich dieser Anspruch, wenn große Angst im Spiel ist. Dies kann sowohl die primäre Angst vor inneren Konflikten (also der Auseinandersetzung mit den inneren Objekten) als auch eine sekundäre Angst, also vor der Auseinandersetzung mit den Objekten der Außenwelt, sein. Hier gilt es, dem Patienten nicht die Angst zu nehmen, indem wir es für ihn stellvertretend tun, sondern ihm zu helfen, sich dieser zu stellen: »Wissen Sie, ich könnte Ihnen jetzt natürlich eine Empfehlung geben oder eine Idee aussprechen, wie ich es vielleicht lösen würde. Aber ich habe nicht den Eindruck, dass wir damit den Kern der Sache treffen.

Ich habe mich gefragt, ob Ihre Angst vor der Situation vielleicht so groß ist, dass Sie am liebsten ein Patentrezept hätten, das Sie gegen alle möglichen unangenehmen Dinge in der Situation – wie Auseinandersetzung, Niederlage und so weiter – zuverlässig schützt!« In besonders hartnäckigen Fällen wende ich eine andere Technik an, die zunächst nicht sehr therapeutisch erscheint: Ich habe mittlerweile ein sicheres Gefühl dafür, welcher Patient mit mir eine Diskussion um jeden Ratschlag führen würde, sodass diese Technik – zumindest bei mir – sehr zuverlässig funktioniert.

Dies sind Patienten mit einem sehr hohen Angstniveau und einer raffiniert ausgeklügelten, häufig stark intellektualisierenden Abwehr; Patienten, die rational über alles Bescheid wissen und so den Kontakt mit ihren primären Ängsten vermeiden. Hier gebe ich erst einmal jede Menge Ratschläge, die üblicherweise vom Patienten alle »abgebügelt« werden. Wenn ich den Eindruck habe, dass es an der Zeit ist, konfrontiere ich den Patienten damit, dass er offenbar keinen Ratschlag annehmen kann und dass etwas anderes dahinterstecken muss. »Ich merke schon, bei Ihnen hilft offenbar gar nichts. Ich könnte mir hier vier Beine ausreißen, und wir würden der Lösung nicht näherkommen. Aber merken Sie vielleicht, wie sehr Sie dieses Problem belastet, dass Sie andauernd davor weglaufen müssen?« Und dann können wir auf die Angst eingehen, die am besten der Patient selbst anspricht.

20.12 Kulturelle Konflikte – auf zwei Ebenen betrachtet

Wenn wir häufig von kulturellen Konflikten hören, zum Beispiel wenn Migranten sich nicht »integrieren« lassen, entsteht leicht der Eindruck, wir haben es mit einem »äußeren«, das heißt, einem in der Realität existierenden Konflikt zu tun. Dieser existiert natürlich manifest, wie wir in den häufigen Auseinandersetzungen sehen können. Wenn zum Beispiel das Kopftuch einer Lehrerin nicht akzeptiert wird oder wir uns darüber empören, wenn in der Fußgängerzone der Koran verteilt wird. Hier kommt es zu tatsächlichen Auseinandersetzungen, die häufig auch zu körperlichen Auseinandersetzungen mit der Polizei führen.

Es gibt natürlich harmlosere Varianten: Wenn wir in einer Gastfamilie in einer fremden Kultur Speisen angeboten bekommen, die üblicherweise bei uns Ekel erzeugen (wie zum Beispiel vergorener Pinguin bei den Inuit – auch wenn ich nicht glaube, dass heute noch jemand ernsthaft das angeboten bekommt). Aber ich glaube, es wird verständlich, worum es geht. Dieser Konflikt wird uns dann besonders deutlich, wenn wir eine Zeit lang in einer fremden Kultur leben. Wir haben dann schnell – auch bei größtmöglicher Toleranz – innere Motive, die uns dazu bewegen wollen, etwas an der äußeren Kultur zu verändern.

Zum Beispiel der fremden Kultur zu zeigen, dass unsere Kultur auch Vorteile bringt, oder Widersprüche und Mängel der fremden Kultur aufzuzeigen. Vielleicht ein Tabu zu brechen, was in unseren Augen unsinnig erscheint und vielleicht auch in Wirklichkeit ist. Aber dies ist nur eine Verlagerung, eine Externalisierung des eigentlichen, dahinterstehenden Potenzials. Denn wir dürfen nicht vergessen, dass wir unsere Kultur, mit der wir aufwachsen und in der wir leben, dermaßen stark verinnerlicht haben, dass sie als innere Kultur, als »Innenkultur«, ein Eigenleben in uns führt. Solange die äußere mit der inneren Kultur übereinstimmt, erleben wir uns im Einklang mit unserer Umwelt. Stimmt die äußere Kultur nicht mehr mit der inneren Kultur überein, kommt es zum Konflikt.

Allerdings ist das kein einfacher Konflikt, wenn der Aufenthalt in der fremden Kultur nicht von kurzer Dauer ist oder eine lebensbedeutende Relevanz für uns hat. Zum Beispiel, wenn wir für einen längeren Studienaufenthalt in einem anderen Land sind oder dort ein Arbeitsverhältnis begonnen haben oder gar ganz auswandern. Hier macht die innere Diskrepanz, der Konflikt, einen richtigen Verlauf durch: Zunächst empfinden wir Unbehagen oder Unbehaglichkeit und fühlen uns von »komischen« Dingen in der äußeren Kultur befremdet. Wir machen uns über das eine oder andere lustig, reagieren misstrauisch oder gar entsetzt.

Wir versuchen, die äußere Kultur zu hinterfragen oder diese – als Gegenreaktion, als Verkehrung ins Gegenteil – intensiv zu verstehen oder – ebenfalls eine Verkehrung ins Gegenteil – versuchen, uns zu adaptieren, indem wir zum Beispiel einheimische Kleidung anziehen und uns wie Einheimische benehmen, womit wir uns nicht selten lächerlich machen. Zunächst löst dieser Konflikt die unbewusste Tendenz aus, die Dissonanz zu beseitigen, indem wir versuchen, die äußere Kultur unserer inneren Kultur anzupassen. Da dies häufig in toto nicht möglich ist, versuchen wir es zumindest teilweise. Vielleicht kann ich die Gastfamilie, in der ich gerade lebe, von einigen positiven Seiten meiner Kultur überzeugen oder sie gar von einigen »Ketten« ihrer Kultur »befreien«.

Oder ich beginne, mir Symbole meiner Kultur in meinem Zimmer aufzustellen oder aufzuhängen, vielleicht sogar eine Flagge vor das Haus zu platzieren, um deutlich zu zeigen, dass ich mich nicht okkupieren lasse. Diese befürchtete Okkupation ist natürlich keine reale, sondern es geht um das Innenleben, das völlig aus den Fugen zu geraten droht oder bereits geraten ist. Je stärker mein Selbst – also mein Ich – ist, desto besser kann ich dies verarbeiten und aushalten. Je schwächer jedoch mein Ich ist, desto dringender brauche ich die äußeren Umstände – das heißt: die Objekte, die mein Innenleben repräsentieren, um es zu bestätigen.

Denn schon bald kommt ein neuer, weitaus gewichtigerer und erschütternderer Aspekt des Konfliktes hinzu: Ein Teil in meinem Unbewussten wird beginnen, sich mit den kulturellen Restriktionen meiner eigenen Kultur auseinanderzusetzen und diese infrage zu stellen – vielleicht, weil sie mich »schon lange nerven« –, oder sich sogar mit den höheren Freiheiten der anderen Kultur verbünden. Nicht selten erleben wir, dass Menschen, die lange in einer anderen Kultur gelebt haben, sich mit dieser verbünden, sich mit den gegebenen Freiheiten identifizieren und diese auch leben. Kommen sie wieder zurück in ihre eigene Kultur, verschwinden die neu gewonnenen Freiheiten jedoch häufig wie von selbst. – Woran liegt das? Ganz einfach: Wir bekommen Angst, von der Gemeinschaft ausgestoßen zu werden, wenn wir uns von der eigenen Kultur abwenden. Allerdings, so muss ich sagen, halten nur die stärksten Naturen solche Diskrepanzen und Dissonanzen und auch tatsächlich auftretende äußere Konflikte aus, ohne Schaden zu nehmen.

Dies ist besonders dann wichtig, wenn wir mit Migranten arbeiten. Hier müssen wir immer auf zwei Ebenen denken: auf der menschlichen (also allgemeingültigen) Ebene und auf der kulturellen Ebene.

So kann zum Beispiel der Konflikt, den eine türkische Patientin mit ihrer Tochter hat, die unverheiratet mit einem Freund zusammenzieht, zunächst auf einer kulturellen Ebene gesehen werden (»So etwas macht man bei uns nicht!«), aber auch auf einer allgemein menschlichen Ebene. Damit meine ich nicht vordergründig das Abschiednehmen und das Auseinandersetzen mit dem Empty Nest, sondern mehr das Auseinandersetzen mit den eigenen kulturellen Restriktionen, dem Wunsch dieser Patientin, sich selbst von Fesseln zu befreien, aber auch mit der Angst, die dann auftritt, wenn sie sich »gegen ihre Kultur richten« würde.

20.13 Warum Trauma-Opfer so »gerne« umziehen – Vom Umgang mit Scham

Ein Fall aus jüngster Vergangenheit, der durch die Presse ging: Ein Mann dringt in die Wohnung einer Frau ein und vergewaltigte diese aufs Übelste. Die Frau ist schwer traumatisiert. Der Täter wird gefasst und hinter Schloss und Riegel gebracht. Alle Nachbarn zeigen Mitgefühl und Verständnis für diese Frau. Viele aus ihrem Umfeld sind bereit, mit ihr zu sprechen. Alle erweisen sich als hilfsbereit. Trotzdem zieht die Frau mit ihrer Familie nach einem Jahr weit weg. Sie schämt sich – aber warum? Sie hatte dem Täter die Tür geöffnet, weil sie jemand anderen erwartete.

Die Ursache hierfür ist nicht die Scham an sich, sondern die Angst vor mutmaßlicher Häme; die Angst davor, ausgelacht zu werden. Deshalb ist ein behutsamer Umgang im therapeutischen Raum mit dem Patienten notwendig. Aber wir sollten unser Wissen um diese Angst dem Anderen mitteilen, indem wir diesen Aspekt ansprechen und gründlich durcharbeiten, also nicht »abtun« – weniger auf der Realitätsebene als vielmehr auf der Ebene, auf der der Patient die Häme befürchtet. Es werden alte Erinnerungen wach aus der Kindheit des Patienten: Jeder ist einmal ausgelacht worden für Ungeschicklichkeiten oder Ähnliches. Zum Beispiel, wenn ein Kind etwas Lustiges sagt, weil es ein Wort falsch ausspricht. Es ist zwar von den Eltern nicht so gemeint, wird aber vom Kind als verletzend und herabwürdigend erlebt.

Ein Opfer fühlt sich in diesem Zusammenhang stets von der Umwelt ausgeschlossen, hat das Erleben, dass es nicht mehr zur Gesellschaft der Anderen gehöre. Ich selbst habe nach einem Unglücksfall große Umwege auf mich genommen, um nur dort einkaufen zu gehen, wo man mich mit Sicherheit nicht kennt. Und ich habe mich vor anderen versteckt. Dafür habe ich mich geschämt, dass ich – gerade als Therapeut, der nachweislich keinerlei Schuld an dem ganzen Geschehen hatte – mich so habe hinreißen lassen. Also beachten Sie diesen Aspekt unbedingt!

21 Das Beenden von Stunden

21.1 Wenn es schwerfällt, ein Ende zu finden

Vielen Therapeuten fällt es schwer, die Therapiesitzungen pünktlich zu beenden. Sie beklagen sich, dass der Patient kräftig überzogen habe, schimpfen über Patienten und fühlen sich ihnen ohnmächtig ausgeliefert. Das kann mehrere Ursachen haben: Eine davon ist ein schlechtes Gewissen dem Patienten gegenüber, der uns vielleicht »erfolgreich« vermittelt hat, dass er von uns zu wenig bekommt oder vielleicht in dieser Sitzung zu wenig bekommen habe. Patienten setzen hierfür verschiedene Techniken ein. Eine davon ist es, zum Ende der Stunde einen ununterbrochenen Redefluss zu entwickeln, mit dem er den Therapeuten in ein verbales Sperrfeuer nimmt, aus dem es scheinbar kein Entkommen gibt. Eine andere Technik besteht darin, zum Ende der Stunde noch einmal »ganz wichtige« Themen aufzutischen. Oft sind dies Themen, die mit Lernen der Symptomatik verbunden sind oder Mitgefühl oder gar Mitleid beim Behandler erzeugen sollen: Der Patient hofft, dass der Behandler am Fliegenleim des Mitleids hängen bleibt. Eine weitere Variante sind die Tür-und-Angel-Gespräche. Hier bringt der Patient beim Herausgehen entweder ein neues Thema zur Sprache, stellt eine Frage zur letzten Rechnung, fragt, wann die Praxis geschlossen ist, und so weiter. All dies sind Versuche, nur der Begrenztheit unseres Angebotes zu entfliehen und die faktische Realität der therapeutischen Arbeitsbeziehung auszuhebeln.

Befördert wird dieses Verhalten, wenn Therapeuten aggressionsgehemmt sind oder dazu neigen, ihren Ärger gegen sich selbst zu richten oder in Schuldgefühle umzukehren.

Hinzu kommt – manchmal ist das auch der einzige Grund –, dass viele Therapeuten keine Techniken erlernt haben, Stunden effektiv zu beenden. Ich werde versuchen, diese Lücke zu schließen.

Zunächst eine kurze Vorbemerkung, bevor ich einzelne Techniken benenne: Das Ende einer Stunde kann immer sehr überraschend und abrupt kommen. Dem Patienten dann noch ein, zwei Minuten zu geben, erweist sich in der Regel als Trugschluss. Wenn Sie fünf Minuten drauflegen, wird das Problem auch nur um fünf Minuten verschoben. Die genaue Regelung der Minutenzahl, die wir dem Patienten gewähren, ist ein therapeutischer, wirksamer Effekt der Rahmenbedingungen. Er symbolisiert die Begrenztheit allen menschlichen und irdischen Gutes, insbesondere die Begrenztheit der Zeit, die wir täglich haben, aber auch im Laufe unseres Lebens. Nach einiger Zeit werden Sie merken, dass es keinen Sinn macht, das Stundenende noch ein bisschen zu verschieben. Es würde Ihnen ähnlich gehen wie einer Band, von der die Zuschauer immer wieder Zugaben fordern. Auch sie muss irgendwann einen »harten Schnitt« setzen.

Nun zu möglichen Techniken.

Die einfachste Möglichkeit ist, punktgenau zu sagen, »Die Stunde ist um!« oder »Die Zeit ist um!« Beides ist einfach die Mitteilung eines Faktes, der ganz emotionslos und sachlich beide Seiten darauf hinweist, dass die »Zeit aufgebraucht« ist. Manche Patienten ignorieren dies und reden einfach weiter. Dann müssen Sie einfach die Aufforderung wiederholen oder lapidar sagen: »Wir müssen!« oder »Das müssen wir auf nächste Woche verschieben.« Eine kleine Anmerkung hierzu: Vermeiden Sie das Wort »leider«, denn dies kann dem Patienten eine von Ihnen unterstellte Bedürftigkeit signalisieren. Er kann es so verstehen, dass Sie glauben, dass er die Spannung bis zur nächsten Sitzung nicht aushalten kann. Und es ist auch ein Fakt: Es ist kein Grund zur Traurigkeit, sondern einfach einer der bitteren »Facts of life«, dass irgendwann eine Ressource aufgebraucht ist. Bleibt der Patient hartnäckig, kann man einfach aufstehen und ihm gegebenenfalls die Hand reichen. Wenn das nicht ausreicht, gehe ich zur Tür und öffne sie, halte die Tür quasi dem Patienten offen. Vermeiden lässt sich dabei nicht, dass der Patient versucht, das Gespräch wenigstens noch auf den drei Schritten, die ihm noch bleiben, fortzusetzen. Hier empfiehlt es sich, ebenfalls zu sagen: »Wir müssen das auf nächste Woche verschieben.« Das Wort »müssen« signalisiert hier auch, dass es ein notwendiger Fakt ist, um den wir nicht herumkommen. Bleibt der Patient immer noch hartnäckig, wird Ihnen nichts anderes übrig bleiben, als ihn mit den Worten »Sie müssen jetzt wirklich gehen.« hinauszukomplimentieren.

Aber es gibt auch richtig hartnäckige Patienten – entweder weil sie »der Stachel löckt«, sie ihre Grenzen ausloten wollen oder weil sie über starke Frühstörungsanteile verfügen, die es ihnen schwer möglich machen, schon eine Subjekt-Objekt-Differenzierung auszuhalten. Gerade bei Letzteren ist das Einhalten der Grenzen wichtig, damit der Patient die Erfahrung machen kann, dass das Ende der Stunde sich nicht gegen ihn richtet, sondern »nur« ein Fakt der Realität ist, um dem wir alle nicht herumkommen. Manche dieser Patienten addieren hierzu auch noch eine besondere Form der konsequenten und konsistenten Hartnäckigkeit. Jedes Stundenende wird zum Kampf, und der Therapeut ist oft erschöpft, wenn er den Patienten endlich losgeworden ist. Ich will hier nicht die Psychodynamik infrage stellen.

Denn diese kann in solchen Fällen auch sein, dass der Patient unerwünscht war oder immer wieder abgewiesen wurde, dass tatsächlich zu wenig Zeit und Raum für ihn da war und er sehr »hungrig« ist. Dennoch müssen wir auch unsere Zeit auf »viele Mäuler« verteilen. Bei solchen Patienten wende ich eine Methode an, die ich bei einer Kollegin gelernt habe. Bei diesen hartnäckigen Patienten, bei denen der Kampf um das Gehen zwischen 5 und 20 Minuten dauern kann, weiß man irgendwann, wie lange diese Zeitspanne ist, die wir benötigen, um den Patienten »aus der Praxis zu befördern«.

Habe ich mich einmal zu dieser Intervention entschlossen, läuft die nächste Stunde wie folgt ab: x Minuten (Zeit, die der »Patient braucht«) vor Ende der Stunde sage ich bereits: »Die Stunde ist um.« Der Patient ist in der Regel in dem Moment hellwach und sagt ganz erstaunt: »Aber wir haben doch noch zehn Minuten.« Ich antworte dann: »Ja, das ist richtig, aber das ist die Zeit, die Sie brauchen, um sich von mir zu verabschieden.« Ich versichere Ihnen, dass diese Konfrontation äußerst wirkungsvoll sein wird! Sie fördert nicht nur die Ich-Stärke, sondern auch die Subjekt-Objekt-Differenzierung drastisch. Gleichzeitig bietet sie die Möglichkeit, mit der Enttäuschung umgehen zu lernen. Der Patient hat die Chance, diese zu benennen und vielleicht mitzuteilen, wie schwer es ihm fällt, zu gehen, und wie sehr er Sie vielleicht noch gebraucht hätte.

21.2 »Ich hau ab!« – Der Patient beendet die Stunde früher

Patienten können aus verschiedenen Gründen eine Stunde früher beenden wollen. Der therapeutische Umgang hiermit bleibt oft schwierig, weil der Therapeut häufig ein »ungutes Gefühl« hat, vielleicht etwas falsch gemacht zu haben. Schauen wir uns zunächst einmal die Gründe an:

Die Stunde war so belastend, dass die Resilienzfähigkeit des Patienten überfordert wurde. Vielleicht hat er sich an etwas Traumatisches erinnert oder kann nicht mehr: Es wird ihm zu viel. Es ist grundsätzlich sein gutes Menschenrecht, eine Situation zu beenden, wenn sie unerträglich wird. Niemand würde unerträgliche Schmerzen beim Zahnarzt hinnehmen, sondern versuchen, die Situation zu ändern oder zu beenden.

Der therapeutische Umgang damit: In solchen Fällen sollten wir den Patienten gehen lassen. Um eine Angst zu nehmen: Die Stunde wird von der Krankenkasse trotzdem bezahlt. Wir müssen lediglich 50 Minuten anbieten, also bereitstellen. Nimmt der Patient davon nicht alles, so verhält es sich genauso wie mit einer Tablettenpackung, die der Patient nicht ganz aufbraucht: Die Kasse wird ihm die Kosten für die letzten sechs verbliebenen Pillen nicht abziehen. In solchen Fällen haben wir eine höhere Fürsorgepflicht über die Stunde hinaus. Es kann manchmal sinnvoll und sogar notwendig sein, den Patienten hinterher kurz anzurufen und ihn zu fragen, wie es ihm geht. Gegebenenfalls können wir auch Angehörige, zum Beispiel den Partner (vorausgesetzt, der Patient erlaubt dies) darüber informieren, dass der Patient gerade eine sehr schwierige Stunde hinter sich hat und dass es Teil der »therapeutischen Nebenwirkungen« ist, ähnlich wie Schmerzen nach einer Operation.

Also etwas Unvermeidliches, gegen das der Andere in diesem Fall am besten gar nichts tut und so besser hilft. Meist werden Patienten in solchen Situationen ein wenig genervt und abweisend reagieren. Manche Therapeuten haben dabei ein schlechtes Gewissen, weil sie glauben, sie haben die Grenze des Patienten überschritten, die therapeutische Neutralität verletzt. Es ist aber eher eine »Lass-mich-in-Ruhe-Reaktion«, bei der der Patient dennoch wohlwollend feststellt, dass wir ihn nicht alleingelassen haben und er uns nicht egal ist. Häufig kommen Patienten nach solchen Reaktionen in die nächste Stunde und entschuldigen sich hierfür bei uns. Wir sagen dem Patienten, dass dafür kein Grund besteht und wir verstehen können, dass jemand in Ausnahmesituationen die »Etikette vergisst«. Ähnlich wie es eben bei schweren Zahnschmerzen ist, bei denen man kaum mehr überlegen kann, was man tun oder vermeiden muss, um dem anderen nicht auf die Füße zu treten. Die hier an den Tag gelegte »Rücksichtslosigkeit« oder Respektlosigkeit oder der dahinterstehende Egoismus ist realitäts- und situationsangemessen.

Sehen wir keinen Grund darin, den Patienten anzurufen, so ist es dennoch unsere Aufgabe und Pflicht, dies in der nächsten Stunde anzusprechen – wenn es der Patient nicht schon von alleine tut. Auch hier haben Patienten häufig ein schlechtes Gewissen und sind geneigt, sich beim Therapeuten zu entschuldigen. Hier gilt ebenfalls: Wir werden es verstehen und sollten dem Patienten vermitteln, dass er bei uns nicht »unten durch« ist.

21.3 Die Fluchtbereitschaft des Borderline-Patienten

Borderline-Patienten leiden, so wissen wir, unter einer schweren Störung der Nähe-Distanz-Regulierung. Dass es eine »innere Störung« ist, die externalisiert wird, wissen wir. Borderline-Patienten müssen stets die Tür im Auge haben und diese muss auch frei zugänglich sein. Das heißt, der Patient darf weder mit dem Rücken zur Ausgangstür sitzen noch darf der Therapeut in einem Bereich sitzen, in dem er den Patienten potenziell bei der Flucht behindern könnte.

Diese Option reicht für viele Borderline-Patienten bereits aus, um die Stunde durchstehen zu können. Trotzdem gibt es immer wieder Borderline-Patienten, die entweder von sich aus plötzlich flüchten oder einen »Krach inszenieren«, um einen Vorwand zu haben, gehen zu können. Bizarr wirkende, plötzliche und aus der Luft gegriffene Vorwürfe gegen den Therapeuten dienen dazu, die Nähe in der Beziehung aufzukündigen und dem Therapeuten »den Fehdehandschuh zuzuwerfen«, für das Ganze verantwortlich zu sein. Hier können wir in der nächsten Stunde versuchen, mit dem Patienten zu rekapitulieren, was ihn dazu getrieben hat. Häufig wissen Borderline-Patienten gar nichts von ihrer Nähe-Distanz-Problematik beziehungsweise wollen sich der nicht stellen. Denn die besteht ja gerade in den widersprüchlichen inneren Wünschen nach totaler Nähe und Verschmelzung und einem enttäuschungsprophylaktischen, präventiven Befreiungsschlag und prophylaktisch-präventiven Befreiungstendenzen gegen eine Vereinnahmung oder Macht des Anderen über den Patienten.

Wir werden den Patienten zwar in der Stunde gehen lassen müssen, sprechen es jedoch in der nächsten Stunde an. Wir können es dem Patienten verdeutlichen, indem wir direkt unsere Vermutung über seine Gründe für die Flucht aussprechen: »Mir scheint, es ist Ihnen hier zu eng geworden. Sie haben die einzige Möglichkeit in einer Flucht gesehen. In der Situation war es Ihnen nicht möglich, darüber zu sprechen, aber vielleicht gelingt es uns jetzt, die Situation einmal näher zu beleuchten.«

21.4 Flucht aus Konfliktvermeidung

In manchen Situationen hat der Patient sich über etwas geärgert oder möchte einem Konflikt mit uns oder mit sich selbst aus dem Wege gehen. Die heftigen Affekte oder Ängste, die diese Situation auslösen, führen bei ihm dazu, zu flüchten. Vermutlich ist dies sein erprobtes Muster, mit der Situation umzugehen. Hier kann eine andere therapeutische Strategie sinnvoller sein, als den Patienten gehen zu lassen. Indem wir ihm helfen, nicht wegzulaufen, sondern sich dem Konflikt zu stellen, eröffnet sich für ihn vielleicht zum ersten Mal die Chance, zu erleben, dass es möglich ist, den Konflikt anders zu lösen. Natürlich werden wir ihn nicht mit Gewalt daran hindern, aber vielleicht versuchen, ihn zum Bleiben zu motivieren und sich der Situation zu stellen:

»Warten Sie einen Moment! Ich würde das Ganze gerne mit Ihnen direkt klären, und vielleicht gelingt es uns ja.«

»Flieht« der Patient trotz unseres milden Versuches, ihn zum Bleiben zu bewegen, gehen wir mit dieser Situation um wie mit den unter Punkt 1 genannten Fällen. Wir sprechen es in der nächsten Stunde an, wenn es der Patient nicht von sich aus tut.

21.5 »Es ist alles gesagt«

Manchmal wollen Patienten eine Stunde beenden, weil sie in ihren Augen »rund« ist. Alles, was der Patient sagen oder über sich erfahren wollte, hat ausgereicht. Es ist ein natürlicherer und »organischerer« Umgang mit den eigenen Beziehungsbedürfnissen. Ähnlich wie man bei einem Freund geht, wenn man das Gefühl hat, dass es »jetzt gut ist«. Oder zu essen aufhört, wenn man satt ist. Auch hier sollten wir wohlwollend und großzügig sein. Denn Patienten trauen sich häufig aus Würdigung und Anerkennung der therapeutischen Autorität nicht, die Stunde von sich aus zu beenden. Manche fragen dann: »Darf man eigentlich auch früher gehen?«

Hier können wir dem Patienten versichern, dass er ein freier Mensch ist, der selbst entscheiden kann, ob er gehen möchte. Wichtig erscheinen mir hier zwei Aspekte, die es zu prüfen gilt: Zum einen müssen wir prüfen, ob es tatsächlich so ist oder ob es ein vorgeschobenes Argument ist, um zum Beispiel einem Konflikt auszuweichen. Zum anderen müssen wir uns »an die eigene Nase packen«! Denn häufig ist es uns Therapeuten auch ganz angenehm, wenn wir ein paar Minuten mehr Zeit für uns oder für unerledigte Dinge haben.

Der französische Psychoanalytiker Jaques Lacan hat Stunden von sich aus aus diesem Grunde beendet, aber auch, wenn er der Meinung war, dass die Stunde unergiebig sei, der Patient plaudere, am Thema vorbeirede oder keine fruchtbare Arbeitsatmosphäre entstanden sei. Ihm wurde dabei unterstellt, dass dies häufig gerade bei den letzten Sitzungen des Tages vorkam, wenn er zum Beispiel gedanklich bereits auf dem Weg in die Oper war. Wir dürfen also Stunden – so meine Überzeugung – nicht von uns aus frühzeitig beenden, weil die Gefahr viel zu groß ist, dass wir dies aus eigennützigen Motiven tun. Besser ist es, in einer unergiebigen Stunde zu hinterfragen, warum diese so unergiebig ist. Also den Patienten damit zu konfrontieren. Oder vielleicht wäre der Begriff »vertraut zu machen« besser als das Wort »konfrontieren«. Ihm also mitzuteilen, dass wir uns fragen, warum er über »Alltägliches« spricht, bei dem es keinen »therapeutischen Handlungsbedarf« gibt. Wir können ihm auch sagen, dass wir heute keinen »Pack an« bekommen und nicht wissen, wie wir helfen können.

22 Besondere Fragen

In diesem Kapitel möchte ich einige schwierige Situationen in der Therapie beschreiben. Dabei geht es mir wiederum nicht um rechtliche Aspekte – also: »Hat der Patient ein verbrieftes Recht darauf, die Akte einzusehen?« –, sondern hier will ich die psychodynamischen Aspekte untersuchen und Ihnen Möglichkeiten aufzeigen, damit umzugehen. Der Leser wird sich sicherlich schon häufiger gefragt haben, warum ich auf die rechtlichen Aspekte nicht eingehe. Das tue ich aus verschiedenen Gründen nicht:

Zum einen geht es in der psychotherapeutischen Arbeit um die »Arbeit an der Beziehung«. Natürlich bewegen wir uns nicht in einem rechtsfreien Raum. Aber: Sobald rechtliche Aspekte ins Spiel kommen – sobald die Anwälte »losgelassen« werden, ist die Beziehung zerstört. Verlangt ein Patient über seinen Anwalt Einsicht in die Akten, dann ist kein Vertrauensverhältnis mehr vorhanden; die Arbeit kann nicht fortgesetzt werden. Wir müssen immer bedenken, dass das Vertrauensverhältnis in beide Richtungen gilt und nicht nur exklusiv dem Patienten vorbehalten ist.

Zum anderen ist ein weiterer Aspekt äußerst wichtig: die Auseinandersetzung innerhalb des Beziehungsgeschehens – was manche Patienten ja ein Leben lang vermeiden. Ich will Ihnen einmal ein absurdes Beispiel aus der jüngsten Vergangenheit nennen: Bis in die 1960er-Jahre gab es die Rechtsauffassung, dass Ehepartner zum sexuellen Verkehr »verpflichtet sind«. Es ist kein Witz und auch kein Sketch von Loriot: Das Anrecht darauf konnte eingeklagt werden. Ich glaube, man braucht an dieser Stelle nicht weiter zu diskutieren.

Also lassen Sie uns nur die psychodynamischen Aspekte betrachten, denn wir gehen hier davon aus, dass sie innerhalb einer funktionierenden therapeutischen Arbeitsbeziehung auftreten.

22.1 Protokolle einsehen

»Was schreiben Sie die ganze Zeit da auf? Darf ich einmal die Protokolle durchlesen?« Eine Vorstellung, die vielen Therapeuten mehr Schauder über den Rücken jagt und so manchem noch unangenehmer ist als die Begegnung mit dem Patienten in der Sauna! Und viele neigen dazu, dann auf konkretistische Lösungen zu verfallen. Anders ausgedrückt: Sie werden hilflos. Mancher schämt sich nur seiner liederlichen Klaue der handschriftlichen Aufzeichnung. – Dabei ist dies doch der perfekte Datenschutz!

Anderen ist es unangenehm, dass der Patient die eigenen Gegenübertragungsgefühle liest. Dann könnte der Patient sich vielleicht missverstanden fühlen oder im Zweifel sogar mit den Unterlagen zur Psychotherapeuten-Kammer oder zu einem Anwalt gehen. Natürlich hat der Patient ein Recht darauf, diese Protokolle zu lesen. Und natürlich haben wir kein Recht darauf, unsere Gegenübertragungsgefühle herauszustreichen. Zum Beispiel, wenn ich mich die ganze Stunde über den Patienten geärgert habe, weil er sich als völlig konfrontations- und deutungsresistent erwiesen hatte. Natürlich versuche ich, den Zusammenhang im Protokoll zu erklären.

Solange die therapeutische Arbeitsbeziehung gut ist, geht es um andere Fragen. Diese sollten wir dem Patienten stellen, und zwar am besten direkt im Beziehungsgeschehen: »Was glauben Sie, was ich mitschreibe?« »Vielleicht möchten Sie auch gerne wissen, was mit den Protokollen passiert?« Wenn diese Frage bejaht wird, ist Aufklärung notwendig. Aufklärung darüber, dass wir die Protokolle nicht weiterreichen und sie nach zehn Jahren vernichten werden. »Alles, was hier gesagt wird, nehme ich mit ins Grab!« Der Patient kann darauf vertrauen, dass alles, was ich von ihm erfahre oder zu Gesicht bekomme, geschützt sind.

Vielleicht hat der Patient auch ein Misstrauen. – Das ist häufiger der Fall, als wir denken. Insbesondere dann, wenn die therapeutische Beziehung sehr gut ist und der Patient in seinem Leben bisher nur unbefriedigende oder gar schlechte Erfahrungen in Vertrauensbeziehungen gemacht hat. Dann wird er naturgemäß besonders misstrauisch, weil er befürchtet, dass entweder er sich getäuscht habe – also »wieder einmal nicht aufgepasst« haben könnte – oder der Therapeut ein »perfider, fieser Blender« sei, der den Patienten durch schauspielerische Kunst hinters Licht geführt habe. »Vielleicht trauen Sie der Situation hier nicht so richtig und möchten einmal überprüfen, was ich wirklich in die Protokolle reinschreibe?«

Am wichtigsten ist es immer, zunächst zu erfragen, warum der Patient dies tun möchte – und das gilt für *alle* Fragen, die den therapeutischen Rahmen verlassen oder gar bedrohen könnten. Dem Patienten ist damit mehr geholfen, als wenn wir ihm einfach die Protokolle rüberreichen.

Was ist, wenn der Patient hartnäckig bleibt? Das kann vorkommen. Ich zeige meine Protokolle dann nicht, sondern sage dem Patienten kurz, was ich über die letzte Stunde inhaltlich aufgeschrieben habe. Ich lese es bewusst nicht vor, sondern fasse es zusammen. Der Patient ist in der Regel dann beruhigt – zum einen, weil sich seine Befürchtungen zerstreuen; zum anderen ist er sicherlich auch ein Stück weit gelangweilt über die nüchterne Zusammenfassung des Ganzen. Dennoch kann es in diesen Fällen auch vorkommen, dass der Patient enttäuscht oder verärgert ist, dass nicht alles im Protokoll gestanden hat oder ein ihm besonders wichtiger Aspekt darin fehlt. Ich biete ihm in diesem Fall an, dass wir künftig beide Protokolle schreiben: Ich eines aus meiner Sicht und er eines aus seiner Sicht – und dann können wir in der nächsten Stunde die Inhalte miteinander vergleichen. Natürlich nimmt kein Patient dieses Angebot an; dennoch nehmen wir ihn damit ernst, behalten aber gleichzeitig unsere therapeutische Souveränität und Autorität. Denn: Verlieren wir einmal unsere therapeutische Souveränität, dann hat der Patient auch verloren.

22.2 Antragsbericht einsehen

Hier gilt das Gleiche wie für das Einsehen der Protokolle. Es gibt nur einen wesentlichen Unterschied: Es kommt ein Dritter ins Spiel. Hier »brechen« wir quasi unser Schweigegelöbnis. Daher finde ich es wichtig, dem Patienten vorab mitzuteilen, dass auch persönliche Daten wie die Lebensgeschichte des Patienten, sein Beruf und so weiter ungefiltert in den Bericht einfließen werden, sofern es für den Therapieantrag relevant ist. Allerdings werde ich nie Daten nennen, die eine Identifizierung möglich machen, also zwar den Beruf des Patienten im Klartext nennen – nie aber den Namen seines Arbeitgebers, sondern diesen zum Beispiel verklausulieren (»großer Energiekonzern«, »Unternehmen in der IT-Branche« usw.) Ebenso chiffriere ich die Orte, an denen der Patient gelebt hat – es sei denn, es sind Großstädte wie Berlin, München, New York usw., die eine Rückverfolgung nahezu unmöglich machen. Aber eben nur, wenn es wichtig ist. Zum Beispiel, wenn ein Patient in Berlin aufgewachsen ist und dann aus familiären Gründen in die hintere Eifel ziehen musste und die Mutter dort völlig verkümmert ist usw.

Der »Dritte« im Bunde hat hier auch eine ganz besondere, unbewusste Bedeutung für den Patienten: Er kann als Vollstrecker der Krankenkassen-Kalfaktoren gesehen werden. Also als böses väterliches Objekt, das bestrafen und reglementieren will und dabei die Hoffnung oder Erwartung beim Patienten auslöst, der Therapeut möge sich mit ihm verbünden, um womöglich den Gutachter hinters Licht zu führen – quasi: sich die Bewilligung zu erschwindeln. Er kann aber auch als strenge, dennoch gute Vaterfigur gesehen werden – und trotzdem kann das Verhältnis zwischen Patient und Therapeut dadurch beeinträchtigt werden. Sie können so nämlich in eine schwache (kindliche) Position geraten, weil ein »erfahrener« (großer) Kollege draußen die Therapie überwacht. Hier finde ich es wichtig, dem Patienten zu sagen, dass die Krankenkasse andere Kollegen beauftragt, den Sinn meines Therapieplanes zu überprüfen. Ich weiß, dass es vielen Therapeuten nicht leicht über die Lippen geht, von den Gutachtern als Kollegen zu sprechen. Faktisch sind es Kollegen, die auch in eigener Praxis arbeiten und eigene Anträge schreiben müssen, die von anderen wiederum geprüft werden. Manche lehnen den Begriff Kollege deshalb ab, weil sie Gutachter eher als »Antikollegen« ansehen, während die anderen in ihnen angsteinflößende, große Autoritäten sehen, die vielleicht noch alten Schulen oder zwanghafter, scholastischer Pedanterie anhängen. Dass ich daran nicht glaube, kann ich Ihnen versichern. Ich sehe in dem Gutachter einen Kollegen, der wohlwollend ist und weiß, dass sowohl ich als Kollege als auch der Patient die Bewilligung benötigen.

Egal, welche Haltung Sie dazu haben: Es braucht den Patienten nicht zu interessieren, und wir sollten uns nicht hinreißen lassen, den Patienten in einen gutachterfeindlichen oder gutachterverfahrensfeindlichen Zwist hineinzuziehen. Also: Sagen Sie ruhig »Kollege«, damit Sie beim Patienten kein großes Schreckgespenst aufbauen, das ihn zusätzlich verunsichert. Ich erkläre dem Patienten den Sinn und den Ablauf des Gutachterverfahrens kurz zusammengefasst. Dabei lasse ich nicht den Eindruck entstehen, dass es eine »Pro-forma«-Angelegenheit ist, sondern dass ich nicht sagen kann, ob der Gutachter meinen Ausführungen folgen wird. Ich kläre aber darüber auf, dass es Möglichkeiten gibt, bei einer Ablehnung in den Widerspruch zu gehen.

Wenn ein Patient einen Bericht sehen oder gar mitnehmen möchte, so sollten wir genauso damit umgehen, wie wir es tun, wenn der Patient sich die Einsicht in die Stundenprotokolle wünscht. Hier ist allerdings ein wichtiger Hinweis gestattet, den ich auch sehr notwendig finde: Sowohl die Psychodynamik als auch der Therapieplan sind Arbeitshypothesen. Das heißt nicht, dass wir irgendwelchen »Mist« erzählen, den wir uns aus den Fingern gesaugt haben, sondern, dass es lediglich der erste Eindruck ist, den wir nach fünf oder sieben probatorischen Sitzungen gewonnen haben. »Wenn ich Ihnen jetzt den Bericht in die Hand gebe, kann es sein, dass Sie ihn wie einen ›Fahrplan‹ ansehen und vielleicht erwarten, dass wir uns nur mit diesen Dingen, die ich im Bericht geschrieben habe, befassen. Dann sind wir nicht mehr offen für neue Dinge, die auftreten, oder wenn sich alles ganz anders darstellt. Und ich möchte als Therapeut ganz offen bleiben, Ihrem Inneren zu folgen – und nicht einem Bericht, den ich zu Beginn geschrieben habe.« Sonst ist der Bericht wie in Stein gemeißelt, und wir sind nicht mehr beweglich. Manchem Patienten bringe ich dann auch den Vergleich mit einer Reise, für die man sich vor Antritt einen Plan gemacht hat mit Orten, die man besuchen möchte. Dies ist, wie gesagt, ein Plan, und wir sollten frei genug sein, vor Ort umdisponieren zu können, weil wir dort vielleicht Dinge entdecken, von denen wir vorher nichts gewusst haben oder die wir unterschätzt haben.

22.3 Akteneinsicht

Besonders schwierig wird es, wenn Patienten Akteneinsicht verlangen. Auch hier gilt das in den beiden ersten Abschnitten Gesagte, also: zu hinterfragen, warum ein Patient diese möchte. Manchmal bekommen wir Anfragen von Kollegen, wenn der Patient die Therapie bei uns abbricht oder bei einem anderen Kollegen eine neue Therapie beginnen möchte. Manche der Kollegen unterschätzen die Arbeit, die es macht, die Akte entsprechend aufzuarbeiten.

Und eine solche Arbeit kommt noch ungelegener als der Gutachterbericht – zumal wir die Gutachterberichte zeitlich einplanen können. Hier empfehle ich, mit dem Kollegen Kontakt aufzunehmen und zu fragen, was er aus der Akte erfahren möchte. Manchmal ist es einfacher, mit ihm dies gleich telefonisch zu klären. Oder ein paar Zeilen zu den erwünschten Dingen (vielleicht die Themen, die in der Behandlung besprochen wurden, der Behandlungsverlauf usw.) zu schreiben. Die direkte Kontaktaufnahme, insbesondere das persönliche Gespräch am Telefon, erspart im Nachhinein eine Menge an – wie ich finde – sinnloser Arbeit.

Was ist, wenn der Kollege unseren Antragsbericht haben möchte? Hier müssen wir vermutlich »in die Tischkante beißen«: Wir haben uns die Mühe gemacht, den Antrag zu schreiben, und der Kollege wird ihn vielleicht einfach nur abschreiben und ein paar

Kleinigkeiten ändern, vielleicht statt tiefenpsychologisch fundierte Psychotherapie Verhaltenstherapien reinschreiben – so unsere Befürchtung. Allerdings muss der Kollege damit rechnen, dass der Antragsbericht an den gleichen Gutachter geht – sofern es sich um die gleiche Verfahrensart handelt. Der Gutachter wird in der Akte nachsehen, feststellen, dass der Kollege »nur abgeschrieben« hat, und ihn sicherlich auffordern, einen »individuellen« Antragsbericht zu schreiben mit einem individuellen, das heißt: auch auf das neue therapeutische Arbeitsbündnis zugeschnittenen Bericht.

Wenn Anfragen von Anwälten kommen, sollten wir uns nicht scheuen, Rechtsrat einzuholen. Unsere Kammern sind dazu verpflichtet, uns auch rechtlich zu beraten. Dies halte ich für sinnvoll, bevor wir uns leichtfertig in größere Schwierigkeiten begeben. Selbst wenn wir nachher beispielsweise keinen Schadensersatz zahlen müssen (mir ist kein Fall aus der Psychotherapie bekannt, in dem ein solcher gezahlt werden musste), so entsteht uns doch ein immenser Schaden durch Zeitverlust, Verlust von Arbeitskraft sowie durch psychisch enervierende Aktionen eine Minderung der Lebensfreude. Allerdings vertreten viele Kammern eher die Rechte der Patienten als die der Kollegen – so meine Erfahrung. Dennoch werden wir hier Informationen über mögliche Folgen erfahren. Ein genereller Tipp: Geben Sie so wenig wie möglich heraus; zu groß ist die Gefahr, dass Dinge »uminterpretiert« werden könnten.

Abrechnen der Akteneinsicht

Hier gelten drei Fälle: die normale Akteneinsicht, der Arztbrief und die erweiterte Dokumentation.

1. Kostenberechnung der einfachen Akteneinsicht
   Hier dürfen wir nur 0,50 Euro je Fotokopie bis zur 49. Kopie, danach 0,15 Euro pro Seite berechnen. Die Arbeitszeit kann nicht berechnet werden.
2. Kostenberechnung beim Arztbrief
   Verlangt der Patient oder sein Arzt beziehungsweise neuer Behandler einen Arztbrief, so müssen wir ihn schreiben. In den Arztbrief gehören der Aufnahmebefund, die angewendete Therapie und der Stand zum Abschluss beziehungsweise Abbruch der Behandlung, ferner eine Empfehlung, ob eine Weiterbehandlung erforderlich ist. Bei gesetzlich Versicherten ist der Arztbrief in der Grundpauschale enthalten, kann also nicht weiter abgerechnet werden. Bei Privatpatienten kann die Ziffer 75 GOÄ/GOP mit 17,43 Euro abgerechnet werden.
3. Kostenberechnung bei erweiterter Dokumentation
   Hierunter fallen aufwendigere Zusammenfassungen oder Einschätzungen zum Beispiel des Therapieverlaufs, der prognostischen Einschätzung usw. Der Patient hat hierauf zwar ein Recht, aber es ist eine IGEL-Leistung, die er selbst bezahlen muss. Abgerechnet werden kann hier bei mehrseitigen Befundberichten die Ziffer 85 GOÄ/GOP mit 67,02 Euro je angefangene Stunde.

Meine Empfehlung: Da Akteneinsicht oft nach Missverständnissen oder Ärger des Patienten über uns verlangt wird, empfehle ich, zu versuchen, das Ganze mit dem Patienten persönlich zu besprechen. Oft lassen sich Missverständnisse klären oder

Schieflagen wieder einrenken. Hat dies auch noch therapeutische Wirkung, kann die Sitzung beziehungsweise die Sitzungen abgerechnet werden, vor allem, wenn es sich um ein störungsspezifisches Agieren handelt.

Therapeut: »Herr Meier, ich verstehe, dass Sie Akteneinsicht haben wollen. Und selbstverständlich bekommen Sie diese auch. Ich möchte Ihnen vorschlagen, dass wir uns zu einem Termin treffen, bei dem wir besprechen können, was Sie brauchen. Vielleicht liegt ja ein Missverständnis vor und wir können das klären. Daran wäre mir sehr gelegen.«

22.4 »Mobil bleiben« – Sollen wir unsere Mobilfunknummer nennen?

Manche Therapeuten gehen recht locker mit dieser Frage um und geben vielen Patienten ihre Mobilnummer. Manche tun es mit großer Selbstverständlichkeit, so wie man es in intimeren Beziehungen »tut«. Andere haben hier auch ein klares Konzept dazu. Ich war sehr erstaunt, als mein Kollege Otto Kernberg während eines gemeinsamen Abendessens einen Anruf auf seinem Mobilfunktelefon annahm und sich entschuldigte, er müsse kurz mit einem Patienten reden. Hinterher habe ich ihn gefragt, ob dies ein besonders gefährdeter Patient gewesen sei. Otto Kernberg antwortete mir, dass er grundsätzlich allen Patienten seine Mobilfunknummer gebe. Allerdings dürfen die Patienten ihn nur in wirklich dringenden Notfällen anrufen. Ich fragte ihn, ob er damit meint, wenn ein Patient zum Beispiel auf der Brücke steht, und ob er da nicht befürchtet, dass er andauernd angerufen werde und die Patienten so Kontrolle über ihn bekommen. »Nein«, antwortete Otto Kernberg, »das ist kein Notfall. Wenn der Patient Suizidgedanken hat, soll er ins Spital gehen.« Nun war ich noch erstaunter und wollte wissen, was Otto Kernberg unter »Notfall« versteht: »Zum Beispiel, wenn der Patient seinen Vater tot in der Wohnung aufgefunden hat.« Das Beispiel war ebenso drastisch wie deutlich und zeigte mir, was er damit meint. Aber hierzu gehört nicht nur die Fähigkeit des Therapeuten, sich abgrenzen zu können und klar zu kommunizieren, sondern auch die Bereitschaft dazu. Dann wollte ich wissen, was er macht, wenn dies missbraucht wird: Otto Kernberg sagt dies dem Patienten dann deutlich und sperrt die Nummer des Patienten für eine Woche.

Wiederholt dies sich, werden die Sperren länger. Otto Kernberg – das wissen Sie sicherlich – arbeitet mit schwer strukturell gestörten Menschen, bei denen die Behandlung in der Auseinandersetzung mit der Übertragung zum Therapeuten direkt stattfindet (Transference-Focused Psychotherapy). Da es in dieser Therapie immer wieder um das Konstituieren und Wiederaufrichten von Grenzen geht, ist die Haltung, seine Mobilfunknummer weiterzugeben, »konsequent«.

Ich selbst gebe meine Nummer nicht weiter. In mir hat sich alles dagegen gewehrt, sodass ich »aus dem Bauch heraus« entschieden habe, es nicht zu tun. Hinzu kommt, dass ich häufig mit hysterischen Patientinnen psychoanalytisch arbeite und ihnen nicht noch mehr »Agierfläche« geben möchte, ihre teilweise vehementen Übergriffe verwirklichen zu können.

Viel wichtiger erscheint es mir, die Psychodynamik der Mobilfunkverbindung zu untersuchen: Meiner Ansicht nach ist es eine virtuelle Rekonstruktion der Nabelschnur und entspricht einem frühkindlichen Bedürfnis jederzeitiger Kontaktmöglichkeit. Gerade die Phasen der »totalen Trennung« fördern jedoch die Entwicklung der Selbstberuhigungs- und Selbststabilisierungskräfte des Patienten. Die permanente Verbindungsmöglichkeit fördert eher die Fixierung oder gar die Regression.

Letztlich müssen wir auch immer ins Kalkül ziehen, dass wir Therapeuten Abgrenzung und Auszeiten benötigen. Nicht vorwiegend im altruistischen Sinn, um dem Patienten besser helfen zu können, sondern schlichtweg, weil wir auch Menschen mit eigenen Bedürfnissen sind. Ich finde das sogar vorrangig, denn ich bin nicht Therapeut, weil es so vielen Menschen auf dieser Welt schlecht geht und ich ihnen helfen muss, sondern aus Neugier und Spaß an der Arbeit. Der Selbstschutz und die Selbstfürsorge stehen bei mir im Vordergrund.

Allerdings – und das mag jetzt manche verwundern – lasse ich mir standardmäßig auch die Mobilfunknummern der Patienten geben. Dies ist keine Ungerechtigkeit, denn das Arbeitsverhältnis ist kein Verhältnis auf Augenhöhe (menschlich natürlich schon). Ich brauche die Mobilfunknummern der Patienten, um sie bei etwaigen Ausfällen oder Stundenverlegungen informieren zu können. Viele haben auch gar keine Festnetznummer mehr, sind dort nur schwer erreichbar oder haben statt eines Anrufbeantworters eine Mobilbox an ihr Handy angegliedert.

22.5 Ich bin Ausbildungskandidat. Soll ich die Wahrheit sagen?

Eine häufige Frage, die Ausbildungskandidaten beschäftigt, ist die Frage, ob sie den Patienten, die sie unter Supervision behandeln, reinen Wein einschenken sollen. Hier gibt es im Prinzip nur zwei Möglichkeiten: die Wahrheit sagen oder verheimlichen beziehungsweise sich darüber ausschweigen.

Sage ich dem Patienten nicht, dass ich Ausbildungskandidat bin, verschweige ich ihm möglicherweise ein wichtiges Detail. Ich habe vielleicht ein schlechtes Gewissen oder Angst, dass er mir eines Tages auf die Schliche kommen könnte.

Sage ich ihm offen, dass ich mich in Ausbildung befinde und die Therapie supervidiert wird, herrscht Klarheit.

Lassen Sie uns das Ganze einmal aus Patientensicht betrachten: Wie würden Sie sich fühlen, wenn Sie in der Klinik von einem Studenten operiert werden würden? Der Vergleich hinkt; aber der Patient könnte es so erleben.

Wir sind bereits mit unserem Psychologie- oder Medizinstudium sehr qualifizierte

Fachkräfte, die eine *Zusatzausbildung* machen. Wir würden den Patienten unnötig verunsichern, und er würde sich fragen, ob wir das überhaupt können. Tatsächlich sind Ausbildungstherapien häufig »besser«, weil nicht nur ein Supervisor, sondern auch andere Kollegen (zum Beispiel in den kasuistisch-technischen Seminaren) darüberschauen. Und denken Sie doch einmal darüber nach: Wenn Ihr Hausarzt plötzlich ein neues Ultraschallgerät hat und sich damit noch nicht auskennt, würde er es Ihnen auch nicht sagen. Ich plädiere eher dafür, es dem Patienten nicht zu erzählen, um ihn nicht zu verunsichern. Außerdem können wir dann in eine ähnliche Schieflage geraten, wie ich es in dem Kapitel beschrieben habe, in dem der Gutachter eine bestimmte Rolle bekommt.

22.6 Wenn der Therapeut länger krank ist

Längere Krankheitsphasen, aber auch das bewusste Schließen einer Praxis über einen längeren Zeitraum führen stets zur Verunsicherung unserer Patienten.

Kommen wir zunächst zu Krankheitsfällen: Der Patient ist einerseits in Sorge, dass wir vielleicht nicht wiederkommen oder nicht mehr in der Lage sind, ihm weiterzuhelfen. Und er fürchtet natürlich auch die plötzliche unvorbereitete Phase, in der er keine Therapie hat. Latent haben Patienten immer Angst, sie seien am Leid des Therapeuten (mit)schuld. Sie bekommen ein schlechtes Gewissen und werden nicht selten dazu neigen, den Therapeuten nach dieser Phase zu schonen oder gar Fürsorge für ihn zu übernehmen.

Dies kann einerseits als ein willkommenes Zeichen der Reifung seiner Objektbeziehungsfähigkeit gesehen werden; andererseits kann es aber auch den weiteren therapeutischen Prozess behindern, weil er den Therapeuten nicht weiter belasten will. Wenn es möglich ist, sollten wir dem Patienten mitteilen (oder ihm mitteilen lassen, wenn wir es selbst nicht können, weil wir zum Beispiel im Krankenhaus liegen und anschließend eine Reha-Maßnahme machen müssen), welchen Umfang die Erkrankung haben wird. Es ist eine »Gretchenfrage«, ob wir dem Patienten auch die Art der Krankheit mitteilen sollten. Dies muss man sicherlich vom Einzelfall abhängig machen. Empfehlenswert ist es, hier auch eher »menschlich« als therapeutisch neutral zu reagieren und dem Patienten vielleicht mitzuteilen, dass man eine Erkrankung habe, die nicht lebensbedrohlich ist, aber einer längeren Bearbeitung bedarf. Die Patienten werden nach der Phase häufig großes Interesse daran haben, darüber etwas zu erfahren.

Manchmal kann es notwendig werden, die Praxis auch ohne Erkrankung zu schließen. Ein Kollege hat einmal seine Praxis für drei Monate geschlossen, weil sich seine Ehefrau im finalen Krebsstadium befand und er sie nicht im Stich lassen wollte. Auf meine Frage, wie die Patienten darauf reagiert haben, antwortete er sehr klar und – wie ich finde – wahrheitsgemäß: »Die Patienten, bei denen das seelische Selbstheilungsvermögen ausreichend ist, überstehen diese Phase; die anderen nicht. Aber bei Letzteren sind die Heilungschancen ohnehin eher gering.«

Ich selbst habe einmal eine solche Situation gehabt. Mein Haus ist samt Praxis abgebrannt. Weder hatte ich die Räume, um die Therapien fortzusetzen, noch die Kraft dazu. Wie ich es geschafft habe, all meinen Patienten die Stunden abzusagen (das Ganze passierte am frühen Morgen), weiß ich heute nicht mehr. Einige Patienten habe ich nicht erreichen können, und eine tauchte sogar auf, während das Haus lichterloh brannte. Das Fatale war: Das Ereignis blieb keinem meiner Patienten verborgen, weil Presse und Fernsehen ausführlich darüber berichteten. Alle Patienten wie auch Kollegen zeigten großes Mitgefühl. Kollegen boten mir ihre Räume an, Patienten ihre Fürsorge. Eine Therapiegruppe traf sich außerhalb der Sitzungen, nachdem ich sie nicht mehr erreichen konnte und sie vor der Ruine standen.

Ich war verunsichert, wie ich Patienten nach der Wiederaufnahme meiner Tätigkeit begegnen sollte. Davor hatte ich mehr Angst als vor der ersten Therapiestunde, die ich allein halten musste. Ich fragte also den Kollegen, der seine Praxis für drei Monate geschlossen hatte, um Rat und er meinte, ich solle das Ganze weder abtun und kleinreden noch der Gefahr verfallen, selbst davon zu berichten und die Rolle umzudrehen. Ich solle mich einfach nur für die Nachfragen, das Mitgefühl und die Sorge der Patienten bedanken und versichern, dass alles seinen Gang geht, sowie von meinem Recht Gebrauch machen, über das Traumatische nicht berichten zu wollen.

Natürlich müssen wir in solchen Phasen auch Sorge dafür tragen, dass die Patienten Ansprechpartner haben. Zum Glück boten sich mir Kollegen an, die dazu bereit waren. Alle Patienten bekamen die Adressen von ihnen. Nur in einem Fall hat ein Patient davon Gebrauch gemacht, die Kollegin aufzusuchen.

22.7 Reagieren oder (szenisch) verstehen?

Im vorangegangenen Kapitel ging es um Übergriffe des Patienten. Häufig ergeben sich jedoch »Unglücksfälle« oder Umstände, die nur nach Unglücksfällen aussehen oder aussehen sollen, oder auch »Unfälle« in oder rund um die Therapiestunde. In diesem Kapitel geht es darum, ob wir intervenieren oder den szenischen Gehalt des Ganzen beleuchten sollen. Hierzu ist es notwendig, dass wir der Szene genug Raum geben, um sich entfalten zu können.

Um das, was vielleicht jetzt noch etwas kryptisch klingt, zu verdeutlichen, möchte ich ein Beispiel bringen: Die Mutter eines jugendlichen Patienten ruft aufgeregt in der Praxis an: Der Patient habe sich in seinem Zimmer eingeschlossen, schreie herum, tobe und wolle auf keinen Fall mehr kommen. – »Könnten Sie vielleicht vorbeikommen?«, fragt sie. Der Therapeut antwortet, dies sei nicht möglich, ohne es weiter zu erläutern. Daraufhin gibt die Mutter zu verstehen, dass sie nicht weiterwisse, aber nochmals versuchen wolle, auf den Patienten einzuwirken. Eine Viertelstunde später klingelt es – und statt des erwarteten beziehungsweise einbestellten Patienten kommt die Mutter, die zuvor angerufen hatte.

Hier hätte der Therapeut sicherlich auch zur Wohnung des Patienten fahren können (Lassen wir einmal alle Realitäten wie lange Fahrzeiten, Stau und die Notwendigkeit, zur nächsten Stunde wieder pünktlich zu erscheinen, außer Acht.) Stattdessen hat sich der Therapeut entschlossen, die szenische Darstellung sich entfalten zu lassen. Ich glaube, es wird schnell deutlich, worum es hier geht: Der Patient hat erkannt, dass er für die Mutter (in diesem Fall!) eine Stellvertreterfunktion übernommen hat. Eigentlich wollte *sie* in Therapie und brauchte diese auch dringender als der Patient!

Natürlich kann man diese Frage nicht immer zugunsten einer szenischen Darstellung entscheiden. In »echten Notfällen« (wie etwa einer suizidalen Drohung) ist es notwendig, zu handeln. Wenn wir aber in nicht wirklich bedrohlichen Krisen oder Situationen, in denen sich die Patienten oder deren Angehörige »aufregen«, direkt agieren, verlassen wir unser therapeutisches Terrain, geben unsere therapeutischen beziehungsweise psychoanalytischen Werkzeuge aus der Hand und zerstören nicht nur die szenische Darstellung, sondern greifen sogar aktiv ein und werden damit zu Akteuren des ganzen Geschehens.

23 Wenn die Therapie ins Stocken gerät

In diesem Kapitel geht es um negative therapeutische Reaktionen, um Reaktionen der Patienten, die den Fortschritt der Therapie behindern, und wie wir damit umgehen können.

23.1 »Realität schlägt Therapie – immer!«

Patienten neigen gerne dazu, die Realität als Begründung heranzuziehen, dass sie etwas nicht verändern müssen. »Wo will ich denn in meinem Alter noch einen Mann herbekommen?« oder »Wer nimmt mich mit über 50 Jahren noch als Arbeitnehmer?« Das Fatale an solchen Begründungen ist, dass es therapeutisch schwer ist, sie als Ausreden »zu entlarven«, weil sie einen hohen Realitätsgehalt haben. Spätestens, wenn ein Student uns sagt, »Ich finde in meinem Bereich eh keine Stelle«, wird der eigentliche und latente Gehalt dieser Aussage deutlich: Angst. Denn in diesen Fällen bekommt die Angst einen scheinbar realen Anteil. Natürlich ist diese Realität vorhanden: Ab 40 wird es schwerer, einen passenden Mann zu finden, und so weiter.

Aber das ist nur ein Teil der Wahrheit. Denn die imperative Kraft des Faktischen bedingt auch, dass sich die neurotische Angst des Patienten mit der realen Angst vermengt und beide ein »Team« bilden. Allerdings kann sich die neurotische Angst sehr gut hinter ihrem »realen Bruder« verstecken. Wie gehen wir damit um?

»Ja, Sie haben natürlich recht, dass es schwierig ist. Aber das ist nur die halbe Wahrheit! Gegen die Realität ist kein therapeutisches Kraut gewachsen; hier komme ich als Therapeut nicht weiter.

Da wäre ich dann sozusagen genauso ohnmächtig wie Sie. Aber ich sehe auch noch einen weiteren Anteil, mit dem wir uns hier beschäftigen können. Es scheint mir so zu sein, dass Ihre reale Angst vor der Realität Sie daran hindert, sich mit dem vielleicht unangenehmeren Anteil der Angst, nämlich der Angst vor der Situation an sich, beschäftigen zu müssen. Denn ich vermute einmal, dass diese Angst unabhängig von der Realität noch größer ist. Sie wird durch die Realität nur noch überhöht.« Wir gehen dann weiter vor, indem wir beide Ängste voneinander trennen: »Lassen Sie uns doch einmal versuchen, so zu tun, als gäbe es die Realität nicht. Vielleicht kann es dabei hilfreich sein, wenn Sie sich einmal vorstellen, dass Sie nicht über 50 seien und Ihre Chancen auf dem Arbeitsmarkt gut seien. Was wäre also, wenn Sie 25 wären und es genügend

Jobs für Sie gäbe? Was wäre dann Ihre Angst?« So trennen wir beide Aspekte voneinander und helfen dem Patienten, dies getrennt voneinander zu betrachten. Dabei müssen wir häufig beharrlich bleiben, denn es ist damit zu rechnen, dass der Patient die Realität immer wieder als Helfer heranziehen wird.

23.2 Was von Therapeuten oft vergessen wird

23.2.1 Zur Unterscheidung der Ursachen für adaptives Verhalten oder Erleben

Ein wichtiger und oft übersehener Aspekt in Therapien ist es, die Ursachen für ein maladaptives Verhalten oder ein nicht angepasstes Erleben richtig zuzuschreiben. Häufig werden vorschnell strukturelle Mängel oder eine innere neurotische Konfliktkonstellation angenommen. Dabei werden zwei weitere Kategorien übersehen: infantiles Verhalten oder Erleben, das mit dem Fixieren auf einer früheren Entwicklungsstufe korrespondiert, und zum anderen Charakterdefizite. Letzteres meint charakterliche Mängel, die möglicherweise auf einem entwicklungsgeschichtlichen Hintergrund fußen, jedoch nicht auf einem neurotischen Konflikt.

Der Charaktergestörte – der Delinquent, der Triebtäter, der Egoist – hat keinen Konfliktdruck, sondern begibt sich oft nur aufgrund äußeren Drucks in Behandlung, der durch die Taten selbst, durch das Handeln desjenigen selbst entstanden ist. Das Verhalten ist ichsynton und derjenige ärgert sich, pointiert ausgedrückt, nur darüber, dass er »erwischt« wurde. Der Triebtäter möchte nicht ins Gefängnis und der Egoist seine Privilegien nicht zugunsten anderer aufgeben. Vorschnell wird vieles mit der eigenen Lebensgeschichte, mit Träumen, mit Defiziten und allem, was in den Primärbindungen schiefgelaufen ist, attribuiert.

23.2.2 »Infantizismus« als neue Kategorie in der Persönlichkeitspsychologie

Eysenck hat die Elemente des Psychotizismus und Neurotizismus als beschreibende Bestandteile der menschlichen Psyche herausgearbeitet. Ich würde den Begriff des »Infantizismus« hinzufügen. Dieser beschreibt den Grad der Infantilität eines Patienten, der ebenso einer Bearbeitung und Nachreifung bedarf wie alle anderen neurotischen Störungen und Hemmnisse.

23.2.3 Sekundäre Angst und Aufgabe des Therapeuten – Was Prometheus und Epimetheus für den therapeutischen Prozess bedeuten

Ich möchte an dieser Stelle auf die griechischen mythologischen Figuren Epimetheus und Prometheus verweisen und erklären, was sie für die Psychotherapie bedeuten:

Epimetheus und Prometheus waren Brüder. Epimetheus erhielt von Zeus die schöne Pandora, die die nach ihr benannte »Büchse« mitbrachte. Sie gilt als die erste Frau dieser Welt. Welche psychoanalytische Bedeutung die »Büchse« hat, wollen wir hier einmal außer Acht lassen. Pandora öffnete die Büchse, und die Gaben darin brachten nur Unheil mit sich – mit Ausnahme der Hoffnung. Sein Bruder Prometheus, ein Menschenfreund, war darüber stinksauer und gab den Menschen als Ausgleich für die ganze hervorgebrachte Unbill das Feuer, damit sie sich kulturell entwickeln könnten. Wörtlich übersetzt ist Epimetheus der »nachher Bedenkende«, während Prometheus der »vorher Bedenkende« ist.

Was können wir von den beiden für die Psychotherapie lernen?

Zunächst machen wir als Psychotherapeuten genau das, was Epimetheus gemacht hat: Wir öffnen die Büchse der Pandora des Patienten und holen das ganze Unheil heraus, geben ihm aber dafür Hoffnung. Wenn ein Patient zu uns kommt, kennt er häufig schon einen Teil der Ursachen seines Leidens (»Mein Vater hat uns verlassen, als ich zwei Jahre alt war.« usw.). Im Laufe der Therapie muss er feststellen, dass es noch viele andere Dinge gibt, von denen er nicht wusste und vielleicht auch gar nichts wissen wollte. Aber es muss halt bearbeitet werden – meiner Ansicht nach mit der gleichen berufsethischen Gewissenhaftigkeit wie der eines Zahnarztes, der auch nicht nur die Karies beseitigen würde, auf die der Patient ihn hinweist, sondern auch alle anderen Entzündungen. Wenn alles »geklärt« ist – wobei ich natürlich weiß, dass nie »alles« geklärt sein wird – müsste ein Weg des Handelns durch den Patienten erfolgen. Wünschenswert ist natürlich, dass beide Schritte ineinandergreifen. Und da kommt Prometheus ins Spiel, der auf Entwicklung abzielt und den Menschen nicht nur mit seiner Hoffnung allein lässt, sondern ihm ein wunderbares Werkzeug und zugleich eine Waffe in die Hand gibt. In dieser Phase der Therapie sollte auch der Therapeut dem Patienten »das Feuer geben«. Das Feuer als Symbol für die Handlungsaggression, mit der der Patient umgehen lernen soll, kann in unterschiedlicher Form hilfreich sein. In der mildesten Form kann es wärmen, Speisen zubereiten und dafür sorgen, dass Metalle legiert werden, die sich sonst nicht freiwillig miteinander verbinden; aber es kann auch schwere Zerstörung anrichten oder einfach nur bedrohen.

Die beiden Brüder haben das im Prinzip ziemlich einfach gelöst; uns sind keine größeren Schwierigkeiten aus der griechischen Mythologie zwischen beiden bekannt. Leider fehlt ein weiteres Element in der griechischen Mythologie, das die Schwierigkeit an der Übergangsstelle zwischen der epimetheischen zur prometheischen Phase erklären lässt.

Eine Erklärung finden wir im sekundären Gewinn, das heißt, in den Privilegien, die ein Patient genießt, solange er krank ist. Wenn der Patient merkt, dass er diese Privilegien aufgeben muss, wird es häufig dazu kommen, dass er sich gegen die Gesundung weigert oder vielleicht sogar Rückschritte macht.

Der Patient bekommt es gerade hier mit einer mächtigen Angst zu tun. Hat er zum Beispiel seine neurotischen Hemmungen vor anderen Menschen verloren, so bleiben doch reale Hemmungen, gerade dann, wenn der Patient schon viele Jahre in Hemmung und Lethargie verbracht hat und/oder in dem Bereich völlig unerfahren ist. Diese Angst hat dann nichts mehr mit der »Angst vor dem strafenden oder prügelnden Vater« zu tun, sondern schlicht und ergreifend mit der Realität. Und natürlich mit dem Umstand, dass der Patient in der Regel keine Erfahrung auf dem Gebiet, in das er sich jetzt hineintrauen müsste, mitbringt. Als Gegenspieler des sekundären Gewinns, der den Patienten daran hindert, Fortschritte zu machen, weil er Privilegien aufgeben müsste, habe ich dies als »sekundäre Angst« bezeichnet. Die *primäre Angst* ist die Angst vor den inneren Konflikten und den nach außen projizierten äußeren Konflikten.

Wenn die primäre Angst so weit bearbeitet ist, dass ein Handeln in der Realität möglich wird, tritt die *sekundäre Angst* auf den Plan. Diese ist häufig schwieriger zu bearbeiten als die neurotische Angst. Denn bei der neurotischen Angst haben wir alle beteiligten Objekte in der Psychotherapiepraxis, da sie im Patienten verankert sind. Der Patient kann sich mit den verinnerlichten Elternobjekten auseinandersetzen, aber auch mit seinen kindlichen Seiten usw. Kommt der Patient mit realen Objekten in Kontakt – wie zum Beispiel mit seinem Vorgesetzten, gegen den er sich nun endlich durchsetzen könnte, weil er bemerkt hat, dass dieser nicht der Vater beziehungsweise bestenfalls wie der Vater ist –, kann er das alte Muster aufgeben. (Wenn er will!) Diese Phase kennt, glaube ich, jeder Psychotherapeut: Die Patienten fangen an, »Ratschläge« einzufordern (»Wie soll ich es denn meinem Chef sagen?«, »Meinen Sie, ich könnte da wirklich mal meinen Mann ansprechen?« usw.) Manchen Therapeuten kommt dies wie ein Rückfall in die Phase zu Beginn der Therapie vor, in der der Patient auch Ratschläge und Patentrezepte eingefordert hat. In Wirklichkeit ist es aber die sekundäre Angst, die hier wirksam wird.

Was können wir tun, um dem Patienten zu helfen, seine sekundäre Angst zu überwinden? Die Antwort ist ziemlich einfach: Wenig! Denn der Patient muss die Erfahrungen in der Realität selbst machen. Oder wie Freud es ausgedrückt hat: Der Patient muss irgendwann einmal über die Brücke gehen, vor der er so große Angst hatte.

Wir können den Patienten immer nur darauf hinweisen, dass dies jetzt eine Chance ist, die Dinge, die in ihm so große Angst oder Unbehagen verursacht haben, einmal »im Schutz der Therapie« auszuprobieren: »Solange Sie zu mir kommen, haben Sie die Möglichkeit, über alles, was Ihnen draußen passiert ist, zu sprechen. Und wir können die Ursachen genau untersuchen.« Leider – und das muss ich nach vielen Jahren therapeutischer Arbeit etwas resigniert sagen – folgen nur wenige Patienten dieser Einladung.

Unter anderem deswegen habe ich mich entschlossen, Patienten in der Regel nach einer Einzeltherapie noch in eine Phase der Gruppentherapie einzubinden: Hier können die Patienten das, wovor sie sich außerhalb der Praxis fürchten, innerhalb der

Gruppentherapie ausprobieren. Die Gruppe wird zum »Labor des Lebens« und zur Arena, in der man das Erlernte und Erkannte ausprobieren kann – wie auf einem Verkehrsübungsplatz!

23.3 Weitere Anmerkungen zum Wiederholungszwang

Ich glaube, dass sich der Wiederholungszwang nicht primär aus dem Bedürfnis nach Wiedergutmachung speist, sondern eher aus dem Bedürfnis nach Rache und Bestrafung. Dies entsteht unter anderem aus der Wut über sich selbst, dass man dies einst zugelassen und sich nicht gewehrt hat. In manchen Fällen – und das sind die besonders schwierig zu identifizierenden Fälle – richtet sich die Wut auch gegen das eigene Selbst. Das heißt: Die Person schädigt sich im Wiederholungszwang ständig selbst, wobei sie nur verlieren kann. Das Opfer richtet die Wut, die eigentlich gegen das Äußere gerichtet ist, gegen sich selbst und kann, wenn es daran Interesse hat, sowohl moralisch Sieger bleiben als auch den sekundären Gewinn des Opfers davontragen.

Ein weiterer Aspekt des Wiederholungszwangs scheint mir ein im Menschen tief verwurzelter Gerechtigkeitssinn zu sein, der in der Handlung oder dem Umstand, der Inhalt des Wiederholungszwangs ist, eingefroren ist. Der verletzte Gerechtigkeitssinn hat ein ähnliches Potenzial wie der Hass, der unbefriedigt bleibt, solange die Tat nicht gesühnt scheint.

24 Gefürchtete therapeutische Situationen

Hier geht es jetzt um schwierige Situationen, vor denen nahezu jeder Therapeut Angst hat.

24.1 Der Patient hat sich verliebt

Was tun, wenn sich ein Patient in uns verliebt hat? Meist kommt dies zwischen weiblichen Patienten und männlichen Therapeuten vor. Lassen Sie uns zunächst ehrlich sein: Es schmeichelt unserem Ego und verführt uns vielleicht zu der verklärten Wahrnehmungsverzerrung, dass wir doch sehr attraktive Menschen sind, denen kaum jemand widerstehen kann. Mit etwas mehr Klarheit wissen wir, dass es sich um Übertragungsliebe handelt. Hier gilt es, gelassen zu bleiben. Und den Patienten beziehungsweise die Patientin zu fragen, was er oder sie damit verbindet; welche Wünsche der Patient hat und was sich damit für ihn verbessern würde. Insistiert der Patient, müssen wir ihn darauf hinweisen, dass dies nicht geht.

Manche Therapeuten verfallen dann der Reaktion, dass sie angeben, bereits »vergeben« zu sein. Dies zeugt nicht von therapeutischer Souveränität und verletzt den Patienten, was auch das Arbeitsbündnis gefährden kann. Übertragungsliebe fördert das Arbeitsbündnis, solange sie nicht ausgelebt wird. Im Zweifelsfall müssen wir dem Patienten klarmachen, dass es einfach nicht geht. Dabei auch nicht sagen, dass es »leider« nicht geht, denn damit würden wir dem Patienten signalisieren, dass wir nicht abgeneigt wären, wenn es kein therapeutisches Setting geben würde. Wir müssen hier klar bleiben und vielleicht nur sagen, dass es uns schmeichelt oder wir uns geehrt fühlen, wenn solche Gefühle entstehen, diese aber nicht gelebt werden können. Und wir müssen dem Patienten klarmachen, dass es nicht »ausreicht«, das therapeutische Arbeitsbündnis aufzulösen, um es in ein sexuelles Verhältnis zu überführen.

24.2 Sexuelle Verführungen in der Psychotherapie

Gerade männliche Therapeuten sprechen über diese Situation sehr ungern. Besonders hysterische Patientinnen – wobei sich hinter der Hysterie oft eine Frühstörung verbirgt – wagen diesen Grenzverletzungsvorstoß. Und worüber noch viel weniger gesprochen wird, ist die Magie der Situation und die Anziehungskraft, die diese Situation für uns hat. Vielleicht hat der Therapeut ein unergiebiges oder unbefriedigendes Sexualleben ohne Spannung und Aufregung und der therapeutische Alltag ist etwas eintönig geworden, sodass eine »Abwechslung« enormen Verführungscharakter hat.[49]

Schon mehrere Patientinnen haben dies bei mir versucht. Auch ich habe den Verführungscharakter der Situation gespürt und musste meine Gedanken durch die elektrisierte Luft freikämpfen, um die nicht vom Sexualtrieb besetzten Gehirnareale wieder zum Arbeiten zu bekommen. Was sich als hilfreich erwiesen hat, ist, den Patienten zu sagen, dass in der Therapie alles erlaubt ist, solange wir beide unsere Plätze nicht verlassen. Also: Der Fantasie sind keine Grenzen gesetzt; die Patienten dürfen natürlich Einfälle haben, wie sie wollen. Wir könnten eine Patientin fragen, wie sie sich das vorstellt, mit uns zu schlafen. Und was sich dadurch in ihrer Vorstellung verändern würde. Rasch werden die dahinterstehenden Wünsche, die alles andere als sexueller Natur sind, deutlich: Anlehnungswünsche, Wünsche, den Vater für sich zu besitzen, und so weiter, aber auch Versuche, der therapeutischen Situation zu entfliehen, weil es unangenehm ist. Eine Patientin – sie war auch noch Juristin – forderte mich auf, mit ihr ein sexuelles Verhältnis einzugehen und sich das auch noch von der Kasse entlohnen zu lassen. »Wir könnten uns das Geld teilen.« Ich musste sofort an Bonnie und Clyde denken und sagte der Patientin: »Dann wären wir ja beide bald auf der Flucht!« Sie: »Ja, wie Bonnie und Clyde.« Ich: »Und Sie hätten Ihrem langweiligen scheiß Juristendasein, wie Sie es selbst immer bezeichnen, ein Ende gemacht. Es wäre endlich spannend, und wir beide wären verbunden miteinander allein im Kampf gegen diese blöde Welt. Und am Ende wären wir sogar im Tode für immer vereint!«

Damit kam die Patientin wieder in ihrer Realität, in ihrem Alltag an und merkte, dass sie eigentlich schon auf der Flucht war und dass die Flucht vor der Polizei vielleicht gelingen mag, nicht aber vor sich selbst.

Häufig kommt es vor, dass gerade männliche Therapeuten für Patientinnen zu einem fantasierten Idealobjekt werden, das den idealen Partner darstellt. »Endlich ein Mann, der zuhören kann, der sich zurücknehmen kann, der mich versteht ...« und so weiter. Der Rest wird hinzufantasiert. Natürlich sind wir im Erleben der Patientinnen nicht nur gute Zuhörer, sondern in anderen Bereichen ebenso potent, souverän, reif, unzerstörbar und so weiter.

---

49 In einer Intervisionsgruppe berichtete eine Kollegin über die Behandlung eines Bankräubers. Ich habe noch nie eine so hellwache und interessierte Gruppe erlebt wie in dieser Gruppensitzung. Die Kollegen waren weniger an der Psychodynamik als an dem »Krimi«, den die Therapeutin zu berichten hatte, interessiert.

24.3 Spannung und Sexualität als Abwehr

Karl König hat einmal den phobischen Charakter des Analytikers beschrieben.[50] Seiner Meinung nach ist die »Hinter-der-Couch-Position« für viele Menschen ein gutes Versteck vor der Realität und gleichzeitig ein Beobachtungsposten, um die Welt aus gefahrloser Position heraus beobachten und über den Patienten erleben zu können. Unbewusst spürt der Patient, dass der Analytiker auf seine Geschichten reagiert, und wird neue liefern. Er wird merken, dass der Analytiker bei sexuellen Schilderungen »große Ohren« (und vielleicht nicht nur die) bekommt und daraufhin, um das »gute« Verhältnis aufrechtzuerhalten und den Analytiker weiter zu binden, nach neuem Material suchen. Ähnliches gilt für kontraphobische Aufforderungen des Therapeuten, die nicht dem Patienten, sondern dem Therapeuten helfen sollen. Es gilt aber auch für verpasste Gelegenheiten, die wir selbst vielleicht bereuen, sodass wir den Patienten dazu bringen möchten, dies stellvertretend für uns nachzuholen – ähnlich, wie es manche Eltern tun, die möchten, dass ihr Kind ihre unerfüllten Lebensträume verwirklicht. Natürlich ist dieser Vorgang uns unbewusst, und deshalb gilt hier größte Vorsicht.

24.4 Der schweigende Patient

Im folgenden Kapitel will ich über eine unangenehme Situation sprechen, die nicht nur den meisten Therapeuten, sondern auch vielen Menschen im Alltagsleben unangenehm ist: Es entsteht Schweigen. Ich will dabei nicht nur das Augenmerk auf kurze Schweigephasen in der Therapie richten, sondern auch auf lange Phasen oder gar Stunden, die vom Patienten »durchgeschwiegen« werden.

Wenn zwei Menschen schweigen, bedeutet dies nicht, dass sie im Moment gerade nicht kommunizieren. Denn »Nichtkommunikation« gibt es laut Paul Watzlawick nicht. Das Schweigen des Patienten kann vielerlei Bedeutung haben: Es kann ein Vermeidungsverhalten sein, bei dem der Patient etwas Schwieriges nicht erzählen möchte. Zum Beispiel, dass er sich über uns geärgert hat, sich schämt oder mit sich ringt, etwas Schwieriges, Schambesetztes zu erzählen. Es kann aber auch schiere Verzweiflung und große Hilflosigkeit bedeuten. Häufig tritt dies im Zuge einer Überlastungsreaktion auf, wenn der Patient mit der therapeutischen Situation oder einem bestimmten Thema überfordert ist. Es kann aber auch ein bewusster Kontaktabbruch oder eine »virtuelle Flucht« aus der Therapiesituation sein, weil der Patient sich nicht traut, real zu fliehen. Manchmal ist es auch einfach »harmonisches Schweigen«. Wie zwei Menschen, die auf einer Parkbank sitzen und sich die Landschaft oder den Sonnenuntergang anschauen.

---

50 König 1981, König 2004.

Beide sind im Kontakt miteinander und spüren, dass der andere ähnlich oder genauso empfindet.

Die Frage, die sich der Leser sicherlich schon gestellt hat, ist, wie man damit umgeht. Natürlich gibt es hier keine Universalantwort. Mein Lehranalytiker hat einmal gesagt, als ich ihn gefragt habe, was er macht, wenn ich längere Zeit schweige: »Ich höre Ihrem Schweigen zu.« Wir brauchen nicht über die Paradoxie dieser Äußerung nachzudenken oder sie als zynische Reaktion werten, denn wir wissen, er hört mit dem »dritten Ohr« zu. Der Therapeut hört in sich hinein, achtet auf seine Gegenübertragungsreaktionen – seine Fantasien, Einfälle und so weiter. Hierbei ist es wichtig, darauf zu achten, ob meine Fantasien vom Patienten völlig weggehen. Ob ich mich vielleicht gedanklich mit den Notwendigkeiten des Wocheneinkaufs oder einer fälligen Reparatur in der Praxis befasse. Wir können diese Einfälle auf zweierlei Weisen untersuchen: Haben sie inhaltlich etwas mit dem Patienten zu tun? Muss ich vielleicht noch etwas »besorgen«, was fehlt? Oder ist etwas in der Beziehung zum Patienten zu »reparieren«? Aber wir können auch in die Beziehung selbst hineinfühlen. Denn manchmal fühlt es sich so an, als sei der Patient gar nicht mehr da, obwohl wir ihn vor uns sehen. Unser Hineinfühlen darf nicht verwechselt werden mit »Aussitzen«, denn das wäre verkehrt.

Wenn wir die Situation für uns innerlich geklärt haben, können wir es mit einer Deutung oder Frage versuchen: »Irgendwie spüre ich Sie im Moment nicht mehr und habe den Eindruck, Sie sind ganz weit weg. Geht es Ihnen ähnlich?« oder »Ich weiß im Moment gar nicht, wo Sie sind!« Manchmal sagen Patienten dann, dass sie über das, was wir gerade gesagt haben, nachgedacht haben. Aber sie wollten uns nicht an diesem Prozess teilhaben lassen. »Ach, das wollen Sie offenbar allein tun?« oder »Es scheint so, als wollten Sie mich nicht dabeihaben.« Die Ursache hierfür kann in einer Störung der therapeutischen Beziehung liegen oder ein krankhaftes Kontaktmuster des Patienten aufzeigen. In beiden Fällen können wir es aufgreifen. »Ich frage mich, ob Ihr Zurückgezogensein etwas mit der Situation hier oder mit uns zu tun hat.«

24.5 Längere Phasen des Schweigens

Besonders gefürchtet sind ganze Stunden oder Therapiesequenzen, in denen der Patient ununterbrochen schweigt. Sitzt der Patient, ist es für ihn weitaus schwerer, lange zu schweigen. Im Liegen ist dies schon einfacher. Daher sind rein tiefenpsychologisch arbeitende Psychotherapeuten weniger davon betroffen. Hier sind es häufig nur Phasen innerhalb einer Therapiestunde. Die Frage, ob wir den Patienten weiterschweigen lassen oder nicht, ist nicht einfach zu beantworten. Manche Patienten schaffen sich mit dem längeren Schweigen einen eigenen inneren Raum, der ihnen einen Rückzug bietet. Und manche testen aus, ob wir das aushalten, weil sie vielleicht in ihrer Geschichte gewohnt waren, dass man ihnen diesen Raum nicht eingeräumt hat. Wenn wir dies vermuten, können wir den Patienten auch sich selbst überlassen. Wir sollten es aber nach Beendigung der Schweigephase ansprechen.

Aber wir können ihn auch während des Schweigens zum Beispiel fragen: »Worüber schweigen Sie gerade?« Deutet sich an, dass der Patient ein starkes Rückzugsbedürfnis hat, sollten wir nur etwas sagen wie »In Ordnung« und dem Patienten damit signalisieren, dass wir weder verletzt noch gekränkt sind noch dazu neigen würden, dies zu unterbrechen. Für manche Patienten ist es eine heilsame Erfahrung, miteinander in Kontakt zu sein ohne permanentes »geistiges Störfeuer« oder »intellektuell-kognitive Nahrung«. Sie lernen, miteinander in Kontakt zu sein, ohne zu sprechen, und trotzdem in Verbindung zu sein. So wie zwei Menschen, die spazieren gehen und sich nicht unterhalten. Für viele eine völlig neue Erfahrung, die zur Integration einer neuen sinnlichen Qualität führt.

Auf das längere Schweigen in psychoanalytischen Behandlungen kann ich hier nicht eingehen, ohne den Rahmen des Buches zu sprengen. Vielleicht würde es sich lohnen, hierüber ein ganzes Buch unter psychoanalytischen Gesichtspunkten zu schreiben.

24.6 Akute Krisensituationen

Im Folgenden will ich mich mit verschiedenen Krisensituationen beschäftigen, die Therapeuten teilweise fürchten »wie der Teufel das Weihwasser«. Aber wir müssen dafür gerüstet sein, sonst können wir diesen Beruf nicht ausüben.

24.7 Suizidale Krisen

Suizidale Krisen stehen bei den Therapeuten in der Angstauslöseskala auf Platz 1. Dies hat nicht nur mit der Sorge um das Wohlergehen des Patienten zu tun, sondern auch mit der ängstlichen Frage, wie man reagieren soll: Eine rasche Überreaktion kann ebenso schädlich sein und das therapeutische Arbeitsverhältnis sogar zerstören wie ein laxes Darüberhinwegsehen. Nun hilft es in der therapeutischen Situation selten weiter, wenn der Patient lapidar in der Stunde äußert: »Ich bringe mich um.« Aufgeschreckte oder unerfahrene Therapeuten könnten dazu neigen, sofort den Notarzt anzurufen oder – wenn Sie ärztliche Therapeuten sind – selbst die Einweisung nach dem PsychKG vorzunehmen.

Es gilt hier, Ruhe zu bewahren und unsere Aufgabe als stabilisierendes Objekt, als aufnehmendes und transformierendes Objekt jetzt in den Vordergrund zu stellen. Ein erfahrener Therapeut wird im Laufe der Zeit heraushören, ob der Patient den Suizidgedanken äußert, weil er seine Wut auf andere gegen sich selbst richtet, er mit seiner Wut auf sich selbst nicht mehr klarkommt, von dem Leben, das er führt, die Nase voll hat und dieses beenden will oder ob es ein Akt des sich Luft Machens in einem Zustand akuter Frustration ist. Dies hören wir häufig aus Äußerungen heraus wie: »Am liebsten würde ich mich umbringen.« Klingt die Äußerung des Patienten ernsthafter (etwa: »Ich werde mich umbringen.«), müssen wir aktiver werden. Wir achten mehr auf unsere Gegenübertragungsgefühle, die weitere Hinweise über die Ernsthaftigkeit des Vorhabens liefern werden. Geraten wir selbst in Panik, spüren wir die Not des Patienten, dann ist die Wahrscheinlichkeit groß, dass er es ernst meint. Darüber hinaus können wir die Ernsthaftigkeit hinterfragen, indem wir den Patienten fragen, wie und wann er es geplant hat und ob er die entsprechenden »Hilfsmittel« bereits hat oder schon versucht hat, sie zu besorgen, und so weiter. *Je konkreter die Suizidpläne sind, desto ernster ist die Lage.* Ein Patient, der sich bereits die Schlaftabletten besorgt oder den Strick geknüpft hat und uns auch das Datum nennen kann, bedarf sofortiger Hilfe. Hier gibt es zwei Optionen.

Die eine ist es, den Patienten durch den Notarzt abholen zu lassen. Der Patient wird dies mitbekommen und gegebenenfalls flüchten. Falls Sie über keine hinreichenden Erfahrungen im Nahkampf verfügen oder eine japanische Kampfsportart perfekt beherrschen, kann es sein, dass Sie hier nur geringe Chancen haben. Auch wenn der Patient sich freiwillig »abführen« lässt, kann dies doch das therapeutische Verhältnis belasten, gefährden oder gar beenden.

Eleganter ist die zweite Methode, die ich zum Glück nur selten anwenden musste, mit der ich aber gute Erfolge erzielt habe: Ich sage dem Patienten, dass ich es nicht verantworten kann, wenn er jetzt allein nach Hause geht, und erkläre ihm, dass er den stationären Schutz einer Einrichtung benötigt, um vor sich selbst geschützt zu sein. Denn die Mitteilung eines Suizidwunsches ist immer ein Notruf an den Therapeuten. Ich schlage dann vor, dass der Patient mit dem Taxi zur Ambulanz der psychiatrischen Klinik fährt. In seinem Beisein informiere ich die Ambulanz der Klinik über seinen Namen und die vermutliche Eintreffuhrzeit. Ich bitte dann, einen Mitarbeiter zum Taxi zu schicken, denn die Taxis können in der Regel bis vor die Tür der Station vorfahren. Den Taxifahrer bitte ich, den Patienten dem entsprechenden Mitarbeiter zu übergeben. Ich erkläre dem Patienten die Vorzüge einer freiwilligen, auf eigenen Wunsch erfolgten Einweisung, die keine richterlichen oder sonstigen rechtlichen Folgen für ihn hat. Manchmal fragen Patienten, ob sie vorher kurz nach Hause fahren können, um sich Sachen zu holen. Hier gilt es, den Patienten zu beruhigen und ihm zu sagen, dass die Klinik über eine »Erstausstattung« verfügt. Ich frage, ob ich Angehörige verständigen soll oder ob dies die Klinik machen soll. Häufig ist es günstiger, wenn dies die Klinik übernimmt, da die Angehörigen dann in der Regel schon mit einem Arzt sprechen können, der sie entsprechend beruhigt. Rufen wir an, kann dies für unnötige Mehraufregung sorgen.

Wenn die Klinik die Einweisung ablehnt

In letzter Zeit höre ich immer wieder von Kliniken, die Patienten in suizidalen Krisen abweisen beziehungsweise »abwimmeln«. In einigen Fällen ist es dadurch schon zu vollendeten Suiziden gekommen. Deshalb empfehle ich folgendes Vorgehen: Wir besprechen mit dem Patienten, dass eine stationäre Unterbringung für ihn sinnvoll und unumgänglich ist. Dies sei zwar unangenehm, aber »kein Beinbruch«. Dann rufen wir – am günstigsten im Beisein des Patienten – den diensthabenden verantwortlichen Arzt des zuständigen psychiatrischen Belegkrankenhauses unsere Region an. Wir notieren seinen Namen für unsere spätere Dokumentation und weisen den Arzt darauf hin, dass wird beim Patienten von akuter Selbstgefährdung ausgehen und eine stationäre Unterbringung unbedingt notwendig ist. Wir erklären ihm, dass der Patient innerhalb der nächsten Zeit zu ihm in die Ambulanz kommen werde. Wir lassen uns dabei auch nicht abwimmeln, zum Beispiel, wenn keine Betten frei sind und so weiter. Dies ist nicht unser Problem – die Klinik muss dies lösen. Sie muss den Patienten aufnehmen und gegebenenfalls für eine Weiterverlegung sorgen.

Wir bitten den Arzt am Telefon, uns nach der Aufnahme kurz anzurufen und diese zu bestätigen. Gegebenenfalls können wir hier unsere Mobilfunknummer angeben und ihm gestatten, nach »Dienstschluss« anzurufen. Dies ist nicht nur aus rechtlichen Gründen, sondern auch wegen der eigenen Psychohygiene sinnvoll und wichtig.

Wir fassen am Telefon das Gesprächsergebnis mit dem Oberarzt noch mal zusammen: »Herr Doktor Obermeier, ich fasse zusammen, dass ich Herrn Stark hiermit zu Ihnen in die akutpsychiatrische Behandlung einweise. Herr Stark wird innerhalb der nächsten 30 Minuten mit dem Taxi bei Ihnen ankommen. Bitte sorgen Sie dafür, dass er am Taxi von einem Arzt oder Pfleger abgeholt wird, damit eine lückenlose Betreuung des Patienten sichergestellt ist.«

Dies schreiben wir anschließend ausführlich in die Dokumentation. Als Nächstes rufen wir mit Erlaubnis des Patienten den nächsten Angehörigen, also zum Beispiel Ehepartner, Eltern, Kinder und so weiter an. Ihnen erklären wir die Situation und bitten darum, dem Patienten gegebenenfalls Hygieneartikel und frische Kleidung in die Klinik zu bringen.

24.8 Suizidankündigung am Ende der Sitzung

Kommt die Suizidankündigung zum Ende einer Stunde »zwischen Tür und Angel«, so müssen wir gegebenenfalls die nächste Stunde absagen. Den nachfolgenden Patienten rufen wir später an und sagen ihm, dass wir einen Notfall hatten – ohne genauer darauf einzugehen. Wichtig ist es nun, den Patienten in seinen Ängsten zu beruhigen: Je souveräner wir uns ihm gegenüber verhalten, desto höher wird sein Vertrauen in uns sein, dass wir ihm in einer Krise nicht kopflos gegenüberstehen, sondern angemessen helfen können.

Zwischen lapidar hingeworfenen und sehr ernst zu nehmenden Äußerungen eines Patienten gibt es Zwischen- und Vorstufen zum tatsächlichen Suizid. Hier kann es ausreichen, wenn wir den Patienten bitten, vorübergehend zu einem Angehörigen oder Freund zu ziehen, der sich um ihn kümmert und »auf ihn aufpasst«. Derjenige muss sich dies natürlich zutrauen und gegebenenfalls auch von uns darüber informiert werden. Um den Patienten zu beruhigen, reicht es ihm häufig schon, zu wissen, dass er auch außerhalb der Therapiestunden ein stützendes Objekt hat, das ihn vor Affekthandlungen schützt.

Das geht natürlich nur, wenn wir uns tatsächlich sicher sind, dass der Patient nicht wirklich akut suizidal ist und der Angehörige oder Freund in der Lage ist, angemessen darauf zu reagieren. Deshalb kann es sinnvoll sein, den Angehörigen oder Freund zu informieren und ihn zu bitten, nicht nachzubohren, sondern dem Patienten einfach ein bisschen Ruhe zu gönnen und mit ihm konfliktfreie Dinge zu tun, wie etwas zu Essen zu kochen, einen Spaziergang zu machen, schwimmen zu gehen, einen Film zu schauen, ein Spiel zu spielen und so weiter. Aber natürlich sollte man das Ganze nicht verharmlosen oder den suizidalen Freund oder Angehörigen verständnislos aufmuntern wollen, da sich dies genau das Gegenteil bewirken kann.

24.9 Suiziddrohung außerhalb der regulären Sitzungen

Am meisten gefürchtet ist die Suizidankündigung außerhalb der Therapiesitzung; meist telefonisch. Hier gibt es eine recht erprobte und einfache Methode: den Patienten anzurufen und ihm zu sagen, dass er heute keine Stunde habe und dass er dies bitte am ... in der Psychotherapiestunde mit uns besprechen möchte. Auch wenn das Ganze bizarr klingt: Es hilft. Denn der Patient wird seine ganze Wut, die er bis dahin auf sich selbst gerichtet hatte, sofort auf *den Therapeuten* richten und erst von der Brücke springen wollen, wenn er seine Wut auf ihn losgeworden ist. Steht der Patient bereits auf der Brücke und ruft uns nur kurz an, um uns dies mitzuteilen, so bleibt uns nichts anderes übrig, als die Polizei zu alarmieren, die dann zusammen mit der Feuerwehr einschreiten und gegebenenfalls auch in die Wohnung des Patienten einbrechen kann.

Wenn wir uns nicht sicher sind, ob ein Patient eventuell zu Hause suizidal ist, nachdem es ihm in der letzten Stunde so schlecht ging und er von der Sinnlosigkeit seines Lebens sprach, können und müssen wir die therapeutische Abstinenz gegebenenfalls durchbrechen und ihn anrufen. Dies muss aber sehr vorsichtig passieren, damit der Patient nicht denkt, dass wir ihn kontrollieren: »Nach der letzten Stunde ging es Ihnen nicht sehr gut, und ich habe mir im Nachhinein Sorgen um Sie gemacht und wollte einmal nachfragen, wie es Ihnen jetzt gerade geht.« Der Patient hört, dass dies nicht das übliche Vorgehen ist, sondern eine Notmaßnahme. Und er spürt, dass wir ihn ernst nehmen und er uns nicht egal ist. Allerdings – und davor kann man sich nie schützen – kann dies von bestimmten Patientengruppen (Narzissten, Borderlinern und anderen) auch ausgenutzt werden, um den Kontakt zu uns außerhalb der Stunden quasi zu erzwingen.

24.10 Der Bilanzselbstmord

Am gefährlichsten ist der sogenannte Bilanzselbstmord. Hier begeht der Patient zunächst einen großen Vertrauensbruch: Er teilt uns seine Suizidabsichten nicht mit. Er teilt sie niemandem mit. Und er beginnt mit den Suizidvorbereitungen. Er hat sein Testament gemacht, hat Sachen aussortiert und ausgemistet, die andere nicht sehen sollen, hat Sachen sortiert für die Angehörigen (ein sehr sadistischer Akt), sich die Schlaftabletten besorgt und einen Termin festgelegt.

Sobald der Plan steht, geht es dem Patienten schlagartig besser. Und das ist die besondere Gefahr des Bilanzsuizides: Alle Außenstehenden inklusive Therapeut könnten dies als Erfolg der Behandlung sehen. Gerade der Therapeut könnte erfreut über alle Risiken hinwegsehen, da es dem schwer kranken Patienten endlich besser zu gehen scheint.

Gerade bei schwer depressiven und suizidnahen Patienten ist Vorsicht geboten: Wenn es eine schlagartige Stimmungsverbesserung bei depressiven Patienten gibt (natürlich nicht, wenn sie bipolar sind), ist es unsere Pflicht, zu hinterfragen, was den plötzlichen Stimmungswechsel bewirkt hat und – so würde ich es immer machen – ob nicht etwas anderes, etwa eine Suizidabsicht, dahintersteckt: »Ihnen geht es seit der letzten Stunde – so mein Erleben – deutlich besser. Und ich frage mich, wie das so plötzlich kommen konnte. Haben Sie eine Erklärung dafür?«

Dann lassen wir den Patienten sprechen. Bestenfalls wird er nun vielleicht etwas Positives äußern und die Härte gegen sich selbst und andere zurücknehmen. Tut er dies nicht, können wir ergänzen: »Wissen Sie, auch wenn es mich freut, dass es Ihnen besser geht, stimmt es mich dennoch nachdenklich, und ich kann nicht umhin, mir Sorgen zu machen. Ich will Ihnen auch sagen, warum: In der Therapie haben wir schon viele Patienten erlebt, die sich plötzlich entschlossen haben, Schluss zu machen, und dies dann auch konkret geplant haben. Und dann ging es diesen Menschen schlagartig besser. Ich will Ihnen das nicht unterstellen, mache mir aber trotzdem Sorgen.«

Trotz aller Vorsichtsmaßnahme gibt es kein Allheilmittel und auch kein hundert Prozent sicheres Diagnostikum, um einen Bilanzsuizid zuverlässig zu verhindern. Für manche Menschen ist der Suizid das letzte Machtmittel, das sie in der Hand haben gegen die eigene Ohnmacht oder die Ohnmacht anderen gegenüber und vielleicht auch eine Möglichkeit, ihre ganze Wut und Rache auf einen Schlag loszuwerden. – Nur haben sie nichts mehr davon.

24.11 Techniken, einen Patienten vom Suizid abzubringen

Natürlich werden wir die Ursachen, die den Patienten zu diesem Verzweiflungsgedanken gebracht haben, genau untersuchen. Ein probates Mittel ist es, den Patienten zu fragen, wie er sich die Reaktion seiner Angehörigen vorstellt. Also ihn zu fragen, wie sein Begräbnis wird, wie viele kommen werden, wer welche Worte verlieren wird und so weiter. Besonders effektiv ist es zu fragen, was er den Anderen damit antun oder welchen Denkzettel er ihnen damit verpassen will. Häufig ist damit die Vorstellung verbunden, dass die Anderen ein Leben lang darunter leiden und ihn nie vergessen werden.

Hier können wir den Patienten aufklären, indem wir ihm zu verstehen geben, dass er damit vermutlich in einem Punkt recht hat: dass diese Reaktionen kommen können. Womit er allerdings unrecht behält, ist die Dauer der Reaktionen: »Sie wünschen sich so sehr, dass Sie von anderen endlich einmal gesehen oder akzeptiert und anerkannt werden. Und Sie glauben, Sie können sich damit ein Denkmal setzen, indem Sie diese Tat begehen. Aber glauben Sie wirklich, dass die anderen dies ein Leben lang in Erinnerung behalten und ewig in Trauerkleidung herumlaufen werden? – Kann es nicht auch sein, dass man Sie nach einigen Monaten oder einem halben Jahr völlig vergessen hat und die Menschen wieder ihren Geschäften nachgehen, sich ihrem Leben zuwenden und einfach weitermachen? Dass sich Ihr Partner / Ihre Partnerin vielleicht einen neuen Partner sucht und Ihr Grab nicht mehr aufsucht?« [51]

Und ihm dann vorschlagen: »Meinen Sie nicht, wir sollten lieber einmal überlegen, ob es Möglichkeiten gibt, wie Sie das zu Lebzeiten anders hinbekommen und sich vielleicht ein kleines Denkmal setzen können, von dem Sie dann auch noch etwas haben?«

Eine weitere Technik, Patienten vom Suizid abzubringen, ist es, sie darauf hinzuweisen, was sie den Angehörigen damit antun.

Neben dem gern verwendeten Suizidvertrag gibt es den »Suizidpakt«. Dieser kann sehr individuell ausgestaltet sein, sollte aber an das intersubjektive Patient-Therapeuten-Verhältnis anknüpfen.

»Es wäre unfair mir gegenüber, wenn Sie sich während der Behandlung bei mir umbringen würden. Ich kann Sie nur behandeln, wenn Sie mir versprechen, dass Sie dies nicht tun werden.«

Auch wenn es nicht danach klingt, hat dies eine enorme Wirkung. Wir stärken damit die unbewusste therapeutische Allianz und appellieren direkt an die ichstarken und gesunden Anteile des Patienten. Dadurch bekommen wir die Funktion eines inneren steuernden Objektes, das auch im Über-Ich auf den Patienten einwirken kann, bei suizidalen Gedanken sich daran zu erinnern beziehungsweise daran erinnert zu werden.

---

51 Der Pilot, der 2015 den Airbus zum Absturz gebracht hat, hat genau dieses im Sinn gehabt. Wenn man ihm allerdings klargemacht hätte – sofern die Möglichkeit bestanden hätte –, dass man ihn in einem Jahr, wenn nicht schon früher, völlig vergessen haben würde, hätte er vielleicht Abstand davon genommen.

»Wenn es einmal wirklich nicht mehr geht und Sie der Meinung sind, dass Sie sich wirklich wider besseres Wissen umbringen müssen, dann müssen wir eine Vereinbarung treffen. Vor Ihrem Selbstmord müssen Sie noch zu einer Sitzung zu mir kommen. Falls ich keine Notfallsitzung einschieben kann, gilt, dass Sie in die nächste vereinbarte Sitzung kommen müssen und mir versprechen müssen, dass Sie sich vorher nicht umbringen werden.«

Auch wenn das Leid in seiner momentanen Heftigkeit groß ist, wird es dennoch im Laufe der Zeit vergessen werden – ja, vielleicht sogar dem Anderen verübelt werden, sodass er dann in schlechter Erinnerung bleibt.

»Ich will nicht mein Leben beenden – sondern das Leben, das ich im Moment habe.« Dies ist oft, wenn nicht in nahezu allen Fällen das Motiv, das hinter dem Suizidwunsch steht. Hier können wir gute Verbündete des Patienten werden:

»Ich verstehe Ihre Suizidgedanken so: Sie wollen nicht Ihr Leben an sich, sondern das Leben beenden, das Sie im Moment führen. Dabei will ich Ihnen gerne behilflich sein. Bedingung wäre allerdings, dass Sie weiterleben.«

25 Guten Tag, Herr Fußabstreifer: Wenn Patienten schlecht mit einem umgehen

In den folgenden Kapiteln will ich auf schwierige Patiententypen und den Umgang mit ihnen eingehen.

25.1 Brüllende Patienten

Brüllende Patienten kommen meist in paartherapeutischen Situationen vor, wenn die Affekte hochkochen. Hier können wir uns definitiv verbitten, dass die Patienten sich gegenseitig anbrüllen, da wir es nicht ertragen. Gegebenenfalls müssen wir die Sitzung beenden und frühzeitig ankündigen, dass wir, wenn dies nicht sofort aufhört, dies auch tun werden. Am Rande gesagt: Bei solchen Paaren kann es hilfreich sein, wenn wir eine kleine Übung machen, die wie folgt aussieht: Die beiden dürfen nicht mehr miteinander sprechen, sondern müssen uns als Vermittler (aufnehmendes, transformierendes Objekt) ansprechen, und wir geben es dann an den Anderen weiter. Derjenige, der eine Beschwerde vorzubringen hat, tut dies in der dritten Person über seine Frau oder ihren Mann. Und wir geben es auch in der dritten Person weiter. Die Antworten müssen direkt an uns wieder in der gleichen Form gegeben werden. So nehmen wir quasi als »Beta-Dolmetscher« Schärfe aus der ganzen Sache heraus.

25.2 Übergriffe von Patienten: Was ist erlaubt, was nicht?

Ich will im folgenden Kapitel einige der »gängigen« Übergriffe von Patienten beschreiben und die Frage diskutieren, ob wir dies zulassen können oder nicht. Anschließend werde ich darauf eingehen, wie wir Übergriffe verhindern beziehungsweise wie wir intervenieren können.

Zunächst gibt es eine *Grundregel:* Alles, was Sie nicht wollen, dürfen Patienten nicht an Ihnen »vollziehen«!

Dazu gehören Berührungen, verbale Beleidigungen, das Herumsuchen in Akten oder gar in Ihren Schränken und so weiter – die Liste bleibt unvollständig; sie hängt individuell von den Bedürfnissen jedes Einzelnen ab.

Im Folgenden werde ich einige der bekanntesten Übergriffe darstellen und diskutieren.

Der Patient »sieht sich in der Praxis um«, als wäre er hier zu Hause.

Ich denke, dies dürfen wir nicht zulassen. Erlaubt und auch erwünscht ist das Umblicken im Therapiezimmer und vielleicht das Betrachten von Bildern, die im Wartebereich an der Wand hängen. Aber das Aufsuchen der Therapeutenteeküche oder anderer Nebenräume gehört sicherlich zu den Übergriffen. Wie geht man damit um? Am besten mit einer abgrenzenden, aber deutlichen, humorvollen Klarstellung: »Aha, Sie tun ja schon so, als wären Sie hier zu Hause!« Ich will nicht verhehlen, dass es häufig nicht gelingt, den nötigen Abstand in einer solchen Situation zu haben, um humorvoll reagieren zu können. Dann ist auch eine Klarstellung erlaubt wie: »Das sind meine Privatbereiche; dort bitte nicht hineingehen.« Eine humorvolle Klarstellung hat jedoch den Vorteil, dass der Therapeut damit seine Souveränität verdeutlicht.

»Darf ich mal ...?« Der Patient hängt uns fast auf der Pelle, wenn wir den Termin vergeben wollen. Am liebsten würde er den Kalender nehmen und uns sagen: »Hier ist doch noch eine Lücke ...« Dann müssten wir mit ihm diskutieren, ob das tatsächlich eine Lücke ist oder ob diese »unverschämterweise« für private Zwecke vorgesehen war. Aber vielleicht nehmen wir uns auch das Recht heraus, einen schwierigen Patienten nicht hinter einem oder gar mehreren anderen schwierigen Patienten einzuplanen. Abgesehen von der Schweigepflicht, die wir damit verletzen würden, wenn der Patient andere Namen erspäht, ist es eine deutliche Grenzverletzung, die man wie folgt behandeln kann: »Mhm, gleich sitzen Sie auf meinem Schoß, und dann können wir gemeinsam nach Terminen suchen ...«

Der Patient sucht nach »Schreibmaterial« oder öffnet ungefragt das Fenster und so weiter. Auch das sind grenzwertige Übergriffe, die jeder für sich entscheiden muss. Liegen auf dem Schreibtisch »sensible Daten«, müssen wir es dem Patienten verbieten, sich dort einen Kugelschreiber zu suchen oder Ähnliches. Das Öffnen des Fensters oder das Einschalten des Lichts kann auch ein Hinweis auf eine mangelnde Subjekt-Objekt-Differenzierung zwischen Therapeut und Patient sein. Hier kann es sinnvoll sein, den Patienten damit zu konfrontieren, um die Grenze zu etablieren. *Ein »jovialerer« Umgang des Patienten mit uns kann das therapeutische Arbeitsverhältnis auflösen!* Am liebsten würden sich Patienten, die den Wunsch danach haben, so verhalten, wie sie es bei einem Freund tun, der sagt: »Fühl dich wie zu Hause!«

Die Liste ließe sich sicherlich noch weiter ergänzen; dies soll nur exemplarisch den Umgang damit verdeutlichen. Grenzen, so kann ich nur immer wieder betonen, sind im therapeutischen Arbeitsverhältnis wichtig, um dem Patienten stets aufs Neue die Funktion unserer Person zu verdeutlichen: Wir sind ein passageres Hilfs-Ich des Patienten. Wir sind kein Freund; es ist keine Freundschaft, die auf Dauer angelegt ist: Wir üben nur eine *Funktion* aus – auch wenn das Verhältnis sehr intim, vielleicht sogar intimer als alle bisher bekannten Bindungen, sein kann.

25.3 Gewalttätige Patienten

Wenn ich in einem anderen Kapitel gesagt habe, dass der Suizid eines Patienten die größte Angst auslösende Handlung für einen Therapeuten ist, so muss ich dies hier relativieren: Es ging um die realistischerweise auftretenden Möglichkeiten. Vor *gewalttätigen* Patienten haben die Therapeuten am meisten Angst. Aber ich kann Sie beruhigen: Es kommt wirklich äußerst selten vor. In diesem Fall ist größtes therapeutisches Können, höchstmögliche Ich-Stärke und schlimmstenfalls auch körperliche Stärke gefordert. Häufig sind es nur Gewaltandrohungen, die Patienten ausstoßen, die aber in manchen Fällen Durchbruchcharakter bekommen können. Wichtig ist, dass wir *uns* schützen. Unser Mobiliar ist ersetzbar. Wie man in solchen Fällen interveniert, möchte ich an dem Beispiel einer Drohung, die eine Patientin gegen mich ausgestoßen hat, behandeln.

Diese hysterische Patientin sagte mir in einer Stunde einmal: »Ich möchte mal sehen, wie Sie reagieren, wenn ich mir hier die Klamotten zerreiße, mehrmals mit dem Kopf gegen die Wand stoße und anschließend zur Polizei gehe und Sie anzeige.« Darauf habe ich gesagt: »Ja, das können Sie tun. Und damit hätten Sie mich ruiniert. Sie hätten endlich einmal Macht über mich, und ich wäre der Ohnmächtige, der Leidende – derjenige, der sich klein fühlen muss, während Sie sich stark und mächtig fühlen. – Aber: Wollen Sie das wirklich? Oder sollten wir uns vielleicht einmal über unser Verhältnis unterhalten und gucken, *warum* Sie sich so ohnmächtig und klein fühlen?« Ähnlich können wir mit Gewaltdrohungen des Patienten direkt in der Stunde umgehen.

In einer anderen Situation kündigte mir ein Patient an, dass er in dieser Sitzung mein Mobiliar »kurz und klein« hauen würde. Ich sagte ihm, dass ich unter diesen Umständen die Sitzung nicht abhalten könne – woraufhin der Patient hiervon Abstand nahm.

In Gruppensitzungen kann es manchmal notwendig sein, sich tatsächlich körperlich zwischen zwei außer Kontrolle geratene Menschen zu stellen. Bisher war dies in meiner Praxis nur zweimal notwendig:

Einmal wollten sich zwei Männer an die Gurgel gehen, waren bereits aufgesprungen, und ich habe mich einfach dazwischengestellt und die beiden gebeten, sich wieder zu setzen: Dies sei eine Gruppensitzung und kein Boxring.

In einem anderen Fall brüllten sich ein Mann und eine Frau dermaßen an, dass ich meinen Stuhl in die Mitte der Gruppe zwischen die beiden gerückt habe, um dies zu unterbinden. Damit das »Theater« nicht auf dem Weg zum Parkplatz weiterging, habe ich einen der Patienten – in diesem Fall die Frau – gebeten, am Ende der Stunde noch fünf Minuten zu warten, damit sie ihm nicht begegnete.

25.4 »Den bring ich um«: Der Patient droht anderen Gewalt an

Grundsätzlich unterliegen wir der Schweigepflicht. Eine Ausnahme sind die oben genannten suizidalen Krisen eines Patienten, aber auch von ihm ausgehende Gefahren für andere. Wenn ein Patient zum Beispiel einen Bombenanschlag oder den Absturz eines Flugzeuges ankündigt oder den Totschlag eines anderen, sind wir verpflichtet, zu handeln. Nach offizieller Rechtsauffassung müssen wir das »mildeste Mittel« wählen, die Schweigepflicht zu durchbrechen, das dem Patienten am wenigsten schadet. So empfehlen die Psychotherapeutenkammern, dass man zum Beispiel den Betroffenen warnen kann, statt die Polizei anzurufen. Ich bezweifle, ob dies ein wirklich guter Weg ist.

Was ist, wenn der Betroffene dann von sich aus »Maßnahmen« ergreift und vielleicht zum Präventivschlag ausholt, um sich zu schützen? Ich glaube, dass wir in solchen Fällen nicht umhinkommen, die Polizei zu informieren. Wir können dies auch indirekt zum Beispiel über einen Pfarrer tun, der ebenfalls der Schweigepflicht unterliegt, damit die Polizei nicht erfährt, dass der Patient in psychotherapeutischer Behandlung ist. Aber wir sollten immer einem Grundsatz folgen: Hilfe brauchen sowohl die betroffenen potenziellen Opfer als auch der Patient. Denn die Ankündigung des Patienten, so etwas zu tun, ist genauso ein Hilferuf wie eine Suizidankündigung.

Der Patient möchte eigentlich von uns geschützt werden, statt sich und anderen zu schaden. Und diese Aufgabe müssen wir ernst nehmen. Primär müssen wir natürlich die Betroffenen schützen, dann den Patienten; als Drittes aber auch das therapeutische Arbeitsverhältnis: »Ich finde es sehr mutig und auch richtig von Ihnen, dass Sie mir das mitteilen. Das zeigt, dass Sie Vertrauen in unsere Arbeit haben. Ich spüre die Verzweiflung und die Not, in der Sie sich befinden, aber auch Ihre Wut, und kann vielleicht sogar nachvollziehen, dass Ihnen solche Gedanken kommen. Wir müssen jetzt alles tun, damit wir Sie schützen. Und das müssen wir, indem wir auch die Betroffenen schützen. Was, meinen Sie, wäre der beste Weg?« Auch wenn Sie stutzen, dass ich hier die Reihenfolge etwas verändert habe, so ist dies im Sinne der Intervention und nicht der Intention. Indem ich das Wort »wir« statt »ich« oder »Sie« verwende, versuche ich, das therapeutische Arbeitsbündnis und die therapeutische Ich-Spaltung und Verbündung mit meinem Ich als Hilfs-Ich zu stärken. Gegebenenfalls kann es ausreichen, dass der Patient mir die Waffe, die er für die Tat vorgesehen hatte, aushändigt. Handelt es sich um eine illegale Waffe, werde ich den Patienten darüber informieren, dass ich diese Waffe anonym der Polizei aushändigen werde. Gegebenenfalls kann ich dies auch tun, indem ich sie anonym zusende oder über einen Dritten, zum Beispiel einen Anwalt, weiterleiten lasse. Ich selbst hatte diesen Fall bisher zum Glück nur zweimal erlebt. Hier hat mir ein Jugendlicher telefonisch angekündigt, dass er einen Widersacher »abstechen« werde. Ich hatte darüber schon in Kapitel 9.4.4 berichtet.

In einem zweiten Fall teilte mir ebenfalls ein aufgebrachter Jugendlicher mit, dass er nach der Stunde einen anderen, der übles Zeug über ihn geredet habe, abstechen werde. Auf meine Frage, wie er dies tun wolle, zeigte er mir ein Schweizer Taschenmesser. Dies zählt zwar nicht zu den verbotenen Waffen, ist jedoch nicht weniger gefährlich in der Hand eines Menschen mit Kontrollverlust. Ich forderte den Jugendlichen auf, mir dieses Messer auszuhändigen – was er verweigerte. Ich habe ihm dann sehr eindringlich und zugegebenermaßen »nicht nondirektiv« klargemacht, dass ich ihn nicht gehen lasse, wenn er mir dieses Messer nicht aushändige. Dies hat er dann auch getan. In diesem Fall war es nicht notwendig, das Messer der Polizei zu übergeben; ich habe es den Eltern in Verwahrung gegeben.

25.5 »Schlagende« Argumente: Wenn Patienten handgreiflich werden

Zum Glück kommt es äußerst selten vor, dass Patienten tatsächlich ihre Impulskontrolle verlieren und zuschlagen. Oft trifft es »nur« Verschiebungsobjekte, das heißt, ein Stein fliegt ins Fenster oder die Vase wird umgetreten. Sachbeschädigung ist schon ein schweres Vergehen in der Psychotherapie. Es wäre verständlich, wenn Sie die Therapie jetzt beenden würden. Ich würde eher dazu neigen, dem Patienten klarzumachen, dass dies nie wieder passieren darf und ich ansonsten die Therapie ohne weitere Vorwarnung beenden würde.

Anders sehe ich das bei tätlichen Angriffen. Ich würde empfehlen, den Patienten sofort der Praxis zu verweisen, und ihm (und der Krankenversicherung) dann schriftlich mitteilen, dass ich die Therapie beende. Außerdem würde ich bei schwerer Körperverletzung mit meinem Anwalt absprechen, ob wir eine Strafanzeige erstatten.

Der Krankenkasse dürfen wir die Gründe nicht mitteilen.

Wohl aber, wenn dieser Patient bei einem anderen Therapeuten weitermachen will. Hier könnten wir sogar die Pflicht haben, den neuen Therapeuten vorzuwarnen. Es empfiehlt sich in diesem Fall, Rechtsrat bei einem Anwalt zu suchen, denn wir haben auch eine Sorgfaltspflicht gegenüber den Kollegen.

Kommt der Patient aus einem Resozialisierungsprogramm, hat der Patient die Therapie also als Resozialisierungsauflage bekommen, müssen wir dies dem zuständigen Gericht mitteilen.

Jetzt werden sich einige fragen: Ist das alles ethisch so richtig? Hätten wir nicht mit dem Patienten reden müssen, warum er so wütend ist, statt ihn »rauszuwerfen«? Ich bin hier der festen Meinung, dass genau das therapeutisch falsch gewesen wäre. Zum Realitätsprinzip gehört im Wesentlichen, dass man für seine Handlungen Verantwortung übernimmt. Manche Dinge können repariert (»gekittet«) werden, zum Beispiel durch eine Entschuldigung nach einer Beleidigung, andere nicht. Setzen wir keine klaren Signale oder Grenzen, kommt die falsche Botschaft beim Patienten an. Auch wenn es hart zu sein scheint und ein Patient wieder hinter Gittern landet. Aber das ist eben die Konsequenz dabei. Er kann es ja bei der nächsten Bewährung besser machen.

Gewalt von Kindern und Jugendlichen
Erfahrene Kinder- und Jugendlichen-Psychotherapeuten werden bemerkt haben, dass ich bisher die Gewalt von Erwachsenen gemeint habe. Körperliche Übergriffe kommen bei Kindern auch vor – bei Jugendlichen sind sie eher selten. Wie man mit den Übergriffen von Kindern umgeht, habe ich schon häufiger in Intervisionsgruppen diskutiert. Ein Patentrezept gibt es hier nicht. Wir haben uns auf einen Nenner geeinigt: nach dem Bauchgefühl handeln. Wenn wir mit dem Kind nicht mehr zusammenarbeiten können, dann müssen wir die Behandlung beenden. Mit den Umständen und der Bitte, sich einen anderen Kinder- und Jugendlichen-Psychotherapeuten zu suchen, teilen wir dies den Eltern mit.

Allerdings gibt es noch einen weiteren Gewaltfaktor in der Kinder- und Jugendlichen-Psychotherapie: die Eltern. Meist sind es die verletzten Elternteile und hier in der Regel die Väter, die teils ohnmächtig, teils narzisstisch gekränkt sind, sich ausgeschlossen fühlen und nicht selten paranoid reagieren. In der Regel wird die Gewaltabsicht vorher »angekündigt«, entweder durch einen wütenden Anruf des designierten Attentäters (»Ich schlag alles bei Ihnen zusammen!«) oder durch die Warnung eines Angehörigen (»Mein Vater hat gesagt, er würde nächste Stunde alles bei Ihnen zu Kleinholz verarbeiten.«).

Ein Beispiel: Ich wurde von einer Kindesmutter gewarnt, dass ihr Ex-Mann bei der nächsten Elternsitzung, die ich aus gutem Grund immer getrennt abhielt, gedroht habe, meine Praxis »kurz und klein zu hauen«. Vermutlich hat diese Mutter eine Äußerung von mir aus dem Zusammenhang gerissen, verdreht und als Waffe gegen ihren Ex eingesetzt. So etwas kommt in »frisch zerstrittenen Familien« leider häufig vor.

Als besagter Vater erschien, sagte ich ihm, dass ich gehört habe, er wolle alles bei mir kurz und klein schlagen. Ich bat ihn, ins Besprechungszimmer zu gehen und dort erst einmal alles kurz und klein zu schlagen. Ich würde in meinem Büro warten, er möge mir Bescheid geben, wenn er fertig ist. Das Gesicht des Vaters werde ich nie vergessen. Er war ganz verdutzt.

Vater: »Was? Äh, wie? Nein. Habe ich nicht.«

Therapeut: »Okay, ist mir zu Ohren gekommen. Aber dann können wir ja jetzt gleich ohne Verzögerung anfangen.«

Vater »Ja, äh, ja.«

Therapeut: »Wir sind ja zusammengekommen, um über Ihren Sohn zu sprechen. Ich hätte in diesem Zusammenhang ...«

25.6 Fehler und Kurskorrekturen

In diesem Kapitel geht es um Fehler, die wir im Laufe des therapeutischen Prozesses gemacht haben, und um den Umgang mit der Notwendigkeit von Kurskorrekturen. Ich meine hiermit nicht Kunstfehler, die uns unterlaufen sind, sondern kleinere Fehler, die keine ernsthaften Auswirkungen haben und auch nicht die »Patientenkammer« auf den Plan rufen könnten. Ich spreche hier vielmehr von bewusst getroffenen Entscheidungen, die uns hinterher, wenn der Patient weg ist, als falsch erscheinen. Wir haben beispielsweise dem Patienten zugesagt, ihm ein bestimmtes Attest auszustellen. Im Nachhinein kommen uns Bedenken und Zweifel, und wir kommen zur Überzeugung, dass dies dem Patienten nicht nur nicht nützen, sondern sogar schaden könnte. Viele Therapeuten reagieren mit einer »Schwamm drüber«-Haltung, weil sie sich nicht die Blöße geben wollen, aber vor allem, weil sie sich vor der Auseinandersetzung (Aggressionshemmung!) mit dem Patienten scheuen, wenn sie den Fehler korrigieren. Dabei finde ich dies ganz wichtig – auch im Sinne der Ehrlichkeit und Authentizität der therapeutischen Arbeitsbeziehung.

Wie könnte man damit umgehen? Eine Möglichkeit wäre, zu sagen: »Ich hatte Ihnen letzte Stunde das Ausstellen des Attests zugesagt. Im Nachhinein habe ich große Bedenken bekommen, die ich Ihnen kurz erläutern möchte: (...) Aus diesen Gründen halte ich es für sinnvoller, wenn ich dieses Attest nicht ausstelle.« Wir müssen uns hierfür nicht entschuldigen oder ausführliche Begründungen angeben und auch keine Schuldgefühle entwickeln. Denn wir machen das ja nicht, weil wir keine Lust dazu haben, sondern weil wir ernsthafte und nachvollziehbare Bedenken haben. Dies sollte der Patient natürlich nachvollziehen können, aber er muss es nicht unbedingt genauso sehen wie wir. Allerdings muss er es hinnehmen, denn *wir* verantworten die Behandlung.

Gleiches gilt für Kurskorrekturen. Unter Kurskorrekturen verstehe ich Veränderungen in der Therapieplanung wie einen neuen Fokus oder eine andere Behandlungsmethode. Oder wir stellen fest, dass der Patient offenbar nicht gut mit uns arbeiten kann oder seine Widerstände zu groß sind. Hier sind unbedingt Kurskorrekturen erforderlich, um den Fortgang der Behandlung sicherzustellen. Wir sollten diese Notwendigkeit nicht einfach übergehen, aber auch nicht mit dem Patienten diskutieren oder verhandeln, sondern sie ihm nur erklären. Manchmal gibt es auch Kurskorrekturen anderer Art, die mit der Übertragungssituation und der Prozessdynamik zusammenhängen. So kann es sein, dass ein Patient aus Abwehrgründen immer wieder an einem Thema festhält, während er ein anderes damit geschickt vermeidet. Hier können wir ihn darauf aufmerksam machen, dass wir den Eindruck gewonnen haben, dass das Thema, welches einen so großen Raum einnimmt, vermutlich das andere Thema, das ein stiefmütterliches Dasein führt, verhindern soll, und vorschlagen, dass wir doch lieber das vermiedene Thema in den Vordergrund stellen sollten.

25.7 Therapeutische »Fehler«

»Nur aus Fehlern kann man lernen«, fand Sigmund Freud und hat deshalb die Mittwochsgesellschaft, die erste Intervisionsgruppe der Geschichte, gegründet. Dort sollten nur gescheiterte Behandlungen vorgestellt werden. Er war – meines Wissens – der einzige Therapeut, der ausschließlich »misslungene« Fälle veröffentlicht hat. Danach gab es offenbar nur noch Therapeuten, die nicht so mutig und aufrichtig oder die von der eigenen Schaffenskraft geblendet waren. Vor Fehlern hat jeder Therapeut Angst. Besonders Ausbildungskandidaten sind hiervon betroffen. Sie befürchten, dann von ihrem Supervisor »die Leviten gelesen« zu bekommen.

Ich kann Sie beruhigen: Dies ist nicht meine Absicht hier. Ich verstehe therapeutische Fehler als Fehlleistungen, das heißt: als unbewusste Verstrickung des Therapeuten mit dem Patienten. Es geht hier nicht darum, einen Schuldigen zu finden oder einen Kollegen zu verurteilen, sondern herauszufinden, was zu dem Ganzen geführt hat. Ich bin ohnehin der Meinung, dass wir Therapeuten auch eine »Non-Punishment-Plattform« haben sollten, wie es sie für Pilotenfehler gibt. Auf dieser Plattform können und sollen Piloten ihre Fehler, die sie während eines Fluges gemacht haben, mitteilen und genau beschreiben. Daraus können andere Piloten, die Aufsichtsbehörde und die Flugzeughersteller Verbesserungsmaßnahmen ableiten. Dies setzt jedoch voraus, dass die Piloten dafür weder von der Fluggesellschaft noch von der Luftaufsichtsbehörde bestraft werden.

25.8 Gegenübertragungsunfälle

In diesem Kapitel möchte ich einige Arten von psychotherapeutischen Fehlleistungen beschreiben, die ich als »Gegenübertragungsunfälle« bezeichne, und die psychodynamischen Hintergründe beleuchten.

Eine der einfachsten Fehlleistungen ist die Doppelbelegung eines Termins. Eine sehr peinliche Angelegenheit, die Therapeuten ungern zugeben, die aber jedem schon mehrfach passiert ist. In unserem Kalender steht nur eine Person – und plötzlich erscheint zum gleichen Termin eine zweite. Dies ist natürlich extrem peinlich. Wie man hiermit umgehen kann, erläutere ich gegen Ende des Kapitels. Doch zunächst zur Psychodynamik. Hier gibt es mehrere Interpretationsmöglichkeiten: Manchmal ist es schlichtweg Überlastung und damit die »Idee« des Unbewussten, nach dem Vorbild des Zahnarztes zwei Behandlungszimmer parallel zu belegen und somit das Dilemma der Überlastung »zu lösen«. Eine andere Ursache kann sein, dass wir uns nicht trauen, einen Patienten nicht anzunehmen und ihm, statt die Probesitzungen zu beenden, einen weiteren Termin geben, obwohl wir dies (unbewusst) nicht wollen. Da liegt die Fehlleistung meistens darin, dass wir vergessen, diesen Termin aufzuschreiben. Da im Kalender wie auch im Unbewussten eine weiße Stelle ist, werden wir den Termin weitervergeben.

Ein anderer Gegenübertragungsunfall sind Namensverwechslungen oder das plötzliche Vergessen des Namens eines Patienten. Beides sind »aggressive« Akte, die sich über das Unbewusste heimlich Zugang zur Außenwelt verschaffen.

Benennen wir einen Patienten mit einem anderen Namen, so wünschen wir möglicherweise, dass der Patient, der den benannten Namen zu Recht trägt, lieber erscheinen sollte als der Patient, den wir falsch betitelt haben.

Vergessen wir den Namen, deutet dies auch auf eine unbewusst wirksame, sich aber noch nicht bewusst gemachte Aversion gegen diesen Patienten hin. Diese muss nicht unbedingt etwas mit der Person zu tun haben, sondern kann auch aus einer allgemeinen Überlastungssituation heraus erfolgen, sodass die Fehlleistung gleichzeitig eine Verschiebung ist. Denn lieber hätten wir den ganzen Termin statt nur den Namen vergessen.

In die gleiche Kategorie fällt eine andere Art von Fehlleistung, die mir häufiger passiert: Ich rechne fest mit einem Patienten – sagen wir, »Herrn A« – und zu meinem Erstaunen klingelt bei mir an der Tür ein anderer Patient – sagen wir, »Frau B«. Ich habe also den falschen Patienten erwartet. Dies fällt psychodynamisch gesehen in die gleiche Kategorie und bekommt damit die gleiche psychodynamische Erklärung wie wenn ich einen Patienten mit dem falschen Namen anspreche.

Gegenübertragungsunfälle sollten uns nicht zu sehr grämen, sondern wie jede Art von Gegenübertragungsreaktion nur dazu bringen, über die Hintergründe und Ursachen genau nachzudenken.

Eine besondere Fehlleistung des berühmten Psychoanalytikers Fritz Morgenthaler möchte ich kurz erwähnen: Er vergaß eines Morgens, beim ersten Patienten die Eingangstür zur Praxis aufzuschließen. Der Patient klingelte, Morgenthaler drückte den Türöffner – und der Patient erschien nicht. Kurz darauf klingelte es wieder, Morgenthaler drückte wieder den Türöffner – dieser Vorgang wiederholte sich einige Male und Morgenthaler war fest davon überzeugt, dass der Patient ein aggressives oder infantiles Spiel mit ihm spielen würde. Also ignorierte er weitere Klingelversuche und ließ den Patienten auflaufen. Erst beim zweiten Patienten wurde ihm deutlich, dass er vergessen hatte, die Haustür aufzuschließen. Auch hier hat das Unbewusste zugeschlagen und diesem Patienten im wahrsten Sinne des Wortes den Weg in die Praxis versperrt. Dieses Fallbeispiel wurde mir von seinem langjährigen Wegbegleiter und Freund Paul Parin persönlich mitgeteilt; aber er wusste nicht, wie Fritz Morgenthaler das Ganze aufgelöst hat.

Wie man das »Doppelbelegungsdilemma« lösen kann, habe ich in Kapitel 9.5.2 bereits dargestellt.

Zum Schluss möchte ich noch kurz eine eigene Fehlleistung, die mir während meiner Lehranalyse passiert ist – nur zum Schmunzeln – erwähnen: Auf dem Weg zur Lehranalyse begegnete mir eine bildhübsche, junge Frau, die mich mit ihrer Anmut und Schönheit in ihren Bann gezogen hatte. Sie sprach mich an, und ich war wie verzaubert. Sie fragte mich nach einer bestimmten Adresse, die in der Nähe lag. Ich beschrieb ihr genau, wie sie dort hinkommen würde. Auf dem Weg zur Lehranalyse war ich immer noch ganz verzückt. Beim Klingeln an der Tür meines Lehranalytikers fiel es mir auf – und ich erschrak: Ich hatte ihr nicht den Weg beschrieben, nach dem sie gefragt hatte, sondern den Weg zu mir nach Hause ... – Besonders ärgerlich: Ich war gar nicht zu Hause!

25.9 Verfahrene Situationen retten

Wir hatten in verschiedenen Kapiteln bereits über Schwierigkeiten gesprochen, die in therapeutischen Situationen auftreten. Danach haben wir uns mit möglichen Folgen wie beispielsweise der des Verlustes der therapeutischen Autorität befasst. Trotz größter Vorsicht unterlaufen jedem Therapeuten einmal Fehler. Was ist, wenn ich als Therapeut meine therapeutische Autorität beim Patienten verloren habe – beispielsweise, wenn ich mich zu einem Affekt habe hinreißen lassen oder er etwas Privates über mich erfahren hat, was sich möglicherweise ungünstig auf sein Bild von mir auswirkt? In vielen Fällen wird die Therapie abgebrochen, weil der Therapeut nicht adäquat hierauf reagieren kann.

Andere Therapeuten neigen dazu, auszuweichen, und deuten sofort die Psychodynamik, die (richtigerweise) dazu beigetragen hat, die Situation entstehen zu lassen. Der Patient kann uns Vorwürfe machen oder seine Enttäuschung nonverbal zeigen. Wichtig ist nun, wie der Therapeut damit umgeht. Viele Therapeuten neigen dazu, in solchen Situationen ihre Autorität »gewaltsam wiederherzustellen«, was in der Regel schiefgeht, weil dann die Therapie entweder abgebrochen oder der Patient unterwürfig wird und nicht nachreifen kann. Auch das Überspielen und zu hoffen, dass »Gras darüber wächst«, entpuppt sich als Trugschluss; wissen wir doch, dass das Unbewusste sich solche Sachen merkt. Die vielleicht noch schwachen, gesunden Ich-Anteile des Patienten werden dann von den rebellierenden Anteilen angegriffen und können sich häufig nicht mehr wehren. Aber es ist noch nichts verloren!

Wenn wir unsere Souveränität damit zeigen, dass wir einen Fehler zugeben können und uns vielleicht sogar trauen, zu sagen, dass uns dies nicht hätte passieren dürfen, können wir mit großer Wahrscheinlichkeit darauf hoffen, dass unsere Autorität nicht nur wiederhergestellt, sondern im günstigsten Fall sogar gestiegen ist. Man sollte natürlich auch die psychodynamischen Aspekte des Ganzen betrachten. Wichtig ist dabei allerdings, eine angemessene Pause zwischen dem Eingestehen unseres Fehlers und dem Beginn der Analyse zu lassen, damit die Fehleranalyse nicht unser Eingeständnis kaschiert.

Ein klassisches Beispiel ist es, wenn der Psychoanalytiker in der Therapiesituation einschläft. Wenn Sie als »reiner tiefenpsychologisch fundierter Psychotherapeut« glauben, das könne Ihnen nicht passieren, dann irren Sie sich! Auch im Sitzen kann man müde werden, und der Patient merkt, dass der Therapeut mit der Müdigkeit kämpft. Eine Möglichkeit, auf das Ertapptwerden des Patienten zu reagieren, könnte folgende sein: »Stimmt, ich bin kurz eingenickt. Das hätte mir eigentlich nicht passieren dürfen – da haben Sie völlig recht.« Pause. »Vielleicht können wir uns einmal angucken, wie das passieren konnte.«

25.9.1 Vorbeugen gegen Einschlafen

Mit diesem Thema hat sich auch der Kollege Ralf Zwiebel in seinem Buch »Der Schlaf des Analytikers« beschäftigt. Wir werden hier nicht weiter auf die Ursachen eingehen, die häufig in unterdrückter Aggression bestehen, die der Therapeut »überschläft«, sondern uns mit der Frage beschäftigen, wie wir dem vorbeugen können. Eine Möglichkeit ist es, zu reagieren, bevor wir einschlafen, zum Beispiel so: »Ich frage mich die ganze Zeit, wieso es mir so schwerfällt, Ihnen zuzuhören. Und dabei ist mir aufgefallen, dass Sie diese Geschichte schon zum wiederholten Mal erzählen. Und ich frage mich, ob dies mit (...) [hier kann man keine Universalerklärung geben] zusammenhängen könnte.«

Überhaupt gilt, beim Auftreten von Störungen in unserer Wahrnehmung sofort zu überlegen, welche Ursachen diese haben könnten, und dies immer wieder mit dem Patienten abzugleichen, zum Beispiel mit der Pausentechnik, indem wir den therapeutischen Prozess kurz unterbrechen und mit dem Patienten analysieren, was gerade los ist oder warum die Kommunikation so schwierig ist.

25.9.2 »Da hab ich durch die Finger geschaut« – Dürfen wir gefällte Entscheidungen rückgängig machen?

In unserer Kultur gelten Grundsätze wie: »Ein Mann, ein Wort!« oder »Wer A sagt, muss auch B sagen!« Verbindlichkeit ist ein wichtiger Bestandteil zwischenmenschlicher Beziehungen. Und das gilt – vielleicht insbesondere – auch in der therapeutischen Arbeitsbeziehung. Hier erwarten beide Verbindlichkeit voneinander und das Einhalten von Zusagen. »Wir würden den Patienten nicht ernst nehmen, wenn wir uns an eine Zusage plötzlich nicht mehr hielten«, werden viele denken. Was aber ist, wenn wir einen Entschluss voreilig getroffen haben, sich im Nachhinein neue Umstände ergeben oder wir eine neue Erkenntnis gewonnen haben? Zum Beispiel nach einer Intervisionsstunde oder einer externen Supervision, bei der uns deutlich geworden ist, dass die getroffene Vereinbarung oder Zusage nicht förderlich ist? Oder wenn wir uns mit der getroffenen Zusage nicht mehr wohlfühlen? Dies kann zum Beispiel eine zusätzliche Stunde am Freitagabend gewesen sein, die wir voreilig vergeben haben. Jetzt merken wir aber, dass wir gar keine Kraft mehr haben, weil wir im Grunde genommen auch keine Lust mehr haben, um diese Zeit zu arbeiten. Nur halbherzig würden wir uns in die Therapiesitzung quälen und unser Blick würde ständig zum Minutenzeiger der Uhr wandern in der Hoffnung, dieser möge sich schneller bewegen. Damit nehmen wir den Patienten aber erst recht nicht ernst – selbst wenn wir die einmal gemachte Zusage einhalten.

Es gibt auch andere Dinge, die wir im Nachhinein bereuen können: etwa ein zwischen Tür und Angel gegebenes Versprechen, eine bestimmte Sache zu bescheinigen (→ Kapitel 20.2). Dürfen wir eine solche Entscheidung rückgängig machen – oder sind wir verpflichtet, uns daran zu halten, weil wir sonst das therapeutische Verhältnis gefährden?

Sie dürfen Ihre Entscheidung nicht nur widerrufen – ich finde, Sie *müssen* es manchmal sogar! Denn nur so nehmen wir den Patienten und unsere Beziehung zu ihm ernst. Wichtig ist es, die Entscheidung nicht einfach rückgängig zu machen, ohne mit dem Patienten zu sprechen, beziehungsweise dem Patienten nicht einfach nur mitzuteilen, dass man es nicht machen werde. Es erscheint mir immens notwendig, dem Patienten zu verdeutlichen, dass wir es uns gründlich überlegt haben, und ihm die Gründe darzulegen, *warum* wir uns umentschieden haben: »Ich habe Ihnen voreilig zugesagt, eine Bescheinigung auszustellen, dass Sie für den Beruf aus psychischen Gründen ungeeignet sind. Im Nachhinein ist mir nicht wohl bei dieser Entscheidung und ich kann Ihnen dies nicht reinen Gewissens attestieren.« Erläutern Sie dem Patienten, warum Sie der Meinung sind, dass es für ihn vielleicht sogar schädlich sein kann. Beschreiben Sie ihm, dass Sie sich in einem Dilemma befinden, sich jedoch klar entschieden haben. Akzeptieren Sie gegebenenfalls den Ärger und die Verdrossenheit des Patienten – was ich in solchen Situationen allerdings noch nie erlebt habe. Meist sind die Patienten sehr einsichtig und oft sogar froh, dass wir uns Gedanken gemacht und vielleicht verhindert haben, dass ein Stein ins Rollen gebracht worden wäre, der nicht mehr aufzuhalten gewesen wäre.

Fazit: Scheuen Sie sich nicht, einmal getroffene Vereinbarungen, hinter denen Sie nicht mehr stehen können, mit dem Patienten neu zu verhandeln. Dies gilt allerdings nicht für Rahmenbedingungen: Diese sind für beide Seiten »heilig«!

26 Verwaltungsarbeit

Auch wenn Psychotherapeuten dies ungern wahrhaben wollen, erfordert eine psychotherapeutische Praxis eine Menge an Verwaltungsarbeit und -aufwand. Zu Beginn der Tätigkeit hat man das Gefühl, dass jeder Patient komplexe und völlig unterschiedliche Anforderungen an uns stellt, die sich nur in wenigen Punkten gleichen. Im Laufe der Zeit wird man feststellen, dass dies nicht der Fall ist, sondern dass vielmehr die Abläufe für jeden Patienten nahezu identisch sind: Wir brauchen bestimmte Unterlagen wie den Konsiliarbericht, evtl. einen Klinikbericht und das Antragsformular. Darüber hinaus gibt es verschiedene Pflichten und Notwendigkeiten wie das Aufklären des Patienten über die Therapie an sich, aber auch das Besprechen der Rahmenbedingungen – insbesondere die Ausfallregelung, welche die meisten Therapeuten gerne ausfallen lassen würden.

Häufig vergessen Psychotherapeuten den einen oder anderen Punkt. Interessanterweise nimmt dieses Phänomen im Laufe der Berufserfahrung zu. Wie kommt es, dass wir sozusagen »wie im Schlaf die Dinge abarbeiten« – und dann manches »vergessen«? Piloten haben Checklisten, die jeder erfahrene Pilot vermutlich im Schlaf herunterbeten kann; trotzdem benutzen sie diese immer noch vor jedem Flug. Dies soll verhindern, dass ein Punkt vergessen und damit übersprungen wird – was im Flugzeug fatale Folgen haben kann! Bei uns sind die Folgen weniger fatal; denken die meisten jedenfalls. Natürlich lösen wir, wenn wir vergessen, den Konsiliarbericht einzufordern oder den Klinikbericht noch immer nicht bekommen haben, keine Katastrophe aus. Aber es behindert unsere Arbeit sichtlich: Wir müssen einer Sache hinterherlaufen, haben vielleicht die Therapie schon begonnen und sind mental und psychisch von solchem Kleinkram absorbiert.

Es ist nicht die Vergesslichkeit oder die Zerstreutheit, die viele vielleicht dahinter vermuten würden; es ist ein ganz anderes Phänomen: Sobald wir uns in der Übertragung mit dem Patienten befinden, »schwingt« unser Unbewusstes mit. Dann sind wir häufig nach den Stunden durcheinander, unkonzentriert, fahrig und machen Fehler. Erfahrene Kollegen kennen das Phänomen: Sie vergessen, etwas Wichtiges für den Patienten aufzuschreiben, tragen den Termin am falschen Tag ein, heften den Bericht in einer falschen Akte ab, um Monate später am eigenen Verstand zu zweifeln und an der Suche zu verzweifeln. Wir haben in der Regel nur zehn Minuten Zeit, um uns wieder zu sortieren. Häufig ist es weniger, wenn der nächste Patient sich schon in unser Unbewusstes »hineinklingelt«. Dann haben wir – ob wir es wollen oder nicht – gleich mit zwei Übertragungen zu kämpfen, denn sobald der zweite Patient in der Praxis drin ist, ist er auch in uns »drin«.

Um solchen Fehlern vorzubeugen, empfehle ich eine akribische Selbstkontrolle. Ja, das ist zwanghaft – aber eben auch hilfreich. »Checklisten« helfen, nichts zu vergessen, wenn wir sie – wie Piloten – Punkt für Punkt abarbeiten und dokumentieren.

Die oberste Maxime, unter die wir die nächsten Überlegungen stellen, sollte sein, dass die Verwaltungsarbeit so effizient und effektiv wie möglich sein sollte. Sie sollte uns möglichst wenig belasten und am »Pareto-Prinzip« orientiert sein, also möglichst wenig Aufwand bei maximal möglichen Ergebnissen erreichen. Es hat schon einen Grund, warum wir nicht Verwaltungsbeamte, sondern Psychotherapeuten geworden sind: Die Akten und die Verwaltungsarbeit sind »lästiges Beiwerk«, und das sollte so knapp wie möglich gehalten werden, um uns nicht vom Wesentlichen der Arbeit abzulenken.

27 Therapeutisches Selbstverständnis

27.1 Von Psychologie und Pädagogik hat jeder Ahnung – warum unser Beruf so belächelt wird

Unser Beruf genießt kein hohes Ansehen. »Ist doch nur zuhören. Kann ich auch.« »Was, so viel Geld für eine Stunde Plaudern?« Sowohl bei anderen Menschen als auch bei Ärzten, mit denen wir oft zusammenarbeiten, und sogar bei den Gesundheitspolitikern zählen unsere Bemühungen wenig, werden belächelt oder sogar abgewertet. Viele meinen, sie könnten unsere Arbeit ohne Ausbildung, Selbsterfahrung oder Supervision leisten. Und dann wird der psychotische Angehörige erst einmal drei Tage selbst behandelt. Man versucht, ihm seinen Wahn auszureden, macht es dabei immer schlimmer. Alle in der Familie helfen oft mit – Familientherapie einmal andersherum. Spätestens dann, wenn der »Behandelte« die Tapeten von den Wänden reißt, um die versteckten Wanzen unschädlich zu machen, und das Ganze mit Polizei und Notarzt beendet werden »muss«, sind alle gezwungen, sich ihrer Ohnmacht und ihrer Dämlichkeit bewusst zu werden. Ähnlich ergeht es Familien mit anorektischen Familienangehörigen.

Dabei fußt dies nicht auf Größenwahn, eher auf einer Geringschätzung, deren Ursachen ich noch benennen werden. Es ist eine ähnliche Gleichsetzung, wie sie sicherlich viele einem medizinischen Fußpfleger angedeihen lassen würden. Die Fußnägel kann ich mir selbst schneiden und mit einer Hornhautfeile kann ich auch umgehen. Es ist purer Luxus, wenn ich dahin gehe. Notwendig ist das nicht. Ist wie ein Restaurantbesuch.

Würde jemand auf die Idee kommen, er könne eine Blinddarmoperation zu Hause selbst durchzuführen, würde man ihn für verrückt erklären. Fragen Sie mal einen Chirurgen, so schwer ist das nicht.

Aber es kommt noch dicker. Andere Menschen wissen es meist sogar besser als wir. »Depression? Der sollte einfach Sport machen.« Sport kann niemandem schaden, aber es ist ebenso Blödsinn, als würden wir jemandem mit Zahnschmerzen empfehlen, ins Kino zu gehen.

Es gibt aber auch »fachlich-freche« Einmischungen von Patienten, häufiger von Angehörigen. »Warum dauert das so lange? Vielleicht solltest du den Therapeuten wechseln.« »Warum hat der nur einmal pro Woche für dich Zeit?« »Warum fährt er nicht Straßenbahn mit dir?«

Müssen wir alles über uns ergehen lassen. Würden wir in einem Operationssaal aufkreuzen und dem Chirurgen sagen, wo er schneiden soll? Nur wenn wir gerne Zeit im Gefängnis oder in der Psychiatrie verbringen.

Würden wir, um ein weniger gefährliches Feld zu benennen, uns in eine Physikvorlesung schleichen, um dort an die Tafel zu stürmen und die Formel des Professors zu »verbessern«?

Was sind die Gründe dafür?

Ich glaube, vielen machen die unbewussten Vorgänge eher Angst und sie vermeiden sie, als dass sie Lust bekämen, diese zu entdecken und zu entschlüsseln. Träume sind kryptisch und angsteinflößend. Und jeder Mensch hat schon einmal, zumindest bei anderen, miterlebt, wie es ist, »den Verstand zu verlieren« oder in einen Wahn zu verfallen. Und jeder fürchtet sich vor Amoktätern, die »den Verstand verloren haben«.

Die Erkundung der eigenen Psyche ist für die meisten Menschen ein intellektueller Blindflug, geprägt von Ohnmacht und Angst vor dem Ungewissen, dem Unbekannten und dem Unkontrollierbaren der Seele. Deshalb haben auch viele Menschen Angst vor Psychotherapeuten. Denn die könnten herausfinden, dass ich »verrückter« bin, als ich glaube. Und schwuppdiwupp finde ich mich in einer Gummizelle wieder, vielleicht für den Rest meines Lebens, weil der Therapeut die »Leichen aus meinem Keller« ausgegraben hat. Und vielleicht lauert dort, tief versteckt, ein Attentäter, Giftmischer oder Amokläufer.

Eine weitere Angst ist die Befürchtung, Therapeuten könnten einen »umgarnen«, mit ihren Psychokniffen einen anderen Menschen aus mir machen. Vielleicht einen total angepassten Spießbürger oder einen unsozialen, verschrobenen Einzelgänger oder weiß der Kuckuck was noch.

Im mildesten Fall sieht der Therapeut in mein Innerstes, als wäre ich aus Glas. Er durchschaut mich. Erfährt meine schlimmen Gedanken. Weiß, dass ich eigentlich doch kein netter Zeitgenosse bin – jedenfalls manchmal oder in meiner Fantasie.

Durch derlei Befürchtungen werden Therapeuten größer gemacht, als sie es in Wirklichkeit sind. Da ist es doch besser, man stempelt sie zu lächerlichen Deppen ab. Verspottet sie. Und wir können es nicht ändern, müssen es ertragen. Ich versichere Ihnen, das ändert sich schlagartig, wenn diese Menschen eine Therapie gemacht haben. Spätestens am Ende.

27.2 Gibt es einen Unterschied zwischen ärztlichen und psychologischen Psychotherapeuten?

Wenn wir uns mit diesem Thema beschäftigen, werden wir schnell feststellen, dass es sich um eine sehr alte Auseinandersetzung handelt: Zu Freuds Zeiten war der Psychotherapeut ein spezialisierter Arzt. Schon sehr früh ahnte und erkannte Freud, obwohl er in seinen Büchern immer von der »ärztlichen Behandlung« spricht, dass Psychotherapie keine genuin medizinische Behandlung ist, die ärztliche Handlungen erforderlich macht, die wiederum einer medizinischen Ausbildung bedürfte, um sie fachgerecht ausüben zu können, sondern dass der Beruf des Psychotherapeuten extra erlernt werden musste und dass nahezu jeder Vorberuf dazu geeignet sei, den Beruf des Psychotherapeuten zu erlernen. Berühmte Beispiele dafür, dass es letztlich keine Rolle spielt, sind Erik H. Erikson und Sudhir Kakar. Freud setzte sich auch mit der Diskussion, dass damals die »nicht-ärztlichen« Psychotherapeuten als sogenannte »Laienanalytiker« gebrandmarkt wurden und als nicht voll qualifizierte Therapeuten marginalisiert werden sollten, intensiv auseinander.[52] In Deutschland haben sich als Grundberufe (für den Erwachsenen-Psychotherapeuten, unter Kinder- und Jugendlichen-Psychotherapeuten habe ich von solchen »Grabenkriegen« nie erfahren) der (Diplom-)Psychologe und der Arzt etabliert. In die Position der Laienanalytiker gerieten hier die heilpraktisch tätigen Psychotherapeuten, die keinen Grundberuf haben mussten, aber weder von den Krankenversicherungen noch in der etablierten Fachwelt der psychotherapeutisch Tätigen anerkannt wurden und auch heute noch ein Schattendasein führen. Das alte Kassenrecht, das vor dem Psychotherapeutengesetz bis 1998 galt, unterschied zwischen »ärztlichen« und »nicht-ärztlichen« Psychotherapeuten. Obwohl die Richtlinie von den sogenannten »nicht-ärztlichen« Psychotherapeuten die gleiche psychotherapeutische Ausbildung verlangte wie von den ärztlichen, sah sie die nicht-ärztlichen Psychotherapeuten als unfähig an, selbstverantwortlich zu handeln. Sie galten als »Heil-Hilfspersonal« wie Diätassistenten oder Arzthelferinnen und durften nur »unter Aufsicht« eines ärztlichen Psychotherapeuten arbeiten. Dieser sollte Teile seiner Patientenschaft an den nicht-ärztlichen Psychotherapeuten überweisen und die therapeutische Aufgabe an diesen delegieren und überwachen. Abrechnen durfte diese Leistung nur der Arzt, der dem nicht-ärztlichen Psychotherapeuten dann seinen Anteil überwies (nicht selten mit »Abzügen«).

Faktisch sah es aber so aus, dass die Patienten vom nicht-ärztlichen Psychotherapeuten zum ärztlichen geschickt wurden, damit dieser die schon begonnene psychotherapeutische Arbeit »nachträglich delegieren« konnte. Eine Aufsicht der Arbeit des nicht-ärztlichen Psychotherapeuten ist meines Wissens niemals erfolgt. Wie sollte dies auch vonstattengehen? Indem der Arzt bei Sitzungen dabeisitzt? Lassen wir das und verbuchen es als »Pfründe sichernde Tricks«, die zum Glück der Vergangenheit angehören, zumal viele ärztliche Psychotherapeuten dieses Verfahren unwürdig, lästig und unangemessen fanden und selbst für die Abschaffung des sogenannten »Delegationsverfahrens« plädierten.

Im Zuge der Pfründe sichernden Verhandlungen bei der Entstehung des Psychotherapeutengesetzes, das in den 1990er-Jahren nach mehr als 20-jähriger Ruhezeit (der erste Entwurf von 1976 verschwand alsbald in der Schublade) plötzlich verabschiedet werden sollte, mussten die Ärzte ihr Vorrecht abgeben, da neben Ärzten und Zahnärzten eine dritte approbationsberechtigte Gruppe (= zur eigenständigen, selbstverantwortlichen heilkundlichen Tätigkeit Berechtigte), nämlich die der Psychotherapeuten, geschaffen werden sollte. Um ihre vermeintliche »Höherqualifizierung« in der Außendarstellung zu sichern, sollten sie auf die bisher übliche Unterscheidung in ärztliche

52 Freud 1927, S. 207–284.

und nicht-ärztliche Psychotherapeuten bestehen. Man muss kein Psychologe sein, um zu erkennen, dass der Zusatz »nicht« eine Ausschlusskennzeichnung, eine Markierung der Nichtqualifizierung ist, die diese Berufsgruppe der Minderqualifizierung gebrandmarkt hätte und ein Zweiklassensystem der Psychotherapie geschaffen hätte. Der Kompromiss war dann die Unterscheidung in psychologischer und ärztlicher Psychotherapeut.

Damit haben sich die Ärzte eventuell ein Eigentor geschossen. Denn Laien, die häufig nicht einmal den Unterschied zwischen Psychiater und Psychotherapeut kennen, haben oft die Vorstellung, dass die ärztlichen Psychotherapeuten (eher) mit Medikamenten arbeiten, während die psychologisch psychotherapeutisch Tätigen das Gespräch nutzen. Allein schon die Tautologie lässt vermuten, dass diese Berufsgruppe das vorrangige Interesse an der Psyche damit besonders unterstreichen will. Am Rande gesagt: Der Aufklärungsgrad in der Bevölkerung über das, was Psychotherapie wirklich ist, ist äußerst gering. So denken viele, wenn sie sich zwischen Verhaltenstherapie und tiefenpsychologischer Psychotherapie (Psychoanalyse kennen die meisten oft gar nicht mehr) entscheiden sollen, dass die Verhaltenstherapie für Menschen geeignet ist, bei denen »etwas mit ihrem Verhalten nicht stimmt«, die Tiefenpsychologie, wenn etwas »in der Tiefe festsitzt«, also »aus der Kindheit stammt«. Meiner Ansicht nach sollte lieber eine Unterscheidung in »lernorientierte dynamische Psychotherapie« und »psychodynamische (konfliktorientierte) Psychotherapie« getroffen werden.

Aber wir sollten auch diesen Gedankenpfad verlassen, denn er beschäftigt sich mit einer alten, verschobenen Geschwisterrivalität von zweieiigen Zwillingen, die weder so noch hier gelöst werden kann und hier auch gar nicht gelöst werden soll oder muss.

Ich möchte eher einmal kurz die Frage der psychischen Unterschiede beider Berufsgruppen betrachten. Und dies besonders unter dem Gesichtspunkt, wie die beiden Gruppen den Menschen betrachten und welche Auffassung sie von der Arbeit »am Menschen« haben.

Dazu möchte ich etwas aus eigener Erfahrung beitragen.

Bereits auf dem Gymnasium beschäftigte mich das Thema Berufswahl sehr. Dazu muss ich sagen, dass ich schon mit 13 Jahren den Beschluss gefasst hatte, Psychoanalytiker zu werden. Ich war mir jedoch zunächst unsicher, ob ich Medizin oder Psychologie studieren sollte. Schon früh hatte ich die Psychologie präferiert, weil sie meiner Neigung zum Nachdenken und meinen philosophischen und existenziellen Fragen des Lebens, die von meinem Vater gefördert wurden, näherkamen als postkindliche Größenfantasien eines ärztlichen Universalretters.

Als ich im Fach »Arbeitslehre und Berufskunde«, einem der wenigen sinnvollen, wichtigen und für die Lebensführung nützlichen Fächer, einmal eine Exkursion zur medizinischen Pathologie machte, um an der Sektion einer menschlichen Leiche teilzunehmen (in diesem Alter funktioniert die Verdrängung und Verleugnung noch besser, da man sich noch für unsterblich hält), wurde mir schlagartig der Unterschied klar, zumindest vorbewusst, denn ich hatte schließlich noch ein Anrecht auf die üblichen Verwirrungen und Irrungen der Prä- und Postadoleszenz, die ich reichlich ausgekostet habe. Der Arzt legt den (hier toten) Menschen auf einen Tisch, schneidet ihn auf, sucht nach den Abweichungen zum »Normalen« beziehungsweise Gesunden.

Auch den lebenden Menschen behandelt er so. Er versucht durch direkten Kontakt, durch Befühlen, durch Eindringen mit Geräten oder Entziehen von Proben des Körpers der Ursache einer Abweichung oder Krankheit auf die Spur zu kommen. Dann versucht er einen genauen Grad der Abweichung nach vorgegebenen Kriterien festzulegen (Fieber, Blutwerte etc.), um anschließend dem Körper entweder etwas zuzuführen (zum Beispiel ein Medikament) oder etwas wegzunehmen (Tumor, ganzes Organ); oft eine Kombination aus beidem. Diese Betrachtungsweise erschien mir schon sehr mechanistisch.

Bevor wir jedoch zu einer abschließenden Schlussfolgerung der vergleichenden Betrachtung kommen, müssen wir uns der psychologischen Betrachtungsweise der menschlichen Psyche zuwenden. Dass ich den Begriff »Psyche« statt »Mensch« verwende, ist der Realität geschuldet, dass der Psychologe den Menschen weder aufschneiden noch Blut entnehmen kann. Für ihn ist es also unerheblich, was im Körper passiert, denn dieser ist für ihn tabu. Damit hat sich in der Psychologie die Metapher des »Menschen als Blackbox« gebildet: Der Mensch (als Körper) ist wie eine schwarze Box, von der wir nicht wissen, was im Inneren passiert. Wir interessieren uns auch nicht dafür, sondern betrachten nur, was auf der einen Seite hinein- und auf der anderen Seite herauskommt. Beispielsweise sagen wir dem Patienten etwas und beobachten, wie er darauf reagiert. Die sogenannte objektive Psychologie würde nach objektiv feststellbaren, also nachweisbaren (»replizierbaren«) Umständen suchen, wenn sie unterschiedliche Reaktionen auf ein und dieselbe Frage von verschiedenen Personen bekäme.

Als psychoanalytisch Denkende würden wir uns nicht damit zufriedengeben, die Umstände zu ermitteln, unter denen bestimmte Antworten zustande kommen. Wir wollten mehr über die inneren Prozesse wissen, die dazu geführt haben. Freud hatte zunächst noch die Idee, dass er eines Tages vom gedanklichen zum physiologischen Verstehen kommen, also nachweisbare und replizierbare Prozesse im Nervensystem finden würde. Er gab dies jedoch rasch auf, weil er erkannte, dass es vermutlich unmöglich, zumindest aber schwieriger werden könnte, als bei der gedanklichen Verstehensarbeit zu bleiben.

So gesehen unterscheiden wir uns in diesem Punkt nicht von den Ärzten: Wir wollen ebenfalls wissen, was innerpsychisch »los ist«, und fügen etwas hinzu – durch unsere Interventionen ebenso wie durch unser gesamtes Verhalten dem Patienten gegenüber, und das unabhängig vom Grundberuf.

Also: Was unterscheidet beide? Ein wesentlicher, evidenter Unterschied ist die unterschiedliche Nähe und Distanz zum Patienten. Zwar ist der Arzt dem Patienten körperlich »näher« (er darf anfassen, eindringen, Schmerzen oder Verletzungen zufügen – alles natürlich nur im Sinne und mit Genehmigung des Patienten), während er den seelischen Problemen eher distanziert und oft hilflos gegenübersteht. Beim Psychologen ist es umgekehrt: Er kann bei den körperlichen Nöten des Patienten nichts Aktives tun und wird den Körper des Patienten in der Regel nicht anfassen, aber dafür bei den seelischen Nöten »sofort zupacken«.

Beide Berufsgruppen können aber eines tun, was unabhängig von der Grundausbildung ist: nach Zusammenhängen zwischen körperlichen und seelischen Symptomen suchen.

In der Regel verschwinden die Unterschiede, die die verschiedenen Grundausbildungen mit sich bringen, im Laufe der Berufserfahrung bei nahezu allen Psychotherapeuten: Nach vielen Jahren der Berufserfahrung sehen Sie nicht mehr, ob jemand vorher Arzt oder Psychologe war.

27.3 Missverständnisse – Verstehen heißt nicht billigen

Dass Psychotherapeuten Verständnis haben – ja, im Grunde genommen alles verstehen –, ist nicht nur gängiger Berufsethos der Psychotherapeuten selbst, sondern auch im Bild des Therapeuten in der Bevölkerung fest verankert. Der Nimbus des allverstehenden Therapeuten kann einerseits durch die für die Therapie notwendige Grundeinstellung einer gewährenden Haltung erklärt werden. Dass Psychotherapeuten jedoch alles verstehen »müssen«, beinhaltet gleichzeitig bei den Psychotherapeuten häufig die Haltung, dass sie auch alles billigen müssen. Dies entspringt der Vermeidung von Konflikten und der Aggressionshemmung von Therapeuten, die ich in Kapitel 19.2 beschrieben habe. Dabei heißt verstehen nicht unbedingt billigen: Aus der Lebensgeschichte eines Patienten kann ich sicherlich seine Beweggründe für eine gewisse antisoziale Einstellung – im Extremfall Verbrechen – verstehen. Dennoch werde ich diese Haltung nicht unbedingt billigen. Denn gerne verstehen wir das Opfer, wenn es der Patient ist, und missbilligen die Handlung des Täters, wenn es ein Außenstehender ist. Wird der Patient selbst zum Täter, reagieren Therapeuten anders: Sie verdammen die Handlung oder Haltung des Patienten nicht, sondern versuchen, seine Handlungen zu verstehen, was nicht gleichbedeutend ist mit gutheißen: Wir verstehen es zwar, können es aber nicht immer billigen – so zum Beispiel die Weigerung des Patienten, ein Ausfallhonorar zu bezahlen. Verstehen und billigen wir hier gleichzeitig, agieren wir mit dem Patienten und stärken sein maladaptives System.

27.4 Die Täter-Opfer-Falle

Die Täter-Opfer-Falle ist ein Phänomen, das bei vielen Therapeuten auf Unverständnis oder gar Ablehnung stoßen wird. Therapeuten identifizieren sich gerne mit der Opferposition des Patienten. Eine ganze Generation von Therapeuten hing nahezu an den Lippen von Alice Miller, die das Kind für ein unschuldiges Opfer eines bösen Spiels der Erwachsenen hielt und hier keine Einschränkungen machte und nicht einmal die Mitbeteiligung oder Täterschaft der Opfer betrachtete. Therapeuten machen sich damit zu bedingungslosen Anwälten der Patienten und hinterfragen – ähnlich wie ein bezahlter Rechtsanwalt – nicht mehr die andere Seite. Der Patient fühlt sich verstanden und wird seinen Therapeuten dafür lieben. Doch das ist nicht die wahre Motivation der Therapeuten, das Geschehen nicht infrage zu stellen.

Dahinter steckt vielmehr die Angst vor Konflikten mit dem Patienten. Letztlich ist es eine Angst vor der Aggression des Patienten, aber auch eine Angst vor der eigenen Aggression, denn Therapeuten sind in der Regel aggressionsgehemmt. Man müsste es eigentlich genauer ausdrücken: Sie können mit ihren eigenen Aggressionen nicht umgehen, wehren diese lieber ab oder verkehren sie ins Gegenteil. So gesehen ist die Identifizierung mit der Opferschaft des Patienten nichts anderes als eine Reaktionsbildung der aggressiven Anteile des Therapeuten. Gleichzeitig unterscheiden die meisten Therapeuten, die diesem Schema anheimfallen, auch nicht zwischen der manifesten und der latenten Opferschaft des Patienten. Manifest kann der Patient Opfer einer Mobbingaktion geworden sein. Latent hat er vielleicht die anderen provoziert und ist damit latent der Täter.

Wie kommt man hier heraus? Ich verwende hierzu die folgende Technik.

27.5 »Negative« Empathie

Empathie ist eine Grundvoraussetzung zur Ausübung unseres Berufes. Die Fähigkeit, sich in andere hineinzufühlen, also den anderen »zu verstehen«, wird wie gesagt häufig verwechselt beziehungsweise gleichgesetzt mit billigen. Und Empathie heißt für viele Psychotherapeuten, dass der Patient überwiegend – in vielen Fällen sogar ausschließlich – als unschuldiges (= unbeteiligtes) Opfer seiner Lebensumstände gesehen wird. Zu leicht verfallen Therapeuten zum Beispiel Menschen, die angeben, gemobbt zu werden, darauf, diesen alles eins zu eins zu glauben. Aber wir können nie wissen, ob der Patient uns die ganze Wahrheit erzählt, ob er uns überhaupt die Wahrheit erzählt oder ob er die Wahrheit verzerrt sieht und deshalb falsch erzählt. Glauben können wir nur dem Patienten, dass er es so erlebt oder, besser ausgedrückt, »erleben will«.

Natürlich sollen wir auch nicht bedingungslos die Position der anderen übernehmen, also dem Patienten sozusagen gleich die »Schuldrolle« dafür zuweisen, dass er »gemobbt« wird. Wir müssen hier beide Seiten sehen; nur so bekommen wir ein realistisches Abbild seiner Welt. Wenn wir zum Beispiel feststellen, dass ein »gemobbter Patient« sich ständig über die Anderen stellt und ihnen zu verstehen gibt, etwas Besseres zu sein, kann man, wenn man die Empathie auf die Anderen richtet, nachvollziehen, dass sie verärgert sind und vielleicht am Patienten Rache nehmen. Ich spreche in diesem Zusammenhang von wechselseitiger Empathie. Oft wird gesagt, dass der Patient einen »Anwalt« gegen die versagenden und verletzenden Objekte seiner Kindheit benötigt. Das stimmt, er braucht aber einen gerechten, ihn ernst nehmenden und nicht geldgierigen »Anwalt«. In Deutschland verdient jeder Anwalt sein Geld – egal, ob er einen Prozess gewinnt oder verliert. Insofern ist ein Anwalt, der seine Interessen wahrnimmt, einer, der jedem Mandanten recht gibt – und der, der den Mandanten ernst nimmt, einer, der ihm auch einmal sagt, wo er »unrecht« hat oder etwas chancenlos ist. Und dies verstehe ich unter therapeutisch hilfreicher Empathie: wenn wir dem Patienten zwar zunächst glauben, aber es immer noch von der anderen Seite beleuchten.

Kommen wir zurück zu den Gründen, warum Therapeuten eher die Position des Anwaltes einnehmen, der nur »die eine Seite vertritt«. Latent steckt für mich die therapeutentypische Konfliktscheu dahinter, die manifest durch eine weitere Rationalisierung gedeckelt wird. Man will den Patienten nicht verletzen. (Er hat doch schon so viele Verletzungen im Leben hinnehmen müssen.) Aber genau das ist ein Fehler, denn wir wollen den Patienten nicht verletzen, sondern wir sagen etwas, was ihm »nicht in den Kram passt«. Zu leichtfertig wird heute mit den Worten »Verletzung« und »Kränkung« umgegangen – was häufig mit »Respekt« begründet wird. Dabei ist doch deutlich zu sehen, dass der Respekt der Menschen füreinander immer mehr abnimmt. Schülern muss schonend beigebracht werden, dass sie eine Fünf geschrieben haben, Studenten fühlen sich »abgesägt«, weil ein Dozent (im Uni-Massenbetrieb) sie »auf dem Kieker hat« und so weiter. Dabei ist dies eine wichtige Lernerfahrung, die schon im Kindesalter im Wesentlichen abgeschlossen sein und sich im Laufe des Lebens noch verbessern sollte: die Entwicklung der Frustrationstoleranz. Um in dieser Welt überleben zu können, brauchen wir ein großes Maß an Frustrationstoleranz. Und dies bedeutet natürlich auch, dass wir den Patienten mit unangenehmen Dingen konfrontieren müssen. Ich weise Patienten schon vor Beginn der Behandlung darauf hin, dass dies der Fall sein wird; aber dass ich das nicht tue, um sie zu verletzen, sondern weil ich sie ernst nehme. Und nur, wenn wir den Patienten mit diesen unangenehmen Seiten konfrontieren, nehmen wir ihn wirklich ernst. Sehr verletzbaren Patienten kann man es schonend beibringen oder auch die Dilemma-Technik anwenden (vergleiche Kapitel 14.4–2): »Ich werde Ihnen jetzt etwas sagen müssen, wovon Sie nicht gerade begeistert sein werden oder das Sie verletzen könnte. Das ist nicht meine Absicht.«

Eine weitere Methode ist es, Patienten um »Erlaubnis« zu bitten: »Ich würde Ihnen gerne etwas zu dem, was Sie eben erwähnt haben, aus meiner Sicht sagen. Es kann allerdings sein, dass Sie das verletzen könnte und dass es dann eventuell schwierig werden könnte, hier weiterzuarbeiten. Weder das eine noch das andere ist meine Absicht. Deshalb frage ich Sie: Möchten Sie es hören?« Bisher hat kein Patient »Nein« dazu gesagt.

Ich wende diese Methode auch an, wenn ein Patient bereits viele Dinge gehört oder sich an Traumatisches erinnert hat, ich es aber wichtig finde, dass noch ein Aspekt oder eine Intervention erfolgen sollte, um ihn zu fragen, ob er das Nächste auch noch »vertragen kann« oder ob er lieber einen Punkt machen möchte.

Sehen wir bei Patienten »nur ihre Seite«, finde ich, dass diese Art von Empathie eine negative Empathie ist, die nicht wirklich weiterhilft. Wenn wir dem Patienten stets recht geben, ihm quasi »nach dem Mund reden«, verfestigen wir so nur sein neurotisches (Verarbeitungs-)System.

27.6 Die Paradigmenwechseltechnik

Ich halte es für genauso wenig hilfreich und sinnvoll, wenn wir die Position des Patienten einfach umdrehen und ihn zum Täter machen. Vielmehr schlage ich ihm auf der Metaebene vor, einen Paradigmenwechsel mit mir zu versuchen, um das Ganze besser verstehen zu können. Ich sage zum Beispiel: »Sie fühlen sich als Opfer in dieser Sache; aber wollen wir es einfach einmal – vielleicht auch nur probehalber – aus einem anderen Blickwinkel betrachten und uns fragen, ob Sie nicht ein bisschen daran beteiligt sind.«

Eine ähnliche Technik wendet Yalom an. Er hat ihr keinen Namen gegeben. Deshalb nenne ich sie jetzt einmal »Ein-Prozent-Technik« – der Leser wird gleich verstehen, warum. Wenn ein Patient sich völlig als Opfer der Anderen (oder des Schicksals) fühlt, fragt Yalom, zu wie viel Prozent der Andere und zu wie viel Prozent er selbst daran beteiligt ist. Häufig sind Patienten nach seiner Erfahrung dann lediglich bereit, der eigenen Beteiligung ein Prozent zuzugestehen. Yalom sagt dann: »Dann werden wir uns jetzt mit diesem einen Prozent beschäftigen!« Man könnte dem Patienten außerdem klarmachen, dass er die Anderen nicht verändern kann – wohl aber sich selbst. Und dazu ist es wichtig, dass er sich und sein Verhalten versteht.

27.7 Die Aggression der Therapeuten

Nun möchte ich mich mit einem für Therapeuten offenbar schwierigen Thema beschäftigen: der eigenen Aggression. Viel lieber als mit den eigenen Aggressionen beschäftigen wir uns mit denen der Patienten. Viele werden sagen: »Das ist ja auch viel wichtiger.« Dahinter steckt aber eine Verleugnung der eigenen Aggressionen, ebenso wie eine Verleugnung der menschlichen Destruktivität, die auch jedem Therapeuten innewohnt. Therapeuten können ihre Destruktivität natürlich in »helfende Reaktionsbildung« verpacken, die sie dann als Sublimierung verkaufen.

Lassen Sie mich die Aggression unter zwei Aspekten betrachten. Zum einen sind Therapeuten per se aggressionsgehemmte Menschen. Das ist einer der Gründe, weswegen sie diesen Beruf gewählt haben. Die Aggressionshemmung wird im Laufe des Berufslebens noch »verfeinert«. Es wird dann immer schwerer, selbst wütend beziehungsweise angemessen aggressiv zu reagieren. Dies sehen wir immer dann, wenn Therapeuten Forderungen unbezahlter Rechnungen einzutreiben haben. Nur selten wählen sie den Weg zum Anwalt oder zum Gericht, um dem Ganzen Nachdruck zu verleihen. Die therapeutenpersönlichkeitsimmanente Aggressionshemmung macht sich aber auch, wie wir bereits gesehen haben, in vielen anderen Bereichen des therapeutischen Geschehens bemerkbar.

Häufig haben Therapeuten Schwierigkeiten, Grenzen zu setzen oder etwas für sich einzufordern. Beispielsweise berichtete mir ein Kollege, bei dem ein Rechtsanwalt mit seiner Frau zur Paarberatung eintraf, dass dieser sein Honorar von 120 Euro pro Sitzung für unangemessen hoch hielt. Der Kollege diskutierte mit ihm darüber, anstatt ihn hochkant aus der Praxis zu werfen, denn es gibt keinen Anwalt, der unter 200 Euro pro Stunde verlangt. Natürlich »werfen« wir unverschämte Klienten nicht hinaus, sondern verweisen darauf, dass das eben unser Gebührensatz sei.

So hätte man diesem Rechtsanwalt zum Beispiel sagen können: »Ich bin mir sicher, dass meine Kompetenz und die Leistung, die ich erbringe, diesen Preis wert ist.«

Ganz am Rande: Unsere aggressive Hemmung, die sich auch im Außenauftritt, also im Marketing, offenbart, macht einen Großteil unserer gesellschaftlichen und beruflichen Randständigkeit aus. Es stimmt, dass mancherorts ein Malermeister einen ähnlich hohen Stundensatz hat – aber der hat ja auch eine Ausbildung und einen Meistertitel und tut was für sein Geld! Wenn Therapeuten immer nur die bedürfnislosen Gutmenschen sind, werden sie es nie zu etwas bringen und weiterhin jammernd vor dem Gebäude des Spitzenverbandes der Krankenkassen, einem in der Bevölkerung äußerst vertrauten und hochfrequentierten Gebäude, stehen und maulen und mosern. »Die Aktion war doch ein voller Erfolg«, werden viele Kollegen jetzt sagen. – Ja, sie hatte einen ähnlich durchschlagenden Effekt wie einst die Demonstration der Gewerkschaft der Fußpfleger, die aus Gründen des »Kundenschutzes« (nicht des Pfründeschutzes!) ein Berufsgesetz verlangten. Sie erinnern sich sicher noch. Oder?

Beim Thema therapeutische Aggression müssen wir uns außerdem mit Reaktionen befassen, die Patienten bei uns auslösen, und mit den Schwierigkeiten, damit umzugehen. Hier gibt es prinzipiell zwei Wege, auf denen Aggression bei uns ausgelöst werden kann. Den einen nenne ich den *direkten*, den anderen den *induktiven* Weg.

Mit direkter Auslösung von Aggression meine ich eine unmittelbare und für die Außenwelt nachvollziehbare innere Gefühlsreaktion auf etwas, was vom Patienten offensichtlich ausgeht: eine vorwurfsvolle Äußerung, ein anales Machtgezerre, eine unbezahlte Rechnung und Ähnliches. Umstände, die von außen leicht identifiziert werden können und die von den meisten unserer Mitmenschen als natürliche Ursache unserer Aggression angesehen würden.

Mit induktiver Auslösung von Aggression meine ich die unbemerkt ablaufenden Prozesse der projektiven Identifizierung, aber auch den Mechanismus, den ich als *Induktion* beschrieben habe. Hier entsteht die Aggression im Therapeuten, ohne dass dieser einen Grund dafür erkennen kann. Eine projektive Identifizierung zu »entlarven«, erscheint vielen Therapeuten als schwierig. Dabei gibt es eine ziemlich einfache Faustregel: Je weniger ich eine äußere Ursache für meine aggressive Stimmung oder Reaktion erkennen kann und je stärker ich davon überzeugt bin, dass diese Reaktion nur von mir ausgeht, desto eher ist es eine projektive Identifizierung. (Diese Erkenntnis stammt von meinem geschätzten Kollegen Michael Hayne.) Die Frühstörungsanteile bedingen, dass der psychische Apparat des Patienten nicht in der Lage ist, die vergifteten Affekte bei sich in der Schwebe zu halten, geschweige denn zu entgiften oder zu kanalisieren. Er spaltet sie so ab, dass der Therapeut quasi nichts davon merkt. Dies sind latente, vorsprachliche Vorgänge, also bewusst kaum merkliche oder identifizierbare nonverbale Signale, die den Therapeuten in diese Stimmung bringen.

Einen anderen Bereich nenne ich die »depressive Induktion«. Sie kennen sicherlich – und wenn nicht, werden Sie sie noch kennenlernen – die große Müdigkeit, die von depressiven Patienten ausgeht. Diese kann bis zur vollständigen Lähmung führen, sodass so mancher noch so ausgeschlafene Therapeut während der Stunde mit Müdigkeit oder gar Einschlafen zu kämpfen hat. Ähnlich wie bei der projektiven Identifizierung können wir hier keinen rechten Auslöser für unsere Missstimmung entdecken. – Zunächst nicht! Im Gegensatz zur projektiven Identifizierung spüren wir sehr wohl, dass die Signale vom Patienten ausgehen, können sie aber zunächst an nichts festmachen. Bei genauerem Hinsehen ist es aber unser Abwehrsystem, das hier wirksam ist und seine gesamte Kraft dafür braucht, uns daran zu hindern, den Patienten zu erschlagen. – Ja, so heftig können die Reaktionen auf einen Jammer-Depressiven sein, der sich immer wieder als Opfer darstellt und uns mit seiner passiven Aggression auf die Palme bringt.

Wie können wir anders damit umgehen? Die meisten ertragen die Stunde und warten sehnlichst auf das Ende – doch der Sekundenzeiger der Uhr bewegt sich ähnlich langsam und quälend, wie der Bericht des Patienten sich wie eine gallertartige Masse nicht nur im Raum, sondern auch in unserem Inneren ausbreitet. Hier sehe ich zwei Mittel der Konfrontation: zum einen die direkte, verbale, indem wir den Patienten darauf ansprechen, und zum anderen eine nonverbale Intervention.

Kommen wir zur zunächst zur zweiten Gruppe, der nonverbalen Intervention: Hier wäre zum Beispiel ein offenes, lautes Gähnen eine durchaus angemessene Intervention. – Erschrecken Sie nicht; ich weiß, dass viele jetzt denken: »Das ist doch völlig unhöflich und unsensibel!« Dennoch halte ich es für eine gelungene, da aggressive Konfrontation mit der Passivität der Aggression des Patienten. Ich versichere Ihnen, er wird sofort um 50 bis 75 Prozent wacher sein und darauf eingehen. Die einen werden verärgert sein, andere bekommen Schuldgefühle oder sagen, dass sie offenbar der langweiligste und schwierigste Patient für den Therapeuten seien.

Egal, was der Patient sagt: Sie haben jetzt neuen Stoff, über den Sie sprechen können. Noch etwas zum Thema Höflichkeit und Einfühlsamkeit: Was ist im Sinne der Aufrichtigkeit und Ehrlichkeit dem Patienten gegenüber die bessere Reaktion: schweigen und aushalten und abwarten, bis er endlich weg ist – oder das Ganze ansprechen, also ehrlich sagen, dass man aus dem Gespräch raus ist?

Kommen wir nun zu den verbalen Interventionen. Die einfachste ist es, dem Patienten zu sagen: »Ich kann Ihnen nicht mehr folgen.« Und vielleicht noch hinzuzufügen: »Ich werde völlig müde.« Oder: »Sie haben mich abgehängt.« Sie können natürlich auch direkt deuten: »Wissen Sie, ich kann Ihnen gar nicht mehr zuhören, ich werde immer müder und schlafe gleich ein. Das muss irgendwie mit dem zusammenhängen, wie Sie es hier erzählen.« Und dann vielleicht noch hinzusetzen: »Haben Sie schon ähnliche Erfahrungen mit anderen gemacht?« oder: »Womit könnte das zusammenhängen?« Ich versichere Ihnen, kein Patient wird darüber verärgert sein. Wenn Sie dies mit der Dilemma-Technik-Intervention nach Yalom (→Kapitel 14.4–2) kombinieren, kann meiner Ansicht nach nichts mehr passieren: »Wissen Sie, Herr XY, ich bin in einem Dilemma: Ich kann Ihnen kaum noch zuhören, werde immer müder und befürchte, dass ich dem Inhalt Ihres Gespräches gleich nicht mehr folgen kann. Ich will Sie aber auch nicht verletzen, denn ich finde das, was Sie sagen, ist schon wichtig, aber im Moment habe ich ein Problem damit, Ihnen aufmerksam zuzuhören.« Man könnte noch hinzufügen: »Bitte helfen Sie mir!« Oder: »Was sagen Sie dazu?«

27.8 »Meine Eltern sind an allem schuld« – Warum »Elternbashing« nicht weiterhilft

Wir Therapeuten sind es gewohnt, dass Patienten über ihre Eltern schimpfen, sie verdammen, »verprügeln« und so weiter. Nicht selten – es scheint mir eher die Regel zu sein – machen wir Therapeuten hierbei einseitig mit. Es hat seinen Grund, warum sich in vielen Kreisen der Bevölkerung die Überzeugung breitgemacht hat, dass am Ende einer Therapie »immer die Mutter schuld« ist.

27.9 Wie hilfreich ist die Schuldfrage?

Wir kommen damit unmittelbar zu einer ganz wichtigen, menschlichen, aber auch therapeutischen Frage. Patienten scheint es besser zu gehen, wenn ein »Schuldiger« gefunden wurde. Paartherapeuten, aber auch Kindertherapeuten, die mit Eltern arbeiten, können ein Lied davon singen. Und auch in der Einzeltherapie versucht der Patient, einerseits einen Schuldigen zu finden, andererseits alle Schuld von sich zu weisen. Ein wesentlicher Reifungsschritt ist hier der Shift von der Schuld zur Verantwortung. Schuld ist, so pflege ich zu sagen, »etwas für den Sandkasten« oder für den Staatsanwalt. Im Sandkasten geht es um die infantile Haltung, die uns der Patient häufig präsentiert; beim Staatsanwalt um das vorsätzliche Schädigen oder das Außerachtlassen des Schutzbedürfnisses eines Anderen, was der Patient hätte erkennen müssen oder gezielt missachtet hat. So ist es wenig hilfreich, von Schuld zu sprechen, wenn wir dem Patienten helfen wollen, weiterzukommen. Dasselbe gilt für die Frage, wer recht hat. Beides sind narzisstisch-infantile Triumphe, die dem Patienten ein vorübergehendes Gefühl von Überlegenheit als Gegenwehr gegen die eigene Unterlegenheit geben. Langfristig bleiben Beziehungen so aber in ihren alten Mustern erhalten.

Kommen wir zur Frage des »Elternbashings« zurück. Vielleicht meinen Sie, dass es unsere Pflicht ist, den Patienten in seiner Wut und Not gegen die Eltern zu unterstützen – hat er vielleicht bei uns das erste Mal die Möglichkeit, hierüber frei zu sprechen. Warum sollten wir hier eine andere Position übernehmen? Und wenn ja, welche? Sollen wir beschwichtigen, ihm nicht glauben? Die Antwort ist ziemlich einfach: Um dem Patienten wirklich zu helfen, müssen wir *beide* Positionen einnehmen.

Warum? Es ist nötig, beide Positionen einzunehmen, also zu vermeiden, dass der Patient nur auf seinen Eltern herumhackt, um an einen anderen, wichtigen Faktor heranzukommen: Es geht um das Aussprechen der *Enttäuschung*. Bei der Enttäuschung geht es nicht mehr um Schuld oder Rechthaben, sondern um das schmerzvolle Betrauern von etwas, was nicht oder falsch stattgefunden hat – um den leidvollen Schmerz der Versagung. Letztlich wollen alle Menschen mit ihren Eltern ein gutes Verhältnis haben. Also sich auch innerlich mit den Eltern aussöhnen, denn schließlich bestehen sie zu 50 Prozent aus jedem der Elternteile – und das nicht nur biologisch!

Dies gilt auch für alle anderen Beziehungen, auf denen »herumgedroschen« wird. Meist sind es Männer, die »konkrete Lösungen« bevorzugen; die sich wundern, wenn eine Frau ständig über ihren Mann schimpft, kein gutes Haar an ihm lässt und ihn doch nicht verlässt. Denn in Wirklichkeit will sie bei ihm bleiben – trotz seiner Fehler: Es geht darum, mit der Enttäuschung leben zu lernen. Ein Weiterleben mit dem Partner ist nur möglich, wenn die Enttäuschung verarbeitet worden ist. Ist die Basis der Partnerschaft dann aber zu gering oder die Enttäuschung nicht verarbeitbar, wäre auch ich eher dazu geneigt, über eine Trennung nachzudenken.

Bei den eigenen Eltern ist es viel schwieriger, denn wir können uns ja keine »anderen Eltern« suchen. Daher ist die Bearbeitung der veränderlichen elterlichen Beziehungen und Beziehungserfahrungen ein besonders schwieriger Teil des therapeutischen Prozesses.

Wir helfen dem Patienten nicht, wenn wir ihn nur unterstützen, »Schlechtes« über die Eltern zu sagen. Wir müssen auch die Wünsche betrachten. Und das ist die andere Seite, von der ich sprach. Denn die *Wünsche* sind es, die enttäuscht wurden und die den Patienten zunächst noch wütend machen, bevor er es betrauern kann. Daher ist das Äußern der Wut angemessen. Dabei sollte es aber nicht bleiben. Wir müssen im nächsten Schritt an die Wünsche herankommen, die beim Patienten enttäuscht wurden. Und dann können wir mit einer großen Menge an Trauer, Verzweiflung und Hoffnungslosigkeit konfrontiert werden. *Dies mit dem Patienten durchzuarbeiten, ist unsere therapeutische Aufgabe*. Um es noch einmal deutlich zu machen: Es geht hier nicht um Beschwichtigen oder »Hinnehmen« oder Akzeptieren, dass die Eltern so waren. Dann bleiben die verinnerlichten elterlichen Objekte gespalten. Oder die unangenehmen Seiten werden vom Patienten verdrängt und er übernimmt eine masochistische Position. Es gilt, die Ambiguität der Beziehung auszuhalten und mit den defekten elterlichen Objekten leben zu lernen. Dabei ist es wichtig, dass der Patient erfährt, dass die realen Eltern und die verinnerlichten Elternbilder heute zwei verschiedene Paar Schuhe sind, während sie früher eins waren. Heute kann der Patient die guten Elternanteile in die eigene Person integrieren und gleichzeitig die insuffizienten Elternanteile in sich als gute modifizieren und übernehmen. Damit kann er seinen Kindern das geben, was sie brauchen.[53]

53 Häufig »geben« enttäuschte Eltern ihren Kindern das, was sie selbst nicht bekommen haben, im Überfluss. Dabei werden die Kinder (unmerklich für die Umwelt) missbraucht, um Rache an den elterlichen Objekten zu üben. Das Kind wird aber weder in der notwendigen Qualität noch in der notwendigen Quantität gesehen. Vielleicht braucht das Kind etwas anderes,

Es geht darum, die eigene Frühgeschichte als Teil des Lebensschicksals anzunehmen. Ähnlich wie einen Unfall, der Folgen hinterlassen hat, oder eine schwere Krankheit, die den Patienten jetzt in Bereichen seines Lebens behindert. Oder den Verlust einer Fähigkeit oder den Verlust eines Arbeitsplatzes oder eines Partners und so weiter. Es ist keine Strafe, sondern Teil des eigenen Schicksals.

27.9.1 Der Egoismus der Therapeuten

Habe ich Sie mit der Überschrift provoziert? Gut! (Deutsche) Therapeuten leiden unter einer speziellen Art von Hemmung. Während wir häufig Patienten dazu ermutigen, selbstbezogene, also »egoistische« Motive mehr zu leben und sich zu trauen, sich von anderen abzugrenzen oder etwas einzufordern, sieht es bei unseren eigenen egoistischen Bedürfnissen meist schon ganz anders aus. Therapeuten neigen häufig dazu, eigene Wünsche und Bedürfnisse in den Hintergrund zu stellen. Natürlich – so werden Sie zu Recht sagen – haben die Bedürfnisse des Patienten Vorrang.

Aber heißt das auch, dass wir auf alles verzichten und uns immer zugunsten der Patienten zur Verfügung stellen oder gar aufopfern müssen? Müssen wir uns alles gefallen lassen, was Patienten mit uns machen? Kurz: Müssen wir unsere eigenen Bedürfnisse völlig verleugnen? Häufig werden die eigenen Bedürfnisse im Sinne einer Verkehrung ins Gegenteil in besonderem Altruismus oder in Form eines Engagements oder einer aufopfernden Haltung dem Patienten gegenüber »versteckt«. Aber, so gebe ich zu bedenken, besteht dadurch nicht die Gefahr, dass der Patient mit uns in eine Übertragungsverzerrung gerät?

Eine Verzerrung, in der er unbewusst vielleicht glauben oder hoffen darf, endlich ein mütterlich verzichtendes und nur gebendes und gewährendes Idealobjekt gefunden zu haben? Ist es nicht – fernab jeder Selbstfürsorge der Therapeuten – auch ein Teil des Realitätsprinzips, welches wir dem Patienten nicht vorenthalten sollen oder gar dürfen? Und sind wir nicht schlechte Vorbilder der Selbstfürsorge, wenn wir den Patienten zwar manifest zur Selbstfürsorge anleiten, ihm aber latent zeigen, dass es nicht wirklich notwendig ist? Erzeugen wir nicht auch Schuldgefühle, wenn wir völlig verzichten? Und: Bleibt der Patient dann nicht in der paranoiden Position gefangen? Vielleicht wollen wir ja auch die depressive Position vermeiden, indem wir auf eigene Bedürfnisse verzichten! Und gehört es nicht zuletzt zur Nachreifung infantiler Bindungs- und Kontaktmuster, dass beide Seiten in den Blick geraten, wie es auch bei der interaktionellen Therapie erwünscht ist?

---

als wir ihm zu geben bereit sind, weil wir es selbst vermisst haben, und vielleicht braucht es auch eine andere Menge davon. Solange Eltern noch mit ihren eigenen Eltern im Clinch sind, können sie hier nicht differenzieren. Die Enttäuschung und das Aushalten des Schicksals führt dazu, dass sie eine vom Groll gegen die eigenen Eltern befreite Beziehung mit den eigenen Kindern einnehmen können.

28 Neue technische Überlegungen

Nun kommen wir zu speziellen technischen Überlegungen, die für unsere alltägliche Arbeit wichtig sein können.

28.1 Abwehrmechanismen

Im Folgenden will ich einige Überlegungen und Erfahrungen mit Abwehrmechanismen, die ich in der eigenen Arbeit gemacht habe, wiedergeben.

Statt von »Abwehrmechanismen« würde ich generell eher von Bewältigungs- oder Bearbeitungsmechanismen sprechen – also von Mechanismen, die dem psychischen Apparat helfen, viele auf ihn einstürzende oder einwirkende Außeneinflüsse, von denen wir nur zehn Prozent vorbewusst erleben können, zu verarbeiten. Würden wir beim Autofahren alle Details der Umwelt wahrnehmen und unseren Blick nicht auf die Straße und die spielenden Kinder auf dem Gehsteig fokussieren, könnte dies schwerwiegende Folgen haben. Es ist gut, dass wir in dieser Phase alle anderen Umwelteinflüsse »verdrängen«.

Und es ist zum Beispiel auch sinnvoll und nützlich, alle möglichen Gefahren des Autofahrens an sich – etwa, dass wir durch einen Unfall sterben könnten – zu verdrängen oder zu verleugnen. Sonst wären wir alle irgendwann Agoraphobiker, die sich nicht mehr aus der Wohnung fortbewegen würden. Die Bewältigungsmechanismen verhindern, ähnlich wie ein moderner Spamfilter im E-Mail-Programm, dass wir mit unwichtigen Dingen überschüttet werden. Sie sortieren und strukturieren unser Bewusstsein. Sie können auch zur Stabilisierung eingesetzt werden, wenn unser psychisches System instabil zu werden droht oder äußere Gefahren zu befürchten sind. Im Falle neurotischer Konflikte interpersoneller Art fungieren sie als Abwehrmechanismen, um die Einflüsse, die in diesem Fall schädlich sind, als »zu viel« zu eliminieren.

Unter *Abwehrmustern* verstehe ich die Komplexität miteinander oder ineinander wirkender Abwehr- und Bewältigungsmechanismen, die stets nach einem Muster ablaufen. Dies sind auch die als »Muster« in der Psychotherapie bezeichneten Vorgänge, wie zum Beispiel maladaptive Bindungsmuster oder Bewältigungsmuster.

28.2 Vermischung

Vermischung ist ein neuer Abwehrmechanismus mit starken infantilen Wurzeln, wie wir alsbald feststellen werden. Die Vermischung besteht aus mehreren einzelnen Abwehrmechanismen. Hier werden zwei scheinbar logisch miteinander verbundene, mit der psychischen Bedingung aber nicht zusammenhängende Umstände miteinander vermischt. Diese hängen inhaltlich scheinbar zusammen, haben aber nichts mit der den Widerstand auslösenden Situation beziehungsweise dem daraus resultierenden Konflikt zu tun. Das beste Beispiel für Vermischung ist es, wenn Kinder oder auch Ehegatten sich gegen eine Kritik wehren, indem sie eine andere Kritik dagegenhalten: Tut einer seinen Ärger kund, weil der Andere etwas vergessen hat, so wirft ihm der Andere vor, auch Dinge zu vergessen. Bei der Vermischung ist es etwa so, als würden wir die Farben Gelb und Blau miteinander vermischen und erhalten daraus Grün – eine Farbe, die mit den beiden Grundfarben fast nichts mehr gemein hat. Das einzig Gemeinsame ist, dass es sich um Farben handelt. Sinn der Argumentation ist es, die Konfliktspannung zu entlasten, indem ein Gegenkonflikt beim Anderen geschaffen wird, der den eigenen Konflikt neutralisieren soll.

29 Ethische Fragen

In diesem Kapitel will ich unter mehreren Gesichtspunkten ethische Fragen diskutieren, die häufig im Unbewussten des Therapeuten verankert sind und über das Reaktionsgebilde des Therapeuten-Über-Ichs Druck auf ihn ausüben.

29.1 Dürfen wir ohnmächtig sein?

Dieser Abschnitt beschäftigt sich mit der Frage, ob wir in einer Therapie eine Ohnmachtserklärung abgeben dürfen, also zugeben dürfen, dass wir mit unserem Latein am Ende sind und den Patienten nicht weiterbehandeln können. Viele Therapeuten vermeiden es, weil sie das Gefühl der therapeutischen Insuffizienz bekommen, obwohl dies selten einen wirklichen Hintergrund hat. Vielmehr ist es psychodynamisch eher mit dem Aggressions- und Konfliktvermeidungspotenzial der Therapeuten zu verstehen. Auch diese trennende Intervention kann zu einer aggressiven Enttäuschungsreaktion des Patienten führen, sodass sie von vielen Therapeuten vermieden wird.

Ich plädiere hier vielmehr für einen offenen Umgang mit der eigenen Ohnmacht, weil dies zum einen der Ehrlichkeit der Beziehung Rechnung trägt; zum anderen können wir ohnehin nicht vermeiden, dass der Patient unbewusst merkt, dass wir aufgegeben haben, und er attribuiert es nicht selten damit, dass wir »*ihn* aufgegeben haben«. Daher ist ein direkterer Umgang der wesentlich ehrlichere Weg.

29.2 Alles verstehen? Wann dürfen wir etwas sagen?

Verstehen heißt wie gesagt nicht billigen. Wann immer die Grenzen unserer eigenen Ethik verletzt werden oder der Patient sozial schädliche Dinge tut, die wir mit unserem Ich-Ideal nicht billigen können, können wir nicht einfach über das Gesagte oder Geschehene hinweggehen. Aber wann dürfen beziehungsweise wann müssen wir etwas sagen? Diese Frage lässt sich natürlich nicht abschließend beantworten. Während der eine Therapeut schon von bestimmten sexuellen Praktiken, die statistisch vielleicht sogar im Normwert liegen, angeekelt sein kann, wird der andere möglicherweise sogar die Prügeleien eines Jugendlichen im Fußballstadion tolerieren. Ich will hier auch nicht diskutieren, wann Therapeuten etwas sagen dürfen, auch wenn hier sicherlich der Wunsch nach einer einheitlichen Richtlinie besteht.

Vielmehr soll hier die Aussage im Mittelpunkt stehen, dass der Therapeut etwas sagen darf und die Sache nicht ertragen muss, wenn sie ihn stört. Nur ein Beispiel aus eigener Praxis: Da ich Erwachsenen- sowie Kinder- und Jugendlichen-Therapeut bin, kommt es häufiger vor, dass Erwachsene etwas aus der Erziehungspraxis mit ihren eigenen Kindern berichten, das ich als Kindertheraspeut nicht gutheißen kann. Wenn ich das Gefühl habe, dass das Kind oder die Kinder des Patienten nachhaltig Schaden nehmen könnten, fühle ich mich in der Pflicht, dazu etwas zu sagen und das Verhalten des Patienten infrage zu stellen. Ich denke hier zum Beispiel an eine Patientin, die ihren Säugling häufig mehrere Stunden alleine zu Hause ließ und meinte, es würde das Selbstbewusstsein des Kindes stärken, die Trennungsangst zu überwinden.

30 Der Schutz des Therapeuten

Nun kommen wir zu Fragen, wie wir uns selbst schützen müssen. Nicht nur, um einem drohenden Burn-out zu entgehen, sondern noch positiver formuliert: um Spaß an der Arbeit zu haben.

30.1 Was ist das Wichtigste in der Psychotherapie?

Donald Winnicott hat einmal auf die Frage, was das Wichtigste in der Therapie ist, gesagt: »Dass es dem Therapeuten gut geht.« Die Frage, ob diese Antwort eine paradoxe Provokation oder ein Appell an den Egoismus der Therapeuten war, kann heute vom Urheber nicht mehr beantwortet werden. Ich persönlich glaube, dass Winnicott tatsächlich an den Egoismus der Therapeuten appelliert hat. Egoismus wird leicht mit Rücksichtslosigkeit gleichgesetzt. Viele Therapeuten haben deshalb Hemmungen, ihre eigenen Bedürfnisse, ihre Grenzen und sich selbst angemessen zu schützen beziehungsweise diese einzufordern.

Nicht selten neigen sie zu Verzicht oder gar Verkehrung ins Gegenteil, indem sie besonders auf die Bedürfnisse des Patienten eingehen. *Natürlich leidet der Patient, aber das gibt ihm nicht das Recht, rücksichtslos zu sein.* Egoismus und die daraus sich ergebenden Konflikte sind ein Teil unseres menschlichen Schicksals – vielleicht sogar ein Teil unseres Erfolgs. Im Umgang mit anderen werden uns jeden Tag aufs Neue das Austragen von Konflikten zwischen unseren Bedürfnissen und den Bedürfnissen des oder der Anderen abverlangt. Diese Konflikte spielen sich zunächst im Inneren des Menschen ab, werden dort »verarbeitet« und dann in reale Handlungen externalisiert. Das führt häufig zu unehrlichen Äußerungen und Handlungen, um den eigenen Egoismus zu kaschieren, oder zu »innerer Verlogenheit«, also dem Einsatz von Abwehrmechanismen, um die eigenen Bedürfnisse daran zu hindern, in den Außenkontakt zu geraten. Beide Arten einer misslungenen Auseinandersetzung finden wir bei unseren Patienten vor.

Das sind auch die Hauptgründe, weswegen sie in die Behandlung kommen. Ursache hierfür ist natürlich die mangelnde Konfliktfähigkeit oder Konfliktbereitschaft der Patienten. Gerade deshalb erscheint es mir wichtig, dass sie dies in der Therapie nachlernen oder ihre Hemmungen und Ängste vor Auseinandersetzungen ablegen können. Dazu ist es aber notwendig, dass der Therapeut offen mit diesen Dingen umgeht. Es geht um die intersubjektive, interaktionelle Erfahrung, dass zwei Menschen sich auseinandersetzen können – was von vielen mit Streit verwechselt wird. Streit ist jedoch immer destruktiv; eine Auseinandersetzung hingegen hat konstruktive Ziele.

Wir sollten uns also nicht scheuen, unsere eigenen »Egoismen« gegen die des Patienten antreten zu lassen. Gerade in der konflikthaften Auseinandersetzung lernt der Patient enorm viel hinzu und kann auch nachreifen. Denn es ist ein Makel unserer Zeit, dass Eltern sich in der Erziehung nicht mehr mit ihren Kindern auseinandersetzen, sondern diese mehr oder weniger gewähren lassen, während sie auf der anderen Seite erhöhte Kontrolle ausüben. Diese Selbstbeschneidung der Eltern führt zu einer ohnmächtigen Haltung den Kindern gegenüber, was tatsächlich die Rücksichts- und Respektlosigkeit fördert.

Insofern hat Winnicott nicht unrecht: Wir Therapeuten müssen uns in der Therapie wohlfühlen, weil wir als Menschen ein Recht dazu haben, dass es uns gut geht.

Wir sind nicht dazu verpflichtet, die Symptome oder das Leiden der Patienten anzunehmen oder aus Mitgefühl oder falsch verstandener Hilfsbereitschaft selber zu leiden. Wir helfen den Patienten nicht, indem wir ihre Symptome übernehmen oder selbst leiden. Denn das Leiden trennt sie letztlich von anderen Menschen. Wir würden die Patienten nicht ernst nehmen, wenn wir das Leiden übernehmen, statt ihnen zu verdeutlichen, dass sie dadurch vom Rest der Welt ausgeschlossen sind.

30.2 Die Belastung durch therapeutische Arbeit

In diesem Kapitel möchte ich unsere Belastung im therapeutischen Prozess näher betrachten. Ich meine damit nicht das, was alltagssprachlich darunter verstanden wird – wobei wir häufig gefragt werden, ob wir »die Dinge, die Patienten uns erzählen, nicht mit nach Hause nehmen« –, sondern die tatsächliche Belastung, die sich im unmittelbaren Übertragungsgeschehen abbildet. Ich möchte dies auf zwei Ebenen untersuchen: zum einen die kognitive und zum anderen die emotionale Belastung.

Die kognitive Belastung besteht in der permanenten Ich-Spaltung des Therapeuten. Wir hören nicht wie andere Menschen zu, indem wir aufmerksam versuchen, die realen Aspekte dieses »Problems« des Patienten zu verstehen und wahrscheinlich auch schon nach Lösungen zu suchen. – Im Gegenteil: Weder suchen wir nach »Lösungen« noch versuchen wir, den realen Aspekt, also den manifesten Inhalt einer Schwierigkeit genau zu erfassen. Uns geht es um die latenten Inhalte. Also: Was will der Patient mit dem ausdrücken, was er uns gerade erzählt? Will er sich als bedürftig darstellen, will er sich unsere Unterstützung sichern oder etwas Unangenehmem entgehen, das er befürchtet? Das sind aber nur die einfachen Dialoge. Komplizierter wird es, wenn der Patient der Einladung zur freien Assoziation tatsächlich Folge leistet und seine Assoziationen ungefiltert schildert. Hier geht es nicht darum, in den chaotischen Assoziationen einen manifesten Sinn zu entdecken oder dem Patienten zu helfen, seine Gedanken zu ordnen. Unser Ziel ist, den emotionalen und latenten Inhalt dahinter zu erfassen. Diese permanente Spaltung stellt eine große kognitive Leistung dar, die enorm anstrengend ist.

Mit der emotionalen Belastung meine ich die Affekte, die der Patient uns teilweise ungefiltert entgegenbringt. Er soll ja lernen, über seine Gefühle zu reden und die Affekte so zu entgiften, dass sie einerseits nicht an Deutlichkeit und ihren Zielsetzungen verlieren, andererseits aber auch nicht den Anderen zerstören. Doch die Affekte werden uns am Anfang in ungefilterter, teilweise archaischer oder vergifteter Form entgegengebracht. Dies können vehemente Abhängigkeitsforderungen oder Versorgungswünsche sein, heftige Liebesaffekte, die der Patient verwirklicht haben möchte, aber auch aggressive und destruktive Affekte, die uns entgegengebracht werden.

Letztere sind besonders schwer zu handhaben. Sie können uns in offener, direkter Form oder in latenter Form (passive Aggression) entgegengebracht werden. Auch hier müssen wir eine therapeutische Ich-Spaltung vollziehen. Wir dürfen die Affekte nicht ungefiltert zurückgeben oder gar »herunterschlucken«, also ertragen. Wir müssen einen anderen Weg wählen: den der Entgiftung durch das Containen. Hierbei müssen wir zunächst den vergifteten Affekt in der Schwebe halten und anschließend, wenn wir ihn selber unter Kontrolle gebracht und damit entgiftet haben, dem Patienten in verständlichen Worten widerspiegeln.

Natürlich zählen hierzu auch die Ängste, die ein Patient hat – besonders dann, wenn sie frei flottierend sind oder teilweise schon ins Psychotische gehen.

Kognitive und emotionale Belastung sind die Hauptanstrengungen im psychotherapeutischen Prozess. Viele Menschen, die wenig Ahnung von unserer Arbeit haben, unterschätzen sie oder werten sie ab: »Zuhören kann doch jeder.« Dies entspringt entweder großer Dummheit oder großer Angst. Aber es gibt noch einen Faktor, der belastet: das Sprechen selbst. Hierbei geht es nicht nur darum, bestimmte Inhalte wiederzugeben, sondern auch darum, mit dem Unbewussten des Patienten um die therapeutische Wahrheitsfindung zu ringen. Wir sind hier mit den Widerständen des Patienten konfrontiert, die häufig unangenehme Erkenntnisse verhindern wollen. Wir müssen unsere Worte mit Bedacht wählen und, während wir sprechen, beobachten, wie der Patient darauf reagiert. Mit anderen Worten: Wir müssen sowohl während des Zuhörens als auch während des Sprechens auf einer anderen Ebene mitdenken und mitfühlen. Und jede unserer Äußerungen führt wiederum zu Reaktionen des Patienten, die den ganzen Kreislauf wieder von Neuem anstoßen ...

30.3 Verrechnet! Psychohygiene: Werden Sie Mathematiker!

Der Abend ist lau, es weht ein erfrischender Wind an der Strandbar. Sie treffen sich mit dem Paar, das Sie gestern kennengelernt haben. Die Vornamen und die Herkunftsstädte wurden schon ausgetauscht. Noch sind die Themen unverfänglich, doch die gefürchtete unausweichliche Frage liegt bereits in der Luft. »Und was machst du beruflich?« Damit stehen wir mit dem Rücken an der Wand. Bei der Antwort »Lehrer« machen die meisten einen Satz nach links oder rechts, als hätte man gesagt: Serienmörder. Bei uns kommt zunächst eine erstaunte Reaktion. »Aha.« Und dann oft der verlegene Witz: »Na, dann muss ich ja genau aufpassen, weil du mich durchschaust.« Das Ganze kann erst der Anfang eines Martyriums sein. Das entängstigende Witzereißen bis hin zur Verhöhnung oder Verspottung ist nur eine der dramatischen Szenarien.

Denn wir besitzen einen ähnlich ausbeutungsgefährdeten Beruf wie Steuerberater und Rechtsanwälte. Toll, wenn man am Pool hört: »Ich hätte da mal eine Frage. Wenn ich eine GmbH in eine Mantelgesellschaft umwandle, muss ich dann ...« So billig kommt man nie wieder an einen Expertenrat. Nach dem Urlaub ist vielleicht das eine oder andere brennende Problem schon gelöst. Bei uns findet die Anbahnung meist subtiler statt.

»Nimmst du die Probleme deiner Patienten nicht mit nach Hause?«

Darauf antworte ich gerne: »Nein, was soll ich damit zu Hause? Ich hab genug eigene.«

»Ein Therapeut mit eigenen Problemen?«, kommt dann oft erstaunt zurück.

»Ja, ist fast wie ein Zahnarzt mit Karies oder ein Schuster mit 'nem Loch in der Sohle.«

Der nächste Schritt ist dann die gezielte Fragestellung. Zur Erziehung des verwöhnten Pubertiers oder – was öfter vorkommt – zu persönlichen Schwierigkeiten, oft auch Ehe- oder Partnerschaftsprobleme. Darauf habe ich im Urlaub (und ehrlich gesagt auch sonst nach Feierabend) genauso viel Lust wie auf eine Zahnwurzelbehandlung ohne Narkose. Wir haben, wie schon mehrfach erwähnt, ein Anrecht auf Psychohygiene und auch die Pflicht dazu, denn unsere Patienten haben ein Anrecht auf einen entspannten Therapeuten. Abgesehen von der fehlenden Neutralität, die nach dem Du und dem ersten Tequila schon nicht mehr gegeben ist.

Oft sage ich auch deutlich, dass ich im Urlaub bin, nicht arbeiten möchte und auch keine kurze Frage beantworten will. Am Rande: Es gibt weder »kurze Fragen« noch »eine Minute«, die man Zeit haben soll. Manchmal behaupte ich steif und fest, dass ich für die Ausübung meiner Therapieart unbedingt meinen Therapiesessel brauche. Kaum stehe ich daraus auf, vergesse ich alles.

Schwierig wird es bei kurzen Bekanntschaften, zum Beispiel im Zug oder im Krankenhaus bei Zweitbetttarif. Üble Falle. Hier habe ich schon vieles durchprobiert. Nichts hilft. Über jeden Beruf kann man reden. Außer über einen: den Mathematiker. »Und was sind Sie von Beruf?« »Mathematiker!« »Oh. Ach so.« Thema durch. Denn kaum jemand hat Mathe in der Schule geliebt. Ganz zu schweigen von den Mathelehrern. Okay, es könnten noch Nachfragen kommen: »Und was machen Sie speziell?« – »Ich berechne komplexe Theoreme im gebündelten vektoriellen Raum unter Berücksichtigung der reflexiven Beugungsgleichung für die Zahl Phi.« – »Und wozu ist das gut?« – »Ach, das würde zu weit führen. Nur so viel in Kürze: Man kann es universell anwenden, zum Beispiel zur Berechnung des Luftwiderstandes am Leitwerk von Flugzeugen oder zur Optimierung der Aquadynamik von Schiffsschrauben.«

Keine Angst, niemand wird Sie bitten, etwas »auszurechnen«. Denn die meisten sind nicht über den Dreisatz hinausgekommen. So wie ich.

Und was ist, wenn man zufällig einem Mathematiker begegnet? »Is' ja 'n Ding! Aber wir wollen in unserer Freizeit doch nicht vom Beruf reden, oder?«

31 Erfolg, Misserfolg und Beendigung der Therapie

Ein für viele Therapeuten schwieriges wie unangenehmes Thema, mit dem sie sich ungern befassen, ist das Ende einer Behandlung. Hier stellen sich zwei Fragen: Wie beende ich diese Therapie? Und die weitaus schwierigere Frage: Hatte die Therapie Erfolg? Natürlich hängen beide Fragen miteinander zusammen, denn eine »erfolgreiche« Therapie kann leichter guten Gewissens beendet werden. Und das schlechte Gewissen begleitet offenbar Generationen von Psychotherapeuten und schwebt scheinbar in jeder Behandlung wie ein Damoklesschwert über dem Sitz des Therapeuten.

Es erinnert an das schlechte Gewissen der Mütter, die »gute Mütter« sein wollen: Permanent haben Psychotherapeuten das Gefühl, dass sie ihren Patienten nicht genug oder nicht das Richtige gegeben haben. Und aus diesem Grund haben Psychotherapeuten auch ständig den Eindruck, dass ihre Fähigkeiten nicht ausreichen, um den Patienten »angemessen« helfen zu können. Dabei kommen sie schon ins Schleudern, wenn sie das Wort »angemessen« definieren sollten. Für viele Therapeuten ist dies gleichbedeutend mit »mehr«, aber auch mit »besser« oder »für den Patienten leichter«. Dies erklärt auch den »Fortbildungswunsch« deutscher Psychotherapeuten. (Wie es in anderen Ländern ist, kann ich nicht sagen, habe aber meine berechtigten Zweifel, ob es dort ähnlich ist.) Jede Woche gibt es mindestens einen, eher noch zwei oder drei Kongresse, Workshops, Seminare, Fortbildungen usw., die bundesweit angeboten werden.

Für die meisten Therapeuten ist eine Therapie »zu Ende«, wenn das Kassenkontingent aufgebraucht ist. Für manche Patienten nicht. Diese bleiben Ihnen dann als sogenannte Selbstzahler erhalten. Manchmal wird nach einer zweijährigen »Selbstzahlerphase« eine neue Therapie beantragt – was nach der Kassenrichtlinie nicht zulässig ist. Aber nachprüfen kann es ja keiner.

Die Schwierigkeit der Therapeuten, eine Behandlung zu beenden, hat ihre Ursache nicht nur im schlechten Gewissen und im unguten Gefühl, vielleicht durch noch ein paar Stunden »das Ruder herumreißen zu können«. Oder in der Idee, die Behandlung gerade jetzt in einer wichtigen Erkenntnisphase aufgeben zu müssen. Ein weiteres, fast schon tabuisiertes Thema ist der Unbill des Therapeuten darüber, den Patienten gehen lassen zu müssen: Ein Patient, mit dem wir lange zusammengearbeitet haben, ist uns ebenso vertraut wie wir ihm. Und ebenso haben wir eine Übertragung zu ihm entwickelt. Abgesehen davon ist es – wenn man von schweren Persönlichkeitsstörungen und ähnlichen Erkrankungen absieht – einfacher, mit einem Patienten zusammenzuarbeiten, den man sehr gut kennt und der die Methode unserer Arbeit verstanden hat. Das Unbewusste des Therapeuten verbündet sich hier gerne mit dem Unbewussten des Patienten, um den Abschiedsschmerz, das Betrauern des Endes einer vielleicht sehr fruchtbaren oder zumindest schönen Zeit gemeinsam durchstehen zu können. Dagegen »hilft« (sekundär) das schlechte Gewissen, indem es seinen Zeigefinger erhebt und den Therapeuten mahnt, dass es noch einiges zu tun gebe beziehungsweise die Therapie noch nicht beendet sei.

31.1 »Misslungene« Therapien

»Misslungene« Therapien sind für Therapeuten immer ein großer Frust. Dies liegt zum einen daran, dass es uns schwerfällt, und einzugestehen, dass es mit gewissen Patienten nicht funktioniert. Die Frage, die ich stellen möchte, ist: Wie geht man damit um? Mein Vorschlag wäre, sich zu fragen: Was habe ich aus dem Umgang mit diesem Patienten gelernt? Denn jeder Patient muss einen »Gewinn« mit sich bringen – keinen pekuniären, sondern einen Gewinn im Sinne eines Verstehens. Fragen, die ich mir bei solchen Patienten stellen muss, sind zum Beispiel: Was habe ich von diesem Patienten gelernt? Was habe ich über meine Arbeitsweise gelernt? Wie gehe ich in Zukunft mit solchen Patienten um?

31.2 Scheitern in der Therapie – Gibt es das überhaupt?

Offiziell gibt es in der Psychotherapie kein Scheitern. Psychotherapeuten geben nicht auf; und da sie nie scheitern, können sie auch einen objektiv noch so ungünstigen Fall annehmen – selbst wenn schon viele Kollegen vorher sich daran die Zähne ausgebissen haben.

Da spielt sicherlich auch viel kollegiale Rivalität, aber auch Methodenrivalität mit hinein. Therapeuten übernehmen oft gescheiterte Therapien oder Patienten, die völlig ungeeignet sind für eine Therapie oder deren Abwehr- oder Charaktersystem dermaßen verfestigt ist, dass eine Veränderung nicht möglich erscheint. Gleiches gilt natürlich auch für das System des sekundären Krankheitsgewinns, das mehr verspricht, als eine Symptomverbesserung bringen würde.

Gescheiterte Therapien werden schamhaft verdrängt – so, als dürfte es sie nicht geben. Kein Onkologe würde auf die Idee kommen, dass er den Patienten retten muss und kann! Der Tod ist für Ärzte ebenso eine Realität wie Heilungen. Nur uns erscheint das Kapitulieren ehrenrührig. Gescheiterte Behandlungen werden deshalb gerne vor Kollegen oder vor sich selbst totgeschwiegen und aus der eigenen »Erfolgsbilanz« eliminiert. Mit therapeutischen Fehlern wird ähnlich umgegangen wie mit gescheiterten Therapien.

31.3 Das »Recht« auf Neurose

»Üblicherweise« ist das Ziel einer Therapie auf eine Veränderung des Innenlebens und bestenfalls auch der Lebensumstände des Patienten ausgerichtet. Natürlich wissen wir, dass der Patient unter seiner Neurose oder seiner Persönlichkeitsstörung leidet, und glauben, dass er einen Veränderungswillen besitzt. Doch wir wissen auch über die Schwierigkeit des Veränderungsprozesses Bescheid – über die Widerstände, die sich der Veränderung entgegensetzen, und die Rückfälle, die es immer wieder im psychotherapeutischen Verlauf gibt. Trotz aller Schwierigkeiten bleiben wir unbeirrt in unserem Bestreben und Bemühen, dem Patienten zu helfen, etwas zu verändern. Manchmal neigen wir dazu, zu resignieren, und zweifeln an der Fähigkeit des Patienten und manchmal auch an seinem Willen zur Veränderung.

So wird es viele sicher verwundern, wenn ich von einem »Recht auf Neurose«, ja, fast schon von einem »Grundrecht auf Neurose« spreche. Widerstrebt das nicht jedweder therapeutischen Ethik? Ich erinnere daran, dass die Verantwortung für die *Therapie* in unseren Händen liegt, nicht aber die Verantwortung für den *Erfolg* der Therapie. Jeder Patient hat bei mir das Recht, mit den gleichen Störungen die Praxis wieder zu verlassen, mit denen er gekommen ist. Das ist nicht gleichbedeutend damit, dass mir die Arbeit oder die Bedürfnisse des Patienten und sein Gesundungswunsch egal sind. – Im Gegenteil! Wer aber partout mehr Vorteile aus seiner Neurose zieht oder mehr Nachteile aus dem gesunden Zustand erfahren würde, wird sich vielleicht die Neurose zurückzuwünschen und dann nicht selten diesen Zustand wiederherstellen. Denn es gibt auch für psychische Gesundheit einen Beipackzettel mit zahlreichen Nebenwirkungen!

32 Anmerkungen zu Lebensqualität und psychischer Gesundheit

Wir haben uns in diesem Handbuch viel mit den Schwierigkeiten, den Störungen, den Komplexen, den Hemmungen, Ängsten und Symptomen des Patienten beschäftigt und mit unserem hehren Ziel, dem Patienten dabei zu helfen, diese zu verlieren. Aber ist der Verlust der Symptome oder Schwierigkeiten wirklich das einzige und vielleicht einzig mögliche Ziel einer Therapie? Oder sollten wir uns nicht fragen, in welche Richtung wir dem Patienten verhelfen sollen: Soll er nur die »rostigen Ketten« der eigenen Erziehung und Kindheit »abwerfen« oder vielleicht sogar die teilweise selbst geschmiedeten oder selbst angelegten Ketten der Kultur und Gesellschaft infrage stellen? Nach meiner Überzeugung kann und soll beides das Ziel sein.

Nach vielen Jahren der Beschäftigung und des Bereisens anderer Kulturen bin ich durch Erfahrung zu dem Entschluss gekommen, dass unser Gesellschaftssystem wesentlich dazu beiträgt, psychische Krankheiten und psychisches Leid von Menschen auszulösen, zu begünstigen oder aufrechtzuerhalten. In den noch natürlicher lebenden Kulturen habe ich häufig einen Zustand völliger psychischer Gesundheit vorgefunden – wohl aber oft kein WLAN-Netz. Ich will hier keine Diskussion über die Schwierigkeit, die Kultur wieder zu ändern, beginnen. Vieles hierzu habe ich auch in meinen Büchern zur evolutionären Psychoanalyse gesagt. Die kulturelle, wirtschaftliche und technologische Entwicklung hat sich Jahrtausende lang nicht darum geschert, welche Folgen dies für die soziale Gemeinschaft und für das Individuum hat. Die rasante technologische Revolution, die Entwicklung des Kapitalismus, die Theorien von Max Weber und anderen haben das System unkontrollierbar wachsen lassen wie Algen in einem überdüngten Teich. Welche Folgen dies hat, konnte man damals noch nicht erahnen.

Es ist quasi wie ein groß angelegter Feldversuch mit uns Menschen als Versuchskaninchen. Der einzelne Patient kann die Kultur, in der er lebt, sicherlich nur schwer ändern. Aber es ist erstens nicht alles unveränderbar, und zweitens reicht es oft auch aus, zu wissen, worunter man leidet; dass die Entfremdung in den Städten großes Leid verursacht oder dass Facebook die Menschen nicht näher zusammen-, sondern eher weiter auseinanderbringt.

Auch haben wir uns bisher – ein Mangel übrigens nahezu aller Psychotherapie-Lehrbücher – kaum mit psychischer Gesundheit oder gar mit Lebensqualität beschäftigt. Dies möchte ich in diesem Kapitel nachholen.

32.1 Unangepasstheit und Normopathie

Wozu wollen wir Patienten eigentlich in der Therapie verhelfen? Natürlich könnten wir jetzt hier einige anerkannte wissenschaftliche und theoriegeleitete Standards aufzählen. Mir ist aber ein ethischer Diskurs lieber. In manchen Teilen der Bevölkerung – und vielleicht auch bei Krankenkassen und Gesundheitspolitikern – herrscht die Meinung, Psychotherapie solle den Patienten wieder auf den rechten Weg bringen, von dem er angeblich abgekommen ist. Ein Alkoholiker soll mit dem Trinken aufhören und wieder eine Arbeit annehmen. Der von seinen Depressionen Befreite wird wieder zufrieden und leistungsfähig! Doch das sind nicht meine Vorstellungen von ethischen Therapiezielen. Die meisten unserer Patienten sind nicht wenig oder falsch angepasst, sondern überangepasst.

Die soziale Abweichung von vermeintlichen Normen wird oft als krankhafter Zustand angeprangert und diese Menschen werden dann der Therapie »übergeben«. Dabei sind die Normen und Werte unserer Gesellschaft bekanntermaßen nicht gerade von einem Klima der Förderung von Individualität und kreativer Entfaltungsmöglichkeiten geprägt. Zahlreiche geschriebene und ungeschriebene Normen (Letztere sind die gefährlicheren) engen uns in der Ausübung unserer Bedürfnisse ein. Konformität behindert die Performanz. Es ist schwer festzulegen, ab wann die Anpassung krankhaft ist. Hier werden wir sicherlich kein allgemeingültiges Kriterium finden. Das macht aber auch nichts, solange wir uns am Patienten orientieren. Er sollte der Maßstab dafür sein – vorausgesetzt, seine eingeschränkte Individualität ist nicht destruktiv. Wenn er unglücklich mit seinem Leben ist, weil dies ein unerträglicher Zustand aus Überangepasstheit und neurotischer Kompromissbildung ist, so dürfen wir ihn mit Fug und Recht als »Normopathen« bezeichnen.

Ein vollständiges Unangepasstsein an gesellschaftliche Normen ist das andere Extrem, was wir natürlich nicht erreichen wollen. Arno Gruen beschreibt die Normopathie als Unfähigkeit, unser Inneres und unsere Gefühle wahrzunehmen, wodurch destruktive Impulse entstehen. An die Stelle von Gefühlen und Lebensenergie treten oft Selbsthass und Autodestruktion. Bei Normopathie kommt die Entwicklung der Individualität zum Erliegen. Gefühle und Lebenszufriedenheit gehen verloren. Passen wir einen Patienten noch mehr an die bestehenden Verhältnisse an, so wird er zwar einerseits von seiner Angst beziehungsweise dem Angstdruck der vermeintlichen Gesellschaft gegenüber befreit – seine Krankheit wird jedoch verstärkt. Unsere Aufgabe ist es, die dahinterstehenden Ängste zu bearbeiten und den Patienten zu ermutigen, seine Bedürfnisse zu leben, sich mit den sich daraus ergebenden Schwierigkeiten auseinanderzusetzen und sich auch den damit verbundenen äußeren Auseinandersetzungen zu stellen. Ggf. muss er sein Lebensumfeld bis hin zu seinem Beruf, seiner Familie usw. so weit verändern, bis er einen Zustand erreicht hat, in dem er nicht mehr normopathisch angepasst ist.

Für mich gibt es zwei Typen der Normopathie: die zwanghafte und die angepasste. Die zwanghafte Normopathie würde ich im ICD-Katalog unter F60.5: Anankastische (zwanghafte) Persönlichkeitsstörung, die angepasste Normopathie unter F60.6: Ängstliche (vermeidende) Persönlichkeitsstörung subsumieren. Was ist der Unterschied? Bei der zwanghaften Normopathie wird ein Regelwerk zwanghaft befolgt. Es findet eine Identifizierung mit dem Aggressor statt, der zum eigenen inneren Verfolger wird. Bei der angepassten Normopathie überwiegt der Angstaspekt vor dem vermeintlichen Ausgeschlossenwerden aus einer vermeintlichen Gesellschaft. Deshalb werden konflikthafte Auseinandersetzungen vermieden.

Sie sehen, ein Psychotherapeut muss auch ein Rebell sein!

32.2 Normopathie: Wenn Überangepasstheit krank macht

Der Begriff Normopathie wurde erstmals vom deutschen Sozialpsychiater Erich Wulff geprägt. Beeinflusst durch seine ethnopsychoanalytischen und transkulturellen Studien prägte er den Begriff des überangepassten Menschen, der in der Psychiatrie oder Psychotherapie bisher nicht als krankheitsauffällig galt.[54] Normopathie wird heute als der krankhafte, von Angst oder auch Identifizierung mit dem Aggressor geprägte Wunsch verstanden, so zu sein wie die anderen, um nicht aufzufallen. Im Vordergrund steht dabei die Angst, vom Umfeld abgelehnt und schlimmstenfalls ausgeschlossen zu werden. Mit realer Angst vor Freiheitsverlust oder Bedrohung von Leib und Leben in Diktaturen verbunden, ist in solchen Zwangssituationen Anpassung häufig der einzige Weg zum Überleben. Der Unterschied besteht darin, dass die Anpassung in der Diktatur oder innerhalb einer kriminellen Handlung ich-dyston, also fremd, bleibt, während die Anpassung in der Normopathie ich-synton wird. Das heißt, der Normopath erlebt sein eigenes Verhalten und Bestreben als »normal«, während er die anderen, die Unangepassten, die Nonkonformisten, als gestört wahrnimmt. Das Aufrechterhalten einer psychischen Homöostase ist für Normopathen extrem schwierig und aufwendig. Es bedarf hierzu diverser intra- und interpersoneller Abwehrmechanismen. Intrapsychisch müssen zunächst unpassende, dem eigenen System zuwiderlaufende Affekte, Bedürfnisse und Wahrnehmungen isoliert oder unterdrückt werden. Affektisolierung ist dabei das Mittel der Wahl. Hinzu kommen Verleugnung, Umdeutung oder Verkehrung ins Gegenteil. Im zwischenmenschlichen Bereich muss der Normopath im Kontaktverhalten zu nicht angepassten Menschen große Energien aufbringen, weil durch das Entstehen der kognitiven Dissonanz nicht wie erwartet normale dysphorische Zustände erzeugt werden, sondern die durch die normopathischen Abwehrvorgänge ferngehaltenen Ängste remobilisiert werden. Daher isolieren sich viele Normopathen häufig von nicht konform lebenden Menschen. Häufig ist dies auch mit einer Verachtung verbunden und einer Umdeutung der Motive der Unangepassten. Man bezeichnet sie etwa als unreif, psychisch krank oder gar verbrecherisch, um das eigene innere

54 Wulff 1972.

System aufrechtzuerhalten. Häufig ist dies mit Bestrafungswünschen oder -fantasien verbunden. »Den wird es schon eines Tages erwischen. Er wird dafür bezahlen müssen!« Hier entdecken wir den nächsten interpersonellen Abwehrmechanismus: die Projektion. Die Ängste vor der eigenen Bestrafung – oft durch ein sadistisches Über-Ich – werden auf den Menschen, der sich »erlaubt«, freier zu leben oder zu denken, projiziert. Abgewehrt werden müssen dabei auch auftretende Neidimpulse, weil der Neid durch die Diskrepanz zwischen der eigenen Sehnsucht, ein freieres oder gar gänzlich unabhängiges Leben zu führen, den eigenen von Angst geprägten Anforderungen und Normen entgegensteht.

32.3 Behandlungstechnische Schwierigkeiten bei Normopathie

Nun könnte es ein Einfaches sein, wenn man »den Tiger aus dem Käfig befreit« und ihn in die Freiheit entlässt. Doch so, wie der jahrelang im Käfig eingesperrte Tiger sich in der Wildnis nicht zurechtfindet, wird ein Mensch Ängste vor der Freiheit entwickeln, Ängste, die ich als »sekundäre Ängste« bezeichne. Doch damit wären wir schon bei der Behandlung nach dem großen Durchbruch. Vorher werden wir mit einem starken Abwehrsystem konfrontiert, das nicht selten dem einer zweistufigen Abwehr mit psychosomatischen Verschiebungen entspricht. Das scheinbar leichte Aufdecken der Ängste des Patienten, was in anderen Fällen sicherlich oft zu einer sofortigen Entlastung und Befreiung führt, ist hier besonders schwer. Der Patient muss zunächst, um nicht zu destabilisieren, sein Abwehrverhalten aufrechterhalten und wird all unsere Versuche, ihn mit seiner Angst zu konfrontieren, damit beantworten, dass er keine Angst habe, sondern das Verhalten der anderen generell strikt ablehne. Die eigentlichen Gründe, die Symptome, weshalb der Patient kommt, bleiben lange Zeit getrennt von diesem Geschehen, das heißt, isoliert. Damit der Patient nicht gänzlich die Tür vor uns verschließt und uns in sein eigenes System als bedrohliche Nonkonformisten einbaut, müssen wir hier geduldig, aber beharrlich versuchen, einen Fuß in die Tür zu bekommen.

Therapeut: »Nun, dafür, dass Sie die ständigen Reisen Ihres Arbeitskollegen strikt ablehnen, sogar lächerlich finden und für sich eine klare Position haben, dass dies für Sie nie infrage käme, beschäftigen Sie sich aber sehr häufig damit.«

Hier gilt es, dem Patienten langsam bewusst zu machen, dass es noch eine andere Seite in ihm gibt, die ein eingesperrtes Leben, bewacht von einem mächtigen Angstwächter, führt, das ausgelebt werden möchte.

An anderer Stelle – Therapeut: »Und schon wieder eine Geschichte über eine Reise Ihres Arbeitskollegen!«

Es gilt hier, die eingesperrte Seite, die lebendige Seite, vielleicht sogar die ganze Libido des Patienten zu stärken. Letztlich, sie rebellisch zu machen, um gegen den lebensfeindlichen inneren Angstwächter nicht nur zu rebellieren, sondern ihn eben auch zur Tür rauszuwerfen. Gelingt dies nach längeren kontinuierlichen therapeutischen Bemühungen, haben es Normopathen dann sogleich mit den sekundären Ängsten zu tun. Hinter den primären Ängsten steht der Angstwächter, der die freie Entfaltung, das freie Selbst des Patienten, in Schach hält. Die Angst vor der primären Angst verhindert aber auch – und das ist ein sekundärer Gewinn – die Konfrontation mit der sekundären Angst. Häufig haben solche Patienten im Laufe ihrer Entwicklung nicht gelernt, mit libidinösen Impulsen (damit meine ich nicht rein sexuelle Impulse) oder sonstigen hochaufgeladenen positiven Stimmungstendenzen umzugehen.

Hierzu brauchen wir gute innere Berater, die nicht mit Angst, Strafen, Keulen und Ähnlichem drohen, sondern mit einer gewissen Weisheit den Patienten dazu bringen, zum Beispiel eine Party etwas früher zu verlassen, weil er am nächsten Tag eine wichtige Klausur schreiben muss – nicht, weil dieses Verhalten in irgendeiner Weise anstößig oder unmoralisch wäre. Diese Berater sind im günstigsten Fall Teil eines reifen Ich und müssen bei der Therapie eines Normopathen stets neu gebildet werden. Er darf auch nicht ins Gegenteil verfallen: ein postpubertärer oder spätadoleszenter Revoluzzer werden, der sich seinen inneren Normen gegenüber gesetzeswidrig verhält. Denn dem inneren Wächter den Stinkefinger zu zeigen, zeugt nicht von wirklicher Reifung und Souveränität. Der innere Wächter gehört hinausgeworfen und durch wohlwollende gesunde und möglichst weise Berater ersetzt.

32.4 Die Normopathie der Therapeuten – warum Therapeuten keine »Normopeuten« sein sollten

Mit diesem Kapitel werde ich mir vermutlich wenig Freunde machen. Aber Hand aufs Herz: Unsere Berufsgruppe neigt zu vorauseilendem Gehorsam. Man sieht dies an der Telematik-Infrastruktur, die fast alle Therapeuten ablehnen, trotzdem haben sich viele direkt anschließen lassen, als es gesetzliche Pflicht wurde. Auch wenn man mich vermutlich dafür steinigen wird, wage ich zu behaupten, Psychotherapeuten sind überangepasst und weisen viele Züge von Normopathen auf.

Ich möchte an dieser Stelle an alle Kolleginnen und Kollegen appellieren, sich mit ihren eigenen normopathischen Zügen oder ihrer Normopathie auseinanderzusetzen. Auch Therapeuten sollen natürlich nicht zu spätadoleszenten Revoluzzern, sondern zu sinnvollen Rebellen werden, die den Mut haben, nicht nur gegen destruktive Verhältnisse im unmittelbaren Lebensumfeld des Patienten anzugehen, sondern sich auch mit dem gesellschaftlichen Umfeld kritisch auseinandersetzen und nicht alles als gegeben hinzunehmen.

Verkürzt: Unsere Patienten sollen gesellschaftlich krank machende Strukturen erkennen und sich mit ihren Mitteln dagegen wehren dürfen. Letzteres macht vielen Therapeuten große Angst. Schon zu Freuds Zeiten war es ein ungeschriebenes Tabu, sich mit gesellschaftlichen Zuständen auseinanderzusetzen. Sofort wurde man verdächtigt, von der innerpsychischen Realität des Menschen ablenken zu wollen. Aber verantwortungsbewusste Sozialpsychiater und Psychoanalytiker haben hierzu klar Stellung bezogen und herausgefunden, dass nicht nur die Unterdrückung der eigenen Triebe oder das Verhindern der Entfaltung des eigenen Selbst oder gestörte Objektbeziehungen krank machen, sondern auch gesellschaftliche Umstände. Es dürfte jedem klar sein, dass auch die Eltern eines Patienten in einer gewissen gesellschaftlichen Realität leben, der sie oft nicht entfliehen können.

Wirtschaftliche Schwierigkeiten oder staatliche Repressalien, wie wir sie bei vielen Patienten in der nächsten Generation nach der DDR-Wende erleben, haben einen starken Einfluss auf das Gelingen einer Individuation oder das Misslingen derselben. Und gerade der erwähnte Normopath prüft ja erst einmal, was erlaubt oder verboten ist. In abgemilderter Form erleben wir dies übrigens heute in dem schon oft wahnartigen Verhalten junger Menschen, sich »am Trend zu orientieren«. Es geht nicht darum, aus Patienten Revoluzzer zu machen, sondern ihnen zu helfen, individuelle Persönlichkeiten zu werden, ihre Individualität zu entdecken, zu entfalten, gegen Widerstände und Angriffe von außen zu verteidigen, souverän gegenüber einer »öffentlichen Meinung« zu werden, kurz: ein zufriedenes Leben führen zu können. Oder wie es Yalom[55] ausdrückt: »Zu werden, was man ist.« Er hat zuletzt ein ganzes Buch mit diesem Titel darüber geschrieben und es ist eine autobiografische und sehr lesenswerte Beschreibung seines Lebenswerks.

32.5 Rahmenbedingungen für ein zufriedenes Leben

Im Laufe meiner langjährigen beruflichen Tätigkeit war ich zunächst auf die Bedingungen krankhaften, gestörten oder unglücklichen Lebens und deren Beseitigung fokussiert. Schon früh habe ich mir die Frage gestellt: Was ist eigentlich Zufriedenheit? Ich hatte mich schon damals an Freuds Äußerung »Die Absicht, dass der Mensch glücklich sei, ist im Plan der Schöpfung nicht enthalten.« gehalten.[56] Mir war früh klar, dass das Streben nach Glück unweigerlich mit dem eigenen Leid und mit dem Leid anderer Menschen verbunden ist. Glück ist ähnlich wie ein Rauschzustand, den man durch ständiges Nachfüllen der Rausch erzeugenden Droge – hier der Glücksumstände – aufrechterhalten muss. Deswegen habe ich mich lieber mit der Zufriedenheit beschäftigt – Zufriedenheit im Sinne eines Lebens, das zwar Glücksmomente enthalten kann, vor allem aber von einer Grundzufriedenheit geprägt ist und damit der stets aufs Neue enttäuschenden Suche nach dem Glück, verbunden mit den selbst erzeugten

---

55 Yalom 2017.
56 Freud 1930, S. 434.

Tiefs, entkommt. Ich bin dabei auf drei Dinge gestoßen, die ich als wesentliche Faktoren für Zufriedenheit identifizieren konnte:

1. Befriedigende Sexualität
2. Ein befriedigendes soziales Umfeld
3. Einigermaßen befriedigende berufliche Umstände

Wenn diese drei Faktoren erfüllt sind, sind Menschen zufrieden. Mehr brauchen sie nicht. Was manche noch meinen zu brauchen kann man erfahrungsgemäß in zwei Kategorien einordnen:

- Objekte zur Ersatzbefriedigung der oben genannten Punkte
- Luxusgüter, die die Lebenszufriedenheit steigern sollen

Gegen Letztere hätte ich, wenn sie maßvoll genossen werden, keine Abhängigkeit davon entsteht und – das ist mir wichtig – kein Dritter dadurch geschädigt wird, nichts einzuwenden. Sie sind aber nicht basal notwendig.

Die drei Begriffe und die Klassifizierung von mir bedürfen näherer Aufklärung. Viele werden sich fragen, warum ich nicht »Partnerschaft« genannt habe, die doch auch eine befriedigende Sexualität beinhalte? Aus Erfahrung wissen wir, dass eine befriedigende Partnerschaft nicht automatisch mit einer erfüllenden Sexualität einhergeht, und umgekehrt. Ich sehe daher die Sexualität als Solitärbedürfnis und einen Bereich menschlicher Motivation an, da sie sowohl in festen Partnerschaften wie auch in temporären Beziehungen oder passageren Begegnungen befriedigt werden kann. Sie kann befriedigend sein, ohne dass eine Bindung oder Verpflichtung besteht, und ist von den Umständen der intakten Partnerschaft unabhängig.

Warum wird als zweiter Bereich das soziale Umfeld genannt? Warum kein gesonderter Bereich Partnerschaft? Nun: Ich fasse alles, was Menschen außerhalb ihrer selbst an wichtigen und festen Bindungen haben, zum Bereich des sozialen Umfeldes zusammen. Dazu gehören sicherlich auch Partnerschaftsbeziehungen – müssen sie aber nicht. Befriedigt wird bei sozialen Bedürfnissen nicht die Sexualität, sondern es geht um Kontakt, Austausch, Stützung, Spiegelung, Halt usw.

Das berufliche Umfeld ist ebenso wichtig. Häufig kennen wir es in den letzten Jahrzehnten als Quell der Unzufriedenheit. Dies liegt nicht zuletzt daran, dass wir einen Großteil unserer wachen Zeit, in der wir am leistungsfähigsten sind, unserem Beruf widmen. Zwei Umstände sind hier wichtig: die befriedigende Berufswahl und das befriedigende berufliche Umfeld. Die richtige Berufswahl ist schwer genug, in unserem Land jedoch relativ frei, sodass das erste Merkmal aus eigener Kraft erreicht werden kann, während das befriedigende berufliche Umfeld auch von den Umständen, dem Arbeitsumfeld und den Menschen, die dort arbeiten, abhängt. Das berufliche Umfeld ist auch deshalb so evident und häufig wirksam bei den negativen Einflüssen auf unser Leben, weil wir es von den drei Feldern am wenigsten selbst beeinflussen können. Wenn wir nicht über spezielle Fähigkeiten verfügen, die äußerst gefragt sind, müssen wir uns der Konkurrenz auf dem Arbeitsmarkt unterwerfen und eventuell Stellen annehmen, die wir ohne Gelderwerbsnot nicht angenommen hätten. Das berufliche

Umfeld bestimmt auch einen Großteil der eigenen Identität in unserer Kultur. Wir merken dies daran, dass wir, wenn wir jemanden kennenlernen, ziemlich schnell nach unserem Beruf gefragt werden. Hiernach werden wir auch kategorisiert. Bestimmte Eigenschaften werden uns zu-, andere abgeschrieben. Aber auch unsere Lebenszufriedenheit und unser Selbstwertgefühl hängen im Wesentlichen hiervon ab. Leiste ich Arbeit, mit der ich selbst zufrieden bin, habe ich zudem das Glück, dass sie von anderen anerkannt wird und habe ich auch noch nette Sozialkontakte in meinem Arbeitsumfeld, dann sind mehr als 100 Prozent in diesem Bereich erreicht.

Die Sexualität ist zwar der »drängendste« Faktor; dieser spielt allerdings oft nur kurzfristig eine Rolle und flacht nach erfüllter Befriedigung meist rasch zugunsten anderer – zum Beispiel sozialer – Bedürfnisse ab. Sexualität ist in heutiger Zeit mehr oder weniger frei von moralischen Vorstellungen und hängt »nur« von der eigenen Verführungskunst ab.

Am leichtesten zu gestalten ist das eigene soziale Umfeld. Unsere Familie können wir uns nicht aussuchen, und für viele ist es eine bittere Erkenntnis, dass Teile oder die ganze Familie zu deren Bedürfnissen inkompatibel sind oder dass sie eine schädigende Wirkung hatte. Wir können unsere »Sekundärfamilie« – also das soziale Umfeld – aber leicht selbst aussuchen. Hier sind wir nahezu völlig frei. Wenn wir nicht gerade in einem einsamen Bergdorf in den Dolomiten oder auf einer Hallig leben, sondern in einem urbaneren Umfeld, können wir uns die Menschen, mit denen wir unsere Freizeit verbringen, frei aussuchen. Wir können sie nach unseren Bedürfnissen auswählen oder ausschließen. Unzufriedenheit in diesem Feld haben meist mit Selbstwertproblemen oder einer Aggressionsproblematik zu tun, das heißt, dass sich jemand nicht genügend abgrenzen oder für sich nicht genügend einfordern kann; zumeist ist es eine Mischung aus beidem.

Um diese drei Themengruppen herum bildet sich ein Bereich, den ich »psychische Randbedingungen« genannt habe. In diesen Bereich fällt das, was ich oben bereits erwähnt habe, also: zusätzliche Freuden des Lebens, die aber nicht zu den basalen Zufriedenheitsfaktoren zählen.

32.6 Werte

Was zählt eigentlich im Leben? Eine vielleicht philosophische Frage, von der einige glauben werden, sie habe in einem Psychotherapie-Handbuch nichts zu suchen. Ich finde schon, dass dies eine zeitgemäße und auch der Psychotherapie angemessene Fragestellung ist.

Lassen Sie mich meine Antwort dazu geben – als Anregung: Das Einzige, was im Leben zählt, sind unsere Erlebnisse, aus denen Erinnerungen werden.

Die menschliche Persönlichkeit setzt sich aus den vielen Erinnerungen (und Erfahrungen) zusammen, die, im unbewussten Gesang gefasst, unsere Gesamtpersönlichkeit bilden. Erinnerungen sind etwas, wovon man, sofern man sich erinnern kann, ein Leben lang zehrt.

32.7 Was ist Erfolg?

Dies könnte wiederum als Frage gewertet werden, die in einem Handbuch für Psychotherapie wenig zu suchen hat. Ich meine hiermit auch nicht Therapieerfolg (das wurde an anderer Stelle diskutiert), sondern den Erfolg im Leben eines Menschen: Woran wird er gemessen?

Lassen Sie mich auch hierzu meine persönliche Meinung sagen:

Ein erfolgreiches Leben definiert sich meiner Ansicht nach nicht anhand der materiellen Werte, die jemand angehäuft hat; nicht an dem, was jemand erreicht hat, oder an Auszeichnungen und Gewinnen, die errungen wurden – also letztlich nicht aus dem äußeren Reichtum eines Menschen. Vielmehr würde ich ein erfolgreiches Leben anhand des *inneren Reichtums* eines Menschen definieren. Die Frage beantwortet sich dann im positiven Sinn, wenn der Mensch am Ende seines Lebens oder in der Phase, in der er Bilanz zieht, von sich sagen kann, dass er dieses Leben *gerne* gelebt hat und in wesentlichen Zügen damit *zufrieden* und einverstanden ist. Natürlich darf dies nicht eine Abwehrreaktion sein; es muss die ehrliche Überzeugung sein, also keine lediglich resignative Zufriedenheit.

32.8 Die Spaltung in zwei Welten

Viele Menschen – und das ist nichts Neues oder Ergebnis unserer Kultur – spalten ihr erlebensmögliches Umfeld in zwei Welten, in zwei Realitäten: Die eine Realität ist die offiziell erlaubte und in ihren Rollenbildern von der Gesellschaft erwartete Welt, in der es sofort zu Konflikten käme, wenn die Person das andere Ich leben würde. Dies ist, so meine ich, seit jeher – vermutlich sogar bei unseren tierischen Vorfahren – so verankert. Der Unterschied ist nur, dass heute diese Spaltung einerseits leichter möglich wird, andererseits aber auch der Druck zur Spaltung und zum Verdrängen bestimmter Aspekte des eigenen Lebens notwendig geworden ist. Dies liegt vor allem an der Unmenge an Erwartungen, die eine Kultur und Gesellschaft an das Individuum, aber auch an Gruppen hat, was den enormen Verzicht herbeiführt, der nicht nur aus aktuellem und abgrenzbarem Triebverzicht besteht, sondern auch aus dem Verzicht auf ganze Lebensfelder, auf Bedürfnisse zum Beispiel.

Gerade die Ausweitung der erwarteten Verzichtsfelder bedingt, dass die Sekundärwelten immer größer werden und die Spaltungsmauer zwischen beiden immer stärker und höher wird. So ist es zum Beispiel nicht verwunderlich, dass Menschen, die heute in einer Kleinfamilie mehrere Kinder großziehen, nicht nur mit dem Druck der Gesellschaft oder der Kinder, sondern auch mit dem normativen Druck des Faktischen, wie Immanuel Kant es genannt hat, konfrontiert sind, sodass viele in der Partnerschaft vorhandenen Bedürfnisse oder Sehnsüchte unerfüllt bleiben, weil sie verdrängt oder hintangestellt werden müssen. Meist ist keine Zeit, Kraft oder Lust mehr da, diese Bedürfnisse nachträglich zu leben. Abgesehen davon haben Bedürfnisse auch ihre »Erfüllungszeiten«. Unsere Sexualität richtet sich nicht nach Uhrzeiten oder Tagesplänen und auch andere Bedürfnisse (nach Kontakt, Ruhe usw.) lassen sich kaum in das strenge Korsett zeitlicher Planung und Optimierung hineinpacken.

Eine weitere Ursache ist, dass wir nicht nur immer mehr von unseren Bedürfnissen entfremdet werden beziehungsweise es verlangt wird, unsere natürlichen Bedürfnisse zu unterdrücken, zu denaturieren, zu entstellen oder zu pervertieren, sondern auch, dass wir mit einer großen Menge an neuen Dingen überfrachtet werden, die wir lernen und erfüllen sollen. Dazu gesellen sich jede Menge neuer Verführungen, die reale Bedürfnisse zu befriedigen versprechen oder als geeignete Ersatzbefriedigungen fungieren sollen. Diese Übersättigung in beiden Bereichen – sowohl im Bereich der neuen und übermäßigen Anforderungen als auch in dem der Verführungen – führt dazu, dass wir uns selber immer weniger spüren und in der Folge gar nicht mehr die Zeit, die Kraft oder die Muße haben, in uns reinzufühlen und zu merken, was wirklich gut und richtig für uns ist und was uns schadet. Es wäre an der Zeit, zu den wirklichen Bedürfnissen zurückzukehren: zu den Grundbedürfnissen – und damit meine ich nicht essen, schlafen und verdauen, sondern die psychischen Grundbedürfnisse – und eine Ausweitung nur in dem Maße vorzunehmen, in dem es für uns gut und gesund ist.

Hier kommt uns jedoch ein weiterer Abwehrmechanismus, der wie ein Verbot im Raum hängt, in die Quere: Es scheint nicht erwünscht oder gar erlaubt zu sein, Entwicklungsrückschritte zu machen. Das Wort »Rückschritt« beinhaltet bereits, dass es etwas Schlechtes ist, das einen in schlechteren Zustand zurückversetzt und nicht erst mal in einen Zustand, der nur mit dem Attribut »zuvor« versehen wäre. Wir fragen uns häufig gar nicht, ob jeder »Fortschritt« wirklich einer ist, sondern gehen davon aus, dass jede Weiterentwicklung automatisch eine Verbesserung darstellt, und versuchen, andere oder uns selbst davon zu überzeugen. Obwohl wir intuitiv vielleicht spüren, dass dies nicht der Falle ist, setzen wir alle verleugnenden Kräfte in Bewegung, um mit dem vermeintlichen Fortschritt Schritt zu halten. Dies hängt natürlich auch mit der »zeitgemäßen« Verweigerungshaltung unserer Kultur zusammen, Spannungen (auch im Sinne von Enttäuschungen und Niederlagen) nicht aushalten zu können beziehungsweise zu wollen – was aber notwendig wäre, um herauszufinden, welcher vermeintliche Fortschritt gar keiner ist.

32.9 Exkurs: Was bedeutet eigentlich »Freiheit«?

Dieses Problem will ich natürlich auch aus psychologischer und psychodynamischer Sicht beleuchten. Dazu scheint ein Exkurs in die Vergangenheit hilfreich zu sein. Früher, und das heißt im Wesentlichen in Zeiten vor der Aufklärung, aber auch noch bis in die neuere Zeit hinein, glaubten viele Menschen an eine Entlohnung im Jenseits, im Himmelreich für erlittene Unbill oder nicht erfolgte Zuwendungen oder Genüsse. So konnte sich ein leibeigener Bauer im Mittelalter immer wieder damit trösten und psychisch stabilisieren, dass er ein karges, kurzes Leben auf dieser Erde haben würde, im Himmel aber ein langes, komfortables oder gar luxuriöses – während es den Reichen und Mächtigen nur während der kurzen Verweildauer auf der Erde gut gehen würde.

Dies half den Armen und Ohnmächtigen, die (vielleicht gottgegebenen) sozialen oder Schichtunterschiede zu akzeptieren beziehungsweise leichter hinzunehmen. Da die Menschen immer weniger an ein Jenseits oder eine Entlohnung im Jenseits glauben, hat dies zu einer drastischen Veränderung geführt: Kaum jemand sieht heute noch soziale oder finanzielle Unterschiede oder ungleiche Bildungschancen als »gottgewollt« und damit unveränderbar an. Vielmehr wird den Menschen heute immer klarer, dass es äußere Umstände sind, die er bisher vielleicht nicht beeinflussen konnte. Und dass Menschen von rein egoistischen Motiven getrieben werden, Rivalität und Kampf um die Ressourcen vorherrschend sind. Daher versucht der Mensch von heute, ein Höchstmaß an Genuss zu haben und auch ein Höchstmaß an Freiheit. Und nicht nur das! Es ist schon fast ein Zwang geworden, seine Freiheits- und Wohlstandsgrenzen immer weiter auszudehnen. Häufig geschieht dies nicht aus einem wirklichen Leiden aus der eigenen Person heraus, sondern aus einem Gerechtigkeitsdenken, das darauf fußt: »Wenn der ... hat, will ich es auch haben! Egal, ob ich es wirklich brauche oder nicht.« Und da nahezu alle in diesem Karussell Platz genommen haben, wird es immer schneller und muss immer schneller gedreht werden, damit man gar nicht erst auf die Idee kommt, auszusteigen. Die eigentliche, tiefer sitzende Angst, die uns sitzen bleiben lässt, ist eine, die den Menschen seit Urzeiten innewohnt: die Angst davor, aus der Gemeinschaft ausgeschlossen zu werden – oder besser: herauszufallen. (Denn heute kann man ja nicht mehr hinausgeworfen werden.) Es wird gar nicht mehr hinterfragt, ob ich wirklich das neue Handymodell brauche oder ob ich überhaupt ein Handy brauche, sondern es wird einfach gekauft.

Fazit: Der Druck, mit dem wir versuchen, unsere Freiheitsgrenzen auszuweiten, vergrößert wiederum das ständige Gefühl, eingeschränkt zu sein – und damit wiederum den Druck, sich noch mehr zu befreien. Ein wichtiger Aspekt von Psychotherapie besteht darin, mit dem Patienten zu klären, was er unter Freiheit, Wohlstand, Zufriedenheit und so weiter versteht: nicht das, was er glaubt, haben zu müssen, sondern das, was mit seinem Inneren korrespondiert. Das herauszufinden, ist eine sehr langwierige, aber auch spannende Frage.

Fazit: Freiheit gibt es nicht. Es gibt nur Befreiung.

32.9.1 Fundamentale strukturelle Bedingungen der menschlichen Psyche als Grundvoraussetzungen für Zufriedenheit

Selbstverständlich sind die oben genannten drei Faktoren nur von einer relativ stabilen Person erreichbar und für diese interessant. Wir bedürfen dazu einer seelischen Basis beziehungsweise eines starken seelischen Fundamentes, also einer stabilen Persönlichkeitsstruktur. Strukturell gestörte Patienten, also Persönlichkeitsstörungen, aber auch psychopathologische Charaktere haben es da schwer. Ein Haus braucht als Erstes ein stabiles Fundament, bevor die Wohnräume darüber gebaut werden können. Das Fundament alleine reicht jedoch nicht, um darin behaglich zu wohnen. Andererseits brechen noch so behagliche Räume ohne solides Fundament ein.

32.9.2 Was ist psychische Gesundheit?

In unseren Lehrbüchern für Psychotherapie und Psychopathologie lernen wir nahezu sämtliche bekannte psychische Störungen kennen. Wir erfahren klare Merkmale, Symptome und Muster, die darauf hindeuten oder klar belegen, dass ein Mensch psychisch krank ist. Die Definition von psychischer Krankheit – so wage ich hier zu konstituieren – ist gesichert. Unsere Aufgabe als Therapeuten ist es, den Patienten zu helfen, diese Krankheiten zu überwinden. Wir sollen ihn also in Richtung psychische Gesundheit oder gar zur psychischen Gesundheit bringen. Aber was ist »psychische Gesundheit«? Ein allgemeingültiger Begriff, der, wie ich bei den Recherchen für dieses Buch feststellen musste, nur schwer zu fassen ist: Ob jemand klug oder dumm ist, können wir per Augenscheinvalidierung feststellen und durch einen Intelligenztest »beweisen«. Auch über psychische Gesundheit haben viele Menschen eine scheinbar klare Vorstellung. Beim genaueren Hinsehen entpuppt sich diese jedoch nur als »Abwesenheit von psychischen Symptomen«. Ich habe ein wenig recherchiert und die Kriterien anderer, die sich darüber schon ausgelassen haben, zusammengetragen.

Die Weltgesundheitsorganisation (WHO) definiert psychische Gesundheit folgendermaßen:

> »Psychische Gesundheit ist ein Zustand des Wohlbefindens, in dem eine Person ihre Fähigkeiten ausschöpfen, die normalen Lebensbelastungen bewältigen, produktiv arbeiten und einen Beitrag zu ihrer Gemeinschaft leisten kann.«[57]

57 https://www.euro.who.int/__data/assets/pdf_file/0006/404853/MNH_FactSheet_DE.pdf

> »Menschen mit psychischen Störungen sterben 20 Jahre jünger als die allgemeine Bevölkerung. Die große Mehrheit dieser Todesfälle ist nicht auf eine bestimmte Ursache (beispielsweise Suizid) zurückzuführen, sondern auf andere Ursachen, insbesondere auf nichtübertragbare Krankheiten, die nicht angemessen erkannt oder behandelt wurden.«[58]

Das Robert Koch-Institut für öffentliche Gesundheit:

> »Psychische Gesundheit ist eine wesentliche Voraussetzung von Lebensqualität, Leistungsfähigkeit und sozialer Teilhabe.
> Beeinträchtigungen der psychischen Gesundheit sind weitverbreitet und reichen von leichten Einschränkungen des seelischen Wohlbefindens bis zu schweren psychischen Störungen. Sie gehen mit erheblichen individuellen und gesellschaftlichen Folgen einher und beeinflussen die körperliche Gesundheit und das Gesundheitsverhalten.
> Aufgrund ihrer weiten Verbreitung in der Bevölkerung haben insbesondere Depressionen, Angststörungen, Suchterkrankungen und Demenzerkrankungen große Public-Health-Relevanz.«[59, 60]

Der österreichische Psychologe Werner Stangl zur psychischen Gesundheit:

> »Psychische Gesundheit befähigt Menschen, mit alltäglichen Anforderungen und Belastungen umzugehen und diese gut zu bewältigen. Dabei versucht der Organismus, sich den Belastungen anzupassen und trotzdem sein biologisches Gleichgewicht zu halten. Psychisch gesunde Menschen zeichnen sich durch Verhaltenseigenschaften aus wie Ausgeglichenheit und Gelassenheit trotz gelegentlicher Hektik, Aufregung und Überlastung, sowie Selbstvertrauen und allgemeine Zuversicht trotz möglicher Misserfolge oder Enttäuschungen. Besonders förderlich für die psychische Gesundheit sind eine ausgewogene Lebensweise mit abwechslungsreichen Aktivitäten und Erlebnissen, glückliche zwischenmenschliche Beziehungen, ein schönes und gesundes Umfeld, aber auch Zufriedenheit, Erfüllung und Anerkennung im Berufsleben. Psychische Gesundheit hängt auch damit zusammen, ob das Leben einigermaßen vorhersagbar und sicher ist, ob also klare Verhältnisse vorliegen und nicht Unsicherheiten den Alltag belasten.
> Ein wichtiger Schutzfaktor für die psychische Gesundheit sind positive Emotionen, d. h., dass Menschen alltägliche positive Aktivitäten brauchen, wobei positive Gefühle im Alltag mindestens drei Mal so häufig wie negative Gefühle

58 Ebd.
59 https://www.rki.de/DE/Content/Gesundheitsmonitoring/Themen/Psychische_Gesundheit/psych_gesundheit_tab.html
60 Mich persönlich machen schon diese englischen Begriffe krank.

vorkommen sollten. Ist das nämlich nicht der Fall, steigt die Wahrscheinlichkeit deutlich, an einer Depression zu erkranken. Studien zeigen auch, dass Schlafstörungen nicht nur die psychische Gesundheit belasten, sondern auch einen aktiven Einfluss auf die Leistung und das Wohlbefinden haben, wobei auch die Wahrnehmung seiner selbst und der Umgebung beeinflusst werden. Entscheidend für die psychische Gesundheit ist eine Balance zwischen den Anforderungen und Belastungen einerseits und den Ressourcen und möglichen Verhaltensalternativen andererseits. Diese Balance kann sich mit jeder Lebensphase wie auch nach einschneidenden Ereignissen verlagern. Jede Verhaltensweise, die man im Lauf des Lebens neu erwirbt und die erfolgreicher macht, vermittelt einen kleinen Zuwachs an Selbstbestimmtheit und Kontrolle. Auch jede soziale Unterstützung, die man im Leben erhält, hilft dem Menschen, mit privaten und beruflichen Anforderungen besser umzugehen. Die Gesamtheit der persönlichen und sozialen Ressourcen im Wechselspiel mit den täglichen Anforderungen bestimmt letztendlich auch die Art der Stressbewältigung. Ist diese erfolgreich, kann man ein selbstbestimmtes Leben führen, bei dem Körper, Verhalten, Gefühle und Denken in einer ausgewogenen Balance zueinander stehen. Das erweitert auch die Möglichkeiten, ein sinnvolles und zufriedenes Leben zu führen.«[61]

Wenn ich all diese Kriterien zusammentrage, frage ich mich, wer alle diese Kriterien wirklich erfüllt – und ob wir damit nicht »glatte Menschen« oder gar Normopathen schaffen.

Denn gerade die Ecken und Kanten, die Ungereimtheiten und die teilweise infantilen Seiten sind es, die einen Menschen ausmachen. Wären wir alle aalglatt, wären wir »Kugeln«, die nirgendwo anecken und überall durchrollen – ein schrecklicher, apokalyptischer Gedanke. Vielleicht sieht sogar so die Hölle aus!

32.9.3 Exkurs: Die Geschichte von Goldmarie und Pechmarie

Dass nur quasi eine Handvoll Märchen der Gebrüder Grimm bei Kindern einen nachhaltigen Eindruck hinterlassen, erklärt sich damit, dass sie an kindliche Konflikte und innere Nöte anknüpfen und zu verständnisvollen Positionen und Lösungen anregen: Die Kinder in »Frau Holle« verkörpern die Seiten der Pflicht und Vernunft einerseits (Goldmarie), während Pechmarie die Seite der Unvernunft, der Emotionalität, des Kindlichen und des sich Treibenlassens verkörpert. Natürlich – auch wenn es nicht gerne zugegeben wird – ist die Pechmarie die interessantere Figur von beiden. Aber ihr haftet das Zerstörerische und die nachfolgende Strafe, das »Pech«, was sicherlich im

61 Stangl 2020.

doppeldeutigen Sinne gemeint war, an. Goldmarie macht alles richtig und wird äußerlich reich, bleibt aber innerlich arm, weil sie nur die mütterliche Anerkennung bekommt und den Vergnügungen des Lebens entsagen muss.

Ähnlich wie vielleicht der Streber in der Schule, der von den Lehrern hochgeschätzt wird, von den Klassenkameraden gemieden und verachtet wird. Das Problem ist nicht, dass beide Seiten existent sind und man sich vielleicht für eine entscheiden muss, sondern dass jede Seite, dass jedes Kind in dem Märchen, alleine in den Brunnen steigt und die Aufgaben des Lebens zu bewältigen versucht. Richtiger – und das wäre die Lösung – wäre es, wenn beide gemeinsam in den Brunnen steigen und miteinander sprechen, wie sie das Problem lösen. Dass man vielleicht das Brot schnell aus dem Ofen holt und sich dann ausruht. Dass man das Apfelbäumchen schüttelt, um sich nicht leichtfertig um die Früchte der eigenen Arbeit zu bringen, usw. Dass beide Seiten einen Platz bekommen oder – wie wir modern sagen würden: dass für beide Seiten eine »Win-win-Situation« entsteht. Ein ganz wichtiger Aspekt des Märchens ist aber, dass Frau Holle eine Integratorin beider Seiten ist (wenn auch nicht unbedingt eine wirklich gute).

Ich sage Patienten häufig, dass die Vernunft und das Erwachsensein einerseits sowie die Emotionalität und das Kindlichsein andererseits zweieiige Zwillingsgeschwister sind, die zwar unterschiedlich sind, aber trotzdem auf Augenhöhe existieren. Beide sollten Hand in Hand gehen und gemeinsam helfen, dass wir Lösungen finden, die sowohl Lebendigkeit, Vergnügen und vor allem Leidenschaft zulassen, aber die realen Gefahren dabei nicht außer Acht lassen.

32.9.4 Exkurs: Die »wahre« Geschichte von Ikarus und Dädalus

Ich habe mich oft gefragt, wie dieses Unglück passieren konnte. Natürlich ist es eine Erfindung der griechischen Mythologie und eine moralisch pädagogische Mahnung an die Söhne, sich den Vätern bedingungslos zu unterwerfen, um sich selbst nicht zu gefährden. Aber ist Dädalus wirklich ein guter Vater? Warum hat er mit Ikarus keine Flugübungen vor der Flucht in ungefährlicher Höhe gemacht? Warum hat er nicht auch einmal in dieser ungefährlichen Höhe Rauschzustände des Fliegens zugelassen, die Ikarus geholfen hätten, diese Seite zu integrieren und gleichzeitig die väterliche Warnung als hilfreich bestehen zu lassen? Warum hat er ihn vorher nicht instruiert über die möglichen Gefahren, die er ja offenbar gekannt hat? Somit bekommt die Geschichte noch einen anderen Aspekt. Es ist auch ein – von der griechischen Mythologie sicherlich nicht manifest so gemeinter – Vorwurf einer falsch verstandenen Väterlichkeit.

Literatur

Adams, D. (1981): Per Anhalter durch die Galaxis. München (Rogner & Bernhard).

Adler, D. (1991): Krisenmanagement: Streßbewältigung beim Lösen komplexer Probleme, unveröffentlicht.

Adler, D. (2017[3]): Der Antrag auf psychodynamische Psychotherapie. Gießen (Psychosozial-Verlag).

Adler, D. (Hg.) (2018): Gesundheitsdaten online – Telematik und elektronische Patientenakte – Chancen und Risiken von Datenmobilität und Datenaustausch. Bonn (Netzwerkverlag).

Adler, D. (2020): Wie gründe und organisiere ich eine psychotherapeutische Praxis? Gießen (Psychosozial-Verlag).

Anbeh, T. (2004): Die Page-Studie. Projekt ambulanter Gruppenpsychotherapie – Evaluation. Dissertation. Köln (unveröffentlicht).

Arbeitskreis OPD (2006): Operationalisierte Psychodynamische Diagnostik OPD-2. Bern (Huber).

Argelander, H. (1992[5]): Das Erstinterview in der Psychotherapie. Darmstadt (Wissenschaftliche Buchgesellschaft).

Auchter, T. & Strauss, L. V. (1999[2]): Kleines Wörterbuch der Psychoanalyse. Göttingen (Vandenhoeck & Ruprecht).

Bacal, H. A. & Newman, K. M. (1994): Objektbeziehungstheorien – Brücken zur Selbstpsychologie. Stuttgart/Bad Cannstatt (Fromann Holzboog).

Beck, D. (1981): Krankheit als Selbstheilung: Wie körperliche Krankheiten ein Versuch zur seelischen Heilung sein können. Frankfurt/M. (Insel).

Behnsen, B., Bell, K. & Schmid, R. (2006[27]): Management-Handbuch für die psychotherapeutische Praxis – MHP. Heidelberg (Psychotherapeutenverlag).

Bibring, E (1952): Das Problem der Depression. Psyche 6, 81–101, Stuttgart (Klett-Cotta).

Bowen, M. (1978): Family therapy in clinical practice. New York (Jason Aronson).

Bowlby, J. (1982[8]): Das Glück und die Trauer. Herstellung und Lösung affektiver Bindungen. Stuttgart (Klett-Cotta).

Caruso, I. A. (1962): Soziale Aspekte der Psychoanalyse. Stuttgart (Klett).

Davanloo, H. (1975): Proceedings of the »First International Symposium and Workshop on Short-Term Dynamic Psychotherapy«. Unveröffentlichter Kongressbericht.

Dillig, H., Mombour, W. & Schmidt, M. H. (2011[8]): Internationale Klassifikation psychischer Störungen: ICD-10. Kapitel V (F). Klinisch-diagnostische Leitlinien. Bern (Huber).

Eckert, J. (2001): Indikation und Prognose in der Gruppenpsychotherapie. In: Tschuschke, V. (Hg.): Praxis der Gruppenpsychotherapie. Stuttgart (Thieme), S. 56–64.

Eckstaedt, A. (1995[6]): Die Kunst des Anfangs: Psychoanalytische Erstgespräche. Berlin (Suhrkamp).

Erikson, H. E. (1973[25]): Identität und Lebenszyklus. Berlin (Suhrkamp).

Ermann, M. (1999[3]): Psychotherapeutische und psychosomatische Medizin. Ein Manual auf psychodynamischer Grundlage. Stuttgart/Berlin/Köln (Kohlhammer).

Fonagy, P., Gergely, G., Jurist, E. L. & Target, M. (20062): Affektregulierung, Mentalisierung und die Entwicklung des Selbst. Stuttgart (Klett-Cotta).

Freud, S. (1895): Zur Psychotherapie der Hysterie. G. W., Band 1. London (Imago), S. 251–312.

Freud, S. (1912): Ratschläge für den Arzt bei der psychoanalytischen Behandlung. GW, Band 8. London (Imago).

Freud, S. (1913): Zur Einleitung der Behandlung. GW, Band 8. London (Imago).

Freud, S. (1915): Triebe und Triebschicksale. GW, Band 12. London (Imago).
Freud, S. (1927): Die Frage der Laienanalyse. GW, Band 14, London (Imago).
Freud, S. (1930): Das Unbehagen in der Kultur. GW, Band 14. London (Imago).
Freud, S. (1937): Die endliche und die unendliche Analyse. GW, Band 16. London (Imago).
Gemeinsamer Bundesauschuss (2021): Richtlinie des Gemeinsamen Bundesauschusses über die Durchführung der Psychotherapie (Psychotherapie-Richtlinie). Berlin (Stand 18. 2. 2021).
Gross, W. & Schmid, V. (1997): Das Berichte-Handbuch. Erst- und Verlängerungsberichte in der ambulanten Psychotherapie. Bonn (Deutscher Psychologen Verlag).
Gottwick, G. & Orbes, I. (Hg.) (2019[2]): Intensive psychodynamische Kurzzeittherapie nach Davanloo. Heidelberg (Springer).
Hartmann, H. (1960): Ich-Psychologie und Anpassungsproblem. Stuttgart (Klett).
Heigl, F. (1987): Indikation und Prognose in Psychoanalyse und Psychotherapie. Göttingen (Vandenhoeck & Ruprecht).
Heinemann, E. & Hopf, H. (2001): Psychische Störungen in Kindheit und Jugend. Stuttgart/Berlin/Köln (Kohlhammer).
Henseler, H. & Wegener, P. (1999[2]): Psychoanalysen, die ihre Zeit brauchen. Zwölf klinische Darstellungen. Wiesbaden (Westdeutscher Verlag).
Hohage, R. (1997[2]): Analytisch orientierte Psychotherapie in der Praxis. Stuttgart (Schattauer).
Horney, K. (1939): The Neurotic Personality of our Time. New York (W. W. Norton). deutsch: (1971): Der neurotische Mensch unserer Zeit. München (Kindler).
Horney, K. (1945): Our Inner Conflicts. New York (W. W. Norton). deutsch (1973): Unsere inneren Konflikte. München (Kindler).
Intelmann, C. (2004): Der Raum in der Psychoanalyse. Zur Wirkung des Raumes auf den psychoanalytischen Prozeß. Unveröffentliche Dissertation. https://edoc.ub.uni-muenchen.de/1794/1/Intelmann_Claudia.pdf
Keil-Kuri, E. (1995[2]): Vom Erstinterview zum Kassenantrag. München/Jena (Urban & Fischer).
Kernberg, O. F., Königsberg, H., Selzer, M. (1993): Psychodynamische Therapie bei Borderline-Patienten. Bern/Göttingen (Huber).
König, K. (1981): Angst und Persönlichkeit. Göttingen (Vandenhoeck & Ruprecht).
König, K. (2004): Charakter, Persönlichkeit und Persönlichkeitsstörung. Stuttgart (Klett-Cotta).
Krill, M. (2008): Das Gutachterverfahren für tiefenpsychologisch fundierte und analytische Psychotherapie. Ein Handbuch. Gießen (Psychosozial-Verlag).
Kutter, P. (1989): Moderne Psychoanalyse. Eine Einführung in die Psychologie unbewußter Prozesse. München/Wien (Beltz PVU).
Loch, W. (Hg.) (1989[5]): Die Krankheitslehre der Psychoanalyse. Stuttgart (Hirzel).
Mausfeld, R. (2019): Warum schweigen die Lämmer? Frankfurt/M. (Westend).
Mausfeld, R. (2019): Angst und Macht: Herrschaftstechniken der Angsterzeugung in kapitalistischen Demokratien. Frankfurt/M. (Westend).
Mentzos, S. (1992[7]): Neurotische Konfliktverarbeitung. Einführung in die psychoanalytische Neurosenlehre unter Berücksichtigung neuer Perspektiven. Frankfurt/M. (Fischer).
Mentzos, S. (1992[2]): Hysterie. Zur Psychodynamik unbewußter Inszenierungen. Frankfurt/M. (Fischer).
Mentzos, S. (2009): Lehrbuch der Psychodynamik. Die Funktion der Dysfunktionalität psychischer Störungen. Göttingen (Vandenhoeck & Ruprecht).
Mertens, W. (1997[3]): Entwicklung der Psychosexualität und der Geschlechtsidentität. Bd. 1: Geburt bis 4. Lebensjahr. Stuttgart (Kohlhammer).
Money-Kyrle, R. (1961): Man's Picture of His World: A Psycho-analytic Study. International Universities Press.
Nitzschke, B. (1999): Wunscherfüllung und Illusion. Dem Alten Adam ins Auge sehen – Die Psychoanalyse überlebt das 20. Jahrhundert. In Frankfurter Rundschau (Beilage) –

»Das 20. Jahrhundert«, 8.12.1999, S. 12. Frankfurt/M. (Druck- und Verlagshaus Frankfurt/M.). Auch https://www.werkblatt.at/nitzschke/text/adam.htm.
Oerter, R. & Montada, L. (1978): Entwicklungspsychologie. München/Weinheim (Beltz PVU).
Overbeck, D. (1997): Der Koryphäenkiller. München (Suhrkamp).
Pinker, S. (2020): The science of staying connected. https://www.wsj.com/articles/the-science-of-staying-connected-11585835999 (accessed June 2, 2020).
Rauchfleisch, U. (1991): Kinderpsychologische Tests. Stuttgart (Enke).
Riemann, F. (1978[13]): Grundformen der Angst. München/Basel (Ernst Reinhardt).
Rudolf, G. & Grande, T. (2002): Struktur der gesunden Persönlichkeit. Persönlichkeitsstörungen: Theorie und Therapie 6. Stuttgart (Schattauer), S. 174–185.
Rudolf, G. (2009[2]): Strukturbezogene Psychotherapie: Leitfaden zur psychodynamischen Therapie struktureller Störungen. Stuttgart (Schattauer).
Rudolf, G. (2010): Psychodynamische Psychotherapie. Die Arbeit an Konflikt, Struktur und Trauma. Stuttgart (Schattauer).
Rüger, U., Dahm, A. & Kallinke, D. (Hg.) (2008[8]): Faber/Haarstrick. Kommentar Psychotherapie-Richtlinien. München/Jena (Urban & Fischer).
Rüger, U., Dahm, A. & Kallinke, D. (Hg.) (2012[9]): Faber/Haarstrick. Kommentar Psychotherapie-Richtlinien. Stuttgart/Jena (Urban & Fischer).
Sandler, J., Christopher, D. & Dreher, A. U: (2001[7]): Die Grundbegriffe der psychoanalytischen Therapie. Stuttgart (Klett-Cotta).
De Shazer, S. (1996): Der Dreh: Überraschende Wendungen und Lösungen in der Kurzzeittherapie. Heidelberg (Carl Auer).
Seligman, M. (1979): Erlernte Hilflosigkeit. München/Wien/Baltimore (Urban & Schwarzenberg).
Shapiro, D. (1991): Neurotische Stile. Göttingen (Vandenhoeck & Ruprecht).
Stangl, W. (2020): Stichwort: ›psychische Gesundheit‹. Online-Lexikon für Psychologie und Pädagogik. https://lexikon.stangl.eu/14319/psychische-gesundheit/ (2020-12-22).
Taylor, S. (2020): Die Pandemie als psychologische Herausforderung. Gießen (Psychosozial-Verlag).
Toman, W. (1996): Familienkonstellationen. Ihr Einfluß auf den Menschen. München (C. H. Beck).
Tschuschke, V. (Hg.) (2001): Praxis der Gruppenpsychotherapie. Stuttgart (Thieme).
Tschuschke, V. & Anbeh, T. (2008): Ambulante Gruppenpsychotherapie. Stuttgart (Schattauer).
Tyson, P. & Tyson, R. L. (1997[2]): Lehrbuch der psychoanalytischen Entwicklungspsychologie. Stuttgart/Berlin/Köln (Kohlhammer).
Volkan, V. D. & Ast, G. (1994): Spektrum des Narzißmus. Eine klinische Studie des gesunden Narzißmus, des narzißtisch-masochistischen Charakters, der narzißtischen Persönlichkeitsorganisation, des malignen Narzißmus und des erfolgreichen Narzißmus. Göttingen (Vandenhoeck & Ruprecht).
Volkan, V. D. & Steinmetz-Schünemann, H. (1999[2]): Psychoanalyse der frühen Objektbeziehungen. Zur psychoanalytischen Behandlung psychotischer, präpsychotischer und narzißtischer Störungen. Stuttgart (Klett-Cotta).
Widerhold, B. (2020): Connecting Through Technology During the Coronavirus Disease 2019 Pandemic: Avoiding »Zoom Fatigue«, CYBERPSYCHOLOGY, BEHAVIOR, AND SOCIAL NETWORKING (7/20). https://www.liebertpub.com/doi/pdfplus/10.1089/cyber.2020.29188.bkw
Wulff, E. (1972): Psychiatrie und Klassengesellschaft. Zur Begriffs- und Sozialkritik der Psychiatrie und Medizin. Frankfurt/M. (Fischer-Athenäum).
Yalom, I. (1989): Theorie und Praxis der Gruppenpsychotherapie. Ein Lehrbuch. München (Pfeiffer).
Yalom, I. (2005): Existenzielle Psychotherapie. Bergisch Gladbach (Kohlhage).
Yalom, I. (2017): Wie man wird, was man ist. München (BTB).
Zwiebel, R. (1992): Der Schlaf des Analytikers. Stuttgart (Klett-Cotta).

Über den Autor

Dieter Adler ist Diplom-Sozialarbeiter und Diplom-Psychologe. Er hat eine Ausbildung zum Psychoanalytiker bei der Deutschen Psychoanalytischen Vereinigung (DPV) absolviert, ist Mitglied der DPV und der Internationalen Psychoanalytischen Vereinigung (IPA). Er hat Zusatzausbildungen in Systemischer Familientherapie, katathym-imaginativer Psychotherapie, Kinder- und Jugendlichen-Psychotherapie, Gruppenanalyse und Gruppenpsychotherapie sowie in intensiver psychodynamischer Kurzzeittherapie (ISTDP).

Seit 29 Jahren ist er in eigener Praxis als Psychotherapeut, Psychoanalytiker, Gruppenanalytiker, Kinder- und Jugendlichen-Psychotherapeut mit Approbation und Kassenzulassung tätig.

Er ist Lehrtherapeut und Supervisor in der Ausbildung von Psychotherapeuten. Seit 20 Jahren supervidiert er bei Kollegen die Anträge auf Psychotherapie. Ferner ist er Gutachter für Kassenpsychotherapien und Beihilfetherapien.

Zudem berät er Kollegen bei der Gründung, Führung und Optimierung ihrer Praxis. Ferner leitet er Fortbildungsveranstaltungen, Workshops, Symposien und Kongresse. Er ist Gutachter der Kassenärztlichen Bundesvereinigung und der Beihilfe im Richtlinienverfahren.

Andere Bücher und Aufsätze von Dieter Adler

Die elektronische Patientenakte – Segen oder Fluch? Netzwerkverlag (i. E.).

In Liebe vereint? Essays zur Paarbeziehung (zusammen mit Wolfgang Hekele). (i. E.).

Was wir wirklich brauchen. Stuttgart 2022 (Schattauer/Klett-Cotta).

Wie gründe und organisiere ich eine psychotherapeutische Praxis? Gießen 2020 (Psychosozial-Verlag).

Der Antrag auf psychodynamische Psychotherapie. Gießen 2018[3] (Psychosozial-Verlag).

Gesundheitsdaten online – Telematik und elektronische Patientenakte – Chancen und Risiken von Datenmobilität und Datenaustausch. Bonn 2018 (Netzwerkverlag).

Partnerschaften (zusammen mit Wolfgang Hekele). Tagungsband der Deutschen Psychoanalytischen Vereinigung zur Herbsttagung 2008 in Bad Homburg. Berlin 2008 (Deutsche Psychoanalytische Vereinigung).

Einführung in eine ethnopsychoanalytische Deutungswerkstatt mit Beiträgen von vier Psychoanalytikern zu Kulturschock und Chaos. Tagungsband der Deutschen Psychoanalytischen Vereinigung zur Herbsttagung. 2008.

Leid und Freud in Partnerschaften (zusammen mit Wolfgang Hekele), in: »Die neuen Leiden der Seele«. Das (Un-)Behagen in der Kultur. Tagungsband der Deutschen Psychoanalytischen Vereinigung. 2007.